LES GRANDS LIVRES
DU ZODIAQUE
Collection dirigée par Joanne Esner

LE GRAND LIVRE DU CANCER

© Tchou, éditeur, 1979

SARA SAND
née sous le signe du Cancer

Le Grand Livre du Cancer

avec la collaboration de
DOROTHÉE KOECHLIN-SCHWARZ
et la participation technique de
ROBERT MALZAC

SAND

Cet ouvrage comporte des tableaux vous permettant de saisir immédiatement :

- *De quel côté penche votre personnalité Cancer .*   p. 12
- *Comment déceler vos points d'accord avec autrui* .... p. 106
- *Comment trouver votre ascendant sans aucun calcul* .... p. 127
- *Où se trouvent toutes les autres planètes dans votre thème* .... p. 182
- *Les aspects saillants de votre moi profond* ..... p. 231
- *Comment prévoir vos chances et en tirer parti* .. p. 272
- *Les dominantes fondamentales de votre comportement, en tiré à part.*

N.B. Les parties respectivement intitulées « Les Planètes dans les signes » et « Les signes dans les Maisons » sont extraites des onze Grands Livres du Zodiaque.

SOMMAIRE

PLANISPHÈRE 8-9
INTRODUCTION 11

CHAPITRE PREMIER

SYMBOLIQUE ET MYTHOLOGIE DU SIGNE *par Dorothée Koechlin-Schwarz* .. 13
- La Symbolique du signe 15
- La Mythologie du signe 25
- Le Symbolisme lunaire 33
- La Mythologie lunaire 41

CHAPITRE II

CARACTÉROLOGIE GÉNÉRALE DU SIGNE 55
- Clair de Lune 57
- La vie est un progrès de désir en désir 65
- La Femme Cancer 73
- Quelques particularités de l'Homme Cancer 79
- Le Cancer et l'Amour 83
- Le Cancer et l'Amitié 89
- L'Éducation du Cancer 91
- Le Cancer au travail 93
- Le Cancer et l'argent 97
- L'apparence, l'aspect physique, la présentation 99
- Le Cancer et sa santé 101

CHAPITRE III

L'ENTENTE DU CANCER AVEC LES AUTRES SIGNES
par Dorothée Koechlin-Schwarz 103
- Comment vous accordez-vous avec les autres signes 105
- Les astromariages de l'Homme Cancer 109
- A qui marier la Femme Cancer 115
- Comment trouver votre Ascendant 121
- Combinaison du signe avec les Ascendants 155

CHAPITRE IV

QUELQUES PERSONNALITÉS NÉES SOUS LE SIGNE DU CANCER
par Dorothée Koechlin-Schwarz 163
- Quelques grands noms 165

CHAPITRE V

A LA RECHERCHE DE VOTRE « MOI » PROFOND 179
- Dans quels signes se trouvaient les Planètes à votre naissance ? ... 181
- Comment interpréter la Lune dans les signes 223
- Généralités sur les aspects planétaires 231
- Comment interpréter les aspects de la Lune avec les autres Planètes ... 237
- Comment interpréter les Planètes dans les signes 241
- Comment interpréter les Planètes dans les Maisons 271
- Comment interpréter les signes dans les Maisons 279

CHAPITRE VI

D'AUTRES INFLUENCES À DÉCOUVRIR 307
- Les degrés et les décans du Cancer 309
- Étoiles fixes et Lune noire 313

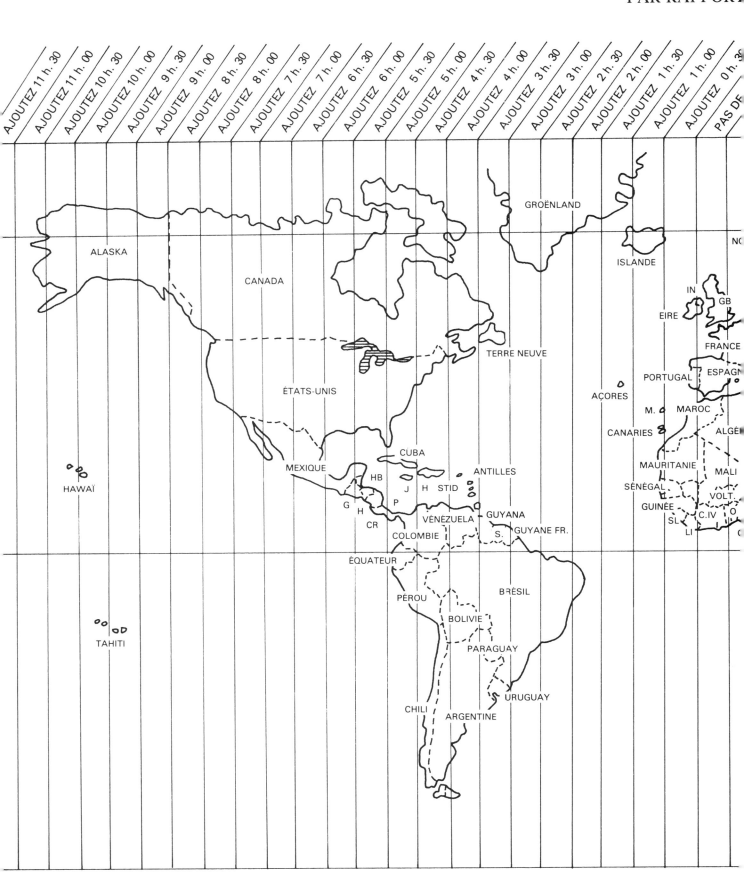

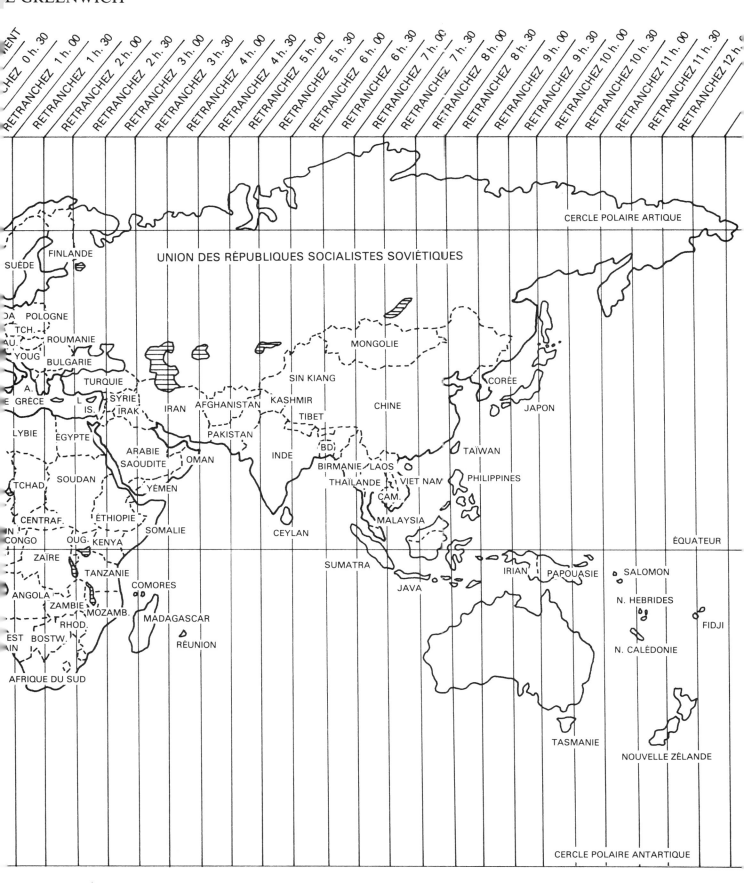

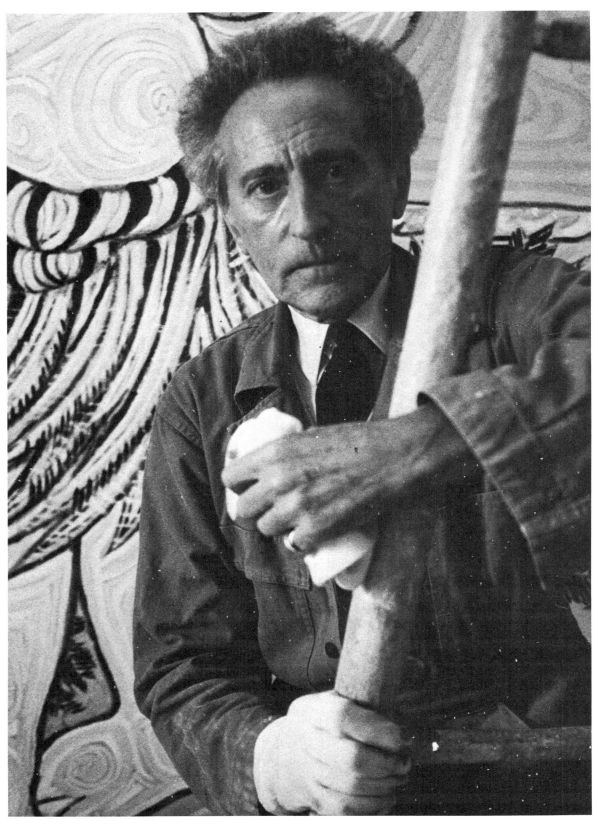

Jean Cocteau, Cancer attentif aux signes de l'invisible, cherchant dans tous les modes d'expression artistique une voie vers sa luxuriante démesure, disait cette phrase si révélatrice de l'univers de ce signe : « Rien n'est plus long à voyager que l'âme ».

INTRODUCTION

Te voilà guéri, intrépide. Intrépide et stupide, secoué dans le désordre que tu détestes, toujours en fuite de quelque chose, en route vers quelque chose, ton traîneau entouré de neige et de loups.

Te voilà guéri et seul, revenu l'hiver dans cette grande maison vide où tu écrivais ce livre, entouré d'une famille. Tu écrivais ce livre dont tu corriges les premières épreuves auxquelles tu ne comprends presque plus rien.

Intrépide et stupide, encombré de tâches qui t'entraînent dans des tâches, essayant d'atteindre un but que tu ornes comme un arbre de Noël. As-tu droit à Noël et à une maison calme ? As-tu le droit d'écrire ces œuvres de calme qui jugent les hommes et les condamnent à mort ?

L'autre soir, pendant une conversation à table, tu as appris ton âge. Tu ne le savais même pas, car tu comptes mal et tu n'établissais pas le moindre rapport entre la date de ta naissance et l'année où nous sommes. Quelque chose s'est pernicieusement communiqué à l'organisme, jusqu'à ce que tu te dises : « Je suis vieux.» Tu préférais sans doute t'entendre dire : « Tu es jeune », et croire ce que te racontent les flatteurs.

Intrépide et stupide, il te fallait prendre un parti. Cela limite la difficulté d'être, puisque pour ceux qui embrassent une cause, ce qui n'est pas cette cause n'existe pas.

Mais toutes les causes te sollicitent. Tu as voulu ne te priver d'aucune. Te glisser entre toutes et faire passer le traîneau.

Eh bien, débrouille-toi, intrépide ! Intrépide et stupide, avance. Risque d'être jusqu'au bout [1].

JEAN COCTEAU

---

1. *La difficulté d'être.* 1957, Éditions du Rocher, Monaco.

De quel côté penche votre personnalité Cancer ?

Les deux listes d'adjectifs ci-dessous décrivent les aspects positifs et négatifs de la Personnalité Cancer. Vous lisez chaque mot et, le plus honnêtement possible, vous évaluez si ce mot vous concerne ou non. Chaque fois que votre réponse est « Oui, ce mot me concerne », vous cochez la case correspondante dans la colonne 1 (maintenant).

Totalisez maintenant le nombre de croix dans la colonne de gauche et inscrivez ce nombre dans la case total ; faites de même pour la colonne de droite. Si votre total de gauche est supérieur de huit points ou plus à votre total de droite, vous êtes actuellement dominé(e) par les excès et les contradictions de votre signe. Si votre total de droite est supérieur de huit points ou plus à votre total de gauche, vous réalisez pleinement le potentiel du Cancer. Refaites cette exploration dans un an puis dans deux ans ; chaque fois que vous pourrez honnêtement supprimer une croix dans la colonne de gauche et ajouter une croix dans la colonne de droite, vous avancerez sur la voie de votre heureux accomplissement personnel.

	maintenant	dans 1 an	dans 2 ans		maintenant	dans 1 an	dans 2 ans
HYPERÉMOTIF				PROTECTEUR			
NOSTALGIQUE				SENSIBLE			
SUSCEPTIBLE				COMPRÉHENSIF			
DÉSORDONNÉ				IMAGINATIF			
BLESSANT				FÉCOND			
CRAINTIF				MATERNEL			
VULNÉRABLE				PRUDENT			
CONVENTIONNEL				TENACE			
CASANIER				ÉCONOME			
DÉBORDÉ				AMOUREUX DU FOYER			
SOUMIS				DOUÉ DE MÉMOIRE			
PARESSEUX				INTUITIF			
RÊVEUR				DOUÉ DU SENS DES AFFAIRES			
RESSASSEUR				CONTEMPLATIF			
CAPRICIEUX				AFFECTUEUX			
INFANTILE				ROMANTIQUE			
ERRANT				PRATIQUE			
ROUTINIER				PROFOND			
TIMIDE				DOUÉ POUR L'ART CULINAIRE			
MOROSE				IDÉALISTE			
RANCUNIER				DISCIPLINÉ			
PEU AMBITIEUX				AISÉ AVEC LE PUBLIC			
INFLUENÇABLE				ATTIRÉ PAR LES VOYAGES			
ALCOOLIQUE				ATTIRÉ PAR L'EAU			
LENT				DOUÉ POUR LA PUBLICITÉ			
Total				Total			

Chapitre Premier

Symbolique et Mythologie du signe

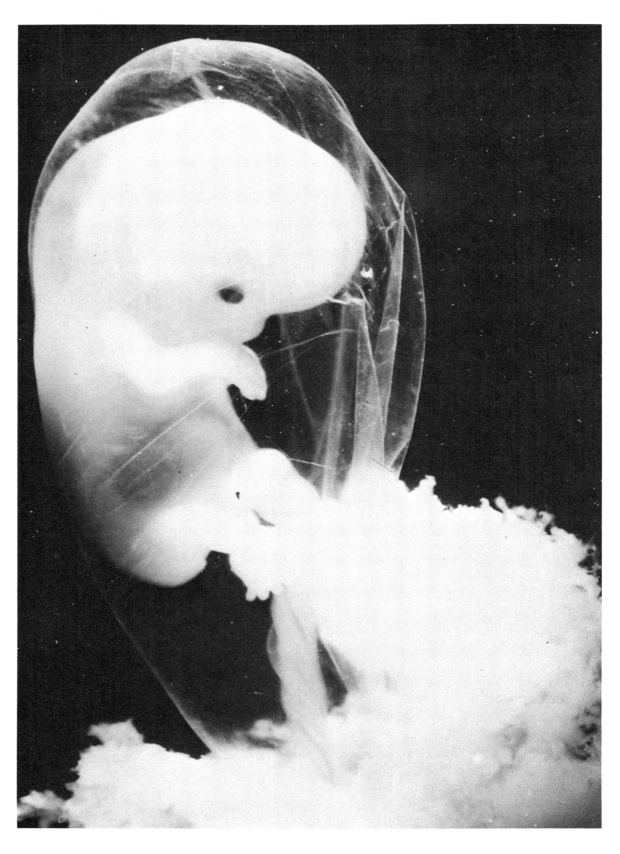

Un fœtus enroulé sur lui-même, protégé du monde, à l'abri de toute souffrance : voilà la nostalgie originelle du cancérien.

La Symbolique du signe

Le jour le plus long

Le 22 juin, le Soleil entre glorieusement dans l'été, illuminant de toute sa tendresse le signe du Cancer. C'est le solstice de juin, le jour le plus long de l'année ; le Soleil ne se couche qu'à regret, pour une courte nuit, pressé qu'il est de réapparaître à l'aurore. Dans les pays nordiques, il réussit même à ne pas se coucher du tout, et ce sont les fantastiques « nuits blanches » de l'été boréal.

Le 24 juin, on allume les feux de la Saint-Jean autour desquels danseront toute la nuit les amoureux.

Le Cancer n'est plus aujourd'hui dans le Cancer : la constellation ainsi nommée n'est plus dans la section zodiacale que traverse le Soleil entre le 22 juin et le 22 juillet. Au temps des Romains, le signe et la constellation coïncidaient. Mais Rome n'est plus dans Rome ! Aussi pardonnera-t-on au Cancer d'avoir quelque peu gambadé hors de son casier natal ! Ce glissement des constellations, dû à la précession des équinoxes, ne change rien à la valeur de l'astrologie. Car les Anciens, plus intelligents qu'on ne le croit, avaient lié le signe à une époque de l'année et à un animal : ainsi, la disparition de la constellation hors du champ zodiacal, à cette période, ne gêne personne.

Le symbolisme du signe reste donc toujours exact, comme l'est sa place dans le déroulement des saisons. Le Cancer est lié à une certaine qualité de la lumière, à la fraîcheur du début de l'été, à l'épanouissement des fleurs, à la saison des amours... Plus qu'une constellation, c'est *un moment des rythmes cosmiques annuels*. Le Soleil du Cancer n'est pas encore le feu ardent et écrasant qui brûlera la Terre au mois d'août. Ce n'est pas encore la canicule du Lion : c'est la promesse de l'aube, la joie du premier être créé dans le jardin d'Eden, l'innocence de la première aurore...

Tendre est la nuit

Rien n'est simpliste, en astrologie : le Cancer, qui débute avec le solstice d'été, n'en est pas moins un signe de nuit !

La nuit, il se passe des choses... des choses qu'on ne s'explique plus très bien au grand jour. La nuit, c'est le territoire des sorcières, des farfadets et des fantômes. Le monde

Le Grand Livre du Cancer

invisible reprend ses droits. La nuit est le domaine de la Lune, du rêve, de l'irrationnel. Le Cancer y barbote avec délices ! Avez-vous remarqué comme les Cancériens détestent se coucher tôt ? Ils sont comme les enfants, qui ne veulent jamais aller au lit parce qu'ils ont le sentiment que c'est justement après le dîner que ça devient intéressant...

Sur le cercle du Zodiaque, le *Cancer est analogique de la Maison IV* : celle-ci, sous la ligne d'horizon Ascendant-Descendant, et sur le Fond-du-Ciel, est au cœur de la nuit. « A minuit, y a les voleurs, à minuit, y a les souris », chantaient les comptines d'autrefois.

Le Cancer vit à l'ombre, au fond de notre ciel. Animal secret, il se cache sous un rocher, dans le noir, au creux d'un trou. Il fréquente l'ombre océanique des fonds sous-marins, et fuit le grand soleil qui le déshydrate !

La Maison IV et le Cancer symbolisent le foyer et la vie domestique. Celle-ci se vit discrètement entre les murs d'une maison, par opposition à la vie publique, laquelle se vit au grand jour. Opposée à la Maison IV est la Maison X, celle des honneurs, de la carrière, de la réussite professionnelle en pleine lumière, qui est l'affaire du Capricorne (ce grand ambitieux qui ne sera content que lorsqu'il sera Mao, Staline ou Adenauer !). Bien entendu, les valeurs opposées sur la ligne du Zodiaque se mêlent et s'échangent : le Capricorne, signe d'hiver — et d'ambition —, veut réussir mais s'y emploie secrètement. Le Cancer, signe d'été — et d'ambition —, veut également réussir et que sa valeur soit reconnue au grand jour.

Les valeurs cancériennes attachées à la Maison IV ont toutes un rapport avec la nuit, l'ombre et le secret : elles renseignent sur la résidence du natif ou celle de ses parents, les héritages et les biens de famille, la vie familiale, la sépulture, la fin de la vie... Le mot clé du Cancer est : « intimité ».

Le premier-né des signes d'eau

La trilogie des signes d'eau commence avec le Cancer : la fécondation de l'œuf ne peut se faire que dans un milieu humide. L'eau du Cancer est l'*Eau-Mère,* le liquide amniotique, l'eau originelle d'où est venue toute vie.

« Au commencement, dit la Genèse, la Terre était vague et vide... et l'esprit de Dieu planait sur les eaux »... C'est clair : *toute vie a commencé dans l'eau !*

Ensuite, au stade du Scorpion, l'être est un mutant : il doit se transformer, passer par les portes de la mort pour aller vers la plénitude de son destin. Pour terminer le cycle, à la troisième et dernière étape, celle des Poissons, l'être enfin accompli est capable d'atteindre l'amour absolu en se donnant totalement.

L'eau du Cancer, c'est la lagune, le rivage hospitalier, tandis que l'eau du Scorpion est le marais, et l'eau des Poissons, le vaste océan. Ces différents domaines ont varié suivant les époques et les pays : certaines traditions ont attribué la mer au Cancer et les rivières aux Poissons. Ceux-ci étant doubles, je ne vois pas d'inconvénient à ce qu'ils aient deux territoires (car ces pauvres chéris ont besoin de place !). Cependant, le crabe est parfaitement adapté au littoral : il peut respirer hors de l'eau, il est amphibie. Certaines espèces tropicales s'enfouissent même dans la Terre pour y retrouver de l'humidité. Le crabe me paraît donc très bien établi sur la lagune et la côte, dans les eaux adoucies par la présence des rivières, eaux bercées par la Lune des marées et grouillantes de vie. Les vivants ont besoin de lumière, c'est pourquoi la plus importante partie de la faune marine habite dans les cent premiers mètres au-dessus de la surface de la mer, souvent près du rivage. Les très grands fonds obscurs sont quasi déserts... L'océanographie donne raison à la tradition astrologique : le Cancer a besoin de l'ombre des rivages, mais il aime aussi la lumière... En résumé :

La Symbolique du signe

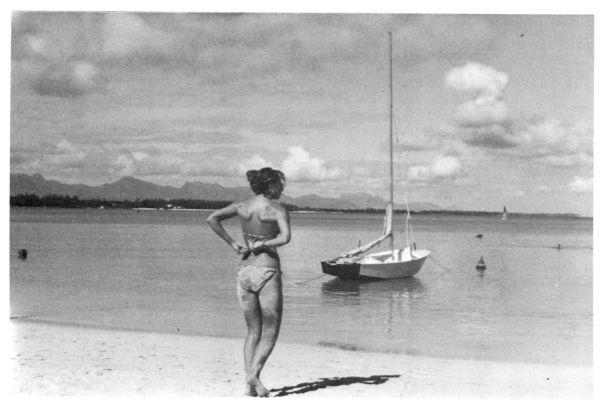

L'attirance du signe pour son élément, la mer, la mer douce, calme, tiède, cristalline, peut amener un Cancer à vivre à l'écart des villes, en misanthrope, dans des îles lointaines.

- Le Cancer est l'Eau génératrice de vie.
- Le Scorpion est l'Eau purificatrice de la mort.
- Les Poissons sont l'Eau mystique de la survie.

Intense est la vie émotionnelle des signes d'eau. L'eau symbole de fertilité et de tendresse, fluide et mobile, reçoit toutes les ondes qui la traversent. Les Cancers ont un sonar intérieur, sous leur carapace, qui leur permet de capter les échos les plus lointains.

Ils portent en eux des rêves infinis qui viennent d'autres mondes, ils ne sont pas encore tout à fait incarnés sur cette terre ; ils entretiennent encore des conversations avec les êtres éthérés qui peuplent l'astral.

L'eau du Cancer n'est pas sans analogie avec celle du baptême, par laquelle, selon la tradition chrétienne, l'enfant naît à la vie spirituelle. D'ailleurs, ce n'est pas un hasard si l'on fête Jean-Baptiste justement le 24 juin !

Le Cancer, signe fertile

Si le Bélier est le signe de la naissance, de l'éclatement des bourgeons au début de l'année (zodiacale), le Cancer, lui, se place neuf mois auparavant : bébé Bélier a été conçu fin juin de l'année précédente ! Aussi le Cancer est-il le signe de la *fécondation*.

Dans le sens Bélier → Taureau → Gémeaux → Cancer, la progression se fait ainsi :
- le Bélier est le principe masculin,
- le Taureau, le principe féminin,
- les Gémeaux, l'union des deux, mâle et femelle,
- le Cancer, *le commencement d'un nouvel être,* à l'instant où le spermatozoïde féconde l'œuf (ou l'ovule) femelle.

Le Grand Livre du Cancer

Cher petit Cancer, tendre et secret, comme votre symbole vous ressemble : voyez ce dessin :

Deux fœtus dormant face à face dans le sein de leur mère. Ou encore deux coquillages roses et dorés étroitement enlacés. Ce joli hiéroglyphe suggère un monde clos, abrité, tranquille, un jardin secret où travaille mystérieusement l'alchimie de la vie.

Comme le dit Marcelle Sénard [1] : « L'hiéroglyphe du Cancer est bien l'image du processus de gestation préparant la naissance, celle de la vie dans l'œuf : deux éléments-germes qu'on peut supposer de polarité opposée, tournant l'un autour de l'autre, s'attirent et finissent par s'absorber pour engendrer les organes de plus en plus différenciés d'un individu. Ces deux germes peuvent se comparer aux principes séminaux, spermatozoïde et ovule, aux rudiments d'une nébuleuse, d'un atome, d'une cellule vivante, ou enfin aux éléments matière-esprit de l'âme humaine. Il s'agit toujours de deux centres primordiaux d'énergie tourbillonnaire qui, par leur action électromagnétique réciproque, s'attirent, s'unissent, se différencient, se multiplient, et finissent par élaborer une entité complète. » On ne saurait mieux dire !

Dans l'interprétation astrologique d'un thème, la tradition considère que le Cancer sur la Maison V est un indice de fécondité, éventuellement propice aux familles nombreuses (s'il est bien habité, naturellement !).

Le crabe n'est pas seulement fertile en astrologie : l'animal vivant est d'une ahurissante fécondité : il produit des millions d'œufs qui éclosent sous forme de larves microscopiques dans le vaste océan. Très peu d'entre elles deviendront un jour des crabes à part entière. Du gâchis. Mais la méthode semble avoir une redoutable efficacité, puisque les crabes ont colonisé toutes les mers depuis le Jurassique (où ils étaient relativement peu nombreux). Aujourd'hui encore, les pêcheurs du littoral ne savent plus comment lutter contre l'invasion du crabe chinois !

Le symbolisme de l'animal : les secrets du tourteau...

Peu importe que certaines étoiles fixes aient flippé hors de leur signe... L'intuition de génie, c'est d'avoir identifié le Cancer-signe à l'animal-Crabe. A travers les siècles, tous les natifs du Cancer continuent à se comporter comme l'animal. Cancers, si vous saviez...

Mais voyez plutôt :

Le Crabe est un fossile

Les ancêtres du crabe existaient déjà à l'ère primaire : les premiers crustacés font leur apparition au Cambrien (ce sont, à vrai dire, des « pseudo-crustacés »), il y a de cela cinq cents millions d'années. L'écrevisse, cousine germaine de notre crabe, barbotait voici cent cinquante millions d'années dans les lagunes du Jurassique, quelque part entre la butte Montmartre et la montagne Sainte-Geneviève, et le crabe, tel que nous le connaissons, est apparu peu après.

Ne vous étonnez donc pas qu'il ait une telle mémoire, qu'il adore l'histoire, la généalogie, les vieilles traditions. Nous autres, animaux des signes d'eau, avons assisté en spectateurs émerveillés aux premiers jours du monde, dans les Eaux-Mères de la Téthys, l'océan primordial. Aussi, pour nous, le temps ne compte-t-il pas : nous n'oublions jamais rien, et le passé continue à vivre intact à l'intérieur de nous-mêmes. Nous sommes de jeunes vieillards, ou d'éternels nouveau-nés...

Mais poursuivons en détail le portrait du crabe animal qui symbolise si bien son frère du Zodiaque.

---

1. Marcelle Sénard. *Le Zodiaque,* Editions traditionnelles, Paris, 1945, p. 120.

La Symbolique du signe

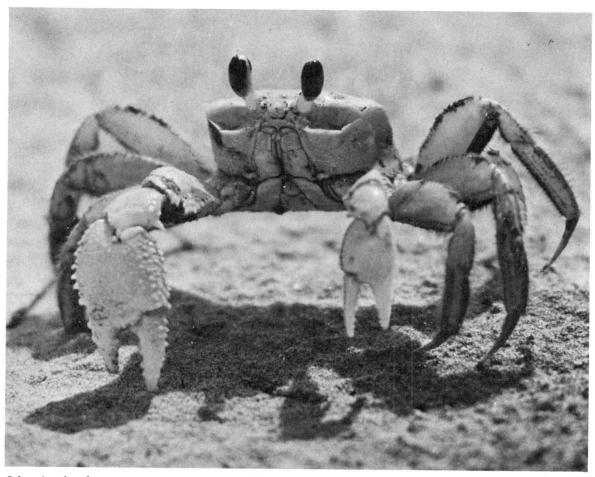

L'araignée de mer, parente proche du crabe, bien démunie par la nature, malgré ses apparences terrifiantes : elle n'a que des yeux pour voir et d'énormes pinces pour se défendre.

La carapace

C'est la peur d'affronter la dure réalité. Fœtus en cours de gestation, petit Cancer se sait vulnérable : il n'est pas mûr pour courir le vaste monde. Il se terre sous son trou de roche en attendant d'être grand !

Les pattes

Quatre paires en général, plus les pinces (c'est pour cela que les crabes sont baptisés « décapodes »). Mais avouez que la quantité ne remplace pas la qualité ! Le Crabe ne galope pas bien loin, le pauvre, et son énorme carapace doit lui peser mille tonnes. Vous comprendrez maintenant la passivité et l'immobilité du crustacé zodiacal, son attachement fidèle à sa grotte natale tapissée d'anémones de mer et d'éponges... Le crabe marche en biais, il n'attaque pas de front, voilà pourquoi Mars est en chute dans le signe. Notre Cancer déteste attaquer, il préfère contourner l'obstacle, et il n'agit qu'à l'intérieur de son territoire.

Les pinces

Par contre, quand un bigorneau étourdi vous tombe sous la pince, aïe ! Vous lui faites sa fête, n'est-ce pas, mon crabe ? Ce que vous saisissez, vous ne le lâchez jamais. La persévérance des crustacés est, depuis des millénaires, un sujet de conversation au fond des lagunes...

Le Grand Livre du Cancer

Les antennes

Oui, mon crabe, vous devinez tout ! Vos antennes symbolisent votre fine intuition et vos dons de médium.

Enfin, vous avez toujours eu une vie bien réglée : *au rythme des marées*. L'onde lunaire amène le flot et ramène le jusant, et les crabes attendent que ça passe. Ils sortent à marée haute et dorment à marée basse, quand leur trou est à sec. Comprenez, bonnes gens, que votre crabe préféré est entièrement soumis à l'influence de la Lune, c'est ce qui explique son comportement un peu bizarre parfois. Laissez-le vivre à sa fantaisie...

Enfin, ce crabe, il est tout ce qu'il y a de *comestible :* la chair est tendre et fine sous sa carapace. Quelle sensibilité ! il est habillé de beauté : les demoiselles (ou étrilles) sont bicolores, bleues et orange, chatironnées de noir, avec des cils sur les pattes. Les tourteaux ont d'exquises nuances roses et brunes, et que dire des crabes verts, des crabes-gants, des crabes violonistes, des crabes chinois ?

Infiniment sensitive, tendre, artiste, telle est notre bête-totem, au fond sans défense. Voilà pourquoi elle se retrouve un jour dans nos marmites...

Le Cancer est habituellement représenté par un crabe, mais aussi, parfois, par une écrevisse et, dans l'antique Zodiaque égyptien, par un scarabée. (On reste, de toute façon, dans les bêtes à carapace !)

L'œuf du Cancer

L'idéogramme du signe ⌒ comme l'explique Marcelle Sénard (ci-dessus) suggère un espace clos, un lieu intérieur où germe la vie : un œuf ! Objet fragile, infiniment précieux, qui a besoin de chaleur maternelle et de protection pour mener à bien sa métamorphose... Tel est aussi notre Cancer.

Cependant, l'ambivalence fondamentale d'un tel symbole n'a pas échappé à certains : si l'œuf est le berceau de la vie, il est aussi, dans la tradition alchimiste, une prison hermétiquement fermée, puisque les éléments contenus à l'intérieur ne peuvent en sortir, sinon par une mutation profonde. L'œuf peut pourrir... Il est *essentiellement dépendant,* il a besoin d'une source d'énergie extérieure pour évoluer. (C'est ainsi que je m'explique l'attirance des Cancers pour les Lions, les Béliers, les Capricornes, et surtout les Scorpions : le feu martien est cette énergie dont ils ont besoin... au risque de s'y brûler !).

Cette énergie extérieure, chaleur indispensable, provoque à l'intérieur de l'œuf des réactions chimiques d'une extrême intensité. Ainsi, l'œuf est à la fois *passif extérieurement* et *actif intérieurement.* L'espace clos entre les pinces de l'idéogramme ⌒ est le creuset des alchimistes, le cercle magique à l'intérieur duquel naît une nouvelle matière. Un grand mystère...

Étymologie du mot Cancer

En latin, *cancer* signifie écrevisse, que l'on nomme en grec *karkinos*. Ces vocables sont proches du sanscrit *karkatah* qui désigne la cuirasse (mais aussi l'écrevisse).

Le signe du Cancer est *karkatakam* en sanscrit, qui est également le nom du serpent, symbole de ce qui est caché, de « l'obscurité indispensable à la gestation » (M. Sénard, *op. cit.),* symbole de mort et de vie éternelle.

Nombreuses sont les correspondances que l'on retrouve dans d'autres cultures : par exemple, selon M. Sénard, « la quatrième lettre de l'alphabet runique est *os,* qui signifie sein maternel, ou bouche. En allemand, la bouche se dit *mund,* et la Lune, *mond...* Comment ne pas penser au « stade oral » des psychanalystes, stade du nourrisson où les échanges avec le monde extérieur se font surtout par la bouche ?

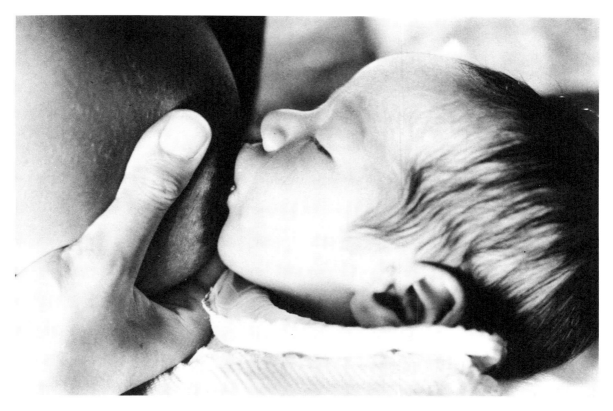

Un des moments les plus intenses dans la vie d'un Cancer : la tétée au sein de sa mère. Pour cette raison on dit souvent qu'adulte, il reste fixé au stade oral.

Signe féminin et signe négatif

Pour être franche, cela m'ennuie que les signes féminins soient dits par la tradition « négatifs ». Cet adjectif n'est pas sympathique, il évoque une vieille misogynie émergeant du fond de la poussière des siècles. Que le Cancer soit un signe féminin ne pose pas de problème, c'est dans sa logique même : signe d'eau, signe de vie, signe lunaire, tout cela est bien dans le génie féminin.

Mais « signe négatif » ? La tradition entend par là indiquer une certaine passivité attribuée à l'élément féminin : de fait, au moment de la conception, l'ovule est passif et le spermatozoïde actif.

Le Cancer est donc un signe *récepteur,* sensible aux influences. Il emmagasine ses impressions, il reçoit, il accueille. Les valeurs d'accueil sont bien celles dont nous manquons aujourd'hui, dans une civilisation occidentale qui a privilégié jusqu'ici l'agressivité masculine. (Le jeune loup cadre supérieur, « young executive » aux dents longues, est-il vraiment le seul modèle masculin que nous puissions imaginer ?). Il faudrait réhabiliter les valeurs féminines « négatives », éliminer le préjugé défavorable qui s'y rattache, et repenser le monde dans l'optique chinoise : sur la roue du *Tao,* alternent les deux symboles antagonistes et complémentaires, le *yang,* énergie masculine « positive », et le *yin,* énergie féminine « négative ». Aucune des deux n'a la supériorité sur l'autre, aucune des deux ne peut se passer de l'autre. Et Dieu lui-même est *yang* et *yin* à la fois.

Dans la symbolique chinoise, le *yang* culmine au solstice d'été tandis que le *yin* culmine au solstice d'hiver : le pôle masculin est lumière, et le pôle féminin, ombre. Le Cancer est *yin,* puisque c'est un signe nocturne, signe d'eau, signe d'ombre, signe féminin ; mais il porte en lui un élément *yang,* puisqu'il correspond au solstice d'été. On ne peut pas ne pas évoquer la théorie de Jung, selon laquelle nous sommes tous *animus* et *anima,* chacun de

Le Grand Livre du Cancer

nous portant en lui les deux principes mâle et femelle, aucun de nous n'étant exclusivement tout l'un ou tout l'autre. Le Cancer est *anima,* mais son subconscient est *animus.* Il est d'abord sous la maîtrise de la Lune, féminine, mais Jupiter, astre masculin, est chez lui en exaltation.

Pour en revenir à notre Cancer, signe féminin et négatif, la tradition lui a donc attribué un lot de défauts et de qualités : inertie, obstination, apathie, indolence, crainte, inactivité (nous avons vu que c'était une inactivité « extérieure » seulement). Mais aussi : magnétisme, bonté, intuition, prescience des lois secrètes de la vie. Le Cancer *sait* des choses que les autres ignorent. Le Cancer a la sagesse des vieux et la lucidité des jeunes. « Ces choses sont cachées aux savants et aux puissants, mais sont révélées aux petits ! » Petit Cancer, sourcier du Zodiaque, vous serrez entre vos pinces la clé des songes. Mais n'est-ce pas vous aussi qui avez ramassé au fond de la mer la clé perdue de la ville d'Ys ?

La pourpre cardinalice

Oui, le tourteau est cardinal. Vous avez vu sa *cappa magna* du plus beau rouge ?

Un signe cardinal est un signe-charnière (du latin *cardo* : gond ou pivot), un signe qui ferme une saison pour en ouvrir une autre. Quelles sont les caractéristiques des signes cardinaux ? Mouvement, activité, énergie, action rapide, ambition, impatience, changement brusque de buts, anxiété, désir d'attirer l'attention du public.

Ces traits de caractère considérés comme masculins, correspondant en tout cas à l'énergie *yang,* sont tout à fait opposés à ceux des signes féminins ou négatifs décrits plus haut. Comment peut-on être à la fois passif et actif, inerte et porté à l'action rapide ?

Et l'on voit ici combien la tradition astrologique est intelligente, comme l'inconscient collectif des peuples anciens a su traduire la réalité de la vie, complexe, contradictoire, ondoyante et diverse.

Si le Cancer est sous une dominante lunaire féminine, la notion de signe cardinal vient nous rappeler qu'il ne faudrait pas pour autant occulter la composante masculine du signe. Elle est symbolisée par Jupiter, roi des dieux et personnage tellement masculin qu'il en est presque caricatural dans la mythologie, avec ses colères théâtrales, sa vanité, son activité, son donjuanisme olympien. L'énergie du signe cardinal jupitérien se manifeste assez visiblement chez certains Cancers dont l'activité et l'ambition débordantes justifieraient la pourpre cardinalice... Voyez Mazarin : un modèle du genre !

Signe muet, signe de faible constitution, signe de difformité

La tradition classe notre petit décapode dans les « Signes muets ». Ce n'est pas sans raison : le Cancer n'est bavard qu'à ses heures, seulement quand il trouve une oreille accueillante (Scorpionne ou Poissonne de préférence). Sinon, il passe beaucoup de temps « dans la Lune », à rêver le nez en l'air, à faire des bulles (offrez-lui des bandes dessinées...).

Il aurait tant de choses à dire ! Mais il ne peut en extérioriser qu'une faible partie : les langues humaines sont si pauvres en mots pour traduire les intuitions, les rêves, la vision des autres mondes auxquels accède le Cancer. S'il s'exprime, c'est dans la meilleure tradition des icebergs : le volume émergé n'est guère qu'un dixième du volume total. Il ne peut d'ailleurs émerger sans risquer de fondre...

« Signe de faible constitution » : c'est le cas aussi des deux autres signes d'Eau. Notre Cancer est facilement geignard et dolent. Cela agace les signes de Feu. Il est si émotif que la

22

La Symbolique du signe

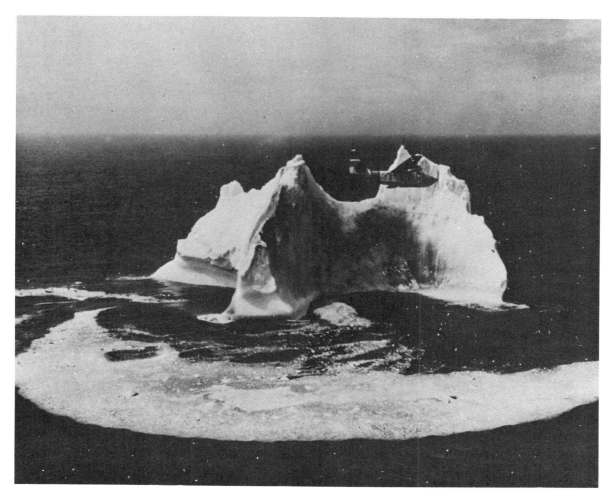

Comme pour l'iceberg, l'affectivité cancérienne n'est guère visible. L'essentiel de ses émotions, de ses désirs, de ses peines, reste secret.

moindre angoisse ou contrariété se matérialise en maladie diffuse, impossible parfois à diagnostiquer avec précision (souvent dans la région de l'estomac). Mais si Jupiter est puissant chez un individu, l'optimisme qu'il lui prête contribue à le faire vivre finalement aussi bien qu'un autre... en lui permettant de surmonter les dépressions nerveuses qui sont souvent le lot des signes d'Eau.

« Signe de difformité » : les Anciens assuraient que les signes « à visage humain » (Gémeaux, Vierge, Sagittaire, Verseau) prêtaient au natif des traits réguliers ; c'étaient, avec la Balance, des « signes de beauté ». Le pauvre Cancer, lui, était carrément classé dans les « signes de difformité », autant dire dans les signes de laideur !

Certes, le Jupitérien a tendance à être gros et rougeaud, et le Lunarien trop arrondi pour les canons esthétiques de notre siècle. Cependant le Cancer porte toujours en lui quelque chose de l'enfance, qui lui donne du charme.

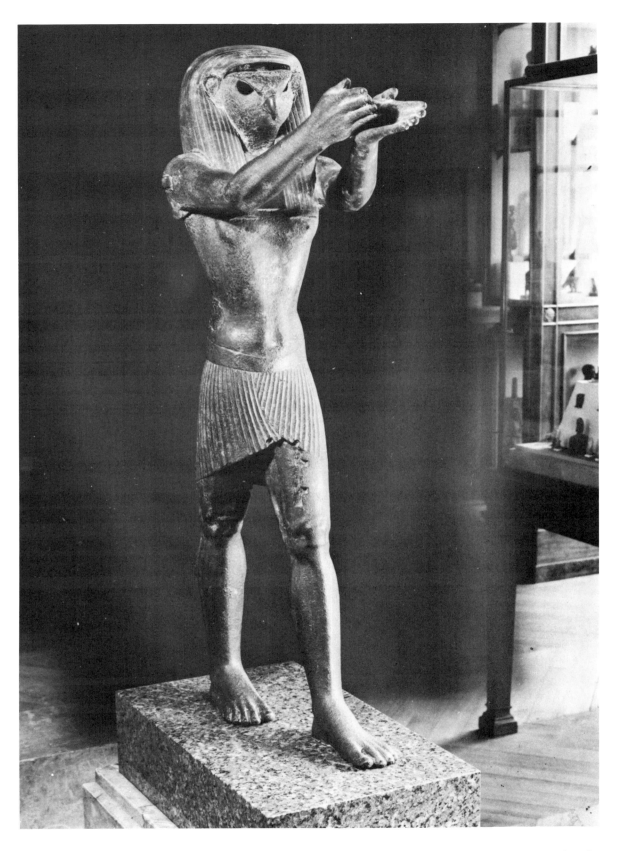

C'est Horus, à tête d'épervier, le soleil renaissant, qui occupe le Cancer (*Musée du Louvre, Paris*).

La Mythologie du signe

En Egypte

Sur le Zodiaque égyptien connu sous le nom de « Zodiaque du second Hermès » et étudié par le père Kircher au XVIIᵉ siècle, le Cancer est occupé par Hermanubis-Thot, divinité à tête d'Ibis, que les Grecs ont appelé Hermès.

Thot est un dieu lunaire, auquel est attribué le calendrier, avec la division du temps en jours, mois, saisons ; il est le dieu des nombres, celui de la science, et c'est lui qui aurait inventé l'écriture. Dans cet antique Zodiaque égyptien, Thot est accompagné par le crocodile « dont le nom en sanskrit, *makara,* est celui du signe du Capricorne, complémentaire du Cancer ».

« Dans le Zodiaque représentant les constellations australes (toujours d'après le même père Kircher) Thot est représenté dans le Cancer par sa tête d'Ibis, mais c'est le dieu Anubis à tête de chacal qui occupe la place principale. Il tient une lance avec laquelle il transperce un chien qui représente sans doute Seth, le *principe des ténèbres.* Or Anubis était l'ensevelisseur d'Osiris, le Soleil mort, (...) qui devait *renaître* sous le nom d'Horus. Osiris était non seulement le Soleil disparu, mais chaque homme qui doit retourner en la sombre demeure d'Anubis pour recouvrer les forces nécessaires à une vie ultérieure (...) Anubis symbolise donc l'énergie de *conservation de la vie* (...) antérieure à une nouvelle période de manifestation. (C'est) la *vie cachée,* la *gestation préparatoire à la naissance, ou à la renaissance.*

« Enfin, dans le Zodiaque des constellations boréales selon Kircher, c'est Horus (...) à tête d'épervier, le *Soleil renaissant,* qui occupe le Cancer, avec Osiris, le Soleil mort (...). Horus à tête d'épervier est le dieu vengeur de son père Osiris tué par Seth, dieu des ténèbres qu'il chasse et détruit ; comme tel, il est le dieu de la *lumière renaissante,* et est représenté sous *la figure d'un enfant*[1]. »

Que le lecteur me pardonne cette longue citation de Marcelle Sénard, avec cette histoire un peu embrouillée. Elle permet, malgré la complexité des personnages, de comprendre

---

1. Marcelle Sénard, *op. cit,* p. 121.

Le Grand Livre du Cancer

quelle idée les Egyptiens se faisaient du signe du Cancer. Ils voyaient la vie comme une trajectoire vers l'éternité, rythmée par une série d'étapes successives où la mort n'était qu'un passage entre deux vies, et toute naissance, en fait, une re-naissance. Pour les Egyptiens, tout vivant parcourt un cycle à deux temps : vie, mort, renaissance, mort, etc. Le Cancer était déjà, il y a des millénaires, *la nuit qui prépare le lever du jour, l'obscure gestation qui précède la vie.*

Conception un peu différente de la nôtre, puisque, dans notre tradition occidentale, l'idée de la réincarnation n'est pas explicite. Aussi avons-nous l'habitude de penser qu'une naissance se produit à partir du néant.

Dans la tradition égyptienne, le Cancer est plus un re-commencement qu'un commencement, et la génération spontanée n'existe pas.

D'autre part, sur les bords du Nil, l'énergie cancérienne a souvent été représentée par le scarabée. « Dans le Zodiaque de Dendérah, l'animal représentatif du Cancer n'est pas le crabe ou l'écrevisse, mais le scarabée, vénéré en Egypte (...) et assimilé au *Soleil levant*[1]. »

Dans la tradition astrologique hindoue

Le quatrième signe symbolise les quatre états de Brâhma le Créateur. Il est :
1. Le seigneur suprême : Ishwara, et le bienfaisant Sadashiva.
2. La causalité suprême : Prajnâ ou Maheswara.
3. Celui qui est la vraie réalité au milieu de la diversité de l'univers : Brâhma.
4. Celui qui illumine et fait vivre toutes choses : Vishnou.

Le quatrième signe symbolise encore les quatre états par lesquels passe la conscience, ainsi que les étapes de la Création : connaissance directe et sensorielle, état de réceptivité précédant les phénomènes de perception (ou conscience de veille), perception extra-sensorielle, et enfin l'objet même de la perception.

La constellation dans la tradition gréco-arabe

Le Cancer, représenté dans l'Antiquité par une écrevisse ou un crabe, est une constellation boréale qui comprend 83 étoiles, assez petites. La plus brillante, aujourd'hui dans le signe du Lion, est Acubens, dans laquelle les Arabes voyaient les *pinces du Crabe, lieu secret où l'on peut se cacher, où l'on est protégé (El Zubanah :* les pinces).

Au centre de la constellation, se trouve un amas d'étoiles appelé la « crèche » *(Proesoepe),* ou la « Ruche », parce que, selon la tradition antique, les âmes progressaient sous forme d'abeilles sur la Voie lactée pour arriver au « portail » du Cancer (toujours cette idée, attachée au signe, d'entrée dans une nouvelle vie). La constellation du Cancer est encore appelée, en latin, *Ardens :* la borne de la course du ciel.

Dans cette constellation (mais actuellement dans le Lion), se trouvent aussi les Anons : Anon nord — ou boréal — et Anon sud — ou austral (qui, d'ailleurs, est réputé être une ânesse !). Quant à l'amas Proesoepe, il s'appelle en arabe *Al-Malaf :* le sac à avoine que l'on suspend au cou des chevaux et des ânes... Cette histoire de crèche et d'âne ne vous dit rien ?

Pour les chrétiens, c'est Noël. La Nativité, c'est-à-dire la naissance du Christ. Étrange coincidence des vieux mythes autour de la Méditerranée.

---

1. Marcelle Sénard, *op. cit.*

La Mythologie du signe

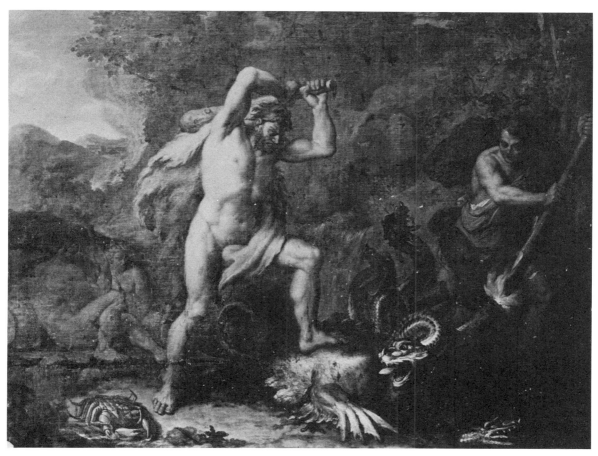

Hercule, vainqueur de l'Hydre grâce à un crabe géant qui décupla les forces du héros en l'attaquant au moment le plus difficile de son combat. Notons le rôle ambigu de notre pauvre crustacé dans cette légende (par Houasse, Ecole des Beaux-Arts, Paris).

Hercule/Héraclès et l'Hydre de Lerne

Vous pouvez toujours dire à vos amis Cancer que le mythe d'Hercule a quelque chose à voir avec leur signe : cela leur fera plaisir ! Hercule a une assez bonne réputation depuis l'Antiquité, c'était le Superman des Grecs ...

On sait qu'Hercule (en grec, Héraclès) dut, pour réparer les crimes qu'il avait commis dans un instant de folie, accomplir douze travaux au service d'Eurysthée, roi d'Argos.

Le deuxième de ces travaux, la victoire sur l'hydre de Lerne, fait intervenir un crabe très cancérien... Voici l'histoire.

L'Hydre était une sale bête, une espèce de pieuvre à corps de chien, de forme indéfinissable — certains disent qu'elle avait sept têtes, d'autres cinquante, ou même cent... Quoi qu'il en soit, cette horreur habitait au fond d'un marécage dans le lac de Lerne, « lieu-dit » situé en Grèce dans la province d'Argolide, près de la mer. L'endroit, sinistre à souhait, était, croyait-on, une entrée des Enfers. (Notez bien l'élément souterrain qui se rattache toujours aux mythes cancériens : le Cancer est signe de nuit et de secret ! Notez aussi que l'hydre, comme l'indique son nom en grec, est une bête aquatique et amphibie, comme notre cher vieux crabe !).

Selon la tradition antique, le lac de Lerne était sans fond. L'empereur Néron, qui fit procéder à des sondages, ne réussit pas plus que ses prédécesseurs à atteindre le fond. D'innombrables voyageurs imprudents s'enlisaient dans les marais autour du lac, dont les chenaux mouvants se modifiaient à chaque crue des rivières souterraines.

Le Grand Livre du Cancer

Bref, dans cet endroit maléfique, le monstre à têtes multiples attirait ses victimes en provoquant des mirages. Ainsi, les troupeaux de bovins croyaient-ils apercevoir au loin de verts pâturages, genre irlandais ; humant déjà l'herbe savoureuse, les pauvres bêtes se précipitaient dans le marais où elles s'enlisaient alors dans la vase putride. Les voyageurs — ou les bœufs — qui échappaient aux vases mouvantes n'avaient aucune chance de survivre, car ils étaient bientôt asphyxiés par les vapeurs pestilentielles émanant du marais... l'haleine empoisonnée de la bête !

Héraclès, pressenti pour délivrer la Grèce de cet hôte indésirable, arriva à Lerne devant le repaire de l'hydre, accompagné de son neveu Iolaos. Pour obliger le monstre à sortir, il lui lança des flèches enflammées — en respirant le moins possible pour ne pas être asphyxié ! La pieuvre géante sortit et enroula ses tentacules autour des jambes du héros pour l'immobiliser. Héraclès frappait, frappait, avec sa célèbre massue en bois d'olivier, pourtant magique... mais chaque fois qu'il avait réussi à écraser une tête, elle repoussait immédiatement ! C'était désespérant...

Puis la situation s'aggrava : un crabe géant sortit du marécage pour attaquer le héros, qu'il mordit méchamment au pied. Héraclès, rendu furieux par la douleur, sentit ses forces décupler sous l'effet de la colère : il écrasa vigoureusement le crabe, puis appela Iolaos à la rescousse. Celui-ci alluma un incendie dans le bois de Lerne, qui borde le lac. En effet, pour éviter que les têtes de l'hydre ne repoussent aussitôt, il fallait brûler la chair à l'endroit où elles avaient été coupées. C'est ce que fit Iolaos avec des branches enflammées.

Ensuite Héraclès s'arma d'une faucille d'or (en forme de croissant, symbole lunaire !) et décapita la tête centrale de l'hydre (laquelle était, dit-on, en partie du même métal). Il enterra cette tête encore vivante, secouée d'épouvantables soubresauts et sifflant toujours, sous un amas de rochers près de Lerne. Il préleva la poche à venin dans les entrailles de l'hydre et y trempa la pointe de ses flèches : ainsi « curarisées », elles devenaient mortelles à la moindre égratignure [1].

Héra, c'est-à-dire Junon, femme de Jupiter, qui détestait Héraclès et avait provoqué l'apparition du crabe, voulut récompenser cet allié malheureux : elle le transforma en constellation pour l'éternité, en lui assignant une place parmi les douze signes du Zodiaque. Quant à Eurysthée, il estima qu'Hercule n'avait pas vraiment fait son travail, puisqu'il n'aurait jamais réussi sans l'aide d'Iolaos.

Ce mythe, très intéressant à étudier, appelle plusieurs commentaires. Il y a d'abord une menace de *l'invasion des eaux* : selon certains auteurs antiques, l'hydre aurait été la source de rivières souterraines dont le débordement inondait dramatiquement la région, noyant gens et troupeaux. Voilà pourquoi Héraclès devait assécher le terrain par le feu et drainer (ou obstruer) les canaux, probablement symbolisés par les tentacules de la pieuvre. Certains historiens pensent que les sept têtes de l'hydre correspondent aux sept chenaux de l'embouchure du fleuve Amymoné, qui se jette dans la mer près de Lerne.

Quoi qu'il en soit, nous pataugeons ici dans un *monde amphibie*, dans les eaux grouillantes de vie qui précèdent la naissance du monde. Mais la naissance ne peut se faire qu'au prix d'un grand effort : il faut arracher la Terre aux Eaux-Mères, arracher le Cancer à ses eaux maternelles pour l'amener à devenir un être autonome.

Si les eaux stagnent, elles deviennent putrides, l'œuf pourrit, l'enfant ne peut naître. Héraclès/Hercule représente l'*énergie extérieure* qui permet à la vie d'éclore. Il arrache le pays de Lerne à sa nuit marécageuse et lui permet de vivre enfin. Le Cancer a besoin de l'énergie solaire, et c'est ici que le mythe de l'hydre de Lerne est vraiment très cancérien, et la personnalité même d'Héraclès très significative. Fils de Jupiter, maître des

---

1. Les Indiens du Brésil n'ont pas le monopole du curare : les Gaulois aussi savaient en fabriquer un excellent, très efficace, avec du suc d'acanit !

dieux (exalté dans le signe du Cancer !), Héraclès apporte donc l'énergie jupitérienne pour drainer le marécage. On sait que Jupiter est un astre « de feu », un « soleil en petit », bénéfique et lumineux.

La nature jupitérienne d'Héraclès est indiquée assez clairement par le *feu :* les flèches embrasées qu'il lance d'abord sur l'hydre pour l'obliger à sortir de son trou, et ensuite l'incendie qu'il allume avec l'aide d'Iolaos pour brûler les blessures de la bête. Le dynamisme jupitérien est indispensable au Cancer : ce feu l'aide à sortir du marécage intérieur, dans lequel il croupit passivement.

L'hydre à multiples têtes, qui évoque une pieuvre, laisse penser que la légende est d'origine crétoise ou, du moins, qu'il y aurait eu à Lerne (et certains indices le confirment) à une époque reculée, des « prêtresses de l'eau » qui rendaient un culte sacré à cet élément et à la pieuvre. L'eau ici est maléfique/bénéfique, ombre et lumière, toujours cette dialectique du jour et de la nuit, du solstice d'été brillant au-dessus de l'eau primordiale.

Vie et mort d'Héraclès

Le venin de l'hydre finit par causer la mort du héros. Celui-ci, d'après la prédiction de Zeus, « ne pourra jamais être tué par aucun homme vivant. Seul un ennemi déjà mort pourra le faire périr ».

Or Déjanire, femme d'Héraclès, souffrait des infidélités de son mari. Cherchant un philtre d'amour pour s'assurer l'attachement éternel de celui-ci, elle eut l'idée d'utiliser le venin de l'hydre, enfermé par Hercule dans un vase scellé. A vrai dire, elle n'avait pas une idée bien précise de ce que c'était... Elle imprégna de venin une chemise de cérémonie neuve (en pure laine vierge) qu'elle fit porter à son époux, lequel devait célébrer les fêtes du solstice en grande tenue. Héraclès la mit sans méfiance. Mais au cours de la cérémonie, il commença à ressentir d'intolérables brûlures sur tout le corps et comprit qu'il allait en mourir. Il se fit porter sur un bûcher pour abréger ses souffrances (toujours *le feu,* lié à ce personnage jupitérien), pardonna à Déjanire qui avait été plus bête que méchante, et mourut avec dignité.

Son père Zeus/Jupiter l'accueillit triomphalement parmi les immortels de l'Olympe, et lui attribua les fonctions de « Portier du Ciel », parce que sa mort avait eu lieu au solstice d'été.

Pour les Anciens, l'année était une porte de bois de chêne tournant sur un gond (en latin, *cardo,* d'où les signes cardinaux, comme le Cancer, qui ouvrent une saison). Au solstice d'été, le 21 juin, cette porte est ouverte au maximum. Ensuite, au fur et à mesure que les jours raccourcissent et que l'année s'avance, la porte se referme peu à peu, jusqu'au solstice d'hiver en Capricorne.

Remarquons aussi qu'Héraclès fut, durant sa vie terrestre, le protégé d'Athéna/Minerve. Elle lui avait indiqué où trouver le repaire de l'hydre. Or Athéna est la déesse de la sagesse, des sciences, des arts, des lettres, des mathématiques. Ceci rappelle les attributs du dieu Thot, lequel règne sur le Cancer dans le Zodiaque égyptien dont nous avons parlé plus haut. Le Cancer est signe de sagesse, il sait ce qui est caché à d'autres. Voilà pourquoi le natif marqué par ce signe manifeste une si vive curiosité de tout ; il est souvent cultivé, voire extrêmement érudit.

Bien d'autres éléments de la légende d'Hercule en font le « saint patron » du Cancer. Par exemple, sa célèbre massue en bois d'olivier sauvage, lequel était l'arbre de l'année nouvelle, symbole de renaissance et de renouveau.

L'enfance d'Héraclès est semée d'allusions cancériennes. Par exemple, l'origine de la Voie lactée : Alcmène, mère de notre héros, le cache dans un buisson aux environs de Thèbes, parce qu'elle craint la jalousie de Héra/Junon (femme légitime de Zeus). Justement, voilà Héra qui passe par là. En voyant ce bel enfant affamé, elle ne peut s'empêcher

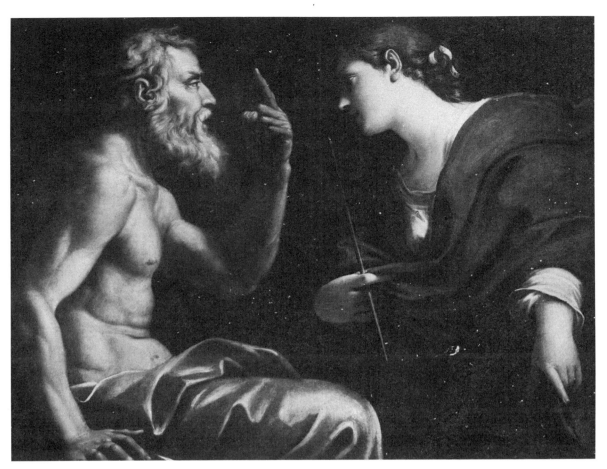

*Junon, femme de Jupiter, avait provoqué l'apparition du crabe : elle le transforma en Constellation pour l'éternité, afin de le récompenser (*Junon avec Eole, *par Lucio Massani, Palais Doria, Rome).*

de lui donner le sein ; mais l'enfant se jette dessus avec tant de vigueur qu'il lui fait mal. Héra, de douleur, laisse tomber le jeune glouton, et le lait répandu deviendra la Voie lactée... Rappel du thème cancérien de l'allaitement, de la difficulté du servage. Et la Voie lactée est le chemin qu'empruntent les âmes pour arriver à la Porte du Cancer. Cette légende de la Voie lactée rend un son très « œdipien », au sens qu'a donné Freud à ce mot. J'en parlerai plus loin.

Il y a aussi l'épisode des serpents : on se souvient qu'Héra/Junon, toujours folle de jalousie, avait une nuit envoyé deux serpents « à raies bleues et au venin mortel » dans la chambre où le petit Héraclès dormait avec son frère jumeau. Mais Jupiter/Zeus, averti de la chose, illumina la chambre, ce qui réveilla les enfants et permit à notre héros d'étrangler purement et simplement les deux serpents, manifestant pour la première fois cette force « herculéenne » qui sera la sienne. On peut voir dans cette histoire un thème très cancérien : la victoire de la lumière solaire et jupitérienne sur la nuit et la mort.

Oedipe et son complexe

Enfin, on ne saurait survoler les mythes grecs rattachés au Cancer sans parler d'Oedipe. Pour ceux qui l'ont oublié, voici le récit de ses malheurs, avant Freud :

Un oracle avait prédit à Laïus et à Jocaste, parents d'Oedipe, que leur fils tuerait son père et épouserait sa mère. Laïus et Jocaste, affolés, « exposent » le nouveau-né, c'est-à-dire l'abandonnent dans la nature pour qu'il y soit la proie des bêtes sauvages. Un berger passe par là, recueille l'enfant, et vient l'apporter à Polybe, roi de Corinthe, qui l'adopte et le fait élever princièrement.

La Mythologie du signe

Or, voilà qu'Oedipe, ayant atteint l'âge adulte, apprend l'oracle fatal, tout en croyant que Polybe est son vrai père. Pour ne pas risquer de lui nuire, il s'éloigne du palais, et s'en va à l'aventure sur les chemins creux de la Grèce antique. Un jour, il rencontre un inconnu avec lequel il se prend de querelle : ils se battent, et Oedipe le tue... C'était Laïus, mais Oedipe ne se doute pas de la chose ! Puis il arrive devant la ville de Thèbes, très assombrie par la présence du Sphinx : Oedipe devine l'énigme que lui propose le monstre qui, par dépit d'avoir trouvé un humain plus malin que lui, se jette dans la mer toute proche. Les Thébains font un triomphe à l'inconnu qui les a débarrassés de la sale bête. Ils proclament Oedipe roi, et lui font épouser la reine Jocaste... toujours sans savoir qui il est réellement !

Pendant longtemps, Oedipe ignore la vérité et profite de son bonheur avec innocence. De ce mariage incestueux naissent même quatre enfants. Puis un jour, il apprend tout. De désespoir, il se crève les yeux, cherche plus ou moins à se suicider, et se cache au fond de son palais dont ses fils le chasseront.

Freud a longuement parlé de ce mythe qui éclaire le « stade œdipien » de l'enfance : tout jeune garçon éprouve, un jour ou l'autre, le désir « d'épouser sa mère » et de se débarrasser· de son gêneur de père ! La légende grecque évoque le cas douloureux d'un homme qui n'a pas pu « tuer son père » fictivement alors qu'il était enfant, ce qui l'amène à le tuer réellement une fois adulte, pour ensuite épouser sa propre mère (dont il n'a pu se détacher affectivement).

On retrouve ici le problème fondamental de tout cancérien : l'attachement à la mère, la rivalité avec le père s'il s'agit d'un garçon. Dans le cas du Cancer, le respect filial empêche l'enfant de s'opposer à son père pour affirmer son autonomie, tandis qu'une trop forte influence lunaire l'empêche de se détacher de sa mère. Le Cancer dépasse difficilement, ou tardivement, le stade oedipien. Tout a été dit sur ce sujet par les élèves de Freud, et les autres, mais on a omis de remarquer quelques détails, sous une lumière « astrologique » :

• Oedipe résout l'énigme du Sphinx, car il devine tout — il sait ce que les autres ignorent, — sauf en ce qui le concerne : le Cancer, extraordinairement sagace pour ce qui regarde autrui, est aveugle sur son propre destin (d'ailleurs, Oedipe se crève les yeux !) Cependant, il passe brillamment l'examen du Sphinx : quelle étrange combinaison, dans un même être, de maturité intellectuelle et de flagrante immaturité affective ! Voilà bien un vrai Cancer, enfant attardé, mais cependant d'une si grande curiosité qu'il emmagasine un vaste savoir.

• Oedipe devient roi : cela est tout à fait dans la nature jupitérienne du crabe, chanceux et ambitieux. On n'en attendait pas moins de lui !

• Oedipe finit misérablement, en s'autopunissant, en se culpabilisant totalement : c'est aussi dans la ligne du Cancer, lequel a très souvent tendance à retourner son agressivité contre lui-même. Il est, plus qu'un autre signe, accessible à la dépression nerveuse. Il se tourmente, se torture même, des mois durant et des années, en se culpabilisant vis-à-vis de ses parents. S'il s'en sort, la dépression nerveuse lui permet de mûrir. Sinon, il se noie. Ainsi Oedipe devient-il une épave...

• Le Cancer est un signe d'eau prolifique : ainsi, Oedipe a quatre enfants de Jocaste, ce qui est beaucoup, vu la différence d'âge entre sa mère et lui ! Il vit longtemps heureux en famille, ce qui est bien dans son génie du bonheur intime et familial. Il est extrêmement populaire dans Thèbes : la Lune, maîtresse du signe, est symbole de la foule, et de la popularité.

•La Lune étant, dans un thème masculin, symbole à la fois de la mère et de la femme, le mythe oedipien illustre de façon frappante cette confusion, « nœud » de la condition Cancérienne.

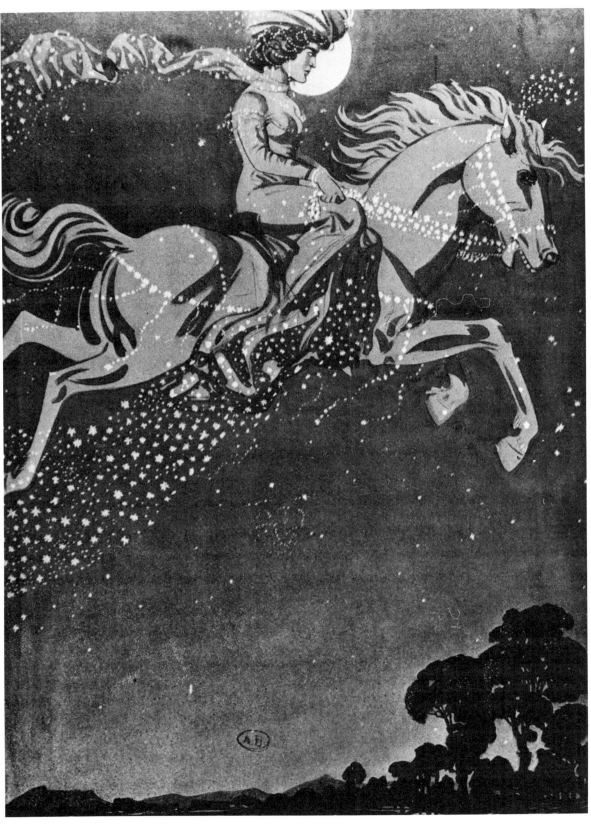

La Somnambule : *cette gravure pourrait illustrer le comportement symbolique du Cancer, qui semble avancer dans la vie protégé par un halo flou de rêves (Gravure allemande de Julius Diez, 1907, Bibl. des Arts Décoratifs, Paris).*

Le Symbolisme lunaire

Les valeurs lunaires et cancériennes coïncident si bien qu'il est difficile de les différencier les unes des autres. On peut dire que l'action lunaire actualise les virtualités cancériennes.

Ce qui frappe d'abord l'observateur, dans le rythme lunaire, c'est la *rapidité de son évolution*. La lune, « planète » la plus rapide, symbolise la mobilité, la fluidité, les états d'âme changeants. C'est pourquoi, elle préside aux activités quotidiennes humaines.

Par exemple, toute la vie agricole depuis la préhistoire a utilisé les phases de la Lune. De nombreux textes anciens en parlent, et notamment le poète grec Hésiode, dans *les Travaux et les Jours* (VIIIᵉ siècle avant Jésus-Christ), ou le poète latin Virgile, contemporain d'Auguste, dans *les Géorgiques :*

« La Lune elle-même a rangé les différents jours favorables aux différents travaux. Evite le cinquième : les Euménides naquirent ce jour-là (...). Le dix-septième jour est favorable à la plantation de la vigne, au dressage des bœufs capturés et au travail des lisses qu'on attache au métier ; le neuvième est plus propice aux évasions, contraire aux larcins. » (*Géorgiques,* Livre I.)

Pendant la première moitié du XXᵉ siècle, on s'est moqué de ce souci qu'avaient les paysans d'antan de faire coïncider le calendrier agricole avec le calendrier lunaire : la Lune régnait alors sur des civilisations à prédominance paysanne et nul ne songeait à discuter son influence. Or, on s'aperçoit aujourd'hui, à la faveur de récentes expériences en laboratoire, que ces traditions avaient un fondement et que les rythmes lunaires semblent agir réellement sur l'évolution des êtres vivants. C'est peut-être par ce biais, d'ailleurs, que la recherche scientifique redécouvrira l'astrologie : si l'influence de la Lune entre dans le cadre des « certitudes scientifiques », pourquoi ne pas admettre, de façon générale, l'influence des autres astres ? Selon Henri Gouchon, la Lune symbolise « la fécondation, l'absorption, la passivité, le reflet, la nuit, l'humidité, les liquides, le caprice, le changement, la fantaisie, la périodicité, l'imagination, la rêverie, le sexe féminin, l'épouse, la mère, la foule, la vie intime [1] ».

1. Henri Gouchon, *Dictionnaire astrologique,* Dervy-Livres, p. 362.

Le Grand Livre du Cancer

La Lune, symbole féminin

La Lune est *symbole féminin*, et il est vrai qu'à la regarder, on a l'impression de voir un œuf, tout rond, tout lisse et tout blanc, ou un ventre maternel, gonflé et tendu par une promesse de vie.

Dans un thème féminin, la Lune revêt une grande importance, peut-être même plus grande que le Soleil, symbole masculin. Elle est d'abord *symbole de la mère* du sujet, et l'on peut tracer un portrait assez précis de celle-ci en analysant l'état de la Lune dans le thème du natif. Elle donne, soit le portrait objectif de la mère, soit le portrait subjectif, c'est-à-dire la façon dont le natif la perçoit et vit sa relation avec elle.

Pour un homme, la Lune est aussi *l'épouse*. Et l'on n'a pas attendu la psychanalyse pour apprendre que l'homme recherchait inconsciemment une image de sa mère dans la femme choisie (ou subie). Ainsi, par exemple, un homme dont la Lune est en signe double. L'interprétation, selon l'état du thème, pourra en être : ce natif a eu deux mères (légales ou affectives, peut-être une mère et une belle-mère, ou une mère et une grand-mère) et il risque aussi d'avoir deux femmes (épouse et maîtresse, ou deux épouses légitimes successives, puisque la polygamie n'est pas admise en Occident).

La Lune serait *l'anima* de tout homme et correspondrait à son inconscient féminin. Cette remarque peut aller très loin : les relations que tout homme entretient d'abord avec sa mère, puis avec la femme aimée, sont à l'image des relations qu'il entretient avec Dieu lui-même. Il y a là un mystère très profond. Pour Jean Guitton, l'amour humain « est une initiation à l'amour divin... Les flammes de l'amour, comme dit l'épouse du Cantique des Cantiques, sont les flammes de Yahvé [1] ».

Teilhard de Chardin a écrit : « Le féminin est le Christ transposé dans la Vierge », et un mystique russe, Merejkovski : « La pudeur cache le sexe, mais le sexe cache Dieu. » Tout homme, inconsciemment, vit ses relations avec la divinité sur le mode de ses relations avec la femme.

Mais que ceux qui ont une Lune mal aspectée ne se désespèrent pas, une Vénus en très bon état permet de dépasser les obstacles intérieurs. Il ne faudrait jamais oublier que la femme est le dernier être vivant créé, le chef-d'œuvre final (après que Yahvé-Dieu se soit exercé sur les plantes, les animaux et l'homme). La femme est donc la dépositaire d'un certain nombre de secrets divins (c'est ce qui a motivé la révolte de Lucifer, jaloux des pouvoirs de la femme). La qualité et l'état de la Lune dans un thème indiquent les possibilités spirituelles d'un homme.

A la Lune ont donc été attribuées toutes les qualités ou dispositions que l'inconscient collectif désignait comme « féminines » : l'inspiration, l'intuition, l'imagination, la mémoire, le rêve, la poésie. Mais la Lune maléficiée disposerait au caprice infantile, à l'anxiété, au repli sur soi, à la passivité, à « l'hystérie » (personne ne sait très bien ce que c'est...mais c'est très grave !).

La Lune symbolise la *foule*, la popularité. On a toujours su que « la foule était femme », et c'est bien ainsi que l'entendent les dictateurs... On parle du « viol des foules » tant il est vrai qu'une assemblée d'hommes (et de femmes) ressemble à la mer, avec ses vagues mouvantes, ses réactions imprévues, sa mobilité... comme la Lune ! Celle-ci indique donc dans un thème la popularité du natif, ses possibilités de contact avec le public, ses talents éventuels de « passer » à la radio ou à la télé, de se faire connaître. Les êtres marqués par une grande impopularité (telle Marie-Antoinette) ont souvent dans leur thème une Lune exilée, dissonante, ou isolée.

Conformément à l'image que se fait l'inconscient populaire de la féminité, la Lune est passive et n'a pas d'agressivité. Amour du changement et mobilité, plasticité, suggestibilité,

---

1. Jean Guitton, *La Famille et l'amour,* Ed. Foi vivante, p. 45.

mais, comme nous l'avons dit dans la symbolique du signe, la Lune n'a pas en elle un véritable dynamisme, elle a besoin de celui de Mars pour la tirer hors de sa passivité. La Lune n'est pas autonome. Image bien conforme d'ailleurs à la réalité astronomique, puisque l'astre est notre satellite, il gravite autour de la Terre, à laquelle il est attaché par les lois de l'attraction universelle.

La Lune, symbole de vie, symbole de mort

Le symbolisme lunaire « colle » parfaitement à celui du Cancer, avec sa passivité et, en même temps, son ambivalence mort/vie.

Il existe toute une tradition sur les relations que les vivants peuvent avoir avec les morts dans les différentes sphères de l'« astral ». Les religions anciennes, et plus près de nous, les spirites, avaient très bien perçu un fait curieux : le contact avec les disparus s'établit mieux par les nuits de pleine lune. D'ailleurs, ces nuits-là, toute personne un peu sensible se sent dans un état second, inconfortable ou euphorique, mais on perçoit très bien qu'il se passe quelque chose à un niveau inconscient. Les meilleurs médiums sont en majorité des femmes et tout lunarien a des pouvoirs parapsychologiques latents, des rêves prémonitoires, une faculté de se relier à l'Invisible, qui déconcerte les rationalistes. La Lune est la planète de l'irrationnel.

La Lune est un *astre mort,* ce qu'ont confirmé les différentes expéditions lunaires. Notre petit satellite n'est qu'un caillou sec et nu, d'où la vie telle que nous la connaissons est totalement absente. Mais (et c'est là que nous retrouvons l'ambivalence cancérienne, la Lune, vue d'en-bas, d'un point de vue de terrien, *préside au cycle de vie* : la fécondation, les marées, les biorythmes féminins et ceux que l'on commence seulement à découvrir, les rythmes circadiens...), le développement des bourgeons et des fleurs, la pousse des cheveux. Bref, la Lune régit nos cycles biochimiques.

Astre de vie/astre de mort, la Lune, comme le Cancer, est une porte entre deux mondes. Symbole de la femme qui, elle aussi, est perçue comme donatrice de vie et dispensatrice de mort (histoire de la chute du Paradis terrestre, mythologies orientales et moyen-orientales). La Lune est Eve, mère des vivants ; elle est aussi Lilith (symbolisée par la Lune Noire), créature déviée et porteuse de mort pour les vivants.

La Lune serait un miroir : de même qu'elle nous renvoie la lumière du soleil, elle réfléchirait également sur nous des ondes invisibles venues d'ailleurs, des présences appartenant à d'autres mondes...

Petit « guide bleu » de la Lune

Il me paraît urgent de donner ici au lecteur quelques notions succinctes de la géographie lunaire. On ne sait jamais : si d'aventure on vous propose un voyage sur la Lune, il faut absolument que vous ayez une idée de sa topographie, sinon vous allez vous perdre !

Les « mers » lunaires sont des espaces plus ou moins plats que les astronomes ont baptisés : mer du Nectar, mer de la Fécondité, mer de la Tranquillité, mer des Crises, mer de la Sérénité, mer du Froid, mer des Pluies, mer des Humeurs, mer des Vapeurs... N'est-ce pas joli ? Ma préférée est la mer des Nuages.

Il y a aussi l'océan des Tempêtes, et puis quelques petites criques où s'abriter, tout de même : baie des Arc-en-Ciel, baie du Milieu (l'imagination des astronomes, ici, était un peu à sec... probablement à cause du golfe Torride, tout proche). La baie de la Rosée m'enchante, et que dire du lac des Songes ? Quelques autres mers ont des noms plus ennuyeux, pieusement donnés en souvenir de savants illustres (mer de Humboldt, mer de Smyth ou, platement, par manque d'imagination, mer Australe, mer Marginale).

Le Grand Livre du Cancer

Les volcans éteints, ramonés périodiquement par le Petit Prince (enfant symbole du Cancer !) portent aussi beaucoup de noms illustres : le plus beau est le cratère de Copernic, mais rien ne vous empêche de faire du tourisme lunaire dans les cratères de Platon, Aristote, Képler, Ptolémée, Piccolomini, Condorcet, Firmicus, Joliot-Curie, Edison, Maxwell, Jules Verne (à tout seigneur, tout honneur : ce dernier avait la Lune en Scorpion, extrêmement puissante dans son thème ; il a dû l'exorciser en écrivant : *De la Terre à la Lune)*, etc. Je ne vais tout de même pas vous nommer tous les petits et grands cratères ; à la rigueur encore celui de Tsu-Chun-Chii, parce qu'il est chinois, pays lunaire par excellence (la Chine, pays des ancêtres et Empire du Milieu, est Cancer ascendant Balance).

Il faut que vous sachiez qu'il y a aussi des montagnes sur la Lune : Apennins, monts du Caucase, montagnes du Jura, monts Leibnitz, monts des Soviets, monts Altaï, etc. Pas beaucoup de fantaisie dans ces appellations tout ce qu'il y a de plagiaires : c'est clair, la Lune n'a rien à voir avec la symbolique des montagnes (air, froid sec... alors qu'elle est eau et humidité). Visiblement, les astronomes ont été plus inspirés quand il s'est agi de baptiser des mers. Quoi d'étonnant ? Leur nomenclature est un catalogue des symboles lunaires !

Bon voyage sur la Lune, chers amis lecteurs !

Les marées

Elles nous intéressent à double titre : influence de la Lune et analogie avec le signe du Cancer, signe d'eau amphibie. Une connaissance du phénomène de la marée éclaire beaucoup nos connaissances astrologiques.

Toutes les mers du monde connaissent ces mouvements périodiques. On les remarque particulièrement dans la Manche, mais n'allez pas croire pour autant qu'il n'y a jamais de marée en Méditerranée : à Venise, elle est très sensible, et en Tunisie, au fond du golfe des Syrtes, elle peut atteindre deux mètres d'amplitude. Ainsi, l'influence lunaire règne sur les eaux de toute la Terre, et nulle partie du monde ne lui échappe.

Sur les côtes françaises de la Manche, par exemple, la mer monte durant six heures environ, c'est le flux ou flot. Elle reste quelques minutes au même niveau, on dit alors que la mer est étale. Puis elle se retire peu à peu, c'est ce qu'on appelle le reflux ou jusant qui dure également six heures. Arrivée au point le plus bas, la mer est étale quelques minutes puis recommence à grimper.

Dans notre pays, la mer met un peu plus de douze heures à monter, puis à redescendre : c'est une *marée semi-diurne,* c'est-à-dire qu'en vingt-quatre heures, on compte deux flots et deux jusants. On voit aussi à quel point la Lune est un astre mobile. Tous les pays du monde, d'ailleurs, n'ont pas une telle mobilité dans leur marée : certains ont des *marées diurnes,* avec seulement une basse mer et une haute mer par jour (golfe du Mexique). Un troisième type de marées est la *marée mixte :* deux hautes mers et deux basses mers par jour, mais tantôt ce sont les basses mers qui ont des durées inégales, tantôt les hautes mers, tantôt les unes et les autres. La fantaisie et le caprice lunaires règnent ici, avec une régularité faite de rythmes irréguliers...

A cette pulsation quotidienne, s'en superpose une autre, qui correspond au mois lunaire. Lorsque le Soleil et la Lune sont en conjonction (sizygie), ou en opposition, leurs influences s'additionnent pour donner de très forts déplacements des eaux : on a ainsi les *grandes marées* tous les quatorze jours environ (ou marées de vive eau). Entre ces grandes marées, se placent les *marées de morte eau,* où le marnage, c'est-à-dire l'écart entre le niveau des hautes mers et celui des basses mers, est très faible.

A vrai dire, si ce phénomène est connu depuis toujours, on ne l'a jamais complètement expliqué. Il semble que, non seulement l'influence lunaire soit en jeu, mais encore l'onde solaire. La marée est donc due à la combinaison des ondes lunaires, solaires et luni-

Le Symbolisme lunaire

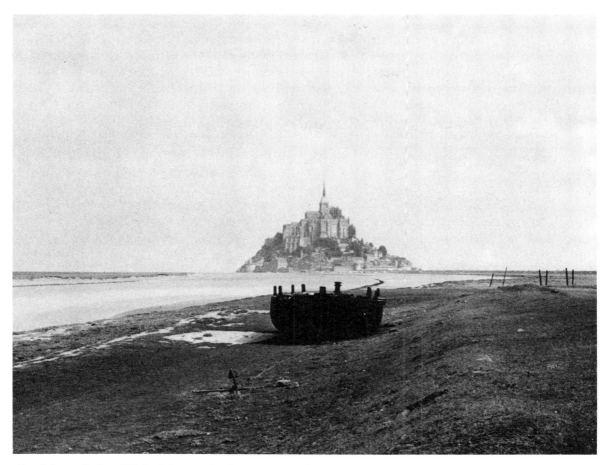

Le Mont Saint-Michel à marée basse. Le phénomène des marées, des flux et reflux est très lié au cycle lunaire.

solaires. Cela nous replonge tout à fait dans le symbolisme cancérien, signe lunaire au solstice lumineux de l'été, signe où le jour et la nuit jouent sans arrêt à cache-cache, où la lune tire la langue au Soleil, signe-charnière entre les deux...

La théorie des marées, due à Newton, comporte beaucoup de points d'interrogation et d'exceptions inexplicables. En particulier, on se demande toujours pourquoi certaines côtes ont un marnage de quatorze mètres (un vrai mur d'eau) et d'autres de seulement quelques centimètres. Mystères de la Lune, « caprices » de celle-ci, c'est-à-dire influences biophysiques inexplicables pour notre science trop rationnelle.

Le résultat de l'attraction de la Lune se manifeste, lorsque l'astre passe au zénith, par la formation d'un « bourrelet d'eau » (haute mer), qui se déplace avec l'astre. A l'opposé, les eaux sont déprimées en « creux », et ce « creux » (basse mer) se déplace symétriquement.

La Lune et le Soleil ne sont peut-être pas les seuls astres à influer sur la marée, celle-ci est probablement le résultat d'une série d'ondes très complexes. Peut-être d'autres planètes ont-elles leur mot à dire là-dedans... On ne sait.

Les marées provoquent des courants violents, parfois irrésistibles, et qui changent de sens brusquement avec le « renversement de la marée ». Ainsi, l'influence lunaire sur un être est-elle souvent irrésistible, comme la vie même ; c'est un courant qui l'emporte, et le Lunarien passif ne peut que se laisser flotter au fil de l'eau. La Lune est *symbole d'instinct*, instinct sauvage et puissant qui anime l'homme comme l'animal ou la plante.

Les marées construisent ou démolissent le profil des côtes. Elles déterminent parfois des « marées de vent », et règlent la vie de tout le petit monde des rivages, celui où habite

Le Grand Livre du Cancer

notre crabe préféré. Il n'est pas très facile pour une plante ou un animal côtier (en océanographie, on dit : benthique) de s'adapter à ces perpétuels changements du niveau de l'eau. Les êtres marins que nous découvrons à marée basse doivent affronter un dramatique problème de survie. Lorsque la marée se retire, grand est le risque d'être désséché par le Soleil : voilà pourquoi le crabe a une carapace, et pourquoi il se cache au fond d'un trou humide de rocher ; il est dans sa nature même d'être secret, d'aimer l'ombre. La vie présente une succession de conjonctures sèches ou humides, comme la marée, et la carapace du crabe lui assure la survie. Crabes, coquillages, algues, poissons, etc. ne peuvent plus respirer à marée basse comme à marée haute. Aussi s'enfouissent-ils dans le sable, ou bien ont-ils un système respiratoire adapté (comme le crabe) à cette double vie : ils se ferment hermétiquement pour retenir leur eau et leur oxygène. C'est ainsi que s'explique la mémoire extraordinaire du Cancer, mais aussi de tous les Lunariens. Voilà pourquoi la Lune est aussi symbole d'adaptation, de souplesse plastique, symbole à la fois de la vie quotidienne et de l'imagination. Lorsqu'on observe ces êtres vivants du rivage, on est émerveillé de découvrir leur richesse d'invention pour survivre dans leur vie quotidienne.

La révolution synodique, ou *lunaison,* à l'intérieur de laquelle se situent les phases lunaires, s'accomplit en 29,5 jours. On peut en suivre les phases sur les éphémérides, les annuaires de la marée et aussi sur le calendrier des P. et T.

La *néoménie* ou *nouvelle lune* correspond à la conjonction des luminaires. C'est le moment où l'astre est invisible. Passant au méridien, en même temps que le Soleil, la Lune ne peut en réfléchir la lumière. Puis, au fur et à mesure qu'elle s'en éloigne, le croissant lumineux apparaît, se précise et croît, jusqu'au *premier quartier,* 7 jours après la néoménie. Cela correspond, dans le thème natal, au premier carré des luminaires. La croissance se poursuit jusqu'à la phase d'opposition avec le Soleil, ou *pleine lune.* L'opposition des luminaires se situe les 14e et 15e jours après la néoménie. La phase décroissante commence avec le dépassement de l'opposition, jusqu'à la nouvelle lune suivante.

Quelques précisions

Symboliquement, la *Lune décroissante* faciliterait l'assimilation de tout ce qui a été acquis pendant la *Lune croissante.* A la Lune décroissante, on abattait autrefois les arbres dont on voulait travailler le bois, afin qu'il ne joue pas, ne se déforme pas. On cueillait, on moissonnait, on engrangeait…

Actuellement, les disciples de Rudolf Steiner éditent un « calendrier planétaire » à l'usage des agriculteurs dans lequel sont indiqués les travaux qu'il convient de faire selon les phases de la lune [1].

La Lune et le corps humain

La Lune est symbole de l'*instinct,* de la *vie végétative,* de tout ce qu'il y a en nous de plus végétal et animal. Certains astrologues disent que la Lune représente le « schéma corporel », c'est-à-dire notre corps physique.

L'influence de la Lune se fait plus marquante pendant la petite enfance (remarquez le visage « lunaire » des enfants, avec de grands yeux et des joues rondes, peu de traits anguleux, et un aspect « humide »).

---

1. Ceux que la question intéresse peuvent consulter le *Calendrier planétaire* de Josette Ducom, disponible à Nature et Progrès, 53 rue de Vaugirard, 75006 Paris, ou au Mouvement de culture biodynamique, 4 rue de la Grande-Chaumière, 75006 Paris, ou à l'Association Olivier de Serres, Le Charlot, Bardou, 24560 Yssigeac.

Le Symbolisme lunaire

La Lune régit d'abord *l'estomac,* l'appareil digestif en général, et ce n'est pas sans relation avec le « stade oral » des psychanalystes, l'enfant étant sous une bien plus grande dépendance de la nourriture que l'adulte. La Lune gouverne aussi la lymphe, le grand sympathique, la vision (mais plus particulièrement l'œil gauche !). Bien entendu, elle préside au fonctionnement de l'appareil génital féminin, à la grossesse, à la naissance. Le cervelet, la vessie, les tissus adipeux et séreux paraissent dépendre de cette planète, ainsi que, d'après certains, les voies respiratoires.

La Lune mal aspectée rend vulnérable aux *maladies de l'appareil digestif :* et l'on sait qu'une diarrhée peut être mortelle chez un bébé (alors que chez l'adulte, elle n'entraîne pas la mort). Indigestion, gastralgie, dyspepsie, aérophagie, empoisonnement ou infection d'origine alimentaire proviennent de la Lune et d'ailleurs affectent plus particulièrement la région du corps désignée par le signe dans lequel habite la Lune (par exemple la Lune en Vierge affecte l'appareil digestif au niveau des intestins).

Les troubles de la vue relèvent aussi d'une Lune mal aspectée.

L'influence lunaire se conjugue avec celle de Jupiter pour provoquer l'obésité, la cellulite, les maladies d'engorgement et de pléthore.

Enfin, comme nous l'avons dit plus haut, le Lunarien ayant peu d'agressivité, il risque, sous une influence extérieure sadique, de tourner sa faible agressivité contre lui-même : aussi est-il extrêmement vulnérable aux dépressions nerveuses, aux troubles mentaux, à tout ce que les siècles passés appelaient la « mélancolie ». L'imagination se transforme en folle du logis chez le Lunarien dissonant, et le mysticisme peu éclairé en obsessions plus étranges les unes que les autres ! On ne peut s'empêcher de penser à Guy Trébert, « l'assassin de la pleine lune » et à tant d'autres que la folie reprend en synchronisation avec le cycle lunaire.

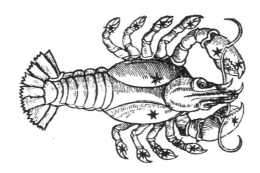

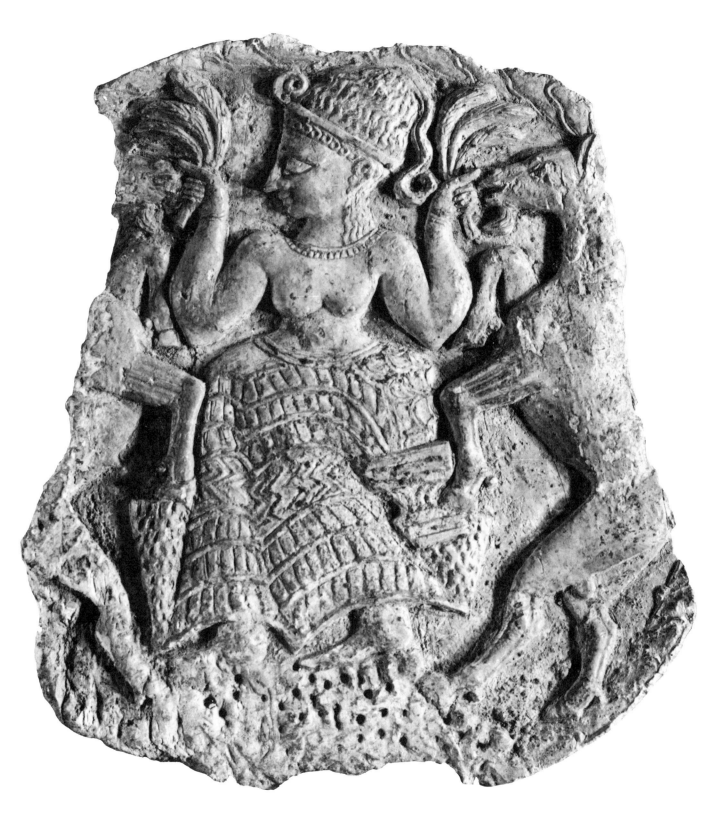

La grande déesse. Dans l'Iran ancien, la Lune servait de relais à la transmigration des âmes (Ivoire Mycénien, Fouilles Ras-Shamra, Musée du Louvre, Paris).

La Mythologie lunaire

Chez les peuples du « Croissant fertile », l'ancienne Mésopotamie, le cycle lunaire représentait symboliquement la puissance de la vie : conception → naissance → maturité →dégénérescence→ mort.

D'après la tradition babylonienne, la création de l'homme eut lieu à la nouvelle Lune. Celle-ci était identifiée à la force de régénération perpétuelle du principe de vie. Si la nouvelle Lune termine un cycle, elle annonce aussi le cycle suivant, dont elle amorce la gestation : nous rejoignons le symbole cancérien de l'éternel recommencement : le Cancer, origine, mais aussi fin de toutes choses.

Dans le domaine spirituel, la Lune était significatrice de l'âme humaine en route sur le chemin de son destin. L'âme devait progresser à travers la répétition inlassable du cycle lunaire, qui s'ouvre ainsi sur l'idée d'éternité.

La Lune chez les Sumériens

L'histoire commence à Sumer, tel est le titre du célèbre ouvrage de l'archéologue S. Kramer. L'astrologie aussi, vraisemblablement, puisque l'idéogramme désignant la Lune apparaît à Sumer dès 2600 avant notre ère, avec des significations religieuses, astronomiques et déjà astrologiques.

Chez les Sumériens, le dieu-Lune est familièrement appelé « la Barque ». C'est l'image qu'évoque le croissant lunaire qui, à cette latitude, se présente presque horizontalement. Cette barque céleste transporte les dieux d'un bord à l'autre du ciel, sous les yeux émerveillés des habitants d'Ur, grands observateurs des astres. Pourquoi les dieux éprouvent-ils le besoin de naviguer ainsi ? C'est pour se préserver du contact impur de la Terre, qui les souillerait. Référence aussi à la géographie du pays mésopotamien, « pays d'entre les fleuves », où l'on se déplace en barque, de marais en marais, dans les innombrables chenaux entre le Tigre et l'Euphrate.

Sin, le dieu lunaire protecteur d'Ur, habite son temple, appelé « Maison de lumière ». C'est de là qu'il prend le départ pour sa croisière céleste. Ce temple est une « ziggourat », c'est-à-dire une pyramide à étage comme le fut peut-être la Tour de Babel ! Le dernier

Le Grand Livre du Cancer

étage, accessible seulement aux prêtres, est surmonté d'un petit temple d'une blancheur argentée : là est la demeure du dieu Sin. Les officiants, les prêtres, le peuple entonnent avec ferveur les hymnes au dieu-Lune :

« Navire sacré du ciel, grandeur qui s'est faite elle-même,
Père dieu-Lune, seigneur de la ville d'Ur,
....Quand tu navigues,
Quand tu grandis, ô navire qui navigues vers le sanctuaire saint,
Père dieu-Lune, quand tu navigues comme une barque sur les pleines eaux,
...Quand tu voyages vers Ur dans ton navire sacré,
O seigneur, qui te dépasse ? Qui même t'égale ?...
Que ton nom s'étende sur la mer, et la mer a peur....
Que ton nom s'étende sur les marais, et ils gémissent
Et les pleines eaux, jour et nuit, se calment.
Alors la nef lunaire, « le Grand coureur blanc », vient accoster
A l'embarcadère céleste, et le dieu prend place à bord... [1] »

Ce beau mythe sumérien est le plus ancien mythe lunaire qui soit parvenu jusqu'à nous. Tous les grands thèmes lunaires, ceux du rapport entre la Lune et l'eau, y sont déjà. Mais le thème de la navigation céleste est propre à Sumer et on ne le retrouve guère ailleurs, si ce n'est en Egypte. Sin est à Sumer le dieu de la Sagesse, créatrice du monde (et la syllabe « ur », d'après Marcelle Sénard, est toujours associée à l'idée d'origine). Ce n'est que tardivement que Mardouk, dieu solaire, évincera l'antique dieu Sin.

La Lune en Egypte : l'œil d'Horus

Dès les premières dynasties, vers 2800 avant Jésus-Christ, Horus est le dieu du ciel. Il règne sur le ciel et les astres. Le Soleil est son œil droit, la *Lune son œil gauche*. On le représente sous l'apparence du faucon, oiseau royal dont la larme caractéristique ne sera ajoutée que plus tard, sous le Nouvel Empire.

Horus est le protecteur du pharaon, protection qui s'étend plus spécialement sur le nord du royaume, tandis que le sud est placé sous le patronage de son divin rival, Seth (affreux personnage, à vrai dire, comme vous allez le voir par la suite).

Sous le Nouvel Empire, une refonte des mythes anciens intégrera les nouvelles valeurs représentées par le dieu Osiris. Le pharaon, dès son couronnement, sera identifié à Horus, comme par le passé, mais il est censé succéder à son père Osiris. « C'est Horus incarné, il succède à son père Osiris », dit-on lors de son couronnement.

Horus est donc doté d'une famille : fils d'Osiris et d'Isis, neveu de Seth, il a quelques démêlés avec ce dernier (Seth est le meurtrier de son propre frère, Osiris).

Après le meurtre d'Osiris, la déesse Isis, symbole de la maternité, conçoit miraculeusement, de son époux assassiné, un enfant qui doit venger son père. Pour dérober l'espoir du monde, qu'elle porte dans son sein, à la jalousie meurtrière de Seth, Isis se cache dans un marais pour accoucher. Ainsi, Horus passera sa première enfance dans la clandestinité (référence aux périodes où la Lune est invisible).

Adolescent, Horus sort de son refuge et, avec sa mère, vient prendre sa place parmi les autres dieux. Seth, toujours animé des mêmes mauvais sentiments, ne cesse de tendre à son neveu des pièges pour le faire mourir ou le déshonorer.

Un jour, en se battant avec lui, Seth lance par traîtrise des ordures dans l'œil gauche d'Horus (l'œil symbole de Lune !). L'œil est perdu et s'écoule hors de son orbite : comme

---

1. Extrait de : *La Lune, la Terre et nous,* par Crista Leuck, Jean-Jacques Pauvert éditeur, 1978.

la Lune, cet œil du ciel se réduit peu à peu après la pleine Lune, jusqu'à la disparition totale avant la nouvelle Lune. C'est le dieu Thot, dieu des Nombres et du Temps, lié au signe du Cancer, que le tribunal des dieux charge de rechercher l'œil d'Horus. D'après certaines versions, l'œil fut retrouvé dans un filet de pêche (oublié par quelque pêcheur de lune à marée basse ...). Selon d'autres sources, quinze dieux s'engagent à reconstituer l'œil sous la surveillance très stricte de Thot : chacun doit ajouter à son tour un produit végétal ou animal relevant de sa compétence divine particulière. Ces quinze dieux, vous l'avez compris, correspondent aux quinze jours qui vont de la néoménie à la pleine lune, après quoi l'œil blessé est complètement reconstitué.

Drame divin de la lutte d'Horus contre Seth, que les Egyptiens voyaient quotidiennement se dérouler sous leurs yeux sur la scène céleste. La phase décroissante de la Lune correspond à la victoire des forces du mal qu'incarne Seth. Elle est la fatalité contre laquelle on ne peut rien (toujours cette idée de fatalité attachée à la Lune). Aussi, aucun rituel particulier n'accompagnait-il cette « descente aux enfers ».

Mais la nécessité de rétablir l'harmonie universelle donnait lieu à la célébration de rites destinés à aider la restauration de l'œil céleste, pendant la phase ascendante de la Lune.

A Edfou, une représentation d'époque tardive (ptolémaïque) montre un escalier de quatorze marches menant à une terrasse sur laquelle une barque en forme de croissant lunaire porte le disque entier, c'est-à-dire l'œil sain. Toute l'opération se déroule sous la houlette du dieu Thot, lequel est associé à la Lune, astre régulateur du temps, donc des nombres, donc des sciences... donc de l'écriture !

Le quinzième jour de la Lune, le grand jour de la pleine Lune, correspond au triomphe d'Horus sur l'abominable Seth ; aussi était-ce le « jour de la fête d'Horus », quelque chose comme un dimanche.

Quant au célèbre « œil Oudjat », c'est l'autre œil d'Horus, celui qui est resté sain ! Il est fardé et marqué de cette larme caractéristique, au coin de la paupière de l'oiseau. La faveur de cette amulette s'est toujours maintenue au cours des siècles, et on la trouve encore aujourd'hui comme bijou porte-bonheur.

Si en Babylonie, le dieu Sin était solaire, l'Horus égyptien est luni-solaire. En Egypte, contrairement à ce qui se passait à Babylone, la Lune est une divinité souterraine, nocturne. A Sumer comme en Egypte, la Lune est une divinité masculine, et c'est le cas aussi chez certains peuples d'Amérique centrale. Isis, divinité essentiellement féminine et maternelle, n'est liée à la Lune qu'indirectement.

La Lune dans la Perse ancienne

Elle était médiatrice entre le monde humain et le monde divin, et, par son intermédiaire, s'établissait la communication entre les sphères célestes et la Terre. Selon les *Litanies à la Lune,* qui nous viennent de la Perse ancienne (avant l'Islam) :

« Pendant quinze jours, la Lune reçoit des êtres terrestres leurs bonnes actions, et des êtres célestes la récompense [phase croissante]. Pendant les quinze jours suivants [phase décroissante], elle transmet, au contraire, aux êtres célestes, les bonnes actions, et aux êtres terrestres, la récompense ... »

Plus tardivement, un poème intitulé *les Satisfactions de la Lune* reprendra le même thème : « Quand tu croîs, tu fais croître le monde entier créé par Ohrmuzd : de façon la plus visible, l'eau des mers et des lacs, des fleuves et des canaux, et les plantes les plus vertes de nombreuses espèces. La bonne création tout entière jouit d'un bonheur plus grand, tandis que toutes les actions sont mieux accomplies. Car en croissant, tu reçois des divinités célestes la grâce, et en décroissant, tu la distribues à la création d'Ohrmuzd, sur cette terre créée par lui. »

Le Grand Livre du Cancer

Dans l'Iran ancien (ainsi que chez certains gnostiques de l'ère chrétienne qui ont repris la tradition), la Lune servait de relais à la transmigration des âmes. On croyait que celles-ci migraient dans les sphères célestes après un séjour plus ou moins long dans la mer ; leur purification s'opérait au rythme lunaire du flux et du reflux des marées.

La Lune dans la tradition indienne

Les *Upanishad* de la tradition védique indienne croient à la métempsycose : les hommes justes, qui n'ont pu échapper au cycle des réincarnations et intégrer le monde du brahmane, dans le Soleil, doivent revenir se réincarner sur la Terre, afin de pouvoir progresser. C'est par l'intermédiaire de la Lune, le dieu Soma, qu'ils pourront le faire. Après la mort, la fumée des bûchers funéraires porte leur âme vers la Lune décroissante, période sombre du cycle lunaire. Puis, après le solstice d'été (0° Cancer), alors que les jours solaires eux-mêmes décroissent, les âmes atteignent le monde des Mânes. De là, elles seront conduites dans la Lune, où elles se fondront dans le dieu Soma en devenant la nourriture de ce dernier. L'appétit du dieu Soma règle la croissance et la décroissance de la Lune.

Ensuite, les âmes redescendent sur la Terre, par l'intermédiaire de la pluie, la mousson surtout, la divine mousson qui vient féconder l'argile et permettre à la vie de renaître. La pluie donne la sève aux plantes qui nourrissent les animaux, lesquels nourriront les humains (encore qu'en Inde, on soit plutôt végétarien !).

En communiquant sa force à l'homme et à la femme, le végétal animera leur ardeur créatrice et procréatrice et la vie pourra s'incarner de nouveau. Tandis qu'un maillon de la chaîne des transmigrations se ferme, un autre s'ouvre avec l'annonce d'une nouvelle vie. (C'est pourquoi la contraception semble tout à fait aberrante aux croyants indiens : la mort est si peu importante !).

La Lune dans la roue du Tao

Nous en avons précédemment parlé, à propos de l'alternance jour/nuit dans le signe du Cancer. Les rapports de la Lune et du Soleil en cours de lunaison rentrent, bien entendu, dans le cycle chinois de la roue du Tao.

Le Soleil est le *yang,* le Feu, le Roi.

La Lune est le *yin*, l'Eau, la Reine.

Au cours de la lunaison, le Roi reçoit, la nuit, un nombre croissant de concubines (au fur et à mesure que croît la Lune). La quinzième nuit, celle de la pleine Lune, est un grand moment.

Cette nuit-là, le roi ne reçoit que la Reine, et leur union symbolise l'accord parfait du *yin* et du *yang*. Chacun d'eux trouve cette nuit-là sa parfaite expression, et réalise le Tout. Ensuite, le Roi reçoit de nouveau ses concubines, mais en nombre décroissant durant la phase descendante, jusqu'à la nouvelle Lune.

Personnellement, je trouve ce mythe odieux, parce qu'il dévalorise la Reine et peut laisser croire que le *yin* est inférieur au *yang*, la femme à l'homme, etc.

La Lune dans la mythologie gréco-romaine

Chez les Grecs, la Lune n'était pas exactement personnifiée par une seule déesse, mais elle avait trois visages : Séléné, Lune pleine et lumineuse ; Artémis, Lune croissante ou décroissante ; Hécate, enfin, Lune sombre, obscure, absente, qui est là, mais qu'on ne voit pas, la Lune maléfique.

44

La Mythologie lunaire

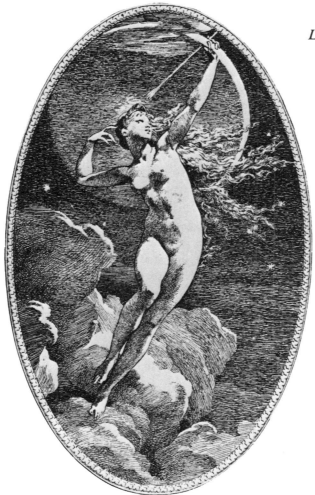

Séléné, alias Hélène, la pleine lune brillante, est un miracle fragile : demain sera le premier jour vers l'obscurité de la nouvelle lune (Projet de tapisserie des Gobelins par Machard, 1877, Bibl. des Arts Décoratifs, Paris).

La pleine Lune, la très belle Séléné

Elle représente une plénitude, l'accomplissement de la réalité spirituelle de l'être. A Séléné sont rattachés le nom propre et le personnage d'Hélène, idée de femme parfaitement belle et lumineuse mais changeante ! « Phaetusa la rayonnante », ou « Euryphaesa, celle qui brille au loin », dit Homère dans l'Iliade. Cependant, Hélène-Séléné, la pleine Lune brillante, est un miracle fragile et de faible durée. Demain sera le premier jour sur la voie du déclin, vers l'obscurité de la nouvelle Lune.

La Lune-Séléné n'occupe qu'une place secondaire parmi les grands dieux de la mythologie grecque, mais plusieurs dieux importants ont des résonances lunaires.

Séléné dérive de *sélas*, signifiant lumière. Sœur d'Hélios/Apollon, le Soleil, elle est la sage déesse des nuits calmes. Elle parcourt le ciel dans un char attelé de bœufs blancs placides, ou de deux chevaux blancs. (Tandis que son frère Hélios a droit, lui, à quatre fringants coursiers ! Décidément, la misogynie des Grecs était sans bornes !)

Aussi sage et régulière que sa course céleste, l'histoire de Séléné compte cependant quelques aventures amoureuses. Homère rapporte que son charme aurait séduit le roi des dieux, Jupiter/Zeus (ces deux-là, naturellement, étaient faits pour s'entendre, dans la mythologie, comme dans le signe du Cancer !). Le maître de l'Olympe ira même jusqu'à épouser Séléné, par lassitude, sans doute des scènes de jalousie de Junon/Héra. Séléné lui aurait donné une fille : Pandia, la « toute claire ».

Par contre, la passion que Séléné inspira à Pan, dieu barbu, cornu et pattu, fourchu comme un bouc, est assez mouvementée. Comme son nom l'indique, Pan (« tous »),

Le Grand Livre du Cancer

s'était attiré la faveur de tous les habitants de l'Olympe, tous... sauf Séléné. Il était vraiment trop laid, trop noir. A ses déclarations enflammées, la belle opposait la plus totale indifférence. Mais rien ne pouvait arrêter Pan, qui n'était pas pour rien le fils de l'astucieux Hermès. Couvert de peaux de moutons blancs (ce qui faisait tout de même plus propre), il réussit à s'approcher de Séléné qui ne fit pas, cette fois, la difficile : elle se laissa enlever au fond des bois d'Arcadie.

Ce n'est pas la seule aventure de la calme Séléné, par ailleurs modèle de fidélité.

Du temps où les rois étaient bergers, un simple mortel pouvait épouser une déesse. C'est ce que fit Endymion, roi d'Elide. La légende ne dit pas si c'est le souvenir de la toison dont s'était revêtu Pan pour la séduire qui décida Séléné à suivre ce charmant berger.

Sa mission céleste remplie chaque matin, Séléné retournait dans la grotte derrière le mont Latmos, pour retrouver son bien-aimé Endymion endormi, qui n'attendait qu'elle pour s'éveiller. Il est certain qu'ils ne jouèrent pas seulement à compter les moutons, puisqu'ils eurent cinquante filles, pas moins... Ce mythe attire notre attention sur la *fertilité* de la Lune et ce n'est pas un hasard si Séléné est déesse de la pleine Lune, donc du milieu du cycle lunaire. Chacun sait, depuis les travaux d'Ogino, que l'ovulation chez les femmes, moment fertile, se produit vers le quatorzième jour du cycle. Prescience des Grecs ...

Notez que Séléné et Endymion abritent leurs amours dans une caverne : le Cancer aime l'ombre ; la gestation et la naissance se font en secret.

Le sommeil du roi-berger, présenté par certains comme une faveur spéciale de Zeus/ Jupiter, serait, dans d'autres versions, un cadeau de Séléné elle-même, qui y trouve bien son compte : dès qu'elle s'absente, Endymion plonge dans le sommeil, pour ne se réveiller qu'à son retour ; ainsi, pas de tromperie possible avec d'autres femmes... Ce mythe met l'accent sur un certain type de maternité abusive, qui étouffe l'être aimé et le prive de toute autonomie. Endymion, prisonnier de cette possessivité maternelle, vit à travers celle-ci, par procuration, sans jamais pouvoir parvenir à l'état adulte. Thème extrêmement cancérien, illustré de façon frappante par Marcel Proust. Endymion, d'ailleurs, n'était pas un quelconque petit roi-berger de l'époque des pasteurs : il était tout de même fils de Zeus/Jupiter et d'une nymphe, donc à moitié jupitérien (toujours les affinités de cette planète avec la Lune).

Endymion passait pour très beau, et l'idée de vieillir lui était insupportable. Refus de la vie exprimé par le mythe de son sommeil, refus d'entrer dans le monde des adultes, qui enlaidit. Endymion est l'enfant qui ne veut pas grandir, l'éternel Petit Prince d'un monde de rêves où il se réfugie, à l'abri des murs de sa grotte. Il ne se réveille jamais, évitant ainsi la mort.

Certains mythologues pensent que ses cinquante filles perpétuent le souvenir des cinquante « prêtresses de l'eau », vouées à un culte des sources anciennement pratiqué en Elide.

Artémis/Diane :
la Lune croissante et décroissante, belle et froide divinité

Ses attributs ordinaires sont le fameux croissant lunaire qui orne sa chevelure, l'arc de chasseresse et les chiens qui l'accompagnent.

Comme le chasseur-centaure du Sagittaire, l'Artémis de la Lune croissante est en quête d'un idéal, d'un dépassement de sa condition terrestre par le désir. Correspondance, ici encore, entre l'astrologie et la mythologie : le Sagittaire est le signe de Jupiter, exalté en Cancer. Jupiter, personnage à la fois matérialiste, adonné aux jouissances terrestres, mais aussi personnage idéaliste, épris de foi, de bonté, d'idéal.

Dans sa phase descendante, Artémis traduit la tristesse de l'âme qui n'a pas pu se maintenir sur les sommets divins et qui retombe dans sa destinée mortelle.

46

La Mythologie lunaire

Artémis (comme tout Lunarien) possède de redoutables *pouvoirs occultes :* elle sait déclencher les épidémies, et fait mourir qui lui déplaît avec une de ses flèches acérées qui ne manquent jamais leur but.

Ici, la Lune est clairement ambivalente ; symbole de mort autant que de vie : Artémis est chasseresse, et la chasse est œuvre de mort. Mais elle protège les petits des animaux et les jeunes enfants : ainsi, elle favorise la vie. Comme la mère d'Artémis, Léto, avait accouché sans douleur, les jeunes femmes grecques invoquaient la mère et la fille pendant leur grossesse.

Un jour, dans l'Olympe, assise sur les genoux de son père Zeus/Jupiter, la petite Artémis lui demanda toute une liste de faveurs, parmi lesquelles : une « éternelle virginité », un arc et des flèches, une suite de nymphettes pour la servir, des chiens... Ainsi, la mythologie grecque exprime-t-elle clairement que la Lune n'est pas une planète érotique. De la tendresse, ô combien ! Mais de la passion physique, non ! Ce sont Vénus et Mars qui incarnent les feux de l'amour. Les Lunariens ne sont pas portés vers les grandes passions brûlantes. Et s'ils le sont, c'est que Mars, Vénus, Jupiter, Pluton, parlent haut dans leur thème.

Artémis, la jeune fille à l'arc d'argent, méprise l'amour et se place d'emblée sur un pied d'égalité avec son frère Apollon, symbole solaire. Son personnage de femme sportive et virile rappelle que certains peuples de l'Antiquité ont perçu la Lune comme masculine (le dieu-Lune des Sumériens, et le dieu luni-solaire des Égyptiens, lesquels étaient sans conteste masculins). En fait, Artémis/Apollon forment un tout luni-solaire, où la Lune affirme son importance égale à celle du Soleil.

L'arc d'argent représente la nouvelle Lune. L'âge des fidèles nymphettes qui suivent Artémis est symbolique : neuf ans. Lo, Lola, Lolita ...! Mais neuf ans, c'est 3 fois 9 = 27 jours, durée approximative du cycle lunaire.

Notre déesse exigeait des nymphes de sa cour une chasteté absolue. Et quand j'y repense, je me dis que, vraiment, le Cancer lunaire n'est pas un signe de grands amoureux. De grands rêveurs, de grands tendres, certes, mais ils ne comprennent rien à ce feu dévorant des passions physiques !

Un jour, l'une des nymphes, la pauvre Callisto, se trouva enceinte. Fureur d'Artémis, qui n'hésite pas et la change sur l'heure en ourse pour la livrer à la meute hurlante de ses chiens. Mais Zeus, pris de pitié, sauva Callisto et la mit au nombre des constellations. C'est elle que vous voyez briller là-haut dans les ciels clairs d'été, et que vous appelez « la Grande Ourse » !

Artémis, belle et fidèle comme l'eau, n'était pas tendre non plus avec ses prétendants. Un jour, Actéon l'aperçut, tout à fait par hasard, en train de se baigner nue dans un étang. Fasciné, il restait là à regarder la déesse qui avait, bien sûr, une réputation de grande beauté. Mal lui en prit : l'impitoyable chasseresse le changea en cerf qu'elle fit courir par ses chiens : il fut dévoré (pour un si mince péché !).

La mythologie raconte encore une autre histoire significative à propos d'Artémis/Diane. Héphaïstos/Vulcain, le dieu forgeron, qui habitait sous les îles Lipari, avait invité notre déesse à visiter sa forge. Tout fier, il lui montra l'œuvre à laquelle il travaillait : un abreuvoir pour les chevaux marins de Neptune. Artémis fut moyennement enchantée de la visite ; ses nymphettes avaient peur, et puis tous ces Cyclopes étaient si laids, avec leur œil unique sur le front ! Cette caverne noire était si terrifiante que les relations en restèrent là.

Cependant, le mythe souligne ici l'entente, la parenté (on dit aussi la « trigonocratie ») des signes d'Eau. Neptune règne sur les poissons et l'océan, et Vulcain travaille pour lui. Artémis, la Lune, règne sur les rivages (son père, Zeus, l'a nommée gardienne de tous les ports). Quant à Vulcain, établi dans un lieu sombre et secret, à résonance plutonienne, il est lié aux mythes lunaires et certains de ses attributs rappellent ceux du Scorpion (volcan = feu central = Mars, origine érotique rattachée aux mystères des forgerons, domaine à la fois aquatique et souterrain).

Le Grand Livre du Cancer

Hécate, divinité infernale de la Lune obscure

La nouvelle Lune est assimilée à Hécate, « la lointaine », sombre divinité que l'on représente rôdant la nuit dans le Tartare, accompagnée de chiens hurlants. D'après certaines traditions, elle est la maîtresse de l'affreux chien Cerbère, concierge des Enfers. Elle-même, surnommée « la chienne », ou « la louve », est parfois représentée avec trois corps (ou trois têtes) de chien, de lion, de jument, d'où son nom, Hécate au triple visage. Amie du couple qui règne sur les Enfers, Hadès/Pluton et Proserpine/Perséphone, elle se sent parfaitement à l'aise dans ces lieux sinistres !

Il semble qu'autrefois, chez les tribus préhelléniques, Hécate et Perséphone, liées indissolublement entre elles, aient figuré la mort et la renaissance. De très anciens récits, comme ceux d'Hésiode, tout à fait archaïques, suggèrent qu'Hécate était primitivement honorée comme souveraine suprême du Ciel, de la Terre, des Enfers : d'où sa « triplicité ». A une époque reculée, elle n'était donc pas uniquement maléfique. Plus tard, les Hellènes mirent l'accent sur son pouvoir destructeur, et l'on oublia ses attributs créateurs. Peu à peu, Hécate ne fut plus invoquée que la nuit, par les magiciennes de Thessalie ou de Thrace, au cours de séances de magie noire [1]. Elle présidait aussi aux rites sanglants des Ménades de Dionysos, et l'on célébrait son culte aux carrefours à trois voies.

La mythologie grecque dit que Zeus avait laissé à Hécate son pouvoir d'accorder à tout mortel la réalisation de son désir. Echo de l'ancien culte de la triple déesse, et du pouvoir redoutable des sorcières de Thessalie. Cette « triplicité » d'Hécate est peut-être aussi une survivance de l'époque très lointaine où l'année se divisait en trois parties, dont l'une aurait été placée sous l'étoile de Sirius, dans la constellation du Grand Chien.

Toutes les traditions antiques assignent à cette phase de la Lune une réputation maléfique et la réservent aux opérations de sorcellerie, à l'évocation des démons. Il est vrai que cette Lune sombre, invisible, qui est là et que l'on ne voit pas vraiment, dégage une impression de malaise (contrairement à la pleine Lune, qui met bien des gens dans un état d'euphorie).

Mais l'aspect démoniaque d'Hécate semble s'être aujourd'hui reporté sur la Lune Noire, qui concentre sur elle tous les aspects négatifs de la Lune.

Les cultes anciens de la déesse-mère

Dans l'Europe préhellénique, les dieux de l'Olympe tels que nous les connaissons étaient inconnus : ils furent importés plus tard, avec les conquérants hellènes.

Avant leur arrivée, le culte le plus répandu était celui de la « Grande-Mère », symbolisée par la Lune, déesse de la fertilité et de la vie végétative. Elle était vénérée autour de la Méditerranée par des sociétés matrilinéaires où régnait le matriarcat.

Les invasions hellènes, en particulier celles des Achéens au XIIIᵉ siècle avant Jésus-Christ, portèrent un coup fatal à cette société matrilinéaire. La Déesse-Mère dut céder peu à peu la place aux dieux grecs, et l'importance de la Lune dans la mythologie régressa.

A l'époque préhellénique, « les trois phases de la Lune — nouvelle, pleine et vieille — rappelaient les trois âges du matriarcat : celui de la jeune fille, de la nymphe (la femme nubile) et de la vieille femme. Ainsi, comme la marche du Soleil au cours de l'année évoquait l'accroissement puis le déclin des forces physiques, jeune fille au printemps,

---

1. Fait curieux, les sorcières continuent à bien se porter dans les Balkans. Malgré le régime communiste, la tradition se maintient. Sheila Ostrander et Lynn-Schrœder, dans leur livre *Fantastiques Recherches parapsychiques en U.R.S.S.* (Ed. Laffont) consacrent un chapitre à une sorcière bulgare, Vanga Dimitriova, et pensionnée comme telle par le gouvernement, prophétesse nationale. Cette dame est originaire des confins de la Grèce et de la Yougoslavie - justement le pays qui s'appelait jadis la Thrace !

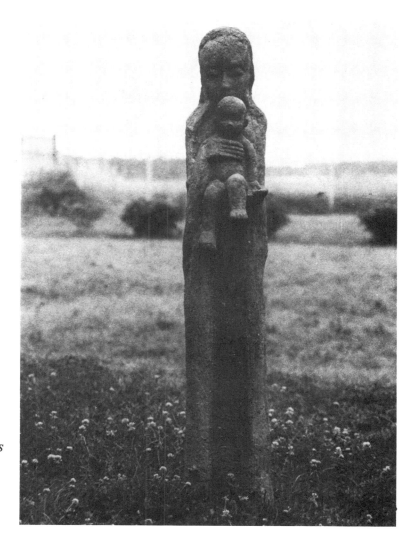

Pour les catholiques et orthodoxes d'aujourd'hui, la Vierge Marie résume en elle tous les symboles antiques ayant trait à la Déesse-Lune (Sculpture Annie Bleu, 1960).

nymphe en été, vieille femme en hiver, la déesse s'identifia aux transformations, selon les saisons, de la vie végétale et animale ; et donc aussi avec la Terre-Mère qui, au début de l'année dans le monde végétal, ne donne que des feuilles et des bourgeons, puis des fleurs et des fruits, et enfin, cesse de produire. Elle fut d'ailleurs plus tard conçue sous forme d'une autre triade : la jeune fille de la sphère de l'air supérieur, la nymphe de la sphère de la terre ou de la mer, la vieille femme du monde souterrain, personnifiées respectivement par Séléné, Aphrodite et Hécate. Ces analogies mystiques renforcèrent le caractère sacré du nombre trois [1] », et la déesse-Lune était toujours adorée sous forme triplice (trois ou multiple de trois).

Il semble que les épisodes innombrables de la mythologie grecque, où un dieu de l'Olympe s'unit à une mortelle, traduiraient le souvenir de mariages mixtes entre les envahisseurs, c'est-à-dire les chefs hellènes, et les prêtresses indigènes des cultes lunaires. Les grands dieux de l'Olympe, Junon/Héra en particulier, n'approuvent guère ce métissage, ou ces « amours ancillaires », ce qui traduirait aussi la désapprobation sociale entraînée par de tels mariages entre conquérants et populations locales.

La famille patrilinéaire (celle que nous connaissons encore) gagna peu à peu du terrain en Grèce, et l'importance de la Lune disparut avec l'ancienne société matrilinéaire. Comme le dit Robert Graves : « Ainsi, la monarchie mâle gagnait du terrain ; mais bien

---

1. Robert Graves, *Les Mythes grecs,* Ed. Fayard, p. 19-20.

Le Grand Livre du Cancer

que le Soleil fût devenu un symbole de fertilité mâle dès le moment où la vie du roi eut été identifiée avec son voyage à travers les saisons, il demeura encore sous la dépendance de la reine, du moins théoriquement, longtemps après que le stade matriarcal eut été dépassé. Ainsi les sorcières de Thessalie, région où l'on était conservateur, avaient coutume de menacer le Soleil, au nom de la Lune, d'être englouti dans la nuit éternelle [1] »

La préhistoire a relevé de nombreuses traces, dans cette période, de la suprématie religieuse des femmes. Des chefs mâles étaient choisis pour la guerre, mais toujours en fonction des règles de la matriarchie : l'oncle maternel de la reine, ou son fils, ou son frère ou encore le fils de sa tante maternelle. Dans une société matrilinéaire, c'est la famille de la femme qui a priorité en matière de succession, de droit, de nom, etc. (Dans notre société, patrilinéaire, c'est le contraire : la lignée mâle prend le pas sur la famille de la mère.)

Cependant, peu à peu, l'aristocratie mâle prit le pas sur la théocratie féminine, et le roi devint le représentant de Zeus sur terre, favorisant le culte solaire.

Les préhistoriens et ethnologues qui se penchent sur l'évolution des sociétés, tant anciennes qu'actuelles, ont relevé de nombreux exemples similaires. L'antique Sumer, qui adorait le dieu-Lune Sin, vivait également sous une société matrilinéaire. Plus tard, Sin s'effaça au profit de Mardouk, dieu solaire. L'ancienne Egypte, à l'époque archaïque, avait connu également des dynasties matrilinéaires. Les Carthaginois adoraient la déesse Tanit, certainement lunaire. Et le Sahara primitif, où la tradition matrilinéaire est restée vivace, rendait un culte à la Lune, déesse-mère. La société targuie (les Touaregs), au moment où les Européens l'ont découverte, avait conservé ce matriarcat qui remonte à la nuit des temps, et grand fut l'étonnement des militaires français de découvrir une société où les femmes participaient de façon si officielle aux décisions importantes.

Le calendrier lunaire

La disparition des cultes lunaires est liée à l'évolution du calendrier. Répandu autrefois dans toute l'Europe préhistorique, le calendrier lunaire comptait 13 mois de 28 jours (c'est-à-dire la durée d'une révolution lunaire). L'année était tripartite, par analogie avec les trois phases de la Lune, dont nous venons de parler. Le calcul du temps selon les rythmes lunaires était certainement plus facile pour les peuples primitifs. La fertilité de la terre et des troupeaux était plus immédiatement, plus visiblement liée aux phases de la Lune, plus tangibles que celle du Soleil.

Dans le calendrier lunaire, la durée du mois, coïncidant avec la durée du cycle féminin, repose sur une identification étroite de la femme avec la Lune. Résumé de l'équation : Lune = Femme = Fécondité = Vie = Terre = Eau …

L'année de 364 jours se divise exactement par 28 : c'était donc un calendrier très pratique, où les fêtes populaires s'articulaient très bien avec la pleine Lune. Un jour supplémentaire, gagné par la Terre en tournant autour du Soleil, était ajouté à la fin du troisième mois (c'est peut-être l'origine de la Chandeleur). Ce jour était consacré à une grande fête, au cours de laquelle la prêtresse de la Lune choisissait un roi, ou un chef militaire, pour l'année qui commençait.

Le grand problème fut longtemps de faire coïncider le calendrier lunaire avec le calendrier solaire (12 mois et 4 saisons). Il semble que l'on y soit parvenu pendant le premier millénaire avant Jésus-Christ.

Pendant des siècles, bien après la généralisation officielle du calendrier julien (solaire), les paysans des régions isolées continuèrent à compter l'année en mois de 28 jours, et en 13 mois... On en trouve encore des échos dans l'Angleterre du XIIIe siècle !

---

1. Robert Graves, *op. cit.* p. 20.

La Mythologie lunaire

Les trois Parques

Les trois Parques en robe blanche, chantées par Orphée, sont appelées aussi « Moires » chez les Grecs. Elles sont filles de Nyx, la nuit, et devant elles, tous les vivants sont saisis d'une terreur sacrée. Elles représentent les puissantes forces naturelles devant lesquelles l'homme est complètement désarmé, et la fatalité du destin.

Les trois Parques, ou Moires *(moïra :* quartier ou phase) symboles lunaires, correspondent aux trois phases de la Lune. Il s'agit là certainement d'un mythe très ancien, datant de l'époque préhellénique.

La première Parque est Clotho, « la fileuse ». C'est la *Lune croissante,* la jeune Parque qui tisse les événements de la vie. C'est aussi la moins terrible des trois sœurs.

La seconde, Lachésis, « la dispensatrice », celle qui mesure le fil, est l'image de la *pleine Lune.* C'est elle qui, en détournant la tête, tire au sort le lot de hasard et de chance qui reviendra à tout humain. Cette « part de fortune » est inaliénable, il peut en jouir en toute sécurité ! Mais malheur au mortel qui essaie d'obtenir plus qu'il ne lui a été dévolu par le sort, car il empiète sur les prérogatives des dieux ! Il se désigne ainsi à la vindicte des Parques. Ce thème sera l'un des ressorts-clés de la tragédie grecque antique. Nous avons été programmés pour un destin, nous ne devons pas chercher à lui échapper, telle est la morale qui se dégage du mythe des Parques. (Le nom « Lachésis » a été donné à un serpent sud-américain très venimeux, dont la morsure donne la mort. « Lachesis mutus », c'est-à-dire la dilution de ce venin, est un remède très utilisé en homéopathie !)

La troisième Parque, Atropos, l' « inévitable », celle à qui l'on ne peut échapper, est la plus puissante et la plus redoutée des trois sœurs. C'est la plus petite et la plus méchante. Elle correspond à la *phase descendante de la Lune,* qui s'obscurcit peu à peu jusqu'à la néoménie, et que nous avons déjà vue personnifiée par la terrible Hécate. A l'heure de la naissance, Atropos grave sur une pierre l'heure de la mort. L'échéance arrivée, elle tranche inexorablement le fil de la vie, et nul ne peut la faire fléchir. (Mais il y a des exceptions, voir plus loin !)

Les trois sœurs habitent dans une caverne (symbole de nuit et d'obscurité), auprès d'un étang (la Lune liée à l'eau) dont le trop-plein s'écoule par l'ouverture de la grotte. On reconnaît là l'image de la clarté lunaire filtrant entre les nuages, dans la description poétique qu'en firent Orphée et ses disciples. A cette clarté lunaire se réfère aussi la blancheur de la robe des trois sœurs.

Le passage de la société matriarcale, préhellénique et adoratrice de la Lune, à une société grecque patriarcale, se marque dans les relations entre Zeus et les Parques. Le mythe hésite visiblement, et l'enjeu est important : il s'agit de savoir qui, de Zeus ou des Parques, détient le pouvoir suprême, celui de décider de la vie et de la mort.

Dans les versions les plus anciennes, les Parques ont un pouvoir absolu sur la vie des hommes. Dans les versions plus récentes, coïncidant avec la conquête hellène et l'effacement du culte lunaire, Zeus domine les Parques. Il les informe de ses décisions, certes, mais il a aussi le pouvoir de les obliger à changer d'avis ; il intervient pour leur imposer ses décisions. Si les versions anciennes disent que Zeus lui-même tremble devant les Parques, il est dit ailleurs que les Parques s'inclinent devant lui. Zeus s'appelle parfois « le maître des Parques », puisqu'il prétend au pouvoir suprême sur les destinées humaines.

Une autre légende concernant les Parques est très significative. Il s'agit de l'épisode d'Apollon, venu rendre visite aux trois sœurs dans leur caverne. Il veut obtenir la grâce de son bienfaiteur et ami, le roi Admète, qui a eu la révélation de sa fin prochaine.

On sent qu'il s'agit d'un duel Soleil (Apollon) — Lune (les Parques) que la mythologie règle au profit du premier. Ce qui rappelle tout ce dont nous avons parlé plus haut, à propos de l'effacement des cultes lunaires de la Grande-Mère au profit d'un culte solaire.

Face aux intraitables sœurs, Apollon a recours à la ruse : il leur fait boire du vin. L'ivresse aidant, elles acceptent de retarder un peu le coup de ciseaux fatal qui doit trancher

Le Grand Livre du Cancer

le fil de la vie d'Admète. Elles y mettent toutefois une condition : que l'un des proches du roi accepte de se substituer à lui, car la mort réclame son tribut.

Bien entendu, personne ne veut se sacrifier. Seule Alceste, l'épouse d'Admète, s'offre par amour, à le remplacer. Après avoir fait des adieux touchants à sa famille, à son mari, à la lumière du jour, Alceste avale un poison et s'abandonne à la mort. Mais aussitôt qu'elle a rendu le dernier souffle, Admète regrette d'avoir accepté son sacrifice. Car sans une telle épouse, la vie a perdu tout goût et toute couleur, et ne vaut plus la peine d'être vécue.

Perséphone, reine des Enfers, très choquée (dans son féminisme) qu'une femme se sacrifie à la place de son mari, renvoie Alceste vers la lumière du jour.

Dans d'autres versions du mythe, Admète fait appel à un ami, Héraclès/Hercule. Toujours prêt à en découdre pour la bonne cause — et bon prince puisque c'est un jupitérien — le héros se fait le champion d'Admète. Le jour où Hadès vient chercher Alceste, c'est-à-dire le jour des funérailles, Héraclès survient avec sa célèbre massue (en bois d'olivier sauvage : détail important puisque l'olivier est sacré). Il s'attaque à Hadès en combat singulier et finit par en triompher, arrachant Alceste à la mort, et du même coup, Admète.

Notez l'intervention d'Héraclès, personnage très cancérien, comme nous l'avions vu plus haut. Les cycles lunaires et cancériens sont si étroitement imbriqués les uns dans les autres qu'ils ne sont pas facilement dissociables.

Les versions successives du mythe trahissent, ici encore, l'évolution de la société : dans la version ancienne, Perséphone refuse le courageux sacrifice d'Alceste. Nous sommes encore dans une société matriarcale où Perséphone, comme la Grande Prêtresse, a tous les pouvoirs.

Dans une version plus tardive, intervient Héraclès, qui incarne la volonté de Zeus; Héraclès est un symbole jupitérien, et nous sommes cette fois dans une société patriarcale où règne Jupiter/Zeus/le Soleil, tandis que la Grande-Mère lunaire est tombée dans l'oubli.

Je dois dire que ces histoires très pittoresques de dieux et de déesses sont infiniment plus amusantes que les mythes de la Déesse-Mère, dont les statues retrouvées ici et là ne sont guère affriolantes avec leur gros ventre et leurs multiples seins...

Il semble que, dans les mythologies, tout ce qui est triple (ou multiple de trois) se rattache à cette période des cultes lunaires. Triple Hécate, trois Parques, neuf têtes de l'hydre de Lerne, etc., en référence aux trois phases de la Lune.

Le culte lunaire de la Déesse-Mère, symbole de fertilité et de vie végétative, correspond à un stade culturel « primitif » de l'humanité. Si les peuples évoluent ensuite, les uns après les autres, vers un culte solaire et une société patriarcale, c'est tout à fait dans la logique de l'astrologie : le mois du Cancer, signe de la Lune et de la gestation, précède le mois du Lion, signe du Soleil et de la maturité [1]. Tout se passe comme s'il existait un ordre naturel et astrologique des choses, auquel les individus, tout comme les sociétés, ne peuvent échapper. On ne peut s'attarder éternellement au stade du Cancer : il est fait pour être dépassé, et chacun doit parvenir à la pleine lumière solaire, à l'autonomie, à l'affirmation de soi.

La Lune et la Bible

La Lune apparaît dès les premières pages de la Genèse, comme l'un des deux luminaires qui « servent de signes pour compter tant les fêtes que les jours et les années ». L'éclipse de Lune est interprétée comme une manifestation de la colère divine, et sera l'un des signes du Jugement dernier. Plusieurs passages des Ecritures parlent de la Lune qui perdra « le tiers » de sa clarté, et se transformera en sang. La Lune est donc associée ici aussi, comme dans le signe du Cancer, *à la fin de toutes choses.*

---

1. On peut consulter aussi le n° 33 des *Cahiers de l'Herne,* où Mircea Eliade consacre un article à la mythologie lunaire : « A propos d'une nouvelle philosophie de la Lune ».

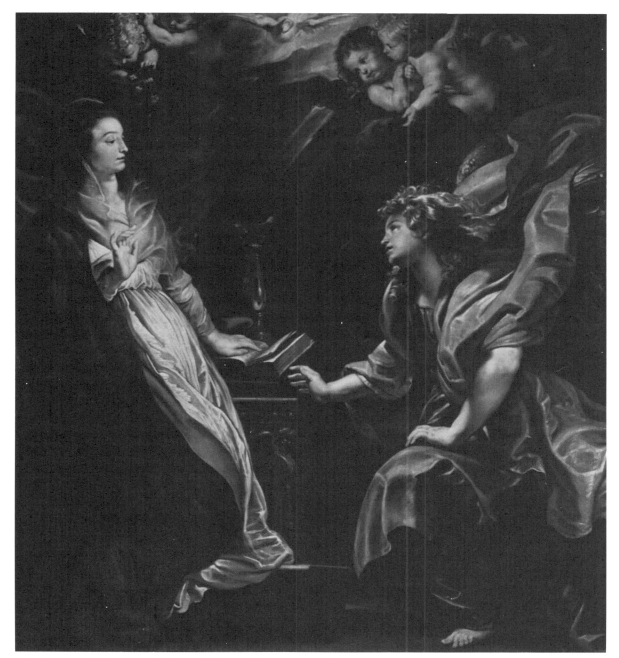

Rubens... l'Annonciation : il semble que la Femme, image de Marie, Mère de Dieu, concentre en elle toutes les puissances bénéfiques de la Déesse-Mère lunaire et du signe du Cancer.

Selon Isaïe, lorsque Jérusalem sera rétablie, la Lune sera aussi brillante que le Soleil, mais aucun des deux luminaires ne sera vraiment nécessaire pour éclairer la Jérusalem éternelle, puisque la lumière de l'Agneau divin y suffira.

L'Ancien Testament interdit les cultes lunaires *(Deutéronome,* IV/19 et XVII/3), considérés comme une épouvantable idôlatrie.

Encore actuellement, la date de Pâques dépend de la première pleine Lune de printemps, et l'on pense que cette fête chrétienne majeure a pris le relais d'une fête lunaire bien plus ancienne.

Pour les catholiques et orthodoxes d'aujourd'hui, la Vierge Marie, Mère de Dieu, résume en elle tous les symboles antiques ayant trait à la Grande-Mère et à la Déesse-Lune. Dans les litanies, elle est appelée « Etoile du matin » et « Porte du Ciel ». Nous avons vu plus haut que c'était également l'une des significations du signe du Cancer. Un très grand nombre de sanctuaires mariaux actuels, tel celui de Chartres, ont pris le relais d'anciens sanctuaires consacrés à la Déesse-Mère lunaire, ainsi que l'attestent d'innombrables fouilles.

La Vierge-Mère, comme l'ont souligné les exégètes, réunit en elle les trois visages de la Lune : la brillance de Séléné, la virginité d'Artémis, les pouvoirs mystérieux d'Hécate sur le monde invisible (mais de cette figure n'est retenue que l'aspect bénéfique et positif).

La prière des chrétiens *Ave Maria* se réfère explicitement à ce pouvoir de Marie sur l'Hadès : « Priez pour nous maintenant et à l'heure de notre mort... »

Mais les textes les plus frappants à cet égard sont certainement ceux de l'Apocalypse de Jean.

Au chapitre XII : « Un signe grandiose apparut au ciel : c'est une femme ! Le Soleil l'enveloppe, la Lune est sous ses pieds, et douze étoiles couronnent sa tête. »

Devant la Femme apparaît un énorme Dragon rouge feu, à dix cornes (symbole lunaire très classique, attribut de toutes les divinités lunaires anciennes, attribut également du Taureau où la Lune est exaltée... Cette mention des cornes revient plusieurs fois dans l'Apocalypse). La queue du Dragon « balaie le tiers des étoiles » (notez la référence au chiffre trois). Suit un duel fantastique entre la Femme et le Dragon, la Femme symbole de vie, qui enfante, et le Dragon, symbole de mort, qui cherche à dévorer l'enfant nouveau-né.

Le Dragon transmet ensuite son pouvoir à la Bête, qui a deux cornes. Dragon et Bête ont visiblement repris l'héritage de la terrible Hécate. D'après Jean, la Bête et le Dragon sévissent au bord de la mer, et le récit est rempli de références à l'eau, tant mer que rivières et fleuves, élément lunaire et cancérien. On peut le voir aussi comme un gigantesque combat entre les éléments, entre le Feu et l'Eau... Les deux monstres fabuleux sont porteurs d'un feu maléfique, qui détruit l'ordonnance de la Création en perturbant dramatiquement l'équilibre des eaux, en brûlant tout sur leur passage — car leur domaine d'origine est l'« abîme », l'« étang de soufre et de feu ».

De la gueule du Dragon et de celle de la Bête surgissent trois esprits démoniaques : on pense aux Parques.

Vient ensuite la frappante description de la ruine de Babylone : « Babylone la Grande, la Mère des prostituées, portée par la Bête à cornes... »

Je résume : il semble que la Femme, image de Marie, Mère de Dieu, concentre en elle toutes les puissances bénéfiques de la Déesse-Mère lunaire et du signe du Cancer (gestation, naissance, vie éternelle) tandis que la Bête et le Dragon héritent de toutes les puissances maléfiques d'Hécate, de Lilith, des Parques.

Dans la théologie chrétienne, très optimiste, la Vierge-Mère abattra définitivement le Dragon : « La Mort et l'Hadès seront jetés dans l'étang de Feu pour les siècles des siècles ». Tandis que « la mer rendra les morts qu'elle gardait, ainsi que l'Hadès ». (XX,13).

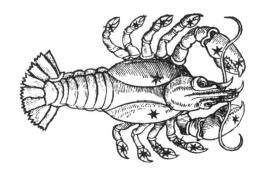

Chapitre II

Caractérologie générale du signe

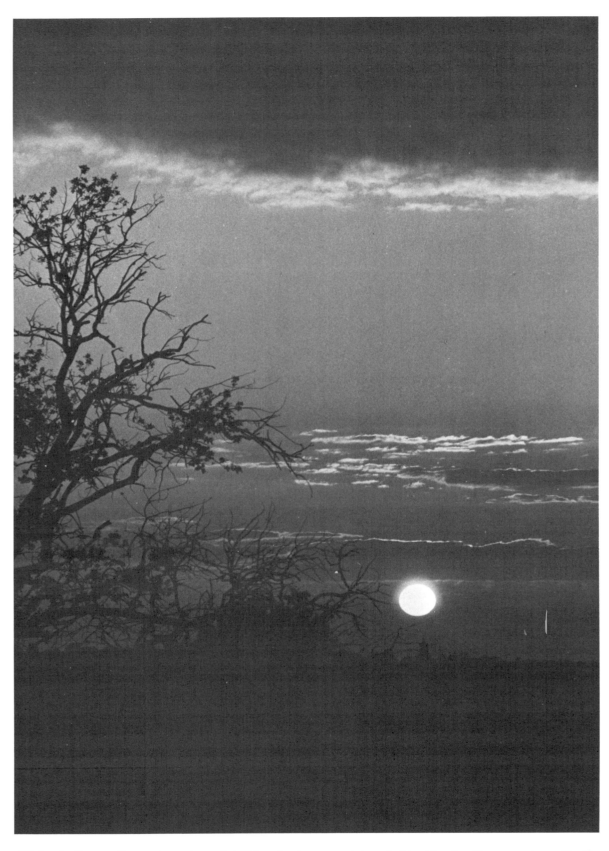

Clair de Lune. La nature imprévisible, fantasque et impénétrable du Cancer n'aurait-elle pas emprunté à ce bel astre sa splendeur argentée, trouée de cratères noirs ?

Clair de Lune

« Il y a un peu de la folie de la Lune dans tout Cancérien », a dit Linda Goodman, remarquable astrologue anglaise. Sans doute est-ce par là qu'il faut commencer, pour parler de ce personnage controversé qu'est le natif du Cancer. Le coup de Lune. S'est-il trop longtemps exposé, originellement, aux clairs étranges de cet astre, troué de cratères noirs ? Porte-t-il un peu du déchirement que l'on ressent au moment où explose l'été, lorsque l'automne est si proche, avec ses retombées de lumières ? La contradiction du signe apparaît aussitôt : signe d'été, mais de nuit. Signe de chaleur, de lumière, de rayonnement, mais enfermé sous sa carapace, protégé et limité par ses énormes pinces qui entravent son mouvement, vivant dans l'ombre des rochers ou des océans : il en existe même qui sont aveugles, dans les grands fonds abyssaux. J'ai souvenir d'une petite fille hurlant de terreur devant un crabe impressionnant qui s'était caché dans sa chaussure (il a honte de lui-même, le crabe, il essaie de ne pas se montrer) ; lorsque j'ai extrait de sa cachette, à l'aide d'une petite branche, cette bête aux pinces énormes, à l'allure réellement effrayante, elle s'est arrêtée courageusement devant ma branche, qui la titillait sadiquement, et a fait quelques mouvements pathétiques, pitoyables et sans aucune efficacité, pour défendre sa peau. Toute la psychologie du Cancérien est résumée là : en permanence sur la défensive, mais totalement démuni et désarmé face à l'attaque directe de l'adversaire. Outre que le pauvre crabe n'attaque lui-même jamais que par malentendu : il avait cru trouver un abri sûr dans la chaussure de la petite fille !

Seule victoire : l'échappée

Mais revenons à la Lune qui gouverne, dit-on, notre Cancer. Il est probable que, comme cet astre à l'éclat inquiétant, le Cancérien ait une face cachée qui n'apparaît jamais en même temps que la face visible. J'irai même au-delà de cette image : plus il fait briller sa face visible, plus il cache l'autre. C'est pourquoi les êtres du Cancer apparaissent comme des gens imprévisibles, aux actes et aux réactions inattendus, voire surprenants. Leur seule défense est de se soustraire à la compréhension et au regard d'autrui. N'oubliez pas que l'attaque leur est inconnue. Leur personnalité, entièrement construite sur un mode défensif, se trouve affaiblie par la protection même dont ils s'entourent : comment aller de l'avant

Le Grand Livre du Cancer

avec toutes ces entraves ? De fait, ils ne vont pas de l'avant. Ils vont de biais. Ils ne connaissent que les transversales pour se rendre d'un point à un autre. D'où l'impression qu'ils donnent d'échapper. C'est leur force, leur seule arme, et leur salut dans bien des cas : l'échappée. La fuite de côté. La disparition vers le rêve, le sommeil, la création, l'enfantement, l'autre monde, en quelque sorte. Ce n'est pas, comme on l'a dit, un refus du réel : c'est la seule défense du Cancer attaqué. Le Scorpion agressé va élaborer une stratégie raffinée, complexe, quasi perverse, qui utilise les armes de l'agresseur plus son intelligence et son intuition supranaturelle pour répondre à l'agression. Le Cancer, en revanche, est démuni devant une offensive. Il ne sait pas comment répliquer, il ne sait même pas qu'il peut répliquer. Il cherche seulement à se protéger des coups, puis à éviter que les coups ne se reproduisent. Or, comment mieux se protéger des coups, éviter de les voir se reproduire, qu'en disparaissant, corps et biens ? Sur ce terrain, le Cancérien est à l'aise. Il connaît toutes les gammes de la non-présence, il en joue avec virtuosité, il fait même preuve d'une invention et d'une ingéniosité rares en ce domaine car il ne disparaîtra jamais deux fois de la même façon, il ne se dérobera jamais par les mêmes sorties, il ne fuira jamais aux mêmes moments. Il y a la fuite classique dans le sommeil. Le Cancérien, qui dort beaucoup, se défend ainsi des agressions du jour (chauffards en voiture, mauvais caractère du patron, collègues désagréables, etc.). Il y a la dérobade par l'oubli. Le « Ah ! j'ai oublié », caractéristique du Cancer, représente une vigoureuse protestation, sachez-le. Et sachez découvrir contre quoi, car il ne vous le dira jamais, lui. Il y a l'absence présente. Je suis là mais je ne vous vois ni ne vous entends, semble dire le Cancérien lorsqu'il est contraint, mais vraiment contraint, d'assister à un dîner qui l'ennuie, par exemple. « Il est dans la lune », commentent ses proches. Et rien n'est plus faux. Il est là, bien là, mais il refuse par tous ses pores d'y être. C'est le champion de la résistance passive. Et s'il ne veut vraiment pas faire quelque chose, rien au monde ne le fera changer d'avis. Il échappe à toute manipulation avec une obstination que je qualifierais de sereine. Mais il sait vouloir — et obtenir — avec la même obstination. Sereine. Tenace.

Tout ce qu'on invente est vrai
(Flaubert)

Revenons aux fuites du Cancer. Le sommeil, le rêve, l'absence sont ses fuites de tous les jours, ses petits écarts de langage à lui. Mais sa grande force, son véritable pouvoir, son atout majeur dans l'existence résident dans *sa faculté de créer*. Connaissez-vous de plus belles échappées que celles de l'imagination ? Il crée — ou recrée — tout ce qui l'environne. Par la parole, d'abord. Ce qu'il raconte avoir vu, entendu, correspond peu ou mal avec ce que le *vulgum pecus* aura vu et entendu au même moment. Le Cancer exagère toujours, avec foi. « Exagérer, disait d'ailleurs un poète, c'est commencer d'inventer. » Il invente par la parole, donc. Mais aussi par le geste, (pour remplacer simplement un objet dans un tiroir, il peut avoir des mouvements totalement farfelus), par le regard (il voit toujours, dans un dessin, sur une photo ou dans le noir, des figures d'une richesse et d'une complication rares, ce qui est extrêmement frustrant pour le non-Cancérien se trouvant à proximité), par l'écoute (au cours d'un dîner où un charmant écrivain projetait de donner « une ou deux petites conférences en province, peut-être dans une grande librairie », une jeune voisine, à l'ouïe parfaite au demeurant, répondit avec une réelle ferveur : « Une ou deux conférences dans une grande prairie, c'est une bonne idée, mais au printemps, alors ? » Elle était bien née sous le signe du Cancer...)

Qu'ils soient employés de bureau, femmes au foyer ou conducteurs d'autobus, nos Cancériens sont profondément, fondamentalement créatifs. Vous ne vous en rendez pas nécessairement compte sur-le-champ, mais observez-les un moment et vous comprendrez ce que je veux dire. L'employé de bureau va s'installer, un beau matin, dans le fauteuil réservé au visiteur, parce que « ça lui donne l'impression de ne pas être là », la femme au foyer vous servira une salade de concombres à la crème car « elle n'avait pas assez de fromage pour faire un soufflé » (inutile de chercher le rapport de cause à effet) ; quant au conducteur d'autobus, vous ne me croirez pas, mais il changeait ses itinéraires en fonction des nécessités de ses usagers ! « Alors que la majorité des humains redoute le chaos, le désordre d'un monde intérieur écroulé, sans repères, le créatif supporte cet état de choses insécurisant entre tous... Il choisit le doute, il choisit le défi... La traversée du désordre ressemble souvent à une traversée du désert.[1] »

Ferme les yeux, et tu verras
(Joubert, « Pensées »)

On a trop parlé de la rigidité défensive du Cancer, on ne parle pas assez de la richesse de son univers intérieur, richesse inversement proportionnelle à la « pauvreté » de sa présence. S'il parle peu et mal en société, s'il a l'esprit d'escalier, s'il apparaît souvent comme quelqu'un de « doux et transparent », c'est que toute son énergie est utilisée, intérieurement, à élaborer son monde personnel. On dit aisément qu'il refuse le réel. Or il s'agit, beaucoup plus souvent, d'une orientation de l'intelligence : la sienne choisit de créer plutôt que d'administrer. Dans une certaine mesure, le réel est chose acquise, sûre, stable, pour le Cancérien. Il a, plus vite qu'un autre, décelé les tendances psychologiques fondamentales de son entourage ; mais une paresse naturelle l'incline à ne pas en faire état. Il *sait* mais ne laisse pas apparaître qu'il sait. Curieux d'autrui, attentif à toute singularité, il semble glisser d'un air bonhomme et distrait sur les êtres et les choses. La boutade délicieuse de Woody Allen : « La réponse est oui. Mais rappelez-moi donc la question ? » paraît avoir été spécialement inventée pour éclairer la psychologie du Cancer. Affable et apparemment absent, il gagne du temps dans le dialogue pour observer, comprendre, définir la personne qui lui parle. D'où sa rapidité à saisir ce qui l'intéresse de la réalité. Pour pouvoir, bien sûr, s'échapper à nouveau. Comprenez-le : il y a tant de secrets à déchiffrer, tant d'inconnu à saisir, à maîtriser, à absorber dans l'occulte, la nuit, la face cachée de toute chose vivante ! « Il serait très imprudent d'assimiler sa fuite devant les mondanités à l'introversion du misanthrope ou à celle de certains névrosés. Ses relations et ses échanges avec le réel sont tout à fait excellents et actifs lorsqu'il s'agit d'y rencontrer quelque chose de piquant pour l'esprit, d'en recevoir des messages susceptibles d'alimenter une recherche.[1] »

Comme le Sagittaire est un aventurier de la terre, comme le Verseau est un aventurier de l'espace, le Cancer est un aventurier de l'esprit. « Pas de vision privilégiée, pas de certitude enclose, de murs définitifs, mais une forme d'accueil, d'ouverture *qui va accorder un droit d'entrée à ce qui peut devenir perturbant.*[1] » Ce droit d'entrée à ce qui dérange explique en grande partie le succès des « Radioscopies » de Jacques Chancel (forte signature cancérienne avec Soleil, Lune et Mercure en Cancer) : ne s'est-il pas appliqué à rechercher, à détecter, à transmettre l'aspect inattendu, singulier, fragile d'une image publique, jusque-là figée sous son aura ? N'a-t-il pas inventé un nouveau jour-

---

1. Florence Vidal, *Savoir imaginer,* Ed. Robert Laffont.

Le Grand Livre du Cancer

nalisme par ses questions fouillées, intimistes et foncièrement originales ? En un mot, n'a-t-il pas dérangé l'ordre établi, dans son métier ? Car personne, avant lui, n'avait songé à « déplacer » un invité, à le sortir des conventionnels *pourquoi,* à solliciter l'envers de la médaille.

Cette notion de dérangement psychique est capitale, chez le Cancer. Comme il accepte que « son système de pensée se fissure, se délabre, s'effondre », comme il est prêt à remettre en cause toutes ses convictions intellectuelles, ses certitudes mentales — d'où l'impression de flottement qu'il donne souvent — si une nouvelle information vient détruire son organisation cérébrale, il compense cette extraordinaire disponibilité psychologique par des barrières physiques notoires. Très sélectif affectivement, il se refuse aux « relations », aux contacts superficiels et ne fait aucun effort de concession aux exigences sociales. Là se retrouve la notion de fermeture souvent mentionnée à son endroit : il s'économise, il réserve ses forces vives à ce qui l'intéresse, lui. Car il s'est constitué sa propre échelle de valeurs, hautement définie, avec ce qui mérite son attention, son temps, son énergie, et qui ne le mérite pas. Il préfère être seul qu'avec « des gens » indifférenciés, interchangeables. Cette sélectivité fait qu'il est très aimé de ses amis et très critiqué de tous les autres. S'il était vrai que le Cancer soit si avide de sécurité, comme l'affirme l'astrologie traditionnelle, je doute qu'il ait aussi fortement ancrée en lui cette capacité d'exclusion. Car exclure, c'est directement s'exposer à être abandonné. Or, sous des apparences douces, accortes, c'est la personne la plus sauvagement individualiste du Zodiaque. C'est dans cet isolement que notre natif récupère ses forces vives. En effet, comme il se dépense beaucoup plus qu'un autre dans l'absorption de toutes les informations insolites que lui prodigue sa journée, ou qu'il sollicite lui-même avec insistance, il est littéralement épuisé, la nuit venue. Et la digestion spirituelle de ce qu'il a stocké, pour sa re-création, son alchimie inventive, se fait dans le sommeil. « Rêver et révéler, disait Queneau, c'est à peu près le même mot. » Ah ! le sommeil du Cancérien. C'est un puits sans fond, des dizaines et des dizaines d'heures, perdues pour les autres, gagnées pour lui. Car le sommeil est porteur de rêve, aliment précieux entre tous, denrée complexe, richissime, sève des jours : le rêve est sa preuve qu'il existe un autre monde, un autre temps qui ne connaît ni montres ni réveils, un autre espace, bien plus grand, bien plus fou. « [Dans le rêve], le territoire d'exploration n'a plus de haies, il devient aussi libre qu'un continent sauvage sans frontières. Le chercheur balaie ainsi un champ de mémoire infiniment plus étendu que celui qu'il parcourt à l'état de veille.[1] » La folie ou ses confins, l'immensité étrange et pleine d'ombres du champ de conscience, l'existence pressentie d'une vraie image derrière les apparences des apparences, tout cela porte le natif du Cancer à voyager de plus en plus loin dans sa nuit, de plus en plus profond dans ses fantasmagories. On peut expliquer la fascination qu'exerce sur lui l'univers de l'inconscient par la sensation qu'il a d'approcher, ainsi, la mort. Car la mort suscite en lui une obsédante angoisse qui pourrait bien expliquer, d'ailleurs, son éternel besoin de créer. En créant, peut-être annulera-t-il les siècles, donc la mort de l'âme ? C'est une hypothèse. N'oublions pas qu'à l'origine, ce signe était considéré comme le plus fécond du Zodiaque, et pour les femmes, il symbolise la maternité. Or, qu'est-ce que la fécondité, sinon le refus de la mort ? Quant au passé, que l'on attribue de façon privilégiée au Cancer, je crois, comme l'a dit Jean-Paul Sartre, que « c'est un luxe de propriétaire » : peu de natifs du Cancer se l'offrent pour la simple raison que l'aventure, même si ce n'est qu'une aventure de l'esprit, ne s'accommode guère du mouvement rétrograde que demande le souvenir.

---

1. Florence Vidal, *Savoir imaginer,* Ed. Laffont.

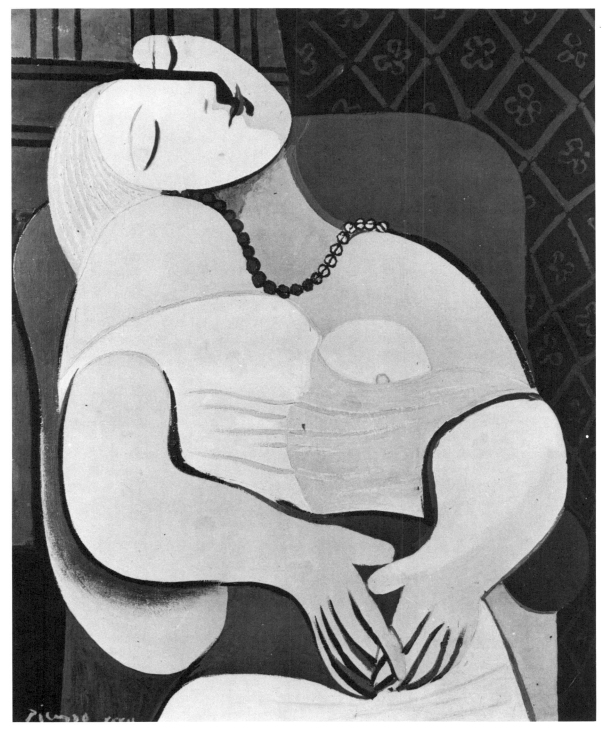

Le rêve *par Picasso. Le visage de la dormeuse est scindé par le milieu, marquant la coupure profonde qui se fait, dans le sommeil, entre la chimère et le réel (New York, coll. Ganz).*

A la recherche du temps échappé

Or je me permettrai de citer ici, dans le désordre, un certain nombre d'affirmations qui me choquent, moi, native du Cancer : « Intellectuellement, l'inhibition blocage suggère la mémoire comme faculté dominante du signe. » (J.P. Nicola, *La Condition solaire*.). « L'émotivité encourage la subjectivité, fait naître dans le cœur inquiet des poussées anti-intellectualistes, des croyances-refuges, des vérités qui n'aboutissent à rien. » (André

Le Grand Livre du Cancer

Barbault, *Cancer*.) « Sa personnalité se développe dans un monde d'imagination, de rêves, de souvenirs qui parviennent à dénaturer la réalité objective. » (Paul Colombet, *Initiation à l'astrologie*.) Etc.

Cette façon de limiter mon fantasque signe du Cancer au souvenir, au passé, à la mémoire me choque, disais-je, et voici pourquoi : si le passé peut l'intéresser, et cela arrive beaucoup moins qu'on ne le dit, c'est seulement dans la mesure où il lui échappe. Tout ce qui échappe au Cancer requiert son attention particulière. Le passé en général ou son passé à lui, dans ce qu'ils ont de définitivement incompréhensible, inexplicable, inclassable (il faudrait remonter le temps pour comprendre les mécanismes de l'histoire, et qui peut y parvenir ?) l'attirent : *parce que la clé de l'énigme ne lui sera jamais fournie.*

Le Cancérien est un grand interrogateur. A la différence des Gémeaux qui questionnent sur la surface des choses, le Cancer interroge et s'interroge en profondeur. D'apparence indifférente, c'est un être passionnément curieux qui, au lieu de demander *pourquoi,* cherchera *comment.* Tout se passe souvent à l'intérieur de lui-même jusqu'à ce qu'il trouve seul des réponses aux problèmes qu'il se pose. Son instinct le pousse à ne retenir des autres que ce qu'ils ne disent pas, à n'enregistrer que leurs silences, à ne tenir compte que de leurs actes et non de leurs intentions. (« Il n'y a pas d'amour, disait le Cancer Cocteau, il n'y a que des preuves d'amour. ») Tout cela fait une personne aux relations difficiles, qui manque de complaisance, et qui est souvent maladroite. Le vrai Cancer ne sait pas parler, parle peu et de travers, utilisant juste les mots qu'il ne faut pas utiliser. C'est pourquoi il écrit si bien. Il compense cette réelle impuissance relationnelle par une très forte attirance pour l'écriture. Le papier ne le regarde pas dans les yeux, ne le trouble pas, ne lui parle pas, et surtout, le papier a tout son temps, ce qui n'est pas toujours vrai des gens qui l'entourent. Et notre pauvre Cancer est un lent. Un curieux, profond mais lent. Trop lent pour les dialogues, les échanges oraux, les reparties fusantes. Le temps de comprendre le deuxième, le troisième et le quatrième sens de ce qu'on vient de lui dire, l'autre est reparti pour Saint-Petersbourg.

Avoir, être ou paraître ?

Si l'on appliquait les deux modes d'existence proposés par Erich Fromm : *Avoir ou Etre ?* [1] aux douze signes du Zodiaque, on découvrirait que quatre signes seulement peuvent entrer dans le mode du pur *être :* le Bélier, par action, le Cancer, par intériorisation, le Verseau par projection et les Poissons par oblation. Les huit autres signes participent soit du mode *avoir :* Taureau, Vierge, Scorpion, Capricorne, soit d'un dérivé de l'*être* que j'appellerais le *paraître :* Gémeaux, Balance, Lion, Sagittaire (or, pour paraître, il faut tout de même *avoir).*

Le Cancer donc, après le Bélier, cherche à exister. Il ne possède rien et posséder ne l'intéresse d'ailleurs pas. Un vrai Cancérien ne gagne pas beaucoup d'argent et n'en dépense pas non plus. Ses rapports avec ce qu'il est convenu d'appeler les biens matériels sont à base d'indifférence notoire. Vous ne verrez que des objets utiles ou affectifs dans l'environnement du Cancérien, et s'il arrive qu'ils aient de la valeur, c'est un hasard. De surcroît, il l'ignorait. Le Cancer vit souvent dans le désordre — n'oubliez pas que pour lui, le paraître n'existe pas — ou bien, l'univers dans lequel il vit est aménagé pour les autres, sa famille ou ses amis, mais pas pour lui. Le Cancer pur n'investit jamais vraiment un lieu, ni un pays, ni une maison, ni des choses. Son territoire intérieur est trop immense

---

1. Ed. Robert Laffont.

pour lui permettre de voir l'accessoire, c'est-à-dire l'extérieur. Il vit une maison, il n'y vit pas. Autrement dit, la maison ne lui apparaît pas en tant que maison (avec des portes, des couloirs, des murs, que sais-je ?) mais en tant que réceptacle de ses pensées, de ses impressions, de son affectivité. S'il n'a pas la sensation psychique d'être reçu, enveloppé, conforté, inconditionnellement accepté par le lieu qu'il occupe, il ne s'y trouve déjà plus. Et c'est irrémédiable, car il peut rester des années à l'endroit où il ne se trouve pas en y étant. Sans l'habiter. Cette sensation horrible que donne le Cancérien d'être absent du lieu même qu'il occupe, je ne souhaite à personne de la vivre : dans ce domaine comme dans bien d'autres, il est impossible d'entamer son être profond. Il est le plus fort puisqu'il ne cherche pas à l'être. C'est lui qui *a* le plus, du fait qu'il ne cherche pas à avoir. Le pur Cancérien s'adapte à toutes les transformations, adversités de l'existence sans dommage réel du moment que son univers affectif n'est pas menacé. Comme la tortue ou l'escargot, il transporte avec lui l'essentiel de son monde. Les hommes du Cancer, souvent mal habillés (refus du paraître) ont des poches bourrées, mais bourrées d'ingrédients indispensables à leur autonomie morale : stylos, petits carnets, pinceaux, tubes de gouache, pipes, cure-pipes, épingles de nourrice, crayons de couleur, cartouches d'encre, lettres d'amour, vis rouillées, poignées de portes et boulons de voiture sont les plus courants. Leur point commun : la création artistique qu'ils vont autoriser. Car si le Cancérien n'aime pas jeter les choses, mêmes vieilles, même usées, c'est qu'il voit, lui, comment il va retransformer quelque chose d'ordinaire en quelque chose de beau. C'est le spécialiste des collages spectaculaires, des montages insolites, des vieilles boîtes métamorphosées en vases de fleurs, en sucriers, en lampes de chevet, des bouts de chiffon et de laine devenus poupées, des rogatons de jouets arrangés en porte-manteaux, des patchworks, mélis-mélos pleins d'invention, d'esprit et de surréalisme. Les objets acquièrent alors une toute petite valeur : celle d'être passés par leurs mains et de s'être laissés recomposer selon leur fantaisie.

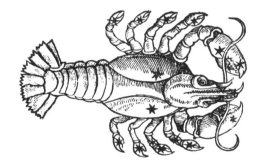

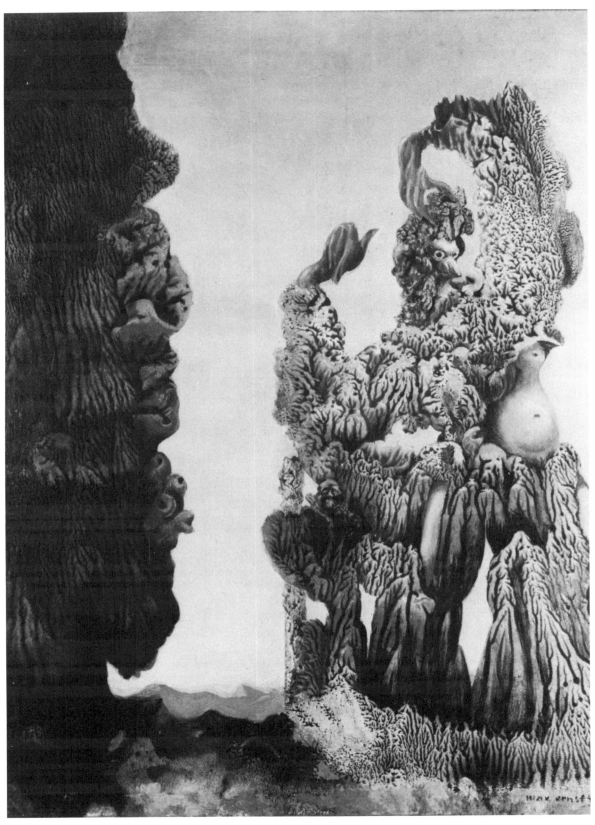

Ce tableau étrange de Max Ernst illustre les inquiétants bas-fonds abyssaux de l'arrière-pensée cancérienne qui développe son angoisse intérieurement sans l'exprimer (Figure, Mythologic Woman, *vers 1940, Bibl. Nationale, Paris*).

La vie est un progrès de désir en désir et non de jouissance en jouissance

(Samuel Johnson)

Cette incapacité simultanée *d'avoir* et de *paraître* donne aux signes de *l'être,* par compensation, une beaucoup plus grande faculté de désir. C'est par le désir qu'ils alimentent l'être. Le désir se rapproche de l'attente et de l'espoir, mais il les limite dans le temps et les rend plus impératifs. Le désir du Cancérien se porte principalement sur autrui : c'est le désir de connaître, de comprendre, d'intégrer sa différence. C'est le désir de déchiffrer ce qui est, en tout être, étranger à lui-même. D'en pénétrer le secret. On pourrait assimiler ce désir à l'intérêt glacé de l'entomologiste, s'il n'y entrait pas une intime adhésion à l'autre, une vraie chaleur qu'il ne sait d'ailleurs pas exprimer. Là est tout son drame : ce désir un peu fou, extrême et sélectif d'autrui, qui porte en lui d'une certaine manière, la chaleur, la brûlure de l'été proche, le blesse constamment parce qu'il est impuissant à l'extérioriser. A la différence du Bélier, qui embrasse trop, trop vite, trop fort (et parfois mal étreint), le Cancer bride le geste, le mot de son désir. Il se croit alors incompris quand il n'est que mal entendu. Il arrive que, le barrage sautant, les eaux du désir Cancérien noient dans un tourbillon de vagues folles les êtres qui l'avaient suscité. C'est une expérience très dure pour notre crabe. Car le désespoir est plus intensément, plus silencieusement destructeur pour lui — qui ne sait pas dire — que pour un signe de *l'avoir* ou du *paraître,* qui trouvent des dérivatifs puissants à leur détresse.

Là où vibrent des ondes aux longueurs non répertoriées...

De la même façon, le désir du Cancer à l'égard de ce qu'il ne saisit pas dans l'être humain présente toujours quelque chose de délirant ; mais il faut découvrir l'indice du délire, qui n'est ni verbal, ni gestuel. Lorsqu'il veut savoir pourquoi ou comment se passe quelque chose qu'il ignore chez une personne qui l'intéresse, sa quête de l'explication, de la cause authentique — autrement dit la vérité — peut se manifester par un comportement inhabituel, fébrile, absolument excessif : il en perd l'appétit, le sommeil, le rêve même. C'est pourquoi je suis amenée à penser qu'il y a, dans tout Cancer et à tout moment de sa vie, une violence faite d'exclusivité, de condensation de la volonté, d'action ou de non-action perturbatrices, qui peut prendre soudain la place de sa raison. Cette violence

Le Grand Livre du Cancer

dérailleuse, qui déboule sans crier gare dans la vie calme et apparemment sans heurts du Cancérien, est amoureuse. On trouve ainsi du désordre et des bouleversements passionnels dans toute relation du Cancer, dans tout intérêt qu'il porte à quelqu'un d'autre. Ami, professeur, frère ou sœur, relation de travail, père ou mère, compagnon de sport (ou de danse ou de yoga), partenaire d'échecs, peu importent le lieu, les circonstances de la rencontre. Elle s'est faite. Et le travail en souterrain a commencé. Passion sans éclat, comme l'eau qui dort. Rarement, cette passion se voit, rarement elle s'exprime, mais elle existe et se perçoit, en partie. Le Cancer ne montre pas ce qu'il ressent, comme on sait, mais il peut irradier, diffuser, transmettre par ondes vibratoires, par transfusion de chaleur, des bribes de son émotion. Ce sensoriel arrive à faire passer par le corps, en langage codé, empreint de maladresse et d'extrême attention, le trouble qui l'a touché. (Cf. article de Matthieu Galey sur Nathalie Sarraute.)

Cela dit, seuls les signes du mode *être* sont aptes à vraiment recevoir et exalter la fébrilité passionnée du Cancer. Je ne parle pas ici de l'amour et de ses prolongements, mais de la compréhension immédiate, instinctive, de ce que l'autre vit à un moment donné. Le Bélier, le Verseau et les Poissons saisissent sur-le-champ — sans l'intervention du raisonnement — l'émotion du Cancer. C'est simplement parce que ces signes sont plus attentifs aux messages de l'intérieur qu'à ceux de l'apparence, et qu'ils savent mieux y répondre. Tout se trouve encore dans le domaine du non-dit, non-agi : n'oublions pas que ces quatre signes privilégient l'existence en faveur de l'acquisition ou de l'apparence. Il est donc logique qu'ils aient un langage à eux, comme savent se parler d'emblée un Taureau et un Capricorne, un Lion et une Balance.

Ce n'est pas un hasard si nos quatre signes de *l'être* vivent plus douloureusement une relation déçue ou déchue. Le désespoir s'infiltre à la mesure de l'espoir, du désir. Mais ceux-là n'ont pas de relais ni de transfuges possibles. Quand c'est l'être profond qui s'est exposé au désir (d'une relation nouvelle, productive, prospective), c'est lui qui prend tous les coups. Il ne peut pas les partager avec son double, son apparence (comme les Gémeaux ou le Sagittaire), ni avec les amis qu'il aurait s'il était Taureau, ni avec le pouvoir qu'il garderait, envers et contre tous, s'il était né sous le signe du Scorpion.

Fascination pour l'aisance, mépris pour la complaisance

Le titre même d'un roman écrit par une jeune fille du Cancer, il y a quelques années (et qui avait eu un certain succès), révèle son signe et une de ses préoccupations essentielles : *L'Homme facile* [1]. Il s'agissait non pas seulement de l'homme facile à prendre et à laisser, mais aussi de l'homme aux relations faciles, à la séduction facile, l'homme facile à aborder. Cette facilité, cette aisance sans valeur et galvaudée, le Cancer l'admire en même temps qu'il la méprise : c'est la complaisance qu'il n'aura jamais, puisqu'elle est portée par une profonde indifférence.

Le Cancer est habituellement reconnu comme un être hypersensible, maladivement susceptible et subjectif. Mais je n'ai jamais vu nulle part qu'on ait livré ses bases profondes : c'est un être excessivement passionné. *Il y a toujours quelque chose d'extravagant dans un attachement cancérien.* Je veux dire qu'il extravague dans l'amour qu'il porte à un ami, à une sœur, à un professeur, comme s'il délirait de fièvre. « Sa grâce, comme dirait Saint-John Perse, est dans la combustion. » Ce sauvage protégé, enfermé dans ses espaces intérieurs, d'abord difficile et distant, perd le sens commun lorsqu'une personne le touche. A la différence de la plupart des êtres « qui ont davantage peur de devenir des hors-la-loi que de mourir [2] », les Cancériens peuvent mourir de ne pas exprimer leurs sentiments

1. Catherine Breillat, Ed. Christian Bourgois.
2. *Avoir ou Etre ?* Erich Fromm, Ed. Robert Laffont.

66

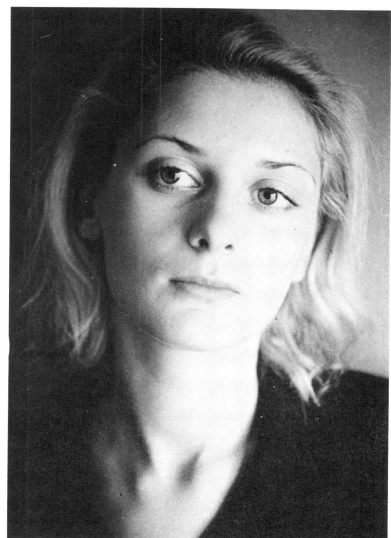

Catherine Breillat, auteur de *l'Homme facile* et de *le Silence, après*. Un critique du Magazine Littéraire disait d'elle, en 1967 :
« Il faut avoir beaucoup de lucidité,
de précocité ou de savoir-faire,
quand on est une jeune fille de dix-sept ans,
pour arriver au même pessimisme
qu'un homme de génie quinquagénaire (...).
Elle a déjà pris un départ étonnant :
pessimisme, lucidité, savoir-faire.
Que peut-on demander de plus
à un romancier ? »
Native du Cancer, elle concentre,
dans une synthèse étonnante, les singularités
du signe : discrétion-refuge,
imagination plurielle, pleine de discernement,
écriture à la sensualité profonde et intériorisée.
Elle a fait l'adaptation cinématographique
de *Bilitis* et met en scène son premier film.

hors-la-loi. A ce titre, ils sont purs. Aucun intérêt, aucun calcul, aucune considération sociale ne se mêlera aux sentiments profondément violents qui les habitent. Mais que de difficultés ils se préparent dès qu'il faut que les choses durent ! Car plus un sentiment s'étale dans le temps, plus il s'expose à y être dilué, amoindri. Et notre Cancer ne supporte que les changements évolutifs, productifs, dynamisants, *il ne veut pas de l'usure des choses*. Son exigence ne faiblit pas avec le temps, elle s'aiguise. Comme pour le Bélier. Comme le Verseau et le Poissons. Il lui faut alors anesthésier sa blessure et c'est dans la création qu'il s'enivre. Sa solitude initiale est revenue. Plus à vif, plus immunisée que jamais. On imagine qu'elle lui est naturelle, alors qu'elle est acquise comme une sauvegarde contre la souffrance. Le Cancer est un solitaire par défaut et non par goût. Il s'isole, paradoxalement, parce qu'il attend trop des quelques rares personnes qui ont suscité son désir, et qu'il ne s'adapte pas à leur approximative qualité. A la différence du Bélier qui veut tout, tout de suite, le Cancer veut tout, mais pas tout de suite (c'est suspect) : il prend le temps de tout vouloir. « Ne perds pas de temps à te hâter », la devise de Lanza del Vasto pourrait être celle du Cancer. Et il donne à l'autre, reconnaissons-le, le temps de devenir « parfait », c'est-à-dire présent. Son exigence se porte exclusivement sur la qualité des sentiments et sur la volonté que l'on a de les enrichir, de les réchauffer, de les mûrir. Mais alors, quelle exigence !

Le Grand Livre du Cancer

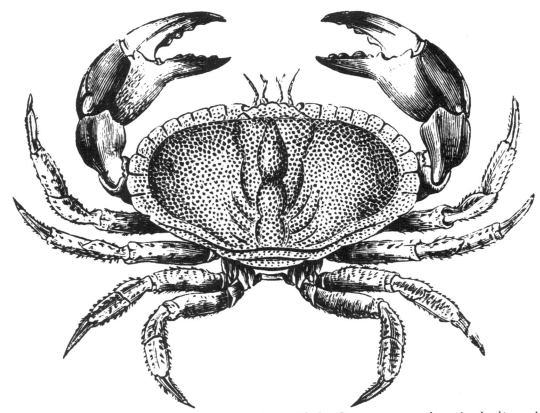

Comme le crabe-tourteau de ses origines, le natif du Cancer ne va jamais droit au but : il avance de biais en biais vers son objectif, avec une obstination inexorable (1870, Bibl. Arts Décoratifs, Paris).

L'avancée du crabe

De cette demande affective, combinée à un manque réel de confiance en soi, naît ce que j'appellerai l'avancée du crabe. Ce n'est pas une marche, ni une course, ni un cheminement, ni une flânerie : le crabe sait où il va, jusqu'à la fin, même s'il n'en a pas du tout l'air, et il s'y dirige avec obstination. Mais il avance de biais en biais, semblant s'éloigner de son objectif, puis s'en rapprocher, puis s'en éloigner à nouveau. Il faut lui reconnaître un certain sens de l'orientation, car n'importe qui à sa place se perdrait dans les zigzags. Lui, non. Il retrouve son but initial avec une sûreté instinctive étonnante. Mais observez la rapidité inquiète, sur le qui-vive, de ce crustacé lorsqu'il s'est mis en route vers sa dernière découverte (une miette de pain, par exemple) ; notez la culpabilité foncière qu'il porte dans sa démarche, où qu'il aille, quoi qu'il médite d'entreprendre. Il se dépêche d'avancer — ce faisant, il ressemble à un objet déplacé sur un territoire inadéquat, comme les gros bateaux aéro-glisseurs — et si on l'arrête dans sa trajectoire, il stoppe ses moteurs et rien ne le fera bouger d'où il est tant qu'il sentira l'ennemi proche.

J.-P. Nicola remarquait avec finesse cet aspect fondamental de la psychologie des Cancériens : « Les natifs du Cancer, en dépit de leurs incessants retours sur eux-mêmes, sont tenaces par nature. *Ils changent la forme de leurs projets plus que le fond et n'abandonnent que pour revenir à la charge* [1] ».

Inutile de préciser que les retours sur eux-mêmes sont provoqués par la peur d'autrui. Les Cancériens protègent, finalement, tout ce qui leur tient à cœur, comme ils protégeraient leur enfant. Leurs projets d'ensemble sont rarement dévoilés. On ne voit

---

[1]. *La condition solaire,* Ed. Traditionnelles. C'est moi qui souligne. (N.d.A.)

La vie est un progrès de désir en désir

d'eux, on ne sait d'eux que des anecdotes, des fibrilles, des billevesées. Là, attention au contresens : ils font semblant de s'intéresser aux petites choses pour mener, dans le secret, leurs grands desseins à terme. Ils savent pertinemment dévier la conversation vers le fait divers, attirer l'attention sur un détail pour éviter de rendre compte de leur vérité : c'est qu'ils refusent sauvagement l'idée qu'on puisse, étant informé de ce qu'ils trament, les empêcher d'atteindre leur but.

D'ailleurs, informer, mettre au courant, prévenir, rapporter, sont des activités anti-Cancériennes par excellence. Secrets ils sont, secrets ils restent. Ne comptez pas sur eux pour divulguer une nouvelle, bonne ou mauvaise. Ni pour répandre un bruit, quel qu'il soit. Si le Cancer enregistre tout avec minutie, il ne restitue rien. Sciemment. Les informations qu'il absorbe lui servent, à lui personnellement, et à personne d'autre. Il emmagasine, comme un pélican, cette nourriture cérébrale, mais il pousse la grâce jusqu'à laisser ignorer même qu'il sait. Il apparaît comme quelqu'un d'un peu débonnaire et ignorant, alors qu'il est un abîme d'observation silencieuse, un puits de renseignements inemployés — et pour cause : utiliser une information vis-à-vis d'autrui, c'est chercher à paraître, ou à gagner quelque chose, pouvoir, argent, etc. Cette attitude, volontairement verrouillée, le met à l'abri de toute indiscrétion, de tout mensonge, du moindre cancan, dont il a horreur. On le dit cachottier, il est seulement honnête. On le dit aussi hypocrite, or il se défie des mots. Il déteste qu'on parle à tort et à travers, qu'on dise n'importe quoi pour converser en société, qu'on émette un avis sur quelqu'un ou quelque chose d'imparfaitement appréhendé. L'à-peu-près, en paroles comme en actes, le révulse. Il réserve son jugement par probité, par souci d'authenticité. La plupart des gens jettent le caillou qu'on leur lance, lui il le regarde, le tourne dans tous les sens, le tâte, l'ausculte, le gratte et finit par découvrir que c'est une pièce très ancienne.

On ne peut, hélas, ignorer les défauts de ces qualités. Manque de souplesse et d'aisance (ou alors, aisance feinte, clinquante, affichée, pour masquer l'excès de scrupule intérieur), rigidité morale, sinon affective, incapacité à se mouvoir et surtout à s'exprimer en société — l'attitude est soit silencieuse et empruntée, avec tentatives pour se cacher, soit maladroitement interventionniste, du style : « Non, il ne fait pas beau du tout, il y a des nuages qui s'amoncellent et la météo prévoit des giboulées terribles. Où est-ce que vous avez eu du soleil, vous, aujourd'hui ? » Il sème la perturbation et le silence autour de lui, ce qui le rend positivement malade car, à l'inverse du Bélier chez qui il entre une part de provocation, le Cancer aimerait non pas plaire, ni charmer, ni séduire, mais être *agréé,* s'il le pouvait. Et cela ne marche jamais, dans une assemblée. On le rejette, on l'exclut aussi naturellement et instinctivement qu'on adopte et qu'on entoure une Balance — construite autour de la justesse, qui sait dire le mot juste au moment juste.

Le Cancer, enfin, devant l'adversité, se comporte avec courage. Contrairement à ce que laisserait supposer son attitude relativement inquiète et toujours défensive, dans la vie il fait promptement face au malheur. S'il est vulnérable aux petites misères et embûches de la vie quotidienne, il résiste de toutes ses forces à une grande disgrâce : il y répond, il s'y oppose, il y survit la plupart du temps. L'énergie du désespoir s'en mêle, c'est-à-dire, au fond, le refus de se résigner, d'accepter une fatalité, de subir un sort. Sa maison cassée, il récupère tous les matériaux pour en faire un train à hélices, ou un hangar à bateaux (même s'il n'a pas de bateau), ou un grand cadran lunaire... L'objet détruit, dans un univers cancérien, n'est jamais reconstruit de la même manière : Sisyphe, le Cancer ignore.

Je me permettrai de citer l'*Encyclopedia Universalis* sur la capacité étonnante du crabe à évoluer avec son milieu : « Les araignées de mer, elles, déguisent littéralement leur carapace avec des algues, des cailloux, des morceaux de coquilles. *Si on les débarrasse de leur revêtement, elles s'en recouvrent aussitôt.* Le crabe saisit l'éponge ou l'algue, la porte à sa bouche, non pour la manger mais pour y déposer un liquide agglutinant, et à l'aide de ses longues pattes, l'accroche sur son dos [...] Mais le fait le plus remarquable chez ces crabes

69

Le Grand Livre du Cancer

[...], c'est qu'ils sont capables de changer de déguisement lorsque leur camouflage ne correspond plus à la couleur du milieu [...] Et, encore à propos de leur habitat et de leur mode de vie : « Présents dans toutes les mers, ils sont adaptés à tous les modes de vie. »

Souvent, le Cancer force les événements par sa résistance aux influx négatifs, aux fortunes contraires. Il est « réactif » plutôt qu'actif, car sa tendance fondamentale de comportement est faite de neutralité bienveillante et de serviabilité. Poussé dans ses derniers retranchements par une conjoncture inopinée, il se révolte et devient Bélier, toutes pinces dehors. La vie et les circonstances ne doivent pas ignorer jusqu'où elles peuvent « aller trop loin », avec un Cancer. Car il se rebiffe contre ce qu'il est convenu d'appeler la destinée lorsqu'elle lui paraît injuste, et il refuse la maladie, les graves ennuis affectifs, matériels, professionnels, avec une force insoupçonnée. Il sait alors dire non. Sans fioritures. Vous ne verrez pas un Cancer rester longtemps au chômage, ni prolonger une maladie quand il peut en guérir vite, ni traîner un retard d'impôts deux années de suite. Il se met en règle avec lui-même, avec son désir de paix intérieure, le plus vite possible. Sous ses dehors enveloppés, nonchalants, voire désinvoltes, le Cancérien cache un esprit de décision tout à fait énergique, une ferme détermination et, pourquoi ne pas le mentionner, une certaine volonté. Il la dirige principalement sur lui-même, (« Imposer sa volonté aux autres, c'est force ; se l'imposer à soi-même, c'est force supérieure ». *Lao-Tseu)* pour s'améliorer, se parfaire, se perfectionner. Gommer ses défauts. Accentuer ses qualités. Cela dit, il est très délicat de signaler à un Cancérien ses insuffisances — qui sont nombreuses — car il bloque alors tous ses mécanismes progressifs. Il faut l'amener à les découvrir de lui-même. Là, il se modifiera en profondeur, calmement.

On peut l'amener à devenir un maniaque de l'ordre, s'il vivait dans la pagaille la plus absolue, en lui démontrant qu'il perd du temps ou des papiers importants, dans son désordre, mais pas en lui disant que c'est un monstrueux défaut. On peut l'amener à prendre des douches glacées, lui qui n'aime que les bains chauds, par simple évocation du bien-être qu'il éprouverait, ce faisant, et non en soulignant la nocivité de ses pratiques. On peut lui faire descendre une piste à quatre-vingts à l'heure, à skis, alors qu'il déteste la montagne, en lui décrivant l'ivresse qu'il éprouvera.

C'est l'être qui abrite en lui les plus forts contraires. La grâce et la maladresse. La sensibilité et l'interdit. L'élan et la froideur. Le silence et le volubile. Le courage et le repli. La douceur et la détermination. L'enfance et la sagesse. Il est facile à approcher, à protéger, à envelopper, et très difficile à apprivoiser. Il donne beaucoup et pourtant il se réserve fondamentalement. Il ne dit que la vérité, mais il occulte constamment une partie de lui-même. Comment sa pudeur, son extrême retenue s'accommodent-elles du besoin qu'il a d'être reconnu, célébré par un vrai public ? Et comment fait-il pour graviter autour des êtres qu'il aime sans vraiment les entourer, sans vraiment les contenir ? On ne le saura jamais.

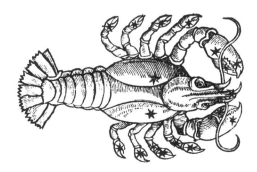

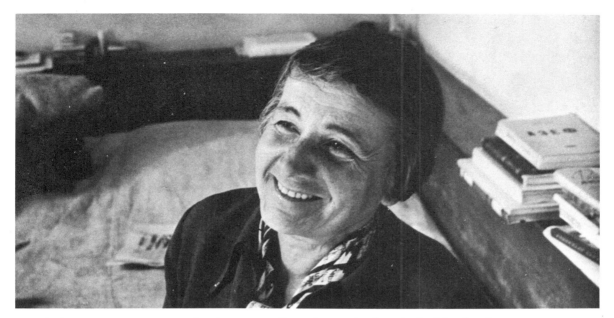

Nathalie Sarraute, native du Cancer. Elle a inventé, depuis le Planétarium, *une retranscription des silences entre les êtres, une sorte de quête, de traque systématique du non-dit qui s'insère dans les dialogues de ses personnages, donnant une dimension profonde et très nouvelle au récit.*

Les silences de Nathalie Sarraute

Elle a un masque serein, quelque chose de rigoureux, d'ordonné dans les traits, qu'une inquiétude soudain traverse et contredit. Que Nathalie Sarraute bavarde dans son jardin — mais quelle sous-conversation mène-t-elle avec son époux ? Nous n'en saurons jamais rien, faute de son — qu'elle ramasse une pomme au verger, qu'elle dise un texte, de cette voix révérente, majestueuse qu'ont tous les écrivains qui se lisent, intimidés par la musique de leurs mots, qu'elle nous explique, posément, la genèse des *Tropismes*, assise derrière son bureau, claire et passionnée comme un professeur, on la sent prisonnière d'un silence intérieur, quelque part. Une paroi de verre la sépare de nous, nécessaire à sa fragilité. Avec elle, on voudrait toujours aller « au-delà » du silence, là où vibrent des ondes aux longueurs non répertoriées.

Une demi-heure, ce n'est pas court, c'est une farce, quand il s'agit de faire le tour d'un auteur aussi secret. On est sans cesse frustré, comme si on nous obligeait à contempler un paysage au pas de course. Il n'empêche que la télévision a le miraculeux pouvoir de passer les visages, les choses, la moindre parole à ses rayons X. Un regard, dans la vie, on ne le verrait jamais si proche, si intense. Une voix, on ne l'écouterait pas non plus de cette façon.

Et tandis qu'Yves Kovacs, le réalisateur, se fait un brin de plaisir en filmant des automates, des protozoaires ou des gosses au Luxembourg pour illustrer les propos de l'écrivain — contre-points ou pléonasmes, suivant les cas — les phrases vont leur chemin toutes seules dans la tête. On les entend qui courent, qui s'échappent. On devient soi-même un personnage de Sarraute fugitif et insaisissable.

Pour un peu, on ressemblerait à cette pensée anonyme, inconnue, qui est l'héroïne invisible d'*Elle est là*, la nouvelle pièce de Nathalie Sarraute, que Claude Régy devait créer cet automne à Beaubourg. A défaut de représentation, il faut la lire dans *Théâtre*, qui vient de paraître. Trente pages violentes en dépit des apparences. L'histoire d'un crime, si l'on veut : comment assassiner une idée dans le cerveau d'un être humain ? Une petite idée de rien du tout, mais qui pourrait suffire à mettre le feu au monde. Supposez qu'elle s'appelle liberté, par exemple...[1]

Matthieu Galey

1. L'Express. 3/9 février 1979 (n° 1439).

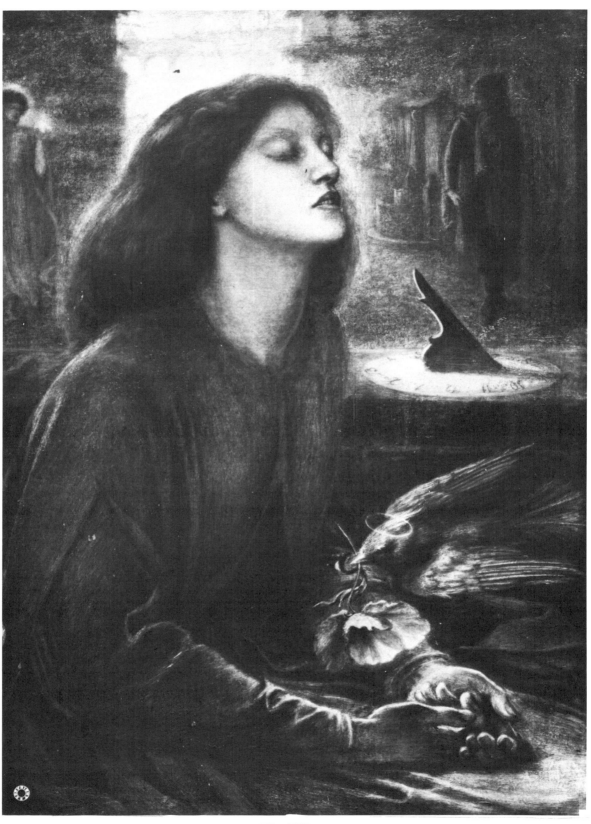

Ce visage pré-raphaëlique, à la fois grave et réservé, jeune et sage, illustre assez bien l'apparence que peut avoir la femme Cancer. (Beata Beatrice, *par Dante Gabriele Rossetti, Tate Gallery, Londres).*

La Femme Cancer

C'est la personne la plus douce, la plus flexible, la plus exquisement féminine du Zodiaque : c'est la féminité pure, sans accessoires, sans véritable artifice, qui se dégage du fond et non des apparences. Elle tend un charme ténu comme d'autres tendent un piège. C'est une musique enveloppante, toujours un peu précieuse par la manière dont elle échappe. Je voudrais pouvoir vous la décrire, mais elle n'a jamais de caractéristiques vraiment définies. Elle peut se présenter tour à tour comme une femme fatale ou une toute petite fille, une maman fragile, attentive, inquiète ou une vieille âme sage, silencieuse, observatrice.

On dit que sa caractéristique fondamentale est d'aimer et de fabriquer des petits d'homme mais ce peut être exactement le contraire : c'est elle-même, alors, l'enfant qu'elle choie.

Si elle est mère, c'est une mère divine, délicate, délicieuse ; la mère idéale pour un enfant. Protectrice et tolérante. Si elle est enfant, elle s'arrange pour vous faire participer inconditionnellement à l'amour qu'elle se porte. C'est quelqu'un de désarmant : elle n'a pas d'armes. Plus exactement, elle ignore les armes classiques que suggère « la vraie femme » érotisée : super-maquillage, super-coiffure, talons-aiguilles, taille de guêpe, ongles vernis, que sais-je ? En somme rien d'érotique, en elle, aucun message à l'instinct, aucune provocation sensuelle. En revanche, une extrême sensibilité à tout ce qui l'environne — le Cancer est un sensoriel exacerbé, à l'acuité olfactive, tactile, auditive exceptionnelle —, une réceptivité psychique importante (qui alimente en priorité son sens créateur), une curiosité secrète et presque animale, une intelligence intériorisée, une intuition scrutatrice la rendent fée. Mais c'est une fée mal dans son corps, qui se protège des regards. Vous reconnaîtrez souvent une femme du Cancer à la manière asociale dont elle s'habille : le débraillé quatre fois trop grand, le style vagabond — clochard ou romano — c'est elle. Le but essentiel est de cacher son corps. Souvent son hyperféminité s'abrite derrière des allures complètement garçonnières. Vous voyez alors un visage plein de charme, attentif, enveloppant ou délicatement ciselé se dégager d'un vieux costume militaire ou d'un sac de bure dont ne voudraient même pas des pommes de terre. Il semble d'ailleurs qu'il y ait un effet recherché dans ces contrastes car, Isabelle Adjani, par exemple, au joli visage typiquement cancérien, est souvent vêtue, pour les besoins de ses films, en jeune homme : dans *Violette et François* elle se marie en smoking, dans l'histoire des *Sœurs Brontë* elle se

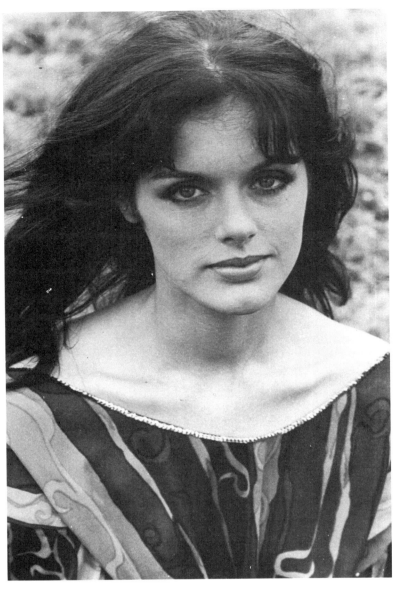

Anny Duperrey : Soleil et Mercure en Cancer, Lune et Jupiter en Scorpion, Pluton conjoint à l'ascendant Lion, donnent à cette très séduisante personnalité une nature ambiguë.
Car, si elle est profondément marquée par le désir de représentation du Lion, elle est encore plus imprégnée de la dérision plutonienne qui détruit systématiquement toutes les conventions sociales pour en démasquer la vanité.
Elle est donc fortement structurée, intérieurement, avec une échelle de valeurs personnelle qui ne doit rien à personne.
Faire carrière l'intéresse sûrement moins que faire ce qui lui plaît.

promène à travers les landes en costume de garçon. Quant à Anny Duperrey, l'habit qu'on lui voit porter le plus couramment est composé d'un blue-jean délavé et d'un énorme chandail d'homme ; pourtant son corps superbe de danseuse longiligne s'accommoderait de tenues plus ajustées.

Il y a tout de même deux choses qui distinguent une femme Cancer des autres femmes du Zodiaque. La première, c'est le regard. Non pas les yeux : le regard. C'est un regard qui *sollicite* toujours son interlocuteur par une expression à la fois interrogatrice et insistante. C'est un regard d'incitation informulée, un regard éveilleur : il déclenche souvent des réactions d'intérêt ou d'hostilité car notre Cancérienne n'a pas vraiment conscience de sa portée « émettrice ». Elle qui contrôle tout ce qu'elle ressent, elle qui réserve le moindre de ses gestes, le moindre mot, la moindre exclamation, elle laisse échapper par le regard l'intensité de ses émotions, son trouble, son inclination affective. D'où les passions profondes qu'elle suscite sans avoir prononcé une parole (ou les haines profondes d'ailleurs). Léa Massari (née sous le signe du Cancer) illustre de façon éclatante cet aspect de la dame Cancérienne dans *la Femme en bleu :* on y voit Michel Piccoli, très pressé, venir faire une course au drugstore des Champs-Elysées. Pendant qu'il attend sa monnaie, il

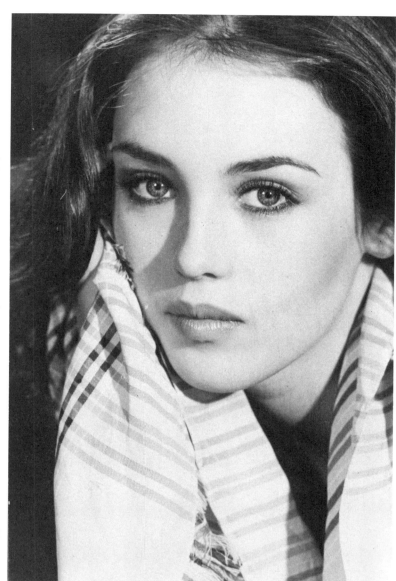

Isabelle Adjani : avec le Soleil, Mars et Uranus en Cancer, en Maison IV, de surcroît, cette jeune et belle actrice est fortement marquée par la fragilité Cancérienne. Grande influence du foyer sur son équilibre : elle a besoin d'isolement, de solitude, de retour à l'univers familial protégé pour retrouver, périodiquement, sa force. Grâce à un Mercure puissant (en Gémeaux et en Maison III, conjoint à Vénus, trigone Neptune) son intelligence est pénétrante et lui donne le goût d'écrire. Il est très probable que cette comédienne devienne écrivain ou scénariste. Le milieu du Ciel en Capricorne lui donne une profonde ambition.

regarde autour de lui et voit Léa Massari. Pendant quelques secondes, leurs regards se croisent. Sa monnaie reçue, il se sauve en courant. Mais dans la voiture, le regard de cette femme en bleu l'obsède. Il fait demi-tour, retourne au drugstore, se met à la chercher. Tout le film repose sur cette quête insensée qu'a suscitée Léa Massari en le regardant : il est vrai que cette comédienne bouleversante justifie bien des errements.

La deuxième chose qui distingue la femme Cancer, c'est son sac. Elle y met, en résumé et en miniature, toute sa maison. Sa nature inquiète, qu'on ne remarque pas autrement, apparaît dans le volume de cet accessoire ; à ce stade, on ne peut même plus parler de sac. Elle porte souvent, pour aller à la droguerie du coin de la rue, un véritable fourre-tout, rempli d'objets et de papiers parfaitement inutiles. Quelquefois, elle prend même une valise, sous le prétexte de transporter ses livres ou ses dossiers. Ne vous méprenez pas : c'est dans la mesure même où elle a peur d'être abandonnée qu'elle est toujours prête à partir. Ce « sac » dont elle se charge en permanence représente la certitude symbolique qu'elle *peut* partir. Car le drame de la Cancérienne est de se sentir ancrée dans son port affectif, lourdement attachée à ceux qu'elle aime, sans modulation possible. Si on ne la secouait pas, elle ne sortirait jamais, elle ne rencontrerait jamais personne, elle ne s'aventurerait dans aucun nouveau paysage. A cause de l'excès qui caractérise tout

Le Grand Livre du Cancer

Cancer, elle pourrait, à la limite, faire le tour du monde en bateau sans sortir de sa cabine, comme Raymond Roussel (qui, lui, écrivit *Impressions d'Afrique* sans ouvrir une seule fois les rideaux de sa cabine : signature Cancer sûrement importante). Et au fond, la grande, la seule aventure de Proust, sa recherche du temps perdu (de tout ce qui lui a échappé), ne s'est-elle pas faite à l'ombre de persiennes toujours closes ?

Pour la femme Cancer, cette condensation psychique en un seul point du globe — c'est-à-dire en un seul être, ou presque — peut devenir maladive. Si la maternité, par l'obligation de stabilité qu'elle impose, ne l'a pas équilibrée, c'est une personne facilement angoissée, en état de siège affectif et très solitaire. Sa mère, comme modèle mais aussi comme amie, comme symbole de pérennité dans l'existence, compte infiniment pour la femme Cancer. J'ai été frappée de constater, par parenthèse, qu'une grande proportion de femmes nées sous ce signe reconnu fertile refuse *totalement* l'expérience de la maternité. S'il est vrai que « le contraire porte l'empreinte indélébile de ce qu'il nie », comme le dit Ferenczi, il faut alors admettre qu'il y a, dans ce rejet déterminé, définitif et têtu d'enfanter, une caractéristique Cancérienne tout aussi remarquable que son besoin inné d'engendrer les bébés. Mais pourquoi ce refus, chez un signe traditionnellement marqué par le cycle lunaire et considéré comme très fécond ? La seule explication que je puisse tenter ici est d'ordre général. Une femme du Cancer porte, plus longtemps qu'une autre, la petite fille qu'elle a été parce que, née fragile, son enfance représente un passage protégé dans l'existence. Elle peut en déduire, alors, que, si elle n'a pas d'enfant, elle ne devient pas adulte, et que si elle ne devient pas adulte, elle reste protégée. C'est une hypothèse.

Quoi qu'il en soit, adulte ou pas, elle demeure fragile. C'est d'ailleurs un adjectif qui convient totalement à la femme de ce signe : c'est une femme fragile du dedans, sous des dehors parfois rudes, solides, volontaires. (Voir l'article de Matthieu Galey sur Nathalie Sarraute — Cancer — et noter que la pièce montée par Anny Duperrey — Cancer — et Bernard Giraudeau au théâtre Saint-Georges, est intitulée : *Attention, fragile !*)

A force d'être vulnérable, à force d'être blessée et de laisser ouvrir les mêmes blessures, elle peut apprendre à prévenir les coups en attaquant ; c'est rare, mais j'ai vu des femmes Cancer provocatrices. De vraies guerrières, rageuses, courageuses, violentes. Cela passe en trente secondes et, l'offensive neutralisée, on trouve le plus souvent une terreur d'enfant : la crainte de n'être plus aimée. Alors, elle prévient la crise d'angoisse par un assaut militaire avec artillerie et chars blindés. Il faut le savoir : ce signe dit passif est capable de manifester des crises d'agressivité d'autant plus fortes qu'elles sont imprévisibles.

Comment elle se nourrit

Reste un point délicat de la personnalité cancérienne que je n'ose aborder : la façon dont elle s'alimente. Les comportements paraissent, à cet endroit, tellement contradictoires, excentriques et déraisonnables qu'il est difficile de trancher.

Reconnaissons deux catégories de femmes Cancer : la première a plutôt tendance à être ronde. Elle est gourmande de tout, mange n'importe quoi pour le plaisir de manger, et ne supporte absolument pas la restriction. Psychologiquement, il se peut que ce besoin oral (ce besoin d'être nourrie) soit relié à la nécessité pour la mère en puissance de nourrir son enfant. Mieux elle se nourrit, mieux elle nourrira son bébé. Car ce type « plein » de Cancérien est, en effet, une mère en puissance : souvent, elle aime et désire procréer ; souvent aussi, elle fait très bien la cuisine et y passe beaucoup de temps. Cette Cancérienne aime nourrir son monde. Mais pour la deuxième catégorie de femmes Cancer — longilignes et, fait étrange, rarement maigres — admirablement représentées par les portraits de Modigliani, la relation à l'aliment est aussi très anormale : elles ne mangent que le strict nécessaire — pour survivre et sans le moindre plaisir —, elles ignorent absolument toute

La Femme Cancer

notion de gastronomie et, précision délicate, considèrent que « faire à manger » est une activité dégradante, inutile et démodée. Ce blocage ne ressemble en rien à la sélectivité dégoûtée du Scorpion gourmet ; il prend ses racines dans une protestation qui, chez le Cancer, comme on sait, ne s'exprime jamais par voies directes ; peut-être l'a-t-on simplement forcée à manger quand elle était petite ? Parfois, les deux attitudes (mangeuse et rejeteuse) alternent dans la même femme ; cela donne des passages d'intense famine : elle oublie de manger, et d'insolente abondance : comme l'autruche, elle avale tout ce qui lui passe sous les yeux.

« Le comportement de ce crustacé (le crabe) est révélateur : dès qu'une proie passe à sa portée, il s'en saisit et aucune puissance au monde ne le déciderait à relâcher sa pince. Ce n'est pas, pourtant, l'avidité qui le détermine, mais plutôt l'inquiétude du lendemain »... écrit Jean-Louis Brau[1]. Inutile de dire que je n'adhère pas à cette explication. Je pense qu'il y a toujours danger, chez les gens du crabe, dès qu'ils approchent un aliment : danger de boulimie ou danger d'anorexie. Mais ce danger réside dans le report symbolique d'une demande affective très importante, ou d'une violente interdiction de cette demande. « Le comportement ascétique, dit Erich Fromm, [...] peut n'être que la négation de puissants désirs[2] ».

En fait, il est essentiel de ne jamais intervenir dans l'alimentation d'un Cancer, femme ou homme. On touche là des rouages trop à vif, des frustrations exacerbées, des refoulements de l'enfance.

Si elle se sent aimée, la Cancérienne s'auto-régulera d'elle-même.

Comment elle vit

Elle se crée un univers où tout a préalablement été habité par elle. Elle est personnelle dans ce qui l'environne et personnalise ce qui l'entoure. Un parfum bien à elle imprègne l'atmosphère, les murs ont ses couleurs, les meubles ont été décorés par elle, ses livres sont annotés de son écriture ; ses neveux, nièces, cousins, oncles, frères ont été découpés, sur les photos, suivant sa fantaisie et recollés sur un immense panneau, en une composition artistique notoire. La dame du Cancer se comporte de manière très autonome à l'intérieur d'une réelle dépendance à son milieu affectif. Comment vit-elle cette contradiction ? Mystère. Il faut tout de même remarquer que, lorsqu'elle perd ses bases affectives, tout son harmonieux équilibre s'écroule. Or elle vivait jusque-là comme une femme libre, indépendante, *paraissant presque se suffire à elle-même.* Fausse impression : elle arrivait à être autonome, à s'aimer et à se plaire dans des activités à elle, mais seulement parce que l'autre l'aimait (son mari ou son amant, sa mère ou sa sœur). Dès lors que son amour fait défaut ou meurt, elle ne s'aime plus, à nouveau.

Voilà pourquoi la Cancérienne a une grande autonomie, mais très précaire : cette indépendance est tributaire de l'amour qu'on lui porte.

Si vous aimez une femme de ce signe, sachez que sa liberté, son équilibre dans la solitude, son invention, son attitude désinvolte, sereine, libérale, toutes ses qualités d'indépendance psychologique s'effritent devant la plus petite menace à ses certitudes affectives. Peut-être à cause de sa très grande réceptivité intellectuelle, de sa capacité à bouleverser ses idées reçues, peut-être à cause de sa *disponibilité* cérébrale aussi, qui lui permet d'accepter toute modification psychique et de s'y adapter, elle est, physiquement, de nature sédentaire. Son corps étant le reflet de son affectivité, elle s'y sent bien si on l'aime, et le martyrise si l'on cesse de l'aimer.

(1). Jean-Louis Brau, *Dictionnaire de l'Astrologie,* Ed. Larousse.
(2). *Avoir ou Etre.* Ed. Robert Laffont.

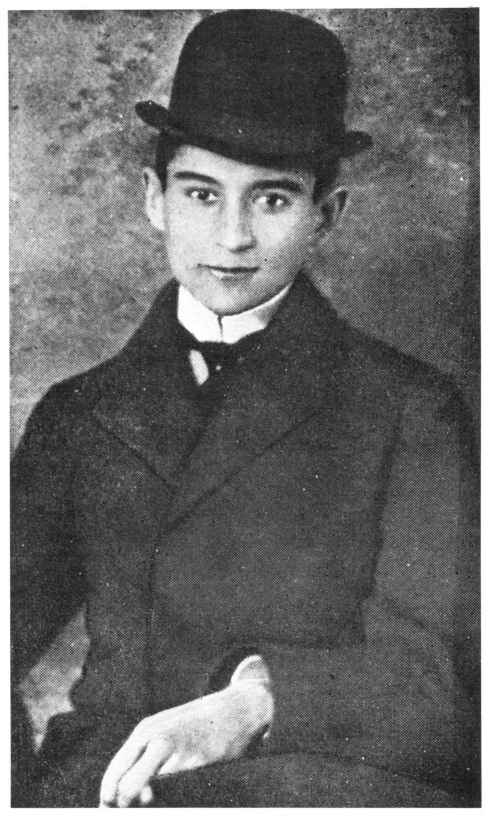

Franz Kafka : bel exemple de ce que l'imagination Cancérienne peut concevoir dans l'angoisse et dans l'horreur. Incommunicabilité, solitude, détresse, obsession de la mort sont les thèmes les plus lancinants de son œuvre. La bête affreuse de La Métamorphose *a d'ailleurs des ressemblances symboliques troublantes (involontaires ?) avec l'animal auquel on rattache le Cancer.*

Quelques particularités
de l'Homme Cancer

Le Cancer au masculin mérite une mention spéciale. Vous allez tout de suite comprendre pourquoi : qu'une femme soit sous l'influence de la Lune, symbole féminin, quoi de plus normal ? Mais un homme... C'est plus dur à porter.

Notre crabe-monsieur est à la fois :
- dans un signe d'eau et féminin,
- sous l'influence d'une planète féminine.

Et Mars, planète de la virilité, est en chute dans le Cancer !

De plus, les parties du corps humain régies par le signe sont l'estomac... et la poitrine (laquelle ne se présente pas sous le même aspect selon qu'il s'agit d'un monsieur ou d'une dame). Il est donc naturel que le Cancer au masculin diffère tant soit peu du Cancer au féminin.

Cher Cancer, petit crabe si douillettement installé sous sa carapace au fond de sa mare tapissée d'algues roses et de rêves, nous vous connaissons bien : nous savons que vous regrettez désespérément le sein maternel, le vert paradis des baisers au lait tiède de votre nourrice. Vous vous y raccrochez de toutes vos forces, retardant le plus possible l'entrée dans cette vie des grandes personnes qui vous terrifie.

Oedipe-tourteau

Monsieur Freud (Sigmund) n'a pas exactement inventé le complexe qu'il a baptisé d'« Oedipe » : les Grecs, mais aussi les astrologues, l'avaient découvert avant lui. Le Cancer, c'est le petit garçon chéri de sa maman, c'est le fœtus bien au chaud dans le sein maternel et qui n'a pas la moindre envie d'en sortir. Après trente ans, cela étonne toujours un peu... Tous les Cancers masculins ne deviennent pas Marcel Proust, mais ils gardent, même adultes, une attitude étrangement crustacée à l'égard des femmes. Ils se comportent vis-à-vis d'elles comme un charmant petit garçon, séduisant, capricieux, tyrannique. Quand on est fâchée contre lui, le voilà qui arrive vous faire un câlin désarmant, avec son œil humide et tout ce rêve de marées vertes qu'il porte en lui. Alors comment résister ? L'homme Cancer adore les femmes et cherche toujours à les transformer en nourrices bénévoles. Il attend tout d'elles, comme il a tout attendu (un peu trop longtemps) de sa mère. L'image

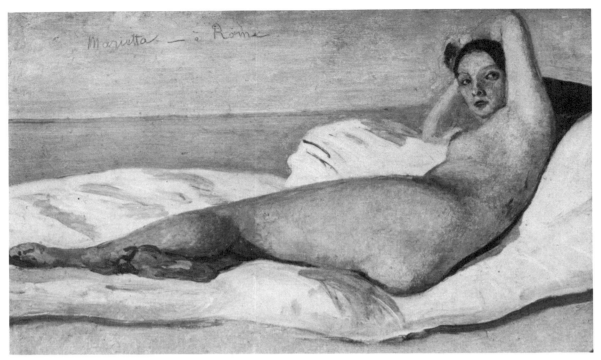

Corot, natif du Cancer, ne se devait-il pas de peindre la femme idéale, selon son signe ? L'Odalisque, enrobée de douceur et de sensualité paisible, regard voluptueux et attentif. (Odalisque romaine, Marietta, Petit Palais, Paris.)

de celle-ci le hantera toute la vie. Elle sera trop souvent son unique amour féminin, les autres n'étant que de pâles ersatz, des photocopies mal cadrées.

Mais il attend aussi et redoute très fort la femme-femme qui l'arrachera à sa coquille. La pauvre chérie s'y usera...

Si vous épousez un homme Cancer, très Cancer, vous devez savoir, naïves ingénues, que vous n'aurez jamais que la deuxième place dans son cœur, (et encore !). Vos autres rivales sont la belle-famille, dont votre Cancer ne se séparera jamais, et la mère (ou son image). Enfin, la rivale la plus redoutable est peut-être l'ambition professionnelle (voir plus loin). Il m'a semblé que les hommes Cancer étaient plus attachés encore à leur clocher, leur tribu d'origine, leur famille et leur milieu que les femmes du même signe. Ou peut-être seulement cet attachement très visible surprend-il chez un homme. Le Cancer n'a pas la fibre révolutionnaire en matière familiale et sociale. Il respecte la hiérarchie établie et baise la main des vieilles dames avec une bonne grâce qui lui vaudra sûrement une mention dans leur testament.

Cancer infidèle... mais fidèle !

Cependant, tout en conservant religieusement les mœurs et coutumes de sa tribu d'origine, le Cancer n'est pas un mari fidèle. S'il vous assure que oui, faites semblant de le croire, c'est plus simple et cela évite les scènes. De toute façon rien ne l'empêchera jamais de vagabonder au gré de la Lune. Il est officiellement pour la monogamie, mais la sienne est aménageable. Jupiter, en exaltation dans le signe, donne aux hommes qu'il marque une idée très personnelle de leurs devoirs de fidélité conjugale. Dans la mythologie, déjà, la pauvre Junon ne cessait de poursuivre ses rivales de sa jalousie, trop justifiée...

Les hommes des signes d'eau sont de grands rêveurs, et l'eau coule dans l'infini. Ils emboîtent facilement le pas à la première sirène venue (n'est-ce pas, messieurs Scorpion et Poissons ?). Bien entendu, c'est selon les individus, il ne faudrait pas généraliser hâtivement. De toute façon, notre roi des crabes reste attaché à son foyer légal, à son

Quelques particularités de l'Homme Cancer

épouse légitime, à ses enfants. Il ne divorce qu'à la dernière extrémité, contraint et forcé. Mais pour le crocheter hors de son trou, c'est du sport ! Avis aux jeunes crevettes !

La fidélité/infidélité du Cancer vient aussi du peu d'estime qu'il accorde, profondément, aux femmes : la seule, la vraie, vous l'avez compris, c'était sa mère. Il a tendance à traiter les autres comme des objets, du mobilier domestique dont on aime qu'il soit fonctionnel (et rembourré). Mais il le fait avec tant de charme que l'« objet » ne se rend pas très bien compte à quel point il s'est laissé « chosifier » !

Le Cancer masculin attache plus de prix à l'amitié qu'à l'amour : il est prêt à faire de grands sacrifices pour ses amis, pas vraiment pour ses amours. Le seul moyen de se faire aimer durablement d'un homme Cancer, c'est d'être pour lui une amie et une collaboratrice.

Enfin, comme Jupiter est puissant dans le signe, l'ambition prend vite la première place, car le goût du pouvoir n'est pas moins vif chez l'homme que chez la femme du signe. Notre ambitieux tourteau a alors tendance à délaisser sa femme, tout en la rassurant avec quelques mots tendres entre deux dîners d'affaires.

Sur le chapitre de la fidélité, la femme Cancer est bien différente : toutes celles que je connais ne rêvent que d'un grand amour unique auquel se dévouer corps et âmes. Et beaucoup, l'ayant trouvé, sont vraiment des modèles de fidélité (et de possessivité !). Elles n'ont pas un naturel aussi papillonneur que leur frère Cancer (à moins qu'un autre signe dans leur thème ne leur donne des ailes...).

Jaloux, oui, possessif, oui, notre crabe Cancer amoureux : il prend avec ses longues pinces à dents (vous avez remarqué ?). Et il entend bien garder. Prédateur, il prend beaucoup et donne peu. Mais n'est-ce pas dans la logique du petit enfant qui reçoit tout de sa maman ? L'homme Cancer atteint difficilement et tardivement sa maturité affective, celle où il serait enfin en mesure de donner.

Et quel genre d'amant est-il ?

Le Cancer n'a pas la virilité agressive : il ne mêle pas la violence à l'amour, il préfère parler plutôt que passer aux actes...

L'une ou l'autre d'entre vous se récriera : « Mais je connais un Cancer qui se défend très bien sur ce chapitre ! » Allez donc voir de près si votre Cancer est vraiment un pur Cancer ascendant Cancer, Lune en Cancer, Mars en Cancer, etc. S'il se défend, c'est qu'une autre bête lui a prêté sa virilité.

Le Cancer type adore se blottir au creux d'un sein confortable pour lui raconter sa vie. Quand cet introverti a trouvé une bonne épaule accueillante, il est inépuisable. Il parle, il parle, des heures durant. Comme il se souvient de tout (et pas seulement des madeleines) c'est un brillant causeur. Et comme il est très psychologue, très intuitif, très fin, c'est bien agréable de se sentir comprise. L'homme Cancer est un romancier-né, un spéléologue du moi. Quelle bonne surprise de rencontrer un homme qui entende le langage des sentiments, des pressentiments, des intuitions, des rêves... Plus doué pour l'amitié que pour l'amour, le Cancer est le parfait amant de cœur, celui qui peut vous consoler pendant des Lunes et des Lunes, avec sa fidèle tendresse et sa compréhension. Un troubadour de l'amour courtois (et platonique), complètement égaré dans notre siècle phallomane...

Cependant, certaines trouvent qu'à la longue le Cancer pleurniche beaucoup. Les nanas se lassent de jouer les nounous : elles voudraient voir leur petit crustacé s'aventurer avec plus de dynamisme vers le grand large...

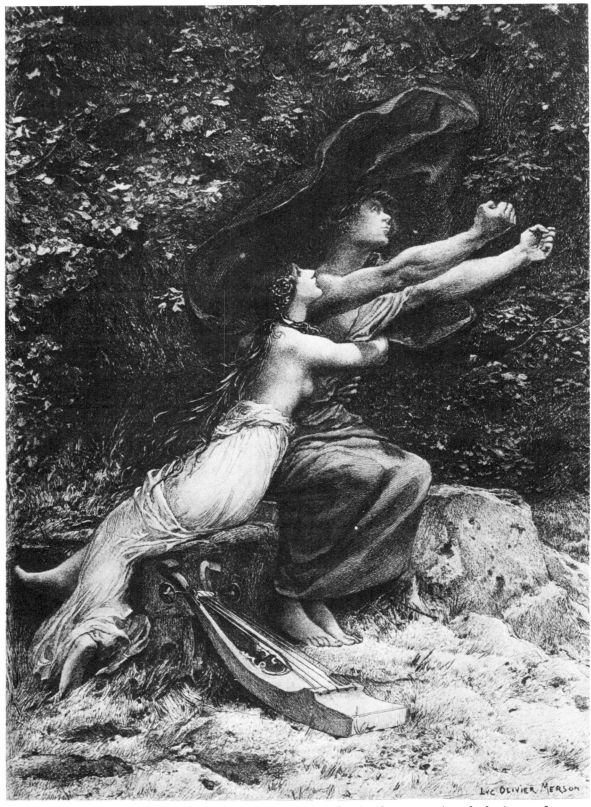

La nuit d'Août, *gravure de Luc-Olivier Merson. L'attitude possessive de la jeune femme, enserrant, dans un mouvement plein de grâce, son amant, illustre assez bien le comportement du Cancer en amour : passionné et soumis, volontaire et fragile (Fin XIXe s., Bibl. des Arts Décoratifs, Paris).*

Le Cancer et l'Amour

Comme pour les trois autres signes du mode *être* (Bélier, Verseau, Poissons), le Cancer a intérieurement formulé son désir avant de le rencontrer. Pour lui, il n'y a pas de hasard : « Tout est signe et tout signe est message », disait Proust, Cancérien bien connu. Il a attendu l'être qu'il allait rencontrer et souvent il *savait* les circonstances dans lesquelles la rencontre allait se faire ; il en pressentait la date, le lieu. Rien d'étonnant à cela : il a une sorte d'autonomie de conception qui lui permet de se concentrer sur les messages qu'il s'expédie en permanence à lui-même et de dessiner en pointillé ce qu'il recherche. Pour cette raison, on lui attribue souvent des dons de voyance, de prémonition, de télépathie. Je crois qu'il s'agit plutôt de cette condensation de la personnalité dans *l'existence* pure (son énergie ne s'occupe ni d'apparaître ni d'avoir mais de comprendre en soi et en autrui, ne l'oublions pas) qui lui permet de projeter dans le réel une esquisse de ce qu'il attend, désire, ou poursuit farouchement.

Toujours est-il qu'il acquiert ainsi une faculté exceptionnelle de reconnaissance. Un Taureau ou un Sagittaire peuvent travailler trois ans aux côtés d'une femme avant de s'apercevoir que c'est la femme de leur vie. Cela n'arrivera jamais à un Cancer, ni à un Bélier, ni à un Verseau : ils reconnaissent tout de suite ceux de leur monde et ceux qui en sont, pour toujours, exclus.

Dans reconnaître, il y a connaître, qui est un mot fort. Connaître veut dire avoir pénétré le secret d'une chose. Or le Scorpion Malraux, très opposé à *l'être* cancérien puisque le Scorpion est *avoir* (par pouvoir), disait cette phrase désespérée : « On ne connaît jamais un être mais on cesse, parfois, de sentir qu'on l'ignore. » Le Cancer, lui, va bien au-delà : au lieu de connaître, ce qui est une entreprise presque vaine, compte tenu des apparences successives qu'il faut déchirer, au lieu de connaître, il *reconnaît*. Autrement dit, il sait d'avance. Pour les êtres qui comptent, au moins. Sait-il la vie d'avance ? C'est une question qui résoudrait en partie l'énigme de ce signe car elle expliquerait la raison pour laquelle le Cancer ne bouge pas. Pourquoi irait-il jusqu'en Allemagne puisqu'il sait comment vivait Mozart, puisqu'il sait que le prochain génie de la musique naîtra en l'an 2050 à Sydney, en Australie ? (par exemple).

Il n'est pas exclu que la concentration intériorisée de la personnalité crabe lui donne l'expérience par identification systématique d'un code. Exemple : je me suis cassé la cheville en sautant à la corde : expérience. Tout ce qui comporte un saut comporte un

Le Grand Livre du Cancer

risque de cassure. Pas seulement de la cheville mais du corps entier : code. Donc, je ne sauterai désormais que si je suis prêt à me casser une nouvelle fois quelque chose : identification.

Ainsi, le Cancer retrouve. Le Bélier agit avant de savoir, le Verseau devine, le Poissons induit la profondeur. Le Cancer sait. Le voilà en prise directe avec la vérité de l'autre ; il a sauté une étape, celle des mensonges, des détours, des faux-semblants, comme s'il l'avait décodée. En réalité, il ignore que cette étape existe. Ainsi que le dit un proverbe égyptien : « Il n'y a qu'une manière de dire oui. Toutes les autres veulent dire non. » Il se prépare, simplement à re-connaître une personne qu'il connaît déjà. Un Bélier, un Verseau, un Poissons comprendront tout de suite ce que sait le Cancer. Ils devineront, dans la seconde qui suit la rencontre, ce qu'est appelée à devenir leur relation. Même si de puissants interdits s'en mêlent, même si elle s'avère impossible, la relation s'inscrira dans leur mémoire par la certitude qu'elle devait s'établir.

Mais comment parler ce non-langage à d'autres signes que ceux de *l'être* ? Le magnifique défi de Gœthe : « Je t'aime.Ça te regarde ? » provoque avec violence la personne même qu'il prétend ignorer.

Voilà donc, d'emblée stigmatisé, le décalage Cancérien : il est en avance de plusieurs mois, de plusieurs années, de plusieurs siècles quelquefois, sur son interlocuteur. Et l'on s'étonne de son impérieuse impatience.

En amour, le Cancer donne. Parfois même, il se distribue. Compte tenu de la réserve inhérente à ce signe, cette générosité surprend. En réalité, il s'agit plus d'une canalisation exclusive de ses sentiments à l'égard d'un seul être, d'une intense, douloureuse cristallisation sur lui, que du besoin de donner. On le dit possessif. Mais il ignore la possession. Je parlerais plutôt de cette façon tourmentée, passionnément inquiète, de vivre un amour, qui le rend inadapté : comme il vit une relation exclusive, fervente et absolue avec l'être choisi, il en attend la même rigueur quasi mystique et se brise très vite de ne jamais la rencontrer. Attention à l'amour extraordinairement attentif et sans habitudes de ce crabe-là : il s'étonne tous les jours, il remarque tout, il admire le moindre détail, il adhère chaque fois à une nouvelle partie de vous-même. Et puis, soudain, il prend la porte (côté cour ou côté jardin, de préférence) et disparaît de votre vie : c'est qu'il a senti que vous alliez peut-être l'aimer moins, peut-être le trahir un tout petit peu, peut-être vous écarter quelques jours. Au lieu de se battre, de jouer un jeu ou un autre, d'affronter le désamour (insupportable pour lui), il part. C'est sa grande faiblesse, son vrai défaut, sa faille : il ne supporte pas d'être un peu moins aimé, critiqué d'un regard, rejeté d'une demi-semelle. Il lui faut l'adhésion inconditionnelle de son amour, ou il se brise.

Le problème du Cancer qui aime réside dans la certitude qu'il donne de cet amour. Comme c'est quelqu'un d'entier, de jusqu'au-boutiste, il *montre* qu'il aime — s'il se sent en confiance — et peu de gens supportent longtemps d'être aimés avec cet excès, cette douloureuse ferveur, cette douce obstination. Ne sachant pas filtrer, ni modérer, ni dévier ses élans de tendresse, il se trouve souvent confronté à un refroidissement de la part de l'être qu'il aime (car il faut déjà s'aimer beaucoup soi-même pour supporter la passion qu'autrui vous porte, autrement elle vous rend coupable : vous n'avez pas l'impression de la mériter). Alors, sa machine à pressentir la souffrance s'emballe et il quitte son amour pour ne pas en être abandonné.

Deux solutions à ce « mal en amour » Cancérien : la première est de renoncer à l'amour fou en faisant un mariage d'estime, d'arrangement ou de raison : beaucoup d'hommes du Cancer adoptent cette solution autour de trente-cinq ou quarante ans. Traduisez : « J'ai trop peur d'avoir mal, laissez-moi mourir tranquille, délivré de la passion. » En vérité, il arrive souvent que ces hommes-là, vers cinquante ans, voient débouler dans leur vie un nouvel amour violent et destructeur. C'est que leur mariage de raison qui les rendait si forts occultait une partie importante de la personnalité Cancérienne : sa sensualité.

84

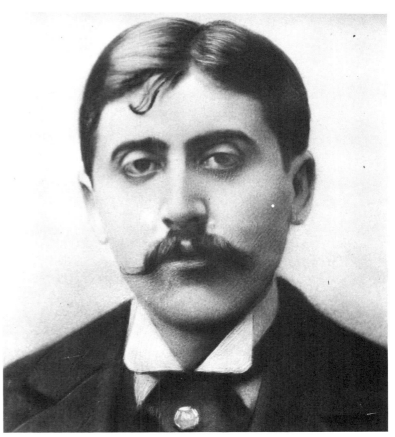

Marcel Proust consacrera la dernière partie de sa vie à essayer de comprendre ce qui lui avait échappé dans la première partie de son existence : *A la recherche du temps perdu* est une tentative désespérée pour comprendre la vie, lui donner un sens. Or, il s'est arrêté, précisément, de vivre, le jour où il a entrepris son œuvre. Y aurait-il donc, dans toute personnalité fortement cancérienne, une tendance à se réfugier dans sa création, par refus profond de la vie, ressentie comme trop angoissante ?

La vibration sensorielle. N'oublions pas que ce signe d'eau est sensible aux ondes, aux courants, aux marées, aux égarements fluides du corps, aux bouleversements secrets, mouvants de l'attrait physique. Il y a toujours quelque chose d'insaisissable, de fou, d'aquatique dans l'emprise charnelle d'un Cancer. Son impétuosité se révèle parfois brutale mais elle se cache totalement : plus il paraît indifférent, plus la passion se concentre en lui, avec la précision et la démesure caractéristiques du signe.

Par parenthèse, on retrouve la même particularité en ce qui concerne la jalousie : si vous cherchez à rendre jaloux un Cancer, vous aurez l'impression de glisser sur un sol verni avec des patins de cachemire. Il ne répond pas à la provocation. Sa pudeur convulsive, son extraordinaire réserve l'empêchent, ici comme ailleurs, de laisser apparaître ses réactions. Mais la tempête fait rage dans ses méandres intestins. C'est la guerre. Entre lui et lui-même ; car céder à la jalousie insensée qui le traverse, ce serait déchoir, abandonner une partie secrète et noire de sa personnalité au jugement de l'autre. Et on sait que le Cancer réprime tout ce qu'il considère comme des tendances mauvaises, moralement sales ou instinctuelles, par nature, par auto-censure, par besoin de mater le premier mouvement, par goût d'élévation spirituelle. Mais il vous la fera payer, la jalousie qu'il a éprouvée, en se punissant de l'avoir éprouvée. Son humilité cache un orgueil, un amour-propre sauvages.

La deuxième solution que le Cancer peut adopter en amour est de trouver un dérivé à son angoisse dans la création. Il a besoin de créer. De plus, il est particulièrement doué pour la sublimation de ses pulsions ; tous ses instincts — et ils sont puissants dans ce signe — sont, à proprement parler, retravaillés dans une perspective d'embellissement, d'affinement, de synthèse esthétique ou morale. Comme Baudelaire qui « de la boue [faisait] de l'or », le Cancérien pourrait s'assimiler à l'huître qui, de vase et de sable, fait une perle. Le comportement du Cancer a d'ailleurs beaucoup de parenté avec ce coquillage. Il ne s'ouvre vraiment qu'isolé de toute âme qui vive et, comme ce coquillage,

Le Grand Livre du Cancer

il arrive à transformer un amour de sable, médiocre, en conte de fées, des débris de pierres en perle rare. D'une valeur qu'il ignore, d'ailleurs, puisque son talent n'est pas dans l'expertise mais dans le façonnage.

Sa création peut être d'enfanter, simplement. Ou bien d'exalter par le rêve, comme Don Quichotte, une vie trop dure et trop triste. (Don Quichotte et Sancho Pança ne figurent-ils pas les deux faces du Cancer, l'un irréel, immense et cassable comme du cristal, l'autre matériel, rond et résistant comme du chêne ?). Ils peuvent encore, nos Cancériens, ils peuvent surtout produire en sublimant. Ce sont des producteurs nés. Une absence, un malentendu, une peine se transforment aisément en œuvre d'art. Là se trouve en tout cas leur salut. Il faut relire *Un amour de Swann* pour saisir l'inadaptation originelle de ce signe en amour. Swann rencontre une jeune femme « qui n'est même pas son genre » et en tombe passionnément amoureux parce qu'elle ne s'intéresse pas vraiment à lui, parce qu'elle lui échappe. Cette folle, cette insensée construction de l'esprit autour d'un être finalement banal, qui lui mange plusieurs années de sa vie, est l'œuvre d'un écrivain que l'échec Cancérien a poursuivi jusqu'à sa mort : Proust.

C'est l'être du détail, des petites choses tissées dans l'attente et qui deviennent grandes parce qu'il attend beaucoup, longtemps. Si « l'on est toujours l'étranger de quelqu'un », comme le chante Pauline Julien, le Cancer, lui, risque d'être l'étranger des signes qui cumulent *l'avoir* et le *paraître*. Un Capricorne Ascendant Lion, par exemple, sera tellement à l'opposé d'un pur Cancérien qu'ils peuvent se fasciner mutuellement par leurs différences, mais jamais se combler profondément.

Contrairement à l'usage, je crois que le Cancer a plus de chances de s'entendre avec les signes de *l'être* parce qu'ils parlent le même langage et que leurs objectifs profonds sont semblables : il s'agit pour eux d'exister. La passion d'être sous-tend le Bélier, le Verseau et les Poissons. Qu'avec le Cancer ils aient un certain code d'intelligence et une orientation de vie commune, cela ne fait pas de doute. Reste à établir les modalités et la pérennité de cet accord : entre le Bélier, qui existe par impulsion et action permanentes, et le Cancer, qui existe par intégration et ingestion continues de son monde sensoriel, il est capital de respecter la chronologie ; laissez agir le Bélier d'abord, suivez ensuite les prolongements excentriques que donne le Cancer à l'action du Bélier. Ils peuvent mutuellement se valoriser avec bonheur car ils se surprennent toujours l'un l'autre. L'action et la non-action se complètent admirablement lorsqu'elles ont le même but. Leur lien de base réside dans la vive sensualité qui les occupe, les remplit parfois. Ils aiment effleurer, renifler, sentir, entendre, voir, goûter, avec la même acuité, jusqu'aux confins de l'expérience. Pour l'un, la sensation enfièvre et s'évanouit. Pour l'autre, elle s'inscrit dans la chair et se prolonge en création. Ce couple vif-argent coïncide pour le commencement des choses et se scinde pour leur réalisation. Même enthousiasme, mêmes désirs, même fantaisie : mais il importe que l'argent suive le vif, pour que l'élan continue, pour que dure l'ascension.

Un Verseau partage avec le Cancer une originalité foncière. Ce sont tous les deux des hors-la-loi qui vivent un petit événement, tel que la patte cassée du bébé-crocodile adopté, comme une épopée de dimension européenne, et qui voient leur maison brûler avec une impatience légèrement intriguée, en se demandant s'ils vont retrouver leur jeu d'échecs. Ils traversent l'existence sans acquérir le moindre conformisme, dans des changements de toutes sortes qu'ils provoquent : c'est un défi mutuel incessant. Ils voyagent beaucoup, se hasardent dans des contrées inexplorées de l'Aventure (physique, géographique, sociale, morale et surtout intellectuelle), se font toujours remarquer par un comportement déconcertant, des découvertes exceptionnelles et authentiques, des bagarres autour d'une soupe aux ailerons de requin, et des allures définitivement excentriques. Ils ont en commun un goût instinctif pour la progression (« de désir en désir et non de jouissance en jouissance ») un comportement enthousiaste et libre, une grande, une

86

Le Cancer et l'Amour

immense complicité. Attention, tout de même, à l'humanité généreuse et dispendieuse du Verseau qui grince avec l'individualiste Cancer. Reste le Poissons. « Forcément adapté au déluge, il se réalise dans l'inextricable, passe au travers des difficultés et, tandis qu'on le donne perdant, gagne de plusieurs longueurs sur l'adversité », écrit Jean-Pierre Nicola . En fait, devant la générosité absolue du Poissons, et son indifférence primitive, intègre, à toute hiérarchie sociale (qui le rend, comme le Bélier, comme le Cancer et le Verseau, adaptable à tous les milieux), le Cancer désapprend toutes ses inquiétudes et ses difficultés d'être : il reçoit enfin, par osmose, par symbiose aquatique, plus d'amour qu'il n'en demandait. L'illusion océanique, intemporelle du Poissons, sa cohabitation millénaire avec les sirènes, son désir d'éternité, le rendent familier du rêve cancérien : il l'enveloppe, l'exalte, le magnifie dans une communion parfaite. Ils vont explorer ensemble les fonds sous-marins, cueillir au même moment des fleurs ou des coraux, tendre le même filet à la même faune. Le danger de ce couple idéal qui parle le même silence mélodieux, qui entend la même musique, traverse au fond des océans les mêmes passions bleutées, sans pesanteur, le danger, disais-je, se trouve dans l'absence de mouvement. Sans tourment, sans blessure qui lui fasse mal, sans absence, sans frustration qui le pousse à l'isolement créateur, le Cancer peut-il vivre ?

En général, les mariages durables se font par l'équilibre des dosages. Trop de sens créateur (Bélier et Cancer, par exemple) engendre une lacune du côté de la responsabilité et un manque total de mise en valeur : ils s'habillent n'importe comment, arrangent leur appartement au gré des choses, présentent mal leurs maquettes, leurs projets ou leurs plans.

Les signes de l'ÊTRE	Les signes de l'AVOIR	Les signes du PARAÎTRE
Qualité fondamentale : sens créateur. Point faible : manque de notion du temps.	Qualité fondamentale : sens de la responsabilité Point faible : dépendance aux choses	Qualité fondamentale : ouverture à l'autre Point faible : identité
BELIER être par action par impulsion pour construire	TAUREAU avoir par acquisition par possession pour jouir	GÉMEAUX paraître par identification à l'autre pour ne pas être soi
CANCER être par intégration par intériorisation pour reconstituer	VIERGE avoir par classification des choses par concentration des valeurs pour se sauvegarder	LION paraître par inflation du Moi pour apparaître
VERSEAU être par projection par novation pour précéder	SCORPION avoir par pouvoir par domination pour se rassurer	BALANCE paraître par convention pour être accepté
POISSONS être par oblation par dissociation pour s'oublier	CAPRICORNE avoir par étirement du temps par pérennité des choses pour s'éterniser	SAGITTAIRE paraître par légalisation par vocation pour réussir

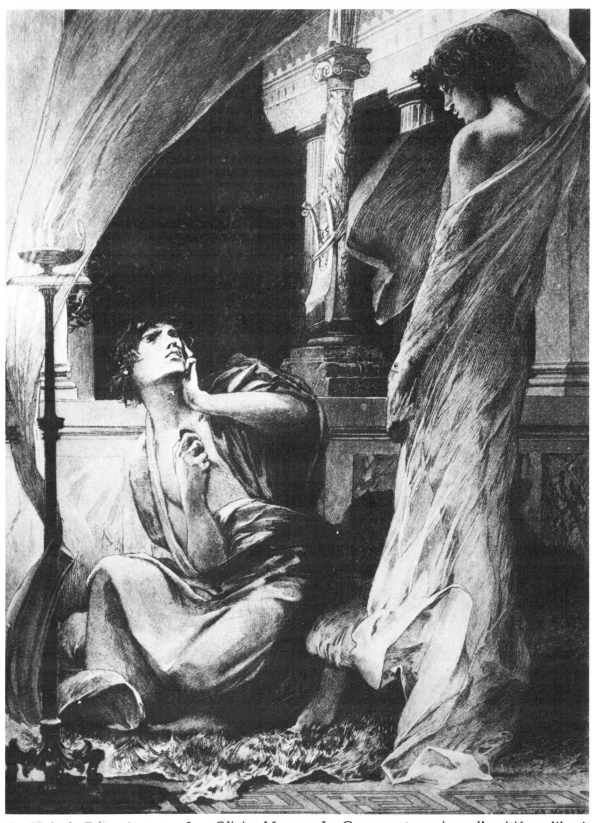

La Nuit de Décembre, *par Luc-Olivier Merson. Le Cancer est un signe d'amitié, qu'il sait exprimer et manifester beaucoup plus naturellement que l'amour (Fin XIXe s., Bibl. des Arts Décoratifs, Paris).*

Le Cancer et l'Amitié

Il est des hommes qui mettent tous leurs soins à cultiver des arbres pour recueillir les fruits et qui ne s'occupent qu'avec paresse et insouciance de ce bien le plus productif de tous qu'on appelle un ami.

Socrate

Comme en amour, le Cancer a quelque chose d'exclusivement passionné et captateur en amitié. C'est une valeur à laquelle il croit beaucoup, mais très différemment du Lion, par exemple : le Lion s'entoure plus de *relations* à caractère social, professionnel, ou d'auxiliaires pouvant l'aider dans sa carrière. Le Cancer, en revanche, ne se préoccupe guère de l'intérêt qu'il peut trouver en tel de ses amis, du temps précieux qu'il perd avec tel autre, de « l'investissement » affectif qu'il fait sans être « payé » de retour : il trouve normal et naturel de donner tout ce qu'il a, en amitié, aussi bien que de recevoir. Dans ce domaine, tout lui est dû et il doit tout. Autrement dit, ses amis sont rares mais d'immense qualité. En outre, s'il en a plusieurs — ce qui est déjà étonnant pour un natif du Cancer — il ne les voit jamais ensemble, les protège jalousement de l'extérieur, ne les fera jamais se rencontrer. Il veut ses amis pour lui, et pour lui seul ; son goût naturel du secret, voire de l'occulte, fait qu'il ne laisse jamais filtrer la moindre information entre les uns et les autres, malgré sa loyauté parfaite envers eux. Le Cancer est un ami possessif et jaloux comme un(e) amant(e) et il doit se faire violence pour ne pas reprocher à son ami ses autres amis. En tout cas, il supporte très mal ces infidélités et préfère éviter de savoir qu'elles existent. Cela posé, son amitié est d'or. Il se passionne presque plus pour ce qui vous arrive que pour ce qui lui arrive, à lui ; ses conseils sont précieux. Il se dévoue corps et âme à la moindre alerte de santé, la plus infime adversité dans votre existence est totalement prise en charge par lui. Sa fidélité, son sens des responsabilités, son dévouement confinent au mysticisme : il vous aime d'un amour quasi religieux. Il n'oublie jamais un anniversaire, vous fait des cadeaux au moindre prétexte, remarque immédiatement, même si vous cherchez de toutes vos forces à le cacher, que quelque chose ne va pas. L'attention, la réceptivité, le sens prémonitoire sont à leur comble chez un Cancer en amitié. Même s'il ne l'exprime pas, rien ne lui échappe.

Mais de la même façon qu'il vous est inconditionnellement acquis, il attend de vous une adhésion totale. La plus petite critique le blesse mortellement. S'il a des défauts, qui les lui pardonnera si ce n'est pas un ami ? Donc, ne jamais tenter le moindre commentaire négatif sur un ami Cancer. Lui suggérer plutôt qu'il pourrait agir *différemment* la prochaine fois. Marcher sur des œufs dès qu'il s'agit d'une de ses imperfections. Il lui est intolérable, à cause de son manque d'assurance, de n'être pas chaudement conforté dans ses actes, admis sans réserve et globalement dans son comportement.

N'oubliez pas que son extrême humilité est à la mesure de son immense orgueil.

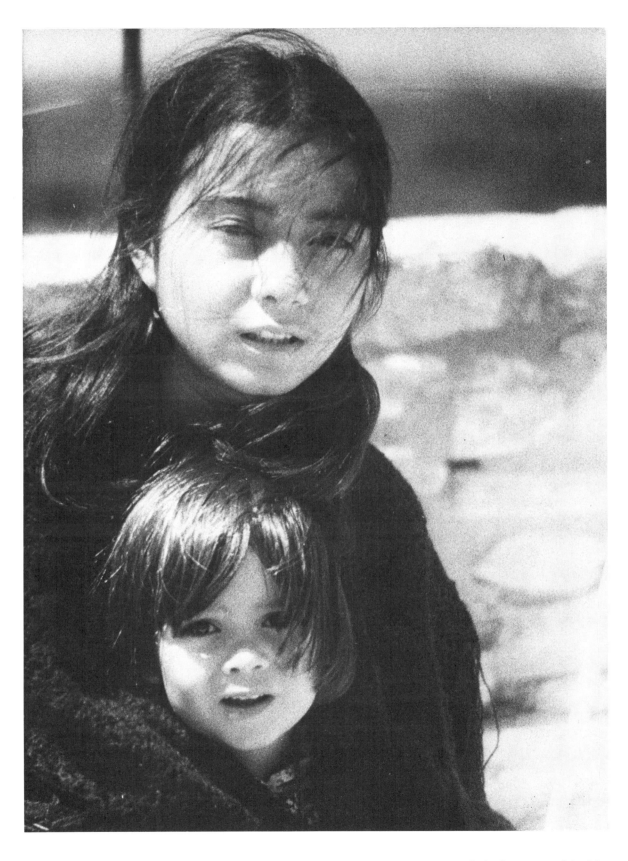
La petite fille et le petit garçon du Cancer développent, en général, une véritable adoration pour leur mère, dont ils se détachent souvent avec difficulté, à l'âge adulte.

L'Éducation du Cancer

Sinon l'enfance, qu' y avait-il alors qu'il n'y a plus ?

Saint-John Perse

L'enfance du petit Cancer va déterminer, plus que pour tout autre, sa vie entière. Cet enfant dépend énormément de sa famille, de sa mère surtout, pour la formation harmonieuse de sa personnalité. L'exemple de Proust, qui a vécu dans l'ombre adorée de sa mère, est fort connu. Mais il existe d'autres cas remarquables de fixation à la mère. René-Victor Pilhes (Prix Goncourt 1974 avec *l'Imprécateur*) avait publié en 1969, aux éditions du Seuil, *Le Loum,* véritable « épopée psychanalytique, selon son éditeur, tentative effrénée, chez un fils, pour posséder, détruire, *liquider* sa mère ».

Liquider sa mère : voilà le problème de l'enfant Cancérien. Le petit garçon de ce signe étant de nature particulièrement solitaire, exclusive affectivement et d'abord difficile, voire impossible — il recule devant toute ingérence dans l'univers très personnel qu'il s'est constitué —, il s'attache d'autant plus fort à ceux qui se sont, par miracle, fait une place dans son espace intérieur : les parents, le père ou la sœur (un seul frère, une seule sœur compte pour le petit Cancer, même s'il en a plusieurs). Il vit en vase clos. Protégé du monde extérieur par un rempart de rêves, d'images, d'histoires inventées, où l'inquiétude vient très tôt semer ses ombres, ses morceaux de cauchemars, ses bouts d'insomnie, l'enfant du Cancer se rapproche, psychologiquement, de l'autisme : refus de voir et d'entendre. Il n'est pas rare qu'on le retire de l'école pour le laisser faire une partie de ses études seul ou avec ses proches parents. Sa fragilité extrêmement vulnérable, qu'un rien peut atteindre et bouleverser, le rend, au début de la vie, inapte à toute intégration sociale. Souvent, on le croit lent ou retardé alors qu'il a compris plus vite que les autres : c'est sa manière à lui de s'abriter, derrière une incompréhension feinte. C'est pourquoi il est absolument capital de favoriser dès sa petite enfance toute velléité artistique, tout désir de communication par intermédiaires, toute recherche d'expression mystique, philosophique, artisanale, etc. C'est son seul levier vers l'adaptation socioprofessionnelle ; c'est souvent son salut, car ses relations à l'autre, maladivement exclusives, exigeantes jusqu'à l'exagération parfois, se subliment ainsi dans une œuvre de talent, magnifiquement inspirée, qui porte en elle la douleur de n'avoir pas su dire.

Capital : ne jamais forcer son silence, son tempérament secret, et lui apprendre une discipline, faute de quoi ses dons s'éparpillent, se dispersent et n'aboutissent jamais.

Essentiel : l'encourager. Même comme bébé, il n'a pas confiance en lui, il ne s'aime pas, ne se respecte pas, il ne veut pas de lui-même. Il faut donc arriver à ce qu'il acquière un minimum d'estime pour lui, même si cela doit passer par une phase où il affiche une grande assurance : chez un petit Cancer, elle est toujours feinte. Il cherche simplement à convaincre les autres de qualités auxquelles lui ne croit guère : il espère que, par ricochet, ses proches l'aideront à s'aimer ; que de traversées de déserts il se prépare ! Que de solitude par incapacité à exprimer son désespoir, sa détresse, son angoisse : du moment qu'il se rejette lui-même, pourquoi les autres l'accepteraient-ils ?

Dans sa scolarité, il faut compter sur des maîtres et des professeurs qui deviennent, s'ils ont compris et admis l'enfant difficile qu'est le petit Cancer, *un modèle de mère ou de père* : rencontre importante car elle marque souvent dans la vie de l'enfant des étapes notoires. Son évolution se fait alors à une vitesse étonnante, sa maturité dépasse très vite la moyenne, son goût pour toute amélioration de sa propre personnalité s'extériorise et rayonne. L'enfant difficile et fermé devient alors un adulte responsable, créateur, fervent.

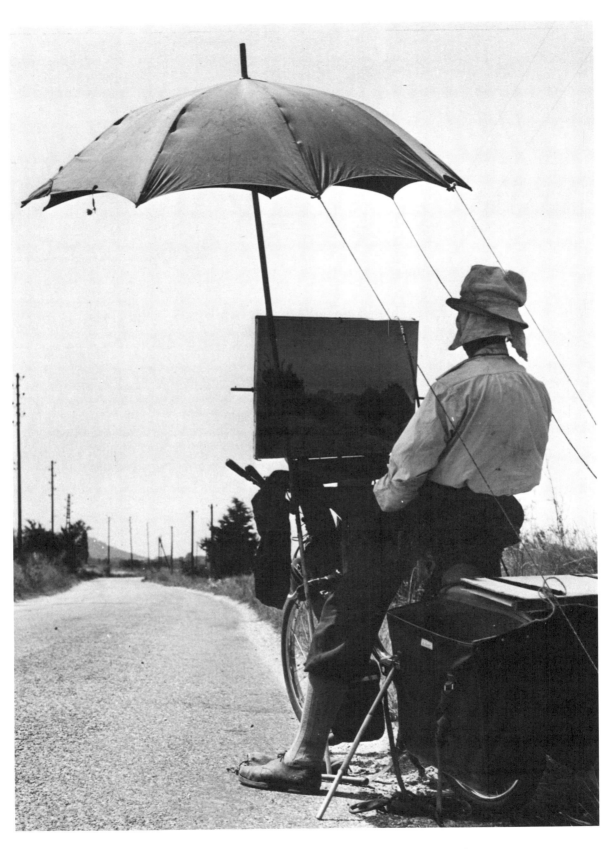
Comme ce peintre fantaisiste, le natif du Cancer prend son travail avec une apparente désinvolture, qui cache un goût profond pour les choses bien faites.

Le Cancer au travail

Le Cancer au travail est un être incompris. Il n'a pas d'ambition au sens où l'entendent les autres. Flegmatique et curieux, il semble ne jamais faire attention à ce dont il est chargé, ne pas prendre garde aux responsabilités qu'il a, et son activité présente toujours quelque chose de nonchalant, de flou, de calme, qui le rend peu crédible. Pourtant, les choses avancent, et comme il est assez méticuleux, elles avancent bien. Mais l'injustice fait que, comme il n'a pas l'air de travailler, on ne croit pas que c'est grâce à lui qu'elles avancent. Il est inquiet, nerveux, précis jusqu'au détail. Mais il ne le montre pas : son introversion, sa réserve naturelle, son incapacité bien connue à se faire valoir, lui créent des difficultés. Il met beaucoup de temps à se faire accepter. Il a le sens des responsabilités, assume jusqu'au bout ses erreurs — non sans colère intérieure —, affronte les difficultés avec courage et endurance... en souriant et sans faire d'éclat. Ce peut être un entraîneur formidable au travail car son fond de pédagogie l'amène à apprendre ce qu'il sait aux autres en ayant l'air de ne pas savoir. Cette attitude : « Comment va-t-on faire maintenant ? » suscite en son disciple le désir de trouver la solution. Parfois, le Cancer manque d'autorité naturelle extérieure, mais il acquiert celle que donnent la compétence, l'expérience, le savoir. Et elle est plus durable, plus authentique que l'autre.

Ne nous attendons pas à un champion des horaires ni de la discipline. Sa fantaisie prime tout. S'il lui faut absolument arriver à la même heure tous les matins, il s'y astreindra, mais il récupérera par d'autres biais son temps de liberté. Enlevez la possibilité d'évasion à un Cancer et tout son génie se retire, comme une marée basse. Il *doit* se sentir libre, à l'intérieur des structures de son entreprise, pour créer. Sinon, son sens créateur se bloque, il végète intellectuellement, son invention s'étiole au milieu des paperasseries et des contingences administratives.

Au travail, le Cancer est capable du meilleur comme du pire, suivant les possibilités qui lui sont offertes. Dans les professions qui demandent de l'invention, un esprit curieux et suscitateur, comme par exemple la vente, l'artisanat, ou encore dans tout ce qui touche au domaine sensoriel, à son intelligence, à sa curiosité d'autrui, comme la photo, la peinture, la musique, le cinéma, voire le parfum, notre crabe est précieux. C'est souvent aussi un grand gastronome, mais qui préfère réserver ses créations culinaires à sa famille. En revanche, il n'est pas à sa place dans les professions qui exigent une régularité monotone et paisible. Son tempérament inventif l'amène à avoir besoin de changer de place, de modifier légèrement la façon dont il procède pour arranger des flacons dans une vitrine, pour examiner

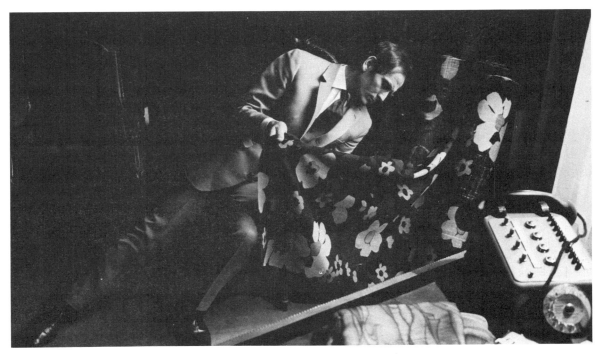

Pierre Cardin palpant ses étoffes : les métiers du Cancer sont souvent liés à la très vive sensualité du signe.

l'état des stocks, recevoir quelqu'un dans son bureau ou téléphoner à un client. Observez-le : il est rare qu'il se répète, rare qu'il agisse plusieurs fois de la même manière.

Un Cancer n'a pas de vraies méthodes de travail. A l'intérieur d'une structure qu'il respecte, il agit suivant l'inspiration du moment : là, sa subjectivité entre puissamment en jeu car il accordera une importance prioritaire à ce qui sera considéré comme secondaire par les autres. A l'inverse, ce qui paraîtra urgent à ses collègues de travail lui semblera, à lui, superfétatoire. Inutile de le heurter : c'est à prendre ou à laisser. Il ne comprend pas la logique des autres, il ne connaît pas d'autre manière de progresser que la sienne. Et dans la mesure où, par ses chemins personnels, il arrive au même but, et aussi vite la plupart du temps, pourquoi le contrer ? Le Cancer prouve toujours, où qu'il soit, quoi qu'il fasse, qu'il existe deux façons, et non pas une seule, de réussir quelque chose. En outre, son recul par rapport aux événements, son flair extraordinaire lui donnent une force particulière dont il serait dommage de se priver. C'est, très souvent, un conseiller occulte de premier ordre, un « patron » caché, aux pouvoirs secrets, qui manipule, dans l'ombre et la modestie, les puissants « visibles » (Lions ou Sagittaires).

Car il réussit. Si réussir veut dire mener à bien ce que l'on entreprend, le Cancer réussit. Sa carrière peut être ascendante et paisible si le caprice lunaire a été maîtrisé, toute tracée s'il a su s'adapter à son milieu professionnel par une auto-discipline de base ; ou bien pleine de rebondissements et de grands écarts s'il suit sa nature fantasque. Il peut tout envoyer promener en une seconde si on l'attaque injustement dans son travail : la critique le rend véritablement fou. Son agressivité, jusque-là bridée, peut alors faire des ravages. Il y a toujours quelque chose de définitif dans ses colères. Si on l'a amené à sortir de ses gonds, lui qui évite avec beaucoup de soin tout accroc, il faut savoir qu'on n'esquivera pas ses coups. Il frappe avec violence, casse, détruit tout ce qui lui tombe sous la main : colère physique, et non verbale comme chez le Scorpion, car le crabe bafouille toujours un peu s'il sort du silence.

C'est l'être des démissions inattendues, des engagements-surprises, des augmentations — ou diminutions — totalement imprévisibles. Cette tendance est d'ailleurs plus forte chez les hommes gouvernés par la Lune que chez les femmes qui, elles, savent faire accepter leur fantaisie de détail, leur irrégularité d'apparence, leur goût du changement avec plus de diplomatie.

Le Cancer au Travail

Enfin, il est rare que le Cancer rapporte beaucoup d'argent. Ou alors il ne l'a vraiment pas fait exprès. L'argent n'est pas sa motivation dans le travail, ce qui expliquerait la raison pour laquelle il peut tout laisser tomber sur un coup de tête : ses motivations sont d'ordre affectif et moral. En réalité, il est très ambitieux, mais pas au sens où on l'entend généralement. Son ambition porte sur la qualité — qui confine souvent à une certaine originalité — du travail qu'il accomplit et sur la manière dont il le présentera pour qu'on le comprenne le mieux possible. La Lune — gouvernant le Cancer — étant le symbole du peuple, de la foule et par extension de la popularité, elle donne un goût pour des activités qui mettent notre sujet en contact avec le plus de gens possible. D'où les métiers de vulgarisation, au sens noble du terme, qu'exercent souvent les natifs du Cancer ; la vulgarisation étant ici le moyen de faire comprendre, ou de rendre accessible au maximum de gens, un objet, une idée, une image. Ce besoin inné du Cancer allié à son ennemie numéro un, la sauvagerie, le met en contradiction avec lui-même. C'est pourquoi il trouve souvent des intermédiaires entre sa créativité et le monde : tous ceux qui s'emploient à diffuser l'information, à faire valoir le talent, à mettre en valeur une œuvre d'art, sont en relation directe avec les métiers du Cancer. Autrement dit, il faut des Mercuriens et des Solaires pour accompagner un Lunarien au travail, sinon son talent se voit méconnu, inconnu ou méjugé. La plupart du temps, les tendances originelles du signe sont dominées, chez un Cancer équilibré. Il prévient son entourage des changements qu'il désire accomplir, il maîtrise ou dévie ses accès de colère, d'indignation et d'enthousiasme, il canalise son originalité dans des activités extra-professionnelles : en un mot, il *s'adapte* admirablement à son milieu.

Mais il faut savoir que ces tendances existent et qu'à la faveur de circonstances exceptionnelles, et purement affectives, elles peuvent soudain exploser. Là, le Cancer se détruit plutôt que de détruire ce qui l'a blessé. Il se fait du mal à lui-même, comme s'il se punissait d'être aussi vulnérable. De fait, c'est sa seule véritable faiblesse : la demande affective qu'il mêle à tout.

Son travail y gagne par une extraordinaire puissance et y perd par une émotivité qui, parfois, peut noyer l'énergie.

Les métiers du Cancer

Principalement artistiques :

- Écrivain ou scénariste (la communication par écrit).
- Peintre, dessinateur, illustrateur, maquettiste, etc. (communication par l'image).
- Architecte (maison, foyer).
- Créateur dans la joaillerie, les parfums, la musique, la photographie : tous les métiers qui le mettent en relation avec les gens.
- Metteur en scène, réalisateur (changements d'images).
- Comédien.

Dans le commerce :

Tous les métiers qui ne le mettent pas en contact direct avec l'argent. La réalité économique et financière ne l'intéresse qu'au deuxième ou au troisième degré. Ce qui compte pour lui, c'est plutôt l'enrichissement intellectuel, psychologique, moral ; c'est l'apprentissage plus que le gain.

Dans l'entreprise :

Les responsabilités d'ordre relationnel et psychologique : la négociation, la promotion, la diffusion, la manipulation, l'action indirecte. Tout ce qui, dans la communication, doit se faire seul.

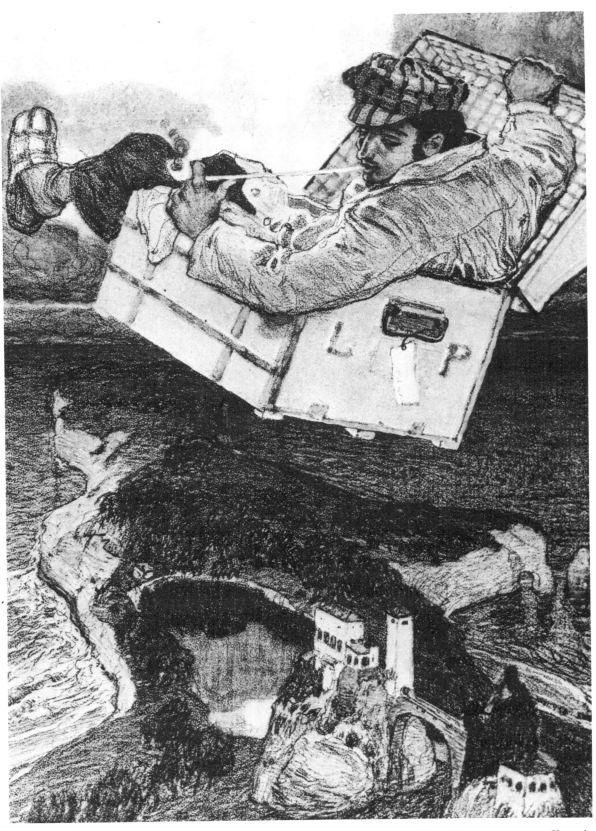

L'attitude du signe devant l'argent ressemble à cette image : il suffit au Cancer d'avoir une petite malle confortable qui le protège pour se sentir très au-dessus des contingences matérielles (La malle volante, *par Léo Putz, vers 1900, Bibl. des Arts Décoratifs, Paris*).

Le Cancer et l'argent

Il suffit de regarder le crabe voler une miette de pain pour comprendre le comportement du Cancer face à l'argent : comme il en a peur, il réduit ses exigences. C'est typiquement le signe qui se limite à ce qu'il a, sans en souffrir et sans pour cela sacrifier à ses désirs esthétiques. Il sait merveilleusement se débrouiller avec trois sous et peut, au contraire, se sentir anxieux devant un héritage inopiné : *que faire de l'argent ?* Comme il n'est guère démonstratif, il ne saura pas, comme le Lion ou le Sagittaire, offrir de somptueux cadeaux ; alors, il cherchera à placer ses sous pour ne pas les perdre. C'est rarement un bon gestionnaire, et comme il tient absolument à son individualité, il s'occupe, lui-même, de ses placements, ce qui entraîne toutes sortes d'ennuis. Ses biens ne fructifient guère : il faut s'estimer heureux qu'il ne perde pas tout dans des spéculations originales, ce qui est souvent le lot des Cancériens (certaines valeurs boursières lui plaisent parce qu'elles évoquent pour lui des pays exotiques ou des noms pleins de poésie !).

Ne laissez pas un Cancérien aux prises avec des sommes d'argent importantes : s'il n'est pas homme d'affaires — ils sont rares mais ils existent et présentent généralement des qualités exceptionnelles en ce qui concerne l'investissement et la gestion de patrimoine — s'il n'est pas homme d'affaires, disais-je, il est forcément un peu poète. Il fait tomber des billets de ses poches sans s'en rendre compte ou dépense ses revenus à des babioles, bricoles, petits pots, boîtes diverses et confettis. Sa vieille âme de Pierrot lunaire réapparaît devant le moindre cotillon, la plus petite enluminure de fête, car il aime l'idée de la fête, surtout quand il est tout seul.

Attention, enfin, à la poudre d'or : les dames et les sieurs du Cancer sont fascinés par ce matériau précieux qui leur rappelle les contes de fées !

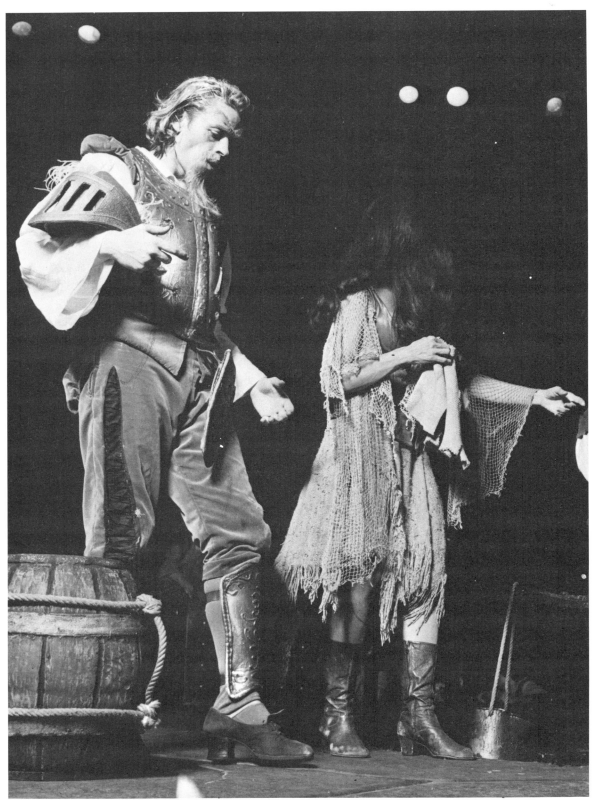

Jacques Brel dans l'Homme de la Mancha : *les deux héros de Cervantès, Don Quichotte et Sancho Pança, illustrent à merveille les deux faces du Cancer ; l'une fragile et désespérée, l'autre terrienne et voluptueuse. A noter : l'habillement, chez ce signe, qui tient toujours un peu du déguisement.*

L'apparence, l'aspect physique, la présentation

Ce Cancer, étant très sensible à la beauté, des êtres d'abord, des choses ensuite, est particulièrement porté à aimer les *beaux* tissus, les *beaux* matériaux, les *belles* coupes, le classicisme et la tradition dans la vêture, en somme. Mais, comme je l'ai souligné plusieurs fois, *il ne s'aime pas.*

C'est pourquoi il ne s'estimera pas digne de porter de beaux vêtements. On croit qu'il garde dans son placard ses belles robes ou ses beaux costumes pour les économiser, en réalité, c'est parce qu'il aurait l'impression de les dégrader en les portant, d'en abîmer la beauté, d'en dévaloriser, par la « laideur » de son corps, la qualité. Mais il les acquiert pour la fascination esthétique qu'ils exercent sur lui. Aussi, se présente-t-il souvent comme quelqu'un de « couvert » (il est aussi très frileux) pour se cacher et non pour se mettre en valeur. Il s'emmitoufle, il se camoufle (comme le crabe qui adopte la couleur des rochers où il a élu domicile), il se recouvre plutôt qu'il ne s'habille. Souvent, il donne l'impression d'être déguisé, non par goût profond de l'apparence insolite mais parce qu'il ne se rend pas compte de l'image qu'il donne : il choisit un vêtement d'abord pour ses qualités de protection qu'il présente contre son entourage. Il a tellement à protéger, notre Cancer ! Son intimité, ses secrets, son corps. Des regards d'autrui, mais aussi de sa perspicacité, de ses intuitions, de ses possibilités de découvrir un aspect tenu caché de sa personnalité, et même, et même... de l'approche physique d'autrui. De son toucher. Le Cancer est sauvage. Il ne se laisse pas manipuler par n'importe qui. Il n'aime pas beaucoup les coiffeurs, les « soigneurs » divers (masseurs, esthéticiens, manucures, etc.) et les évite complètement s'il le peut : c'est pourquoi, les femmes du Cancer se font souvent elles-mêmes leurs coiffures ou leurs « décoiffures » ! En revanche, il aime, lui, toucher (les animaux, les plantes, ou les êtres qu'il *choisit).* Tout cela donne deux catégories d'êtres qui présentent soit une apparence *monacale* (la plus discrète et la plus sobre possible, par désir actif et conscient de ne pas être remarqué physiquement) soit une apparence *singulière* où l'individualisme, l'anti-conformisme de sa personnalité transparaît sans qu'il en ait vraiment conscience. Il porte alors une chemise de bure avec un foulard de soie, simplement parce qu'il est attiré par ces deux matériaux, ou une veste de grosse laine sur un corsage en paillettes ; en somme il suit purement et simplement ses goûts instinctifs, sa subjectivité absolue qui crée des rapports tout à fait personnels entre les couleurs, les formes, la consistance des vêtements. Il choisit alors son habillement comme une œuvre d'art, *détachée de lui-même.* Il ne se voit pas, il voit l'objet.

Qu'il soit mince ou plus enveloppé, il se reconnaît donc à l'une ou l'autre de ces caractéristiques. Parfois, il combine les deux : sobre et excessivement modeste dans sa tenue, il sera original dans sa coiffure ou son maquillage (pour les couleurs, par exemple).

En société, notre crabe est d'une discrétion maladive. Son maintien distant, par timidité, son comportement farouche et excessivement réservé, pudique, le font paraître froid, parfois dur (aucune concession, rappelez-vous, aux échanges de pure forme), voire indifférent.

Mais n'est-ce pas lui qui a raison ? Comme le disait une jeune femme écrivain du Cancer : « Je n'ai de temps que pour ceux que j'aime : c'est ce que je peux leur donner de plus rare. »

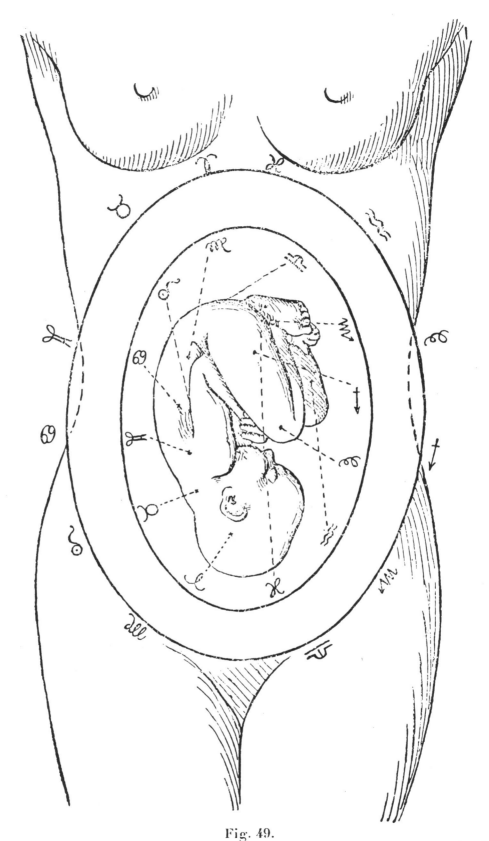

Fig. 49.
La santé du Cancer se rattache originellement au ventre et à l'estomac. Chez les femmes, les seins et le lieu où se forme l'enfant sont les plus délicats (La femme et le zodiaque, *in* La Cosmogonie humaine, *1917, par Elie Alta, Bibl. Nationale, Paris).

Le Cancer et sa santé

Voilà un sujet qu'il faut aborder avec précaution : le Cancer est un être maladif mais jamais vraiment malade. Il souffre de maux divers et diffus : migraines, spasmes, douleurs dans le dos, dans les jambes, dans le ventre, que les médecins qualifient généralement de nerveux. On pourrait croire que, parce que c'est nerveux, ce n'est pas grave. En fait, c'est une donnée importante de la personnalité Cancérienne. Voici pourquoi : le Cancer étant extrêmement renfermé, réservé, secret, tous ses chocs émotionnels, la moindre tension dans une situation à laquelle il ne peut échapper, la moindre contrariété, les soucis de tous les jours se répercutent à l'intérieur de lui-même : il prend tout le temps sur lui pour ne pas extérioriser sa mauvaise humeur, ou son inquiétude, ou sa peur (il n'extériorise d'ailleurs pas non plus son bonheur, sa confiance, son amour). Ces émotions, qui existent donc très fort, vont se diriger non pas vers le dehors, comme chez un Scorpion ou un Bélier, mais vers le dedans. Les nerfs et le système nerveux sont par conséquent particulièrement exposés. Toutes les maladies qualifiées de « psychosomatiques » prennent en Cancer une valeur plus grande : les ulcères à l'estomac y sont fréquents (le Cancer est relié au ventre, en général), les petites maladies de l'intestin se trouvent chez presque tous les Cancériens, les spasmes abdominaux, la vésicule biliaire que l'angoisse Cancérienne ravage ! Comme ces natifs sont impressionnables, ces petits maux les affolent littéralement, ce qui ne fait qu'augmenter leurs problèmes nerveux. Les maux de tête (par faiblesse hépatique, souvent) viennent ajouter à ce tableau-type une coloration plus féminine ; en effet, les femmes du Cancer en souffrent davantage que les hommes.

Il faut connaître ses points faibles : tout ce qui est lié à la fonction digestive est fragile chez le Cancer. A l'étranger, en voyage, il sera le premier à avoir une indigestion si un aliment n'était pas parfait, le premier à avoir « mal au cœur », le premier aussi à abriter amibes et autres parasites. Donc, on ne saurait trop recommander la prudence en matière alimentaire. Attention, aussi, aux fruits et aux plantes inconnus ; une jeune dame de mes relations, née sous le signe du Cancer, s'est un jour retrouvée sous perfusion dans une île lointaine et sans grand secours médical pour avoir absorbé des « petites pommes délicieuses », en l'occurrence bourrées de poison.

Quand on dit Cancer, on pense toujours aussi à la maladie. Qu'en est-il de cette assimilation ? Voici un passage intéressant relevé dans un article de Pierre Desgraupes sur ce sujet[1]. « Si vous avez conservé votre vieux Gaffiot et si vous l'ouvrez au mot « Cancer », vous lirez : *Cancer, cancri* (m) : cancre, crabe, écrevisse. [...] Qui a eu, le premier, l'idée de cette comparaison entre une maladie redoutable — et jusqu'alors sans nom — et cet animal peu amène ? Est-ce Hippocrate lui-même ou ses disciples ? [...] Toujours est-il que cette image maudite du crabe a traversé les siècles et y a fait autant de ravages dans les esprits que le mal lui-même dans les corps. Le grand chirurgien français du XVIe siècle, Ambroise Paré, traduit assez bien les connotations imaginaires qui lui font écho, de son temps : « Cet animal, quand il est attaché de ses pieds contre quelque chose, adhère à elle si fort qu'à peine on le peut arracher, principalement de ses deux pieds de devant, qui sont en manière de tenailles et pincettes : ainsi en est-il de cette tumeur. »

Le rapport entre la maladie et l'animal s'est donc fait sur la nature tenace, obstinée, têtue de ce crustacé. Voilà qui est apaisant pour l'esprit. En fait, le Cancérien subit moins qu'un autre de vraies maladies parce qu'il est obligé de se surveiller tout le temps ; ne pouvant jamais dépasser ses limites énergétiques et nerveuses, il sait faire reposer sa mécanique. Pour cette raison, on le dit paresseux. Mais si un Bélier ou un Scorpion se comportaient comme lui, avec cette sagesse, que d'ennuis graves ils éviteraient !

Pour conclure, donc, sur la santé du Cancer, il faut retenir que :

- il n'a pas une constitution de base très solide ;
- il est particulièrement vulnérable *nerveusement* (Proust est un exemple bien connu, mais Kafka, Cocteau, Modigliani sont également représentatifs de cette nature) ;
- tout ce qui concerne la fonction alimentaire doit être surveillé : attention à la boulimie comme aux crises d'anorexie (très fréquentes dans ce signe, contrairement à ce que l'on pourrait croire) ;
- pour les femmes, les seins sont plus fragiles que chez un autre signe ;
- enfin, les crises d'angoisse qui se manifestent soit par un sentiment d'étouffement, soit par de l'asthme, soit par de la tachycardie, doivent être prises en considération : c'est souvent parce qu'il a l'impression — sans pouvoir l'exprimer — qu'on ne s'occupe plus de lui, ou qu'on ne l'aime plus, ou qu'on l'exclut, que le Cancer « perd les pédales ».

1. *Le Point,* janvier 1979.

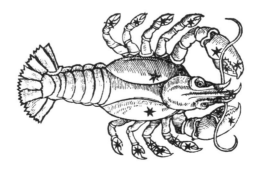

Chapitre III

L'entente du Cancer avec les autres signes

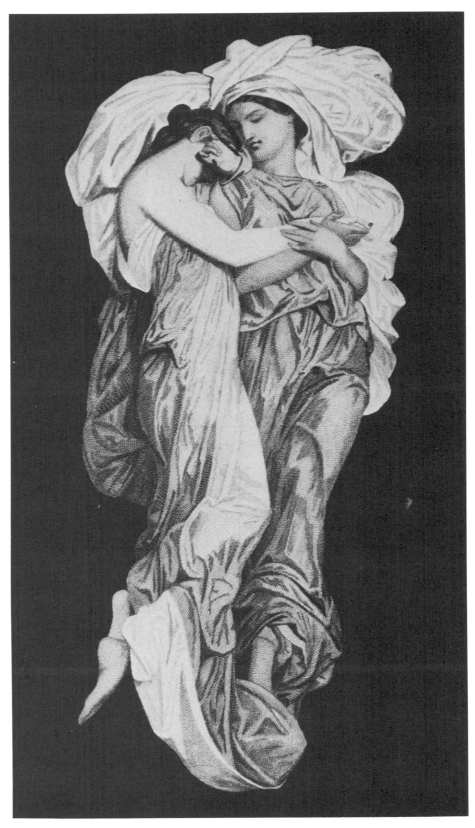

L'amitié *selon Bouguereau. Les femmes du Cancer éprouvent, en effet, un attachement presque amoureux pour leur amis (XIXe s., Bibl. des Arts Décoratifs, Paris).*

Comment vous accordez-vous avec les autres signes ?

Il est possible d'explorer vos affinités et vos incompatibilités d'humeur avec les autres en partant des caractéristiques de votre signe solaire.

Ce signe exerce en effet une action particulièrement puissante sur vos goûts et sur vos buts dans la vie.

Dans le tableau qui suit, vous découvrirez sous la forme de plusieurs mots-clé la manière dont chaque signe zodiacal perçoit les onze autres signes, en termes d'accord, de conflit ou d'indifférence.

Votre personnalité est certes plus vaste que votre seul signe solaire, c'est pourquoi, pour en explorer un autre aspect, vous pouvez utiliser le même tableau mais en partant cette fois de votre signe Ascendant.

Votre Ascendant influence en effet directement votre comportement social spontané.

Si cette deuxième exploration recoupe la première, vous possédez une personnalité dont les affinités et les antipathies sont nettement tranchées ; si, par contre, les deux résultats sont différents, votre capacité de contacts constructifs est très large.

Votre signe solaire	Perçoit les autres signes comme ci-dessous					
	BÉLIER	TAUREAU	GÉMEAUX	CANCER	LION	VIERGE
BELIER		Routinier Possessif Lent	Vif, rapide Intelligent Stimulant	Trop sensible Susceptible Nostalgique Rêveur	Organisateu· Puissant Juste Créatif	Critique Pointilleuse Timorée Inquiète
TAUREAU	Impulsif Brusque Égoïste Imprudent		Inconstant Dilettante Bavard Trompeur	Maternel Économe Aimant le foyer	Autoritaire Théâtral Dépensier Dogmatique	Pratique Méthodique Serviable Perspicace
GÉMEAUX	Audacieux Entraînant Libre Décidé	Lourd Entêté Avide Rigide		Craintif Paresseux Peu ambitieux Désordonné	Chaleureux Large d'esprit Solide Plein d'autorité	Anxieuse Maniaque Trop attaché aux détails
CANCER	Agressif Indiscret Précipité Avide de nouveau	Fidèle Aimant Patient Solide	Nerveux Trop cérébral Insouciant Sceptique		Tumultueux Arriviste Snob Écrasant	Efficiente Réservée Concrète Honnête
LION	Enthousiaste Entreprenant Efficace Rapide	Fruste Obstiné Matérialiste Jaloux	Adaptable Talentueux Charmeur Habile	Capricieux Rancunier Faible Plaintif		Petite Étroite Craintive Critique
VIERGE	Aventureux Imprévoyant Irréfléchi	Doué pour gagner de l'argent Concret Travailleur	Joueur Insouciant Comédien Théoricien	Aimant l'intimité Délicat Prudent	Mégalomane Surmené Prétentieux Dépensier	
BALANCE	Ardent Actif Novateur Remuant	Grossier Instinctif Utilitaire Exclusif	Cultivé Brillant Diplomate Sociable	Replié sur soi Casanier Timide Paresseux	Rayonnant Esthète Courtois Loyal	Trop réservé Critique Timide Égoïste
SCORPION	Imprudent Versatile Précipité Hâbleur	Pratique Stable Affectueux Digne de confiance	Superficiel Dispersé Bavard Comédien	Fécond Compréhensif Tenace Profond	Despotique Orgueilleux Théâtral Conformiste	Précise Perspicace Ponctuelle Pratique
SAGITTAIRE	Énergique Disponible Dynamique Animateur	Limité Terre à terre Enraciné Intéressé	Juvénile Curieux Communicatif Mobile	Fantasque Casanier Désordonné Morose	Optimiste Organisateur Ambitieux Loyal	Manquant d'envergure Anxieuse Refroidissar
CAPRICORNE	Impulsif Fiévreux Révolutionnaire Changeant	Réalisateur Persévérant Gai, fidèle Sincère	Léger Distrait Bavard Superficiel	Pratique Aisé dans ses contacts Maternel Prudent	Théâtral Dépensier Fixé dans ses idées Autoritaire	Disciplinée Méthodique Rationnelle Pratique
VERSEAU	Inventif Progressiste Persuasif Militant	Matérialiste Rétrograde Épais Fatigant	Tolérant Intelligent Curieux de nouveauté Sociable	Passéiste Vulnérable Replié sur soi Infantile	Rayonnant Large d'espri· Maître de soi Efficace	Restrictive Froide Matérialiste Limitée
POISSONS	Agressif Violent Précipité Égoïste	Sécurisant Sensuel Calme Affectueux	Agité Verbeux Trompeur	Compréhensif Profond Idéaliste Maternel	Hautain Agressif Tumultueux Égoïste	Précise Serviable Pratique Consciencie

Perçoit les autres signes comme ci-dessous

...LANCE	SCORPION	SAGITTAIRE	CAPRICORNE	VERSEAU	POISSONS	Votre signe Ascendant
uilibrée finée nciliante uisante	Secret Vindicatif Obstiné Destructeur	Jovial, sincère Large d'esprit Philosophe Sportif	Décourageant Froid Mesquin Rigide	Indécis Ouvert, amical Progressive Sincère	Impressionnable Fuyant Sentimental	**BÉLIER**
aliste ole illante olente	Fascinant Fécond Instinctif Persévérant	Trop optimiste Risque-tout Joueur Tendu	Solide Ambitieux Patient Doué d'humour	Utopiste Excentrique Révolté Brusque	Hospitalier Généreux Compatissant Intuitif	**TAUREAU**
ne de charme itable ndaine ectueuse	Critique Tortueux Jaloux Brutal	Optimiste Large d'esprit Sportif Explorateur	Pessimiste Mesquin Rigoriste Rancunier	Fraternel Libre Intensif Humain	Romanesque Vague, secret Indécis Abandonné	**GÉMEAUX**
ngeante ère erficielle o ouverte	Profond Mystique Perspicace Tenace	Aventureux Exagéré Imprudent Peu délicat	Intériorisé Responsable Maître de soi Intègre	Imprévisible Inconstant Intellectuel Trop vaste	Bon, sensible Détaché Mystique Inspiré	**CANCER**
inée able ante librée	Envieux Arrogant Extrêmiste Violent	Large, vital Entreprenant Compétent Clairvoyant	Isolé, froid Trop ambitieux Rigide Concentré	Humanitaire Complaisant Loyal Idéaliste Inventif	Impressionnable Dissimulé Morbide Faible	**LION**
le iste ersée cise	Énergique Bénéfique Scrupuleux Passionné	Trop extériorisé Aventureux Joueur Trop habile	Économe Persévérant Voyant loin	Idéaliste Révolté Tendu	Ayant le sens du sacrifice Intuitif Bénéfique	**VIERGE**
	Tyrannique Brutal Instinctif Entier	Riche Talentueux Organisé Large d'esprit Enthousiaste	Décourageant Solitaire Calculateur Froid	Altruiste Fidèle Amical Intelligent	Replié sur soi Timide Secret, mou Négligent	**BALANCE**
délicate ste iorisée lue		Extériorisé Changeant Trop optimiste Diffus	Ambitieux Résolu Solide Perspicace	Excentrique Irréaliste Théorique Trop confiant	Mystique Inspiré Compréhensif Persuasif	**SCORPION**
able ésentative e t du nent	Destructeur Révolté Secret Dangereux		Casanier Routinier Pessimiste Rancunier	Humain Libre, inventif Disponible Sincère	Empétré dans son émotivité Confus, passif Fuyant	**SAGITTAIRE**
persévérance euse mentale rficielle	Tenace Volontaire Fidèle Perspicace	Superficiel Aventureux Joueur Peu rigoureux		Rebelle Trop tendu Utopiste Imprévisible	Compatissant Hospitalier Intuitif Bon	**CAPRICORNE**
ble vivante ste nate	Caustique Antisocial Jaloux Méfiant	Ouvert, sincère Mondialiste Explorateur Indépendant	Trop centré sur soi, froid Calculateur Pessimiste		Trop émotif Désordonné Fluctuant Flou	**VERSEAU**
orisée aine e aine	Mystique Passionné Profond Énergique	Trop extériorisé Excessif Turbulent	Solide, calme Prévoyant Concret Supérieur	Excentrique Brusque Révolté Prométhéen		**POISSONS**

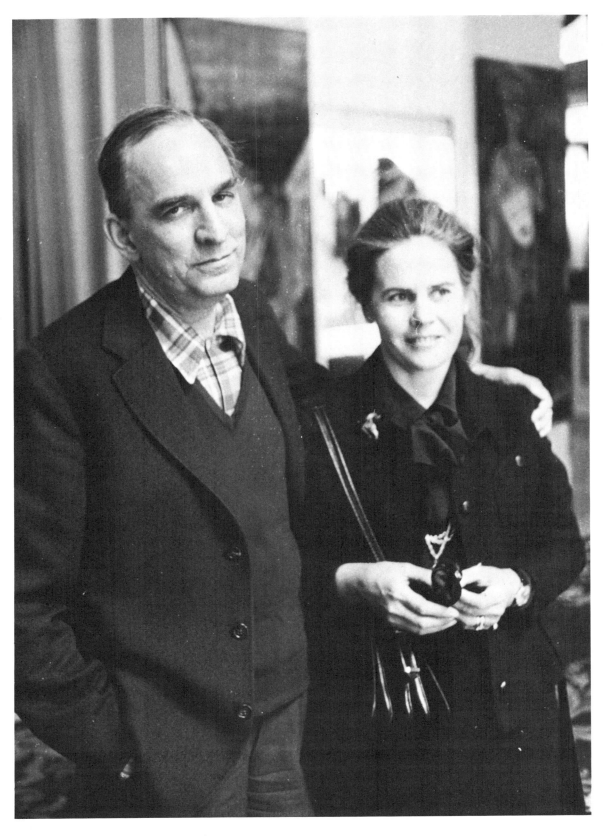

Bergman, grand cinéaste du signe, avec sa sixième épouse. Il illustre à merveille la fécondité du Cancer puisqu'il a neuf enfants.

Les astromariages de l'Homme Cancer

Homme Cancer et femme Bélier

Marier l'eau et le feu, c'est toujours risqué... Pourtant, le Cancer est fasciné par cette chaleur solaire, ce rayonnement, cette gaieté. Bondissant des quatre sabots, notre alerte chevrette va le tirer, ce pauvre crabe, hors de sa carapace. Avec elle, il osera enfin aborder des rivages où il hésitait jusque-là à risquer la pince. L'audace de la femme Bélier lui devient indispensable. Et elle-même, qui ne brille pas par la persévérance, a besoin de la stabilité du Cancer. Fin psychologue, calme, il devine derrière l'agressivité de cette biquette batailleuse, toute une féminité fragile qui ne demande qu'à se soumettre. Mais attention aux coups de cornes : le Cancer déteste qu'on perturbe les eaux de sa mare intérieure. Un peu de cinéma, il veut bien, pour le distraire de sa morosité. Mais si cela tourne à la vraie bagarre, aux cris, il s'enfuira car il a les scènes de ménage en horreur.

Homme Cancer et femme Taureau

Comment le Cancer ne serait-il pas séduit par la féminité accueillante de la femme Taureau ? Il se cherchait une mère : la voilà !

Sentimentaux et tendres, rêveurs, artistes, aimant leur foyer, leur maison et leurs enfants, ils sont tous les deux sous la maîtrise de la Lune et pourraient faire un couple heureux et calme.

Pourtant le Cancer, avec ses airs tout doux, peut être, sans en avoir l'air, assez tyrannique et autoritaire. Il risque de trouver que sa Taureau manque de souplesse. Quant à elle, il se peut qu'elle se lasse un jour de la passivité de son crabe. Elle souhaiterait quelqu'un de plus dynamique, un Sagittaire, par exemple.

Homme Cancer et femme Gémeaux

Ce feu follet toujours en mouvement, cet être léger qui réagit à la moindre brise, ce vif-argent étincelant, fait un tel contraste avec le pauvre Cancer, si lourd dans sa cuirasse !

109

Tandis qu'elle virevolte sous ses pinces, il en a le tournis ; il veut essayer de l'attraper, mais elle lui file comme un courant d'air entre les antennes ! Il croyait la saisir : pffft ! elle a disparu, puis réapparaît, mutine et taquine, pour se moquer de lui. Rien de plus excitant.

S'ils se marient, cependant, elle risque de perdre la partie : le jour où le tourteau l'aura coincée avec ses grosses pinces et ses principes conservateurs, la pauvrette s'étiolera. La fantaisie et l'indépendance lui sont aussi indispensables que l'air pur. Elle risque la grande déprime, devant ce mur d'immobilisme. Peut-on marier la brise du matin et le crustacé fossile ? C'est risqué.

Homme Cancer et femme Cancer

Alors là, non. Non et re-non !

Les Jupitériens font mauvais ménage ensemble : tout le monde veut commander tout le temps et partout, et c'est la bagarre. D'ailleurs, en général, ils ne s'attirent même pas. Et si vous rencontrez un jour un ménage Cancer + Cancer qui vous affirme vivre la pleine lune de miel suave depuis vingt ans, soyez assuré que l'un des deux est un faux Cancer : c'est-à-dire un Cancer qui n'a *que* le Soleil en Cancer dans son thème, toutes les autres planètes et angles du ciel étant dans un signe différent (on sait que le signe solaire n'est pas toujours dominant).

Homme Cancer et femme Lion

On en rencontre beaucoup, sous le soleil... probablement pour justifier la loi qui veut que les contraires s'attirent : le jour ne pense qu'à la nuit, le Soleil à la Lune, la lumière à l'ombre. La formule donne le plus souvent de semi-bons ménages, pas assez mauvais pour divorcer (l'homme Cancer y répugne d'ailleurs), et pas assez bons pour être vraiment réussis.

La superbe Lionne éclatante et sûre d'elle-même attire le timide crustacé, lui qui cherche toujours à s'abriter sous l'autorité maternelle d'une forte femme. Il espère qu'elle lui fera un écran contre les duretés de la vie, mais le calcul n'est pas très bon.

La femme Lion (je parle d'une vraie Lionne à part entière) s'extériorise entièrement dans de multiples activités professionnelles ou sociales, ou l'éducation de ses enfants ; c'est une femme pratique avant tout, et une femme d'affaires. Elle n'a que faire des rêvasseries brumeuses du Cancer.

Elle essaiera de le manœuvrer, comme elle le fait avec tous les autres hommes : hélas, elle s'illusionne beaucoup sur la douceur apparente de son crabe préféré ! Il a le génie de la résistance passive, de la fuite et du secret. A cent lieues d'imaginer cet univers de brumes infinies qu'il porte en lui, la Lionne fait tout en pleine lumière et avec autorité : elle expliquera au Cancer qu'il a tort, et qu'elle a raison. Il se culpabilisera et s'enfoncera un peu plus dans sa passivité, laquelle agace tant la Lionne. La superbe bête rugira et bousculera son pauvre crabe. Là, elle risquera de tomber sur un os — sur une pince, pardon ! — le Cancer peut réagir violemment, et c'est peut-être la seule femme du Zodiaque avec laquelle il soit capable d'être brutal. S'il s'agit d'une Lionne douce, il réagira par la fuite discrète, déguisée en voyages d'affaires !

Même une très gentille Lionne et un super-brave Cancer auront de grandes difficultés à s'harmoniser. Certains y arrivent... ou presque. Mais le Cancer aurait mieux fait de chercher une Verseau ou une Scorpionne !

Homme Cancer et femme Vierge

La Vierge calcule son coup. Elle agit méthodiquement, avec persévérance, en présentant d'elle-même une image de marque raisonnable et ordonnée qui rassure l'éternel masculin. C'est ainsi qu'elle « hameçonne » le Cancer, qui mord et l'épouse, persuadé d'avoir pincé la perle du foyer.

Puis, puis... on s'aperçoit que la Vierge est terriblement possessive, et jalouse. Elle a cru épouser, la pauvre, un bon père tranquille, mais le Cancer ne supporte pas qu'on essaye de le ranger, soigneusement ficelé, dans un casier avec une étiquette : « Père de famille extra-dry ». Il commencera à rêver d'évasion. La Vierge n'a pas mesuré les abîmes insondables du Cancer. Il a besoin d'aventures, rêvées ou vécues, et la Vierge trop sage, trop raisonnable, l'ennuie à périr. Il s'évadera discrètement chaque fois qu'elle aura le dos tourné. Elle finira par s'en douter, et ruminera sa jalousie. Pauvre Vierge, toujours attirée par le mystère des signes d'eau, et si désarmée en face d'eux : Cancer, Scorpion et Poissons lui échappent, en partie du moins, et elle ne comprend pas pourquoi !

Homme Cancer et femme Balance

Un pas en avant et deux en arrière : c'est la femme Balance, comme le mot l'indique bien. Sous la double influence contradictoire de Vénus et de Saturne, elle séduit le Cancer, qui apprécie les femmes très féminines. Puis, au moment où il croit l'affaire conclue, elle se dérobe. Le Cancer mord au jeu, se passionne pour ce jeu de cache-Balance, et fait même, contrairement à son habitude, un grand pas en avant pour la saisir.

Les natives du signe sont de douces indépendantes : elles font marcher le Cancer, se laissent même épouser, mais s'arrangent pour préserver leur indépendance avec beaucoup d'esprit et d'efficacité tranquille.

Peut-être même sont-elles les seules à pouvoir s'assurer la fidélité du Cancer. Beaucoup de points communs les rapprochent : l'amour d'une vie familiale paisible, l'amour des arts, des enfants... Ce sont deux êtres sensibles et fins qui s'accordent assez bien.

Homme Cancer et femme Scorpion

Mille et une nuits ne leur suffiront pas pour se raconter leur vie, leurs émotions et leurs rêves. A des kilomètres en dessous du niveau des océans, ils sont seuls au monde dans l'obscurité des grands fonds. Ils pénètrent dans les canyons sous-marins dont les parois tapissées de gorgones abritent d'insondables mystères ; de temps en temps, ils frôlent les tentacules d'une gigantesque pieuvre, dernière survivante des grands monstres du paléozoïque... Dans les forêts de coraux géants, la Scorpionne se fraye un chemin, tenant le Cancer par une pince, à deux pas derrière (il n'est pas aussi audacieux qu'elle). Ils débouchent sur d'immenses savanes sous-marines, les fameux herbiers de posidonies qui s'étendent à perte de vue sous l'Océan Indien...

Dans le silence des abîmes océaniques, le moindre battement de cœur s'entend. Et aucun sentiment de l'un n'échappe à la perception de l'autre ; même séparés par des continents, ils sentent la même chose, à la même minute, et le disent avec les mêmes mots. Ils se possèdent réciproquement au point que leurs âmes se touchent. Jalousement possessifs tous les deux, ils s'enferment dans un univers de passion et de tendresse. Mais, peu à peu, la Scorpionne trouvera que ce huis-clos sent le renfermé. Elle a besoin d'air, de mouvement, d'espaces illimités.

Le Grand Livre du Cancer

Le Cancer, douillettement installé, niché dans cette étroite intimité étouffante, est très content. Il n'a aucune envie d'ouvrir les fenêtres.

Et puis la Scorpionne, un beau jour, en aura assez de le tirer, de le secouer, d'être toujours celle qui paye de sa personne, qui prend tous les risques et toutes les initiatives. Le Cancer, lui, se contente de recevoir. C'est un ventre glouton, passif, massif, aussi lourd à remuer qu'un éléphant. Il ne lève pas le petit doigt pour bouger. Réactionnaire attaché au passé, il ne comprend pas l'intuition prophétique de la Scorpionne. Finalement, excédée, elle l'abandonnera à son coin de rocher, auquel il est obstinément fixé, et partira vers le grand large. Il la regrettera toute sa vie... et recommencera les mêmes bêtises avec la suivante.

Homme Cancer et femme Sagittaire

Très peu conseillé. D'habitude, ils ne s'apprécient guère et ne se recherchent pas. Il est assez rare de les trouver en couple.

Comme je l'ai déjà dit plus haut, les Jupitériens font mauvais ménage entre eux et, de plus, la formule Eau + Feu est toujours difficile (voir les malheurs du couple homme Cancer — femme Lion !).

Belle Sagittaire, grande chasseresse devant l'Eternel, allez lancer vos flèches ailleurs !

Homme Cancer et femme Capricorne

Ceux-là, chers amis lecteurs, mériteraient qu'on leur consacre cinq cents pages à eux tous seuls...

La femme Capricorne est fascinée par les signes d'eau qui extériorisent leur tendresse, ce qu'elle fait elle-même très difficilement ou pas du tout. Cancer et Capricorne sont sur le même axe zodiacal : ils ont ensemble le goût du passé, le goût du pouvoir, l'ambition, un grand sérieux.

C'est l'énergie de la femme Capricorne qui séduit le Cancer. Elle traite ses soupirants avec beaucoup de hauteur, une distance qui les impressionne et la valorise. La distance est propice aux rêves : voilà notre crustacé de vase amoureux d'une étoile. Cependant, dans la vie quotidienne, il sera blessé par les humeurs capricantes de cette très haute et puissante dame de ses pensées. Agressive, assez froide, elle n'a pas toujours le génie d'être douce et maternelle, comme le rêvait le crabe (qui pensait la désarmer). La Capricorne, femme consciencieuse, pas tendre mais cependant passionnée, est capable d'investir toutes ses forces, son temps, son énergie, dans la survie de ce couple : parfois, elle gagne brillamment la partie, et voilà un ménage excellent... même si le Cancer est quelque peu tenté par de mini-fuites en douce !

Homme Cancer et femme Verseau

Oui, sans hésiter !

Le Cancer accorde plus de prix à l'amitié qu'à l'amour : et bien, voilà une amie pour lui ! Le Verseau est le signe même de l'amitié !

Ils aiment tous les deux la vie en société, l'évasion, l'art, la lecture, parfois le luxe, la lecture, les rêves... La Verseau saturnienne est bourgeoise, et la Verseau uranienne bohème : l'une comme l'autre plaisent au Cancer parce qu'elles gardent un côté léger, aérien : la Verseau bourgeoise n'est jamais pesante, c'est une femme qui sait s'adapter. Quant à la Verseau artiste, elle répond au besoin de fantaisie du Cancer.

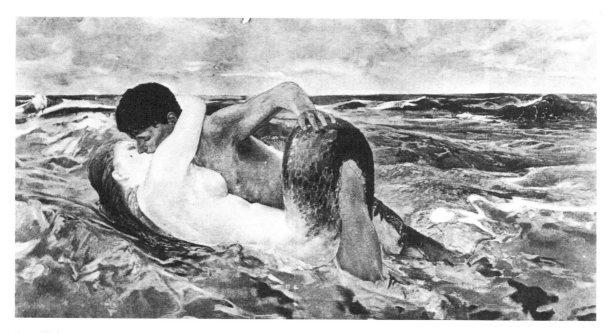

La Sirène *par Max Klinger, 1895. Elle montre quel type d'attirance magnétique exerce la femme Poissons sur l'homme Cancer (Bibl. des Arts Décoratifs, Paris).*

Elle n'est pas trop possessive, elle ne fait pas constamment des scènes de jalousie, elle est plus amie qu'amoureuse : tout ce qu'elle demande, c'est qu'on lui laisse une relative indépendance. Le Cancer, fin psychologue dans ce cas, le comprend assez vite, pourvu qu'il trouve ses pantoufles chaudes en rentrant. La dame Verseau, fine mouche, a compris elle aussi ; elle dit : « Oui, oui, mon chéri », et n'en fait qu'à sa fantaisie. Elle a senti qu'en s'abritant derrière la douceur et une apparente soumission, on peut très bien contourner le Cancer. Il n'est pas vraiment dupe, mais du moment qu'il a la paix et qu'on est gentil avec lui...

Homme Cancer et femme Poissons

Il aime les garces. Je trouve cela un peu triste, mais c'est ainsi... Avec Madame Poissons il ne souffrira pas assez, et finira frustré. Elle le pêche tout d'abord dans ses filets, cette sirène, parce qu'elle sait écouter, pleurer avec lui sur ses malheurs (à lui) pendant des heures au clair de lune ; elle le devine à demi-mot. Ils sont tous les deux doués de grands pouvoirs médiumniques.

Mais elle le couve trop. Comme la Vierge, elle le dorlote, le poupimne, le cajole ; au début, il est ravi. Ensuite, il devient évident qu'elle ne l'aide guère à sortir de lui-même, à mûrir. Très possessive, elle a tendance à l'étouffer sous sa tendresse abusive. Elle l'étrangle avec ses filets trop serrés... Et le crabe se débat pour en sortir.

Attention, petite sirène... La Vierge avait un balai de bonne ménagère, d'autres ont des balais de sorcière, et c'est justement ce qui tente le crabe : il vous échappera pour aller se jeter tout cru dans le chaudron d'une Mélusine !

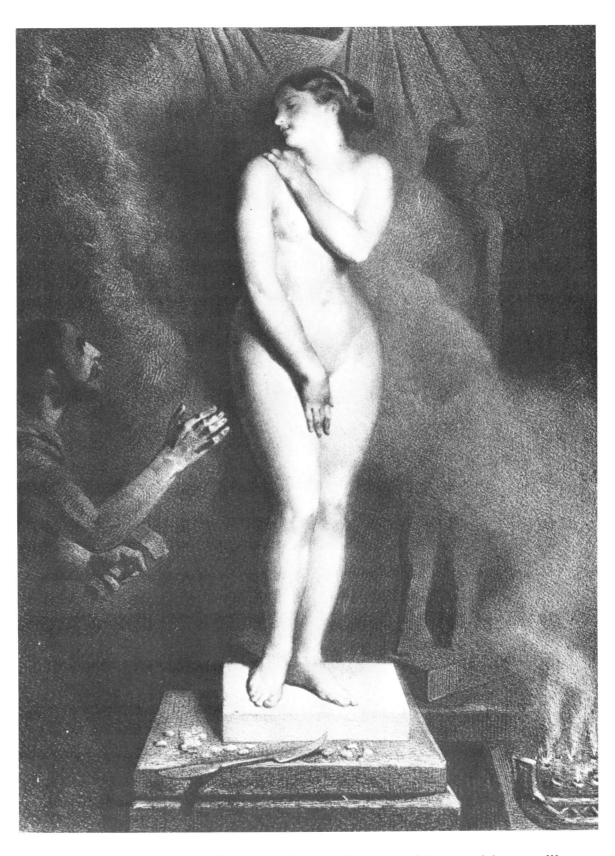

Pygmalion et Galathée. On dit que la femme Cancer se laisse modeler par l'homme qu'elle aime, comme Galathée (Gravure, XIXᵉ s., Bibl. des Arts Décoratifs, Paris).

A qui marier la Femme Cancer ?

Femme Cancer et homme Bélier

Quatre sabots et dix paires de pattes, c'est tout de même trop pour un véhicule, même amphibie. L'ennui est que certaines pattes ont toujours tendance à vouloir marcher en biais...

On connaît quelques couples qui ont tenu le coup, mais si peu... Peut-être un Bélier ascendant Taureau et une Cancer ascendant Balance ? Cette dernière est plus particulièrement vulnérable aux charmes du brillant Bélier.

Les inconvénients sont ici ceux, classiques, de la combinaison Eau + Feu : l'homme des signes de feu ne comprend pas les zones d'ombre de la femme des signes d'eau. La combinaison inverse (femme Bélier — homme Cancer) marche mieux que celle-ci.

L'homme Bélier est charmant, mais autoritaire et impulsif. Il exige trop de soumission de la femme Cancer. Celle-ci se rebiffe : c'est une personne très autonome, qui aime assez commander, et ne se laisse pas marcher sur les pinces. Si c'est elle qui tient le gouvernail, elle essaiera d'enfermer le Bélier dans un univers bien clos et bien douillet, pour mieux se le garder. Et le Bélier n'aura qu'un rêve : s'échapper tous azimuts. Si, au contraire, croyant bien faire, elle se soumet totalement au Bélier pour lui faire plaisir, cela n'ira pas non plus : il ne la sécurise guère, parce qu'il ne comprend pas sa nature sentimentale. Parfois même, il devient sadique, et elle s'enfonce alors dans un masochisme dépressif.

Il faut vraiment que les ascendants de l'une et de l'autre soient semblables ou complémentaires, et les planètes réciproquement bien aspectées, pour que la combinaison ait quelque chance de durer.

Femme Cancer et homme Taureau

En principe, c'est bon : Lune + Lune + Vénus + Jupiter, c'est positif. Ils feront un couple heureux et pacifique.

L'homme Taureau, toujours intéressé par les questions de travail, encouragera sa femme Cancer à poursuivre une carrière professionnelle, où elle pourra employer à fond son énergie et son goût de l'autorité. Elle rentrera toute douce à la maison, avec un salaire intéressant qui contribuera à leur faire une vie agréable.

115

Le Grand Livre du Cancer

Les écueils de cette combinaison ? L'insatiable fringale sexuelle du Taureau à laquelle, surtout dans la jeunesse, dame Cancer ne répond qu'à moitié, car elle est souvent plus sentimentale que sensuelle.

L'entêtement de chacun : le Taureau obstiné, voire buté, ne renonce jamais. La Cancer, forte en pinces, non plus. Que se passe-t-il lorsqu'un boulet irrésistible heurte un mur infranchissable ? Je leur souhaite de ne pas en arriver là. Que notre Cancer, plus souple, contourne en finesse son bovidé massif...

On peut aussi se poser des questions sur les motivations matrimoniales du Taureau : il aime l'argent. A-t-il épousé cette Cancer pour ses charmes aquatiques ? Ou pour sa fortune familiale ? Et dans ce cas, avait-il quelque attachement inoubliable qu'il a poursuivi après son mariage ? Le talon d'Achille des Taureaux, c'est l'argent, et c'est aussi leur incapacité d'oublier.

Femme Cancer et homme Gémeaux

On peut se marier pour mille raisons qui n'ont rien à voir avec l'entente profonde et la compatibilité d'humeur. C'est ce qui arrive ici. Une Cancer ascendant Sagittaire peut être attirée par un homme Gémeaux, mais ce n'est pas à conseiller en général.

Certes, le Gémeaux séduit tout le monde par son humour, son habileté, son optimisme et ses brillantes relations. Mais les pinces d'une dame Cancer ne sont pas assez longues pour coincer cet éternel courant d'air qui ne cesse de jouer à cache-cache avec lui-même (et avec tout le monde).

De son côté, il ne peut comprendre à quel point sa Cancer a besoin de stabilité et de tendresse... à moins d'être Gémeaux — Poissons (mais dans ce cas, encore plus insaisissable), ou Gémeaux — Cancer (et là encore, peu d'espoir de bonne entente : voir la double combinaison Cancer + Cancer page 110).

Femme Cancer et homme Cancer

Le Cancer au carré ? pas bon du tout. (Voir page 110).

Femme Cancer et homme Lion

J'ai déjà parlé de la formule inverse (page 110) en termes peu encourageants.

Ici, c'est l'échec quasiment garanti. A moins que le Lion ne soit par exemple ascendant Vierge, et elle ascendant Gémeaux. Ou encore un Lion—Poissons avec une Cancer-Bélier. Mais toutes ces formules boitent des cornes ou des nageoires...

Le vrai Lion, Lion des savanes, roi de la forêt, n'a que faire du petit crabe accroché aux poils de sa crinière. Il est extraverti et joue sa vie en pleine lumière, comme un grand acteur qu'il est, le Lion superstar ! Elle, au contraire, aime l'ombre humide, la discrétion, la tendresse infinie. Il ramène tout à son ego assez voyant, et cela, une Jupitérienne ne saurait le tolérer.

Il méprise souverainement les intuitions, les rêves, les pressentiments de sa compagne ; il ignore les abîmes sous-marins qu'elle habite. La femme Cancer et l'homme Lion, c'est la petite sirène d'Andersen amoureuse du Prince charmant : ils ne vivent pas dans le même univers, et si elle veut le suivre, c'est au prix d'une douloureuse mutilation d'elle-même. Est-ce que cela en vaut la peine ?

116

Femme Cancer et homme Vierge

Le bon jeune homme Vierge est une proie facile pour la femme Cancer. Maternelle et tendre, elle le défend avec une énergie qu'il admire : elle le protège et le réchauffe. Ils ont bien des goûts communs : fins, sensibles, pacifiques, ils aiment les enfants, la famille. Ils sont extrêmement consciencieux dans tout ce qu'ils font : ce sont des gens sur qui on peut compter, car ils respectent leurs engagements. Ce sont aussi des gens lents, qui ont le temps avec eux...

...Mais ici, le temps jouera contre leur couple. Un jour — assez tard, peut-être —, le bon petit garçon deviendra un homme, un vrai ! Et ce jour-là, il en aura assez de se faire materner par la bonne Cancer. Il fera sur elle la crise d'opposition qu'un adolescent fait normalement sur ses parents. Et ce sera dur pour la pauvre écrevisse.

Elle-même, d'ailleurs, peut se lasser avant lui de jouer à la maman et au bébé avec son jeune mari. Passe un pirate à l'horizon, et voilà ma Cancer embarquée pour toujours.

Femme Cancer et homme Balance

Sous la double maîtrise de Vénus et de Saturne, on rencontre deux types d'hommes Balance : le très vénusien, très charmant et très sensuel, grand amoureux, qui ne résiste pas à l'appel du moindre jupon. Et le très saturnien, homme plutôt austère et réservé, très peu porté sur les plaisirs de Vénus.

L'un comme l'autre sont de doux misogynes, émettant volontiers, dans les salons, des propos peu amènes sur les femmes en général, ce qui ne les empêche pas d'être assez bons princes dans la vie privée avec leur épouse. La femme Cancer se moque éperdument de leur misogynie. Du moment qu'on est tendre et gentil...

Le succès de ce couple dépend beaucoup de son entente physique. L'homme Balance à fidélités multiples provoquera sans nul doute la jalousie féroce de son écrevisse. Mais l'homme Balance saturnien ne lui offrira guère les « joies de l'oreiller partagé », comme disent les Chinois. Au début, cela ne lui manquera peut-être pas beaucoup, tout occupée qu'elle sera par les enfants et la maison. Mais à la longue, le problème risque d'être plus aigu.

Femme Cancer et homme Scorpion

A la première bulle, ils se jetteront dans les pinces l'un de l'autre : comme ils ont tous les deux le fameux sonar des signes d'eau, ils se parlent en crustacé, c'est merveilleux !

La femme Cancer, romantique et passionnée, est fascinée par le Scorpion. Elle se donne à lui totalement, et même se soumet à lui, ce qui est rare chez elle.

Si c'est un Scorpion bon prince, un Scorpion-Vierge par exemple, cela peut aller. Sinon, la pauvre écrevisse est bien mal protégée par sa carapace : le Scorpion la pique au défaut de la cuirasse, il sait toujours où ! Et le venin, se répandant dans la chair tendre, la paralyse complètement. Passive, sans défense, elle ne peut qu'exciter le sadisme du Scorpion. Complètement transformée en « Crabmeat surgelé », elle se laisse consommer par ce requin des mers sans avoir les moyens de se faire respecter.

Pour échapper à ce forban, il lui faudrait beaucoup d'énergie martienne dans son thème, beaucoup de feu, beaucoup d'air aussi, sur lequel le Scorpion a peu de prise. Sinon, sa carapace rose portera toute la vie d'ineffaçables cicatrices.

Le Grand Livre du Cancer

Femme Cancer et homme Sagittaire

Absolument déconseillé.

Ce serait condamner notre pauvre écrevisse à une jalousie chronique : tout le monde sait que le cavalier Sagittaire est fidèle en gros... mais pour le détail, mieux vaut ne pas y regarder de près.

Il vit dans l'instant immédiat, et la femme Cancer dans le temps étalé sur des siècles. Il oublie l'instant d'après, tandis qu'elle n'oublie jamais rien. Elle est consciencieuse, obsédée de perfection, anxieuse de bien faire : lui, navigue avec le plus grand bonheur dans l'à-peu-près rapide. Il a les qualités de ses défauts : il n'est pas mesquin. Mais les histoires, les scènes, les pleurnicheries, les brumes du Cancer l'ennuient.

Et puis, c'est un Jupitérien : donc à ne jamais marier avec une Jupitérienne. Résultat garanti négatif !

Femme Cancer et homme Capricorne

Ils s'attirent toujours, ces deux-là, car ils se ressemblent et se font vis-à-vis sur le même axe : solstice d'été — solstice d'hiver.

La femme Cancer sera-t-elle capable d'arracher le Capricorne à son orgueil de béton ? Pourra-t-elle le délivrer de sa carapace de glace ? Lui apprendre à devenir humain, à sortir de sa prison intérieure pour se pencher avec tendresse sur les problèmes d'autrui ?

Très difficilement, car elle a presque les mêmes problèmes. Elle aussi est enfermée dans un monde intérieur, et elle aurait besoin d'un homme qui l'aide à s'extérioriser. Le Capricorne n'en fera rien ; au contraire, il la blessera par sa maladresse (il est nul en diplomatie amoureuse) et elle ne fera que se replier davantage sur ses rêves.

Ils se ressemblent par leur susceptibilité, leur orgueil et le goût du pouvoir. Malgré son exquise féminité, la femme Cancer n'est qu'apparemment souple, elle a de grandes difficultés à se donner totalement. Quant au Capricorne, c'est un bloc d'acier massif. Je n'arrive toujours pas à comprendre comment ils s'attirent si souvent : le malentendu est évident. Ce qui ne va pas, c'est qu'ils ont chacun un « ego » envahissant, assorti d'un goût du pouvoir très net, et que personne ne voudra céder. Ils ont tendance à s'enfermer chacun dans sa carapace et sa dignité offensée en refusant tout dialogue. Dans un tel contexte, la seule chance de succès est d'avoir le courage de s'expliquer avec humilité et franchise. Si seulement l'un des deux a ce courage, la partie est gagnée.

Femme Cancer et homme Verseau

Bon vent, bonne brise : l'air frais du Verseau est bénéfique aux petits crabes ! Ces deux-là ont de fortes chances d'être heureux, à condition que le Verseau ne soit ni violent ni trop aventurier. Quant à elle, ses chances sont meilleures encore si elle est Cancer ascendant Lion.

Notre grand vent de février apporte une certaine fantaisie à la trop consciencieuse et traditionnelle Cancer. Il saura s'assurer le dévouement absolu de sa femme, qui ne demande que ça. Dévouement qui, tout de même, peut se changer en un doux esclavage. Mais le Verseau est un irréductible indépendant, que personne n'a jamais réussi à verser dans une boîte fermée : il s'en échappe toujours, conformément au symbolisme du signe !

A qui marier la Femme Cancer ?

Il ne s'échappe d'ailleurs qu'à moitié, puisque c'est un signe fixe. Et il est assez content de se trouver un port d'attache dans la stabilité de sa bonne Cancer, tendre et sérieuse. Elle-même préfère les hommes jeunes : or le Verseau garde toute la vie une allure d'adolescent, qui manifeste la jeunesse éternelle de ses rêves. Le Verseau, tourné vers l'avenir, n'est jamais « vieux », et s'accorde bien avec la Cancer tournée plus facilement vers le passé : cette complémentarité du temps les séduit réciproquement. Le Verseau sera l'éternel grand enfant chéri de la maternelle Cancer, il ne sera jamais un vieux monsieur. (Mozart et Jules Verne, gloires des Verseau, ont-ils pris une seule ride ?).

Femme Cancer et homme Poissons

Don Juan ne fera qu'une bouchée de la pauvrette.

Ils parlent, bien sûr, le même langage. Se sentant enfin comprise par un homme, jusque dans les plus profonds replis de sa carapace, elle jette sa réserve par-dessus bord et se livre à lui toutes pinces et pattes liées. C'est le seul homme (avec le Scorpion) pour lequel elle est prête à tout donner.

Las ! Le Poissons est un grand prédateur, contre lequel la pauvre étrille est sans recours et sans protection. Il nage trop vite et trop loin pour elle, il la trompe tant qu'il peut, se moque de son dévouement de plus en plus maso, et la plante là pour un voyage au long cours. Pleurniche-t-elle ? Lui fait-elle des scènes ? Il la méprise encore plus et n'a cure de ses larmes salées.

Chères sœurs du Cancer, fuyez, fuyez l'abominable Poissons.

Note : Les lignes ci-dessus ne décrivent que la rencontre d'un type pur avec un autre type pur. Or, nous sommes pour la plupart, des types mélangés, et dans la relation amoureuse, il faut tenir compte de la position de l'ascendant, de celle de Vénus, de Mars et de la Lune, qui comptent autant que la position du Soleil (laquelle décide du signe « officiel »).

Si donc vous, Cancer, rencontrez un Monsieur Poissons, regardez de près votre thème, comparez-le à celui de l'élu de votre cœur et voyez si les autres planètes offrent des possibilités positives. Si vous avez des projets matrimoniaux, le chapitre pécédent ne suffit pas, car il ne donne que des indications très générales. Il vous faut demander une consultation à un astrologue pour approfondir la comparaison des deux thèmes intéressés. (Voir Marguerite de Bizemont, *Les Bons Astromariages,* Mercure de France, éd. Paris, 1977).

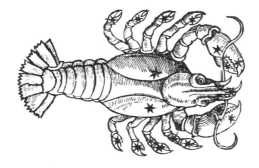

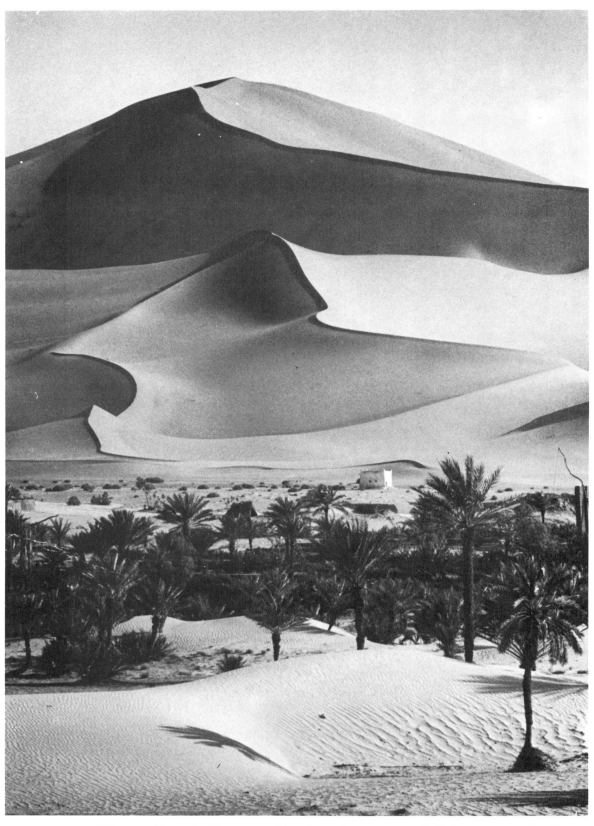

Algérie, grand Erg occidental. C'est peut-être dans des paysages infinis comme celui-là que l'on prend le plus conscience du rôle essentiel que jouent le soleil, la lune, l'eau, la terre, le feu et l'air sur notre vie et notre psychisme.

Comment trouver votre Ascendant

Pour trouver tout de suite votre ascendant
vous avez besoin de connaître votre heure de naissance

Pour connaître votre heure de naissance, vous interrogez vos parents, ou bien, dans de nombreux pays, vous pouvez également l'obtenir auprès de votre mairie, en demandant un extrait d'acte de naissance.

Toutefois, l'heure que vos parents ou la mairie vous indiquent est une heure officielle qui ne coïncide pas forcément avec l'heure solaire.

Souvenez-vous qu'à la campagne, certaines personnes ne désirent pas vivre à l'heure officielle et préfèrent suivre l'heure du soleil.

De même, un enfant né à 14 heures officiellement serait, en fait, né à midi solaire.

Pour que vous puissiez facilement transformer votre heure officielle de naissance en heure solaire, nous avons établi un tableau par pays.

Vous recherchez, dans les pages suivantes, le tableau concernant votre pays de naissance et vous lisez ce que vous avez à faire.

Si le tableau vous demande « Retranchez 1 heure », cela veut dire que vous devez retrancher une heure de votre heure de naissance officielle pour trouver l'heure solaire.

Si le tableau vous demande « Ajoutez 0 h 30 », c'est l'inverse.

Si enfin le tableau indique « Aucun changement » c'est que l'heure officielle est la même que l'heure solaire.

Pourquoi est-il nécessaire que vous retrouviez l'heure solaire de votre naissance ?

Tout simplement parce que, si vous utilisiez directement votre heure officielle de naissance, vous trouveriez un ascendant inexact chaque fois que cette heure aurait une avance ou un retard notable sur l'heure du soleil.

Si vous avez bien noté votre heure solaire de naissance, vous pouvez passer maintenant à la page 130 où vous lirez comment trouver votre ascendant sans aucun calcul.

121

TRANSFORMATION DE VOTRE HEURE OFFICIELLE DE NAISSANCE EN HEURE SOLAIRE DE NAISSANCE

AFRIQUE

AFFARS ET ISSAS (DJIBOUTI)
- depuis 1900 aucun changement

AFRIQUE DU SUD (Ouest)
- Province occidentale du Cap et Sud-Ouest Africain :
- de 1900 à 1902 retranchez 0 h. 15
- depuis 1903 retranchez 1 h. 15

AFRIQUE DU SUD (Est) — Orange, Natal, Transvaal, Province du Cap Oriental —
- Noter que pour la période 1900-1902 la Natal ne subit aucun changement.

ALGÉRIE
- de 1900 à 1910 aucun changement
- de 1910 à 1915 ajoutez O h. 10
- de 1915 à 1920 retranchez O h 50
- le 21 juin 1921 retranchez O h. 50
- du 22 juin au 23 juillet 1921 ajoutez 0 h.10
- de 1922 à 1939 ajoutez 0 h. 10
- de 1940 à 1943 retranchez 0 h.50
- en 1944 et 1945 retranchez 1 h. 50
- en 1946 retranchez 0 h. 50
- de 1947 à 1955 ajoutez 0 h. 10
- de 1956 à 1962 retranchez 0 h. 50
- de 1963 à 1970 ajoutez 0 h. 10
- en 1971 retranchez 0 h. 50
- de 1972 à 1976 ajoutez 0 h. 10
- en 1977 retranchez 0 h. 50
- en 1978 retranchez 1 h. 50
- depuis 1979 retranchez 0 h. 50

ANGOLA occidental
- depuis 1900 aucun changement

ANGOLA oriental
- depuis 1900 ajoutez 0 h. 20

BÉNIN (DAHOMEY)
- de 1900 à 1933 aucun changement
- depuis 1934 retranchez 0 h. 50

BOTSWANA depuis 1900 retranchez 0 h. 20

BURUNDI depuis 1900 aucun changement

CAMEROUN
- de 1900 à 1911 aucun changement
- depuis 1912 retranchez 0 h. 10

RÉP. CENTRAFRICAINE
- de 1900 à 1911 aucun changement
- depuis 1912 ajoutez 0 h. 20

COMORES (îles) depuis 1900 aucun chang^t

CONGO depuis 1900 aucun changement

CÔTE D'IVOIRE
- de 1900 à 1911 aucun changement
- depuis 1912 retranchez 0 h. 20

ÉGYPTE
- de 1900 à 1939 aucun changement
- de 1940 à 1945 retranchez 1 h.
- de 1946 à 1959 aucun changement
- depuis 1960 retranchez 1 h.

ÉTHIOPIE (sauf Erythrée)
- de 1900 à 1935 aucun changement
- depuis 1936 retranchez 0 h. 25

ERYTHRÉE
- de 1900 à 1930 aucun changement
- depuis 1931 retranchez 0 h. 20

GABON
- de 1900 à 1911 aucun changement
- depuis 1912 retranchez 0 h. 15

GAMBIE
- de 1900 à 1963 aucun changement
- depuis 1964 retranchez 1 h.

GHANA depuis 1900 aucun changement

GUINÉE
- de 1900 à 1911 aucun changement
- de 1912 à 1933 retranchez 0 h. 45
- de 1934 à 1959 ajoutez 0 h. 15
- depuis 1960 retranchez 0 h. 45

GUINÉE BISSAU depuis 1900 aucun chang^t

GUINÉE ÉQUATORIALE
- de 1900 à 1911 aucun changement
- de 1912 à 1963 ajoutez 0 h. 40
- depuis 1964 retranchez 0 h. 20

KENYA
- de 1900 au 30 juin 1928 aucun chang^t.
- du 1er au 23 juillet 1928 retranchez 0 h. 30
- en 1929 retranchez 0 h. 30
- de 1930 à 1939 aucun changement
- de 1940 à 1960 retranchez 0 h. 15
- depuis 1960 retranchez 0 h. 30

HAUTE-VOLTA depuis 1900 aucun chang^t

LESOTHO depuis 1900 aucun changement

LIBERIA depuis 1900 aucun changement

LIBYE (Tripolitaine, Syrie)
- de 1900 à 1919 aucun changement
- de 1920 à 1963 ajoutez 0 h. 30
- depuis 1964 retranchez 0 h. 30

LIBYE CYRENAÏQUE
de 1900 à 1919 aucun changement
de 1920 à 1963 ajoutez 0 h. 30
depuis 1964 retranchez 0 h. 30

MADAGASCAR depuis 1900 aucun chang^t

MALAWI depuis 1900 ajoutez 0 h. 15

MALI Occidental (Bamako)
- de 1900 à 1911 aucun changement
- de 1912 à 1933 retranchez 0 h. 30
- de 1933 à 1959 ajoutez 0 h. 30
- depuis 1960 retranchez 0 h. 20

MALI Oriental (Tombouctou, Gao)
- de 1900 à 1911 aucun changement
- de 1912 à 1933 retranchez 0 h. 10
- de 1933 à 1959 ajoutez 0 h. 50
- depuis 1960 retranchez O h. 10

MAROC
- de 1900 à 1913 aucun changement
- de 1914 à 1939 retranchez O h. 30
- de 1940 à 1945 retranchez 1 h. 30
- de 1946 à 1949 retranchez 0 h. 30
- en 1950 retranchez 1 h. 30
- de 1951 à 1966 retranchez 0 h. 30
- en 1967 retranchez 1 h. 30
- de 1968 à 1975 retranchez 0 h. 30
- en 1976 retranchez 1 h. 30
- en 1977 retranchez 1 h. 30
- en 1978 retranchez 1 h. 30

MAURICE (île) depuis 1900 aucun chang^t

MAURITANIE
- de 1900 à 1911 aucun changement
- de 1912 à 1933 retranchez 0 h. 55
- de 1934 à 1959 aucun changement
- depuis 1960 retranchez 0 h. 55

MOZAMBIQUE
- de 1900 à 1902 retranchez 0 h. 15
- depuis 1903 ajoutez 0 h. 25

NIGER Occidental (Niamey)
- de 1900 à 1911 aucun changement
- de 1912 à 1933 ajoutez 1 h. 10
- de 1934 à 1959 aucun changement
- depuis 1960 retranchez 0 h. 50

NIGER Central (Tahoua, Nkoni, Ingall, Maradi)
- de 1900 à 1911 aucun changement
- de 1912 à 1959 ajoutez 0 h. 25
- depuis 1960 retranchez 0 h. 35

NIGER Oriental (Agadez, Bilma, Zinder, Nguigmi)
- de 1900 à 1911 aucun changement
- depuis 1912 retranchez 0 h. 20

NIGERIA
- de 1900 à 1919 aucun changement
- depuis 1920 retranchez 0 h. 30 (sauf la région du lac Tchad sans changement)

OUGANDA
- de 1900 à 1919 aucun changement
- de 1920 au 30 juin 1928 retranchez 0 h. 20
- du 1er au 23 juillet 1929 retranchez 0 h. 50
- de 1930 à 1947 retranchez 0 h. 20
- de 1948 à 1963 retranchez 0 h. 35
- depuis 1964 retranchez 0 h. 50

RÉUNION (île)
- de 1900 à 1910 aucun changement
- depuis 1911 retranchez 0 h. 20

RHODÉSIE depuis 1900 aucun changement

RWANDA depuis 1900 aucun changement

SÉNÉGAL
- de 1900 à 1940 aucun changement
- depuis 1941 retranchez 1 h.

SIERRA LÉONE
- de 1900 à 1912 aucun changement
- de 1913 à 1963 ajoutez 0 h. 15
- depuis 1964 retranchez 0 h. 45

SOMALIE (ex-française et italienne)
- depuis 1900 aucun changement

SOMALIE (ex-anglaise)
- de 1900 à 1965 ajoutez 0 h. 30
- depuis 1966 aucun changement

SOUDAN depuis 1900 aucun changement

SWAZILAND depuis 1900 aucun changement

TANZANIE (TANGANYIKA)
- de 1900 à 1930 aucun changement
- de 1930 à 1947 retranchez 0 h. 30
- de 1948 à 1960 retranchez 0 h. 15
- depuis 1961 retranchez 0 h. 30

TANZANIE (ZANZIBAR)
- de 1900 à 1930 aucun changement
- de 1931 à 1939 ajoutez 0 h. 10
- depuis 1940 retranchez 0 h. 20

TCHAD
- de 1900 à 1911 aucun changement
- depuis 1912 ajoutez 0 h. 10

TOGO depuis 1900 aucun changement

ZAIRE (province de Kinshasa - Léopoldville - et Mbandaka - Coquillatville -)
- de 1900 à 1919 aucun changement
- de 1920 à 1934 retranchez 1 h.
- depuis 1935 aucun changement

ZAIRE (provinces orientales Kasaï et Katanga)
- de 1900 à 1919 ajoutez 0 h. 45
- de 1920 à 1935 idem pour le Kasaï
- depuis 1920, retranchez 0 h. 15

ZAMBIE depuis 1900 aucun changement

TUNISIE
- de 1900 à 1910 ajoutez 0 h. 30
- de 1911 à 1938 retranchez 0 h. 20
- de 1939 à 1945 retranchez 1 h. 20
- de 1946 à 1976 retranchez 0 h. 20
- en 1977 retranchez 1 h. 20

AMÉRIQUE CENTRALE

BAHAMAS (îles) aucun changement

COSTA—RICA
- de 1900 à 1920 aucun changement
- depuis 1921 ajoutez 0 h. 25

CUBA
- de 1900 à 1924 ajoutez 0 h. 15
- du 21 juin au 18 juillet 1925 ajoutez 0 h. 15
- depuis le 19 juillet 1925 retranchez 0 h. 15

REP. DOMINICAINE
- de 1900 à 1932 aucun changement
- depuis 1933 ajoutez 0 h. 20

GUADELOUPE depuis 1900 aucun changement

GUATÉMALA depuis 1900 aucun changement

HAITI depuis 1900 aucun changement

HONDURAS depuis 1900 aucun changement

HONDURAS Brit. depuis 1900 aucun ch^t.

JAMAIQUE depuis 1900 aucun changement

MARTINIQUE depuis 1900 aucun changement

MEXIQUE (Yucatan, Campêche, Cinapas, Oaxaca, Tarasco, Tamaulipas, Vera-Cruz)
- de 1900 à 1912 aucun changement
- de 1912 à 1921 ajoutez 0 h. 15
- de 1922 à 1931 joutez 0 h. 50
- depuis 1932 retranchez 0 h. 10

MEXIQUE (province de Californie nord et sud)
- de 1900 à 1911 aucun changement
- de 1912 à 1921 retranchez 1 h. 05
- de 1922 à 1931 retranchez 0 h. 30
- depuis 1932 ajoutez 0 h. 20 en Californie nord et retranchez 0 h. 30 en Californie sud

MEXIQUE Central (toutes les autres provinces)
- de 1900 à 1911 aucun changement
- de 1912 à 1921 retranchez 0 h. 25
- de 1922 à 1931 ajoutez 0 h. 10
- depuis 1932 retranchez 0 h. 50

NICARAGUA
- de 1900 à 1933 aucun changement
- depuis 1934 ajoutez 0 h. 20

PANAMA
- de 1900 à 1907 aucun changement
- depuis 1908 retranchez 0 h. 20

PETITES ANTILLES (îles)
- depuis 1900 aucun changement

PORTO—RICO
- depuis 1900 retrancher 0 h. 25

SAN SALVADOR depuis 1900 aucun chang^t

AMÉRIQUE DU NORD

ALASKA* (Région de Wrangel)
- en 1900 aucun changement
- depuis 1901 retranchez 1 h.

TRANSFORMATION DE VOTRE HEURE OFFICIELLE DE NAISSANCE EN HEURE SOLAIRE DE NAISSANCE

ALASKA* (Région de Juneau)
- en 1900 aucun changement
- depuis 1901 retranchez 0 h. 15

ALASKA* central
- depuis 1900 aucun changement

ALASKA* (bordure occidentale)
- depuis 1900 aucun changement

CANADA*
- Alberta retranchez 0 h. 40
- Colombie* aucun changement
- Manitoba* retranchez 0 h. 30
- Nord Brunswick retranchez 0 h. 30
- N. Labrador* retranchez 0 h. 40
- N. Écosse aucun changement
- Ontario Est retranchez 0 h. 20
- Ontarion Ouest retranchez 1 h.
- Québec* Ouest de Port Cartier ajoutez 0 h. 15
- Québec* Est de Port Cartier : retranchez 0 h. 20
- Saskatchewan* aucun changement

ETATS-UNIS

- Alabama ajoutez 0 h. 15
- Arizona retranchez 0 h. 25
- Arkansas retranchez 0 h. 10
- Californie aucun changement
- Caroline Nord retranchez 0 h. 20
- Caroline Sud retranchez 0 h. 25
- Colorado aucun changement
- Connecticut ajouter 0 h. 10
- Dakota Nord retranchez 0 h. 40
- Dakota Est aucun changement
- Dakota Ouest ajoutez 0 h. 10
- Dakota Sud retranchez 0 h. 35
- Delaware aucun changement
- Floride retranchez 0 h. 30
- sauf Panama et Pensacola ajoutez 0 h. 20
- Georgie retranchez 0 h. 35
- Idaho Ouest ajoutez 0 h. 15
- Idaho Est retranchez 0 h. 30
- Illinois aucun changement
- Indiana ajoutez 0 h. 15
- Iowa retranchez 0 h. 15
- Kansas retranchez 0 h. 30
- sauf Dodge City et Ouest ajoutez 0 h. 20
- Kentucky Centre et Est : retranchez 0 h. 40
- Kentucky Ouest ajoutez 0 h. 10
- Louisiane aucun changement
- Maine ajoutez 0 h. 20
- Maryland retranchez 0 h. 10
- Massachusetts ajoutez 0 h. 15
- Michigan retranchez 0 h. 45
- Minnesota retranchez 0 h. 15
- Mississipi aucun changement
- Missouri retranchez 0 h. 10
- Montana retranchez 0 h. 20
- Nebraska Est retranchez 0 h. 30
- Nebraska Ouest ajoutez 0 h. 10
- Nevada ajoutez 0 h. 15
- N. Hampshire ajoutez 0 h. 15
- N. Jersey aucun changement
- New York aucun changement
- N. Mexique aucun changement
- Ohio retranchez 0 h. 30
- Oklahoma retranchez 0 h. 30
- Oregon aucun changement
- Pennsylvanie retranchez 0 h. 15
- Rhode Island aucun changement
- Tennessee Est retranchez 0 h. 35
- Tennessee Ouest et Centre ajoutez 0 h. 10
- Texas Est retranchez 0 h. 25
- Texas Ouest retranchez 0 h. 45
- Utah Est retranchez 0 h. 20
- Utah Ouest ajoutez 0 h. 30
- Vermont aucun changement
- Virginie retranchez 0 h. 15
- Virginie Occidentale retranchez 0 h. 25
- Washington (D.C) aucun changement
- Washington (Etat) aucun changement
- Wisconsin aucun changement
- Wyoming retranchez 0 h. 10

- Hawaï retranchez 0 h. 20

TERRE NEUVE
- retranchez 0 h. 15

AMÉRIQUE DU SUD

ARGENTINE (Ouest)
(régions de Tucuman, Mendoza et de Patagonie)
- de 1900 à 1919 retranchez 0 h. 20
- depuis 1920 retranchez 0 h. 40

ARGENTINE (Est)
(régions de Santa-Fé, Cordoba, Buenos-Aires, Bahia-Blanca)
- de 1900 à 1919 ajoutez 0 h. 10
- depuis 1920 aucun changement

BOLIVIE
- de 1900 à 1931 ajoutez 0 h. 10
- depuis 1932 retranchez 0 h. 25

BRÉSIL (sauf Accre)
- depuis 1900 aucun changement

BRÉSIL (Accre)
- de 1900 à 1913 aucun changement
- depuis 1914 ajoutez 0 h. 20

CHILI
- de 1900 à 1909 aucun changement
- de 1910 à 1932 ajoutez 0 h. 15
- depuis 1933 retranchez 0 h. 45

COLOMBIE depuis 1900 aucun changement
ÉQUATEUR depuis 1900 aucun changement
GUYANA depuis 1900 aucun changement
GUYANE FRANÇAISE
- de 1900 à 1910 aucun changement
- du 22 juin au 30 juin 1911 aucun chang t
- depuis le 1er juillet 1911 ajoutez 0 h. 30

PARAGUAY
- de 1900 à 1931 retranchez 0 h. 15
- depuis 1932 retranchez 0 h. 25

PEROU depuis 1900 aucun changement
SURINAM depuis 1900 aucun changement
URUGUAY
- de 1900 à 1919 ajoutez 0 h. 15
- depuis 1920 retranchez 0 h. 15

VENEZUELA
- de 1900 à 1911 ajoutez 0 h. 20
- de 1912 à 1919 aucun changement
- depuis 1919 retranchez 0 h. 30

ASIE

AFGHANISTAN aucun changement
BIRMANIE aucun changement
CEYLAN aucun changement
CHINE
- pour Pékin et toute la côte Est aucun changement
- pour le reste de la Chine, se reporter à l'heure locale sans aucun changement
CHINE (Mandchourie)
- de 1900 à 1903 aucun changement
- de 1904 à 1927 retranchez 0 h. 30
- de 1928 à 1931 aucun changement
- de 1932 à 1963 ajoutez 0 h. 30
- depuis 1964 retranchez 0 h. 30

CORÉE retranchez 0 h. 30
CAMBODGE aucun changement
INDE
- Assam ajoutez 0 h. 40
- côte et partie orientale avec un changement, côte et partie occidentale retranchez 0 h. 30
INDONÉSIE
- Sumatra retranchez 0 h. 15
- Java, Bali, ajoutez 0 h. 20
- Bornéo retranchez 0 h. 25
- Célèbes, Timor, Florès aucun changement
- Irian (Nle-Guinée) aucun changement
- Moluques retranchez 0 h. 25
JAPON
- Kiou Siou retranchez 0 h. 10
- Sikok, Hondo ouest de Tokio, aucun ch t.
- Hondo nord de Tokio et Yeso ajoutez 0 h. 30

LAOS aucun changement
MALAYSIA (Fédération de péninsule malaise)
- de 1900 à 1919 aucun changement
- depuis 1919 retranchez 0 h. 30
- Sabah, Sarawak aucun changement

PAKISTAN Occidental retranchez 0 h. 30
PHILIPPINES (îles) aucun changement

THAILANDE
- de 1900 à 1919 aucun changement
- depuis 1920 retranchez 0 h. 15

U.R.S.S. (Sibérie) — Kazakhstan oriental, Kirghizistan, Tadjikistan, région de Omsk -
- de 1900 à 1930 retranchez 2 h.
- de 1931 à 1963 aucun changement
- depuis 1964 retranchez 1 h.

U.R.S.S. (Sibérie) — Altaï, région de Tomsk, Novossibirsk, Krasnoïarsk —
- de 1900 à 1930 retranchez 1 h.
- de 1931 à 1963 aucun changement
- depuis 1964 retranchez 1 h.

TAIWAN (Formose) aucun changement

U.R.S.S. (Sibérie) — lac Baïkal, Irkoutsk —
- de 1900 à 1963 aucun changement
- depuis 1964 retranchez 1 h.

U.R.S.S. (Sibérie) — régions de Tchita et de Mogotcha
- de 1900 à 1930 ajoutez 1 h.
- de 1921 à 1963 aucun changement
- depuis 1964 retranchez 1 h.

U.R.S.S. (Sibérie) — régions de Vladivostock Komsomolsk, Okhotsk
- de 1900 à 1963 aucun changement
- depuis 1964 retranchez 1 h.

U.R.S.S. (Sibérie) — régions de Magadan et Kamtchatka
- de 1900 à 1930 ajoutez 1 h.
- de 1931 à 1963 aucun changement
- depuis 1964 retranchez 1 h.

VIETNAM
- aucun changement, sauf pour le Vietnam du Sud de 1956 à 1975. Retranchez 0 h. 50

MOYEN—ORIENT

ARABIE SAOUDITE
- (Ouest) retranchez 0 h. 20
- (Est, dont Er Riad) retranchez 0 h. 50
ÉMIRATS ARABES retranchez 0 h. 20
IRAK aucun changement
IRAN aucun changement
ISRAËL ajoutez 0 h. 20
JORDANIE ajoutez 0 h. 25
KOWEIT aucun changement
LIBAN* ajoutez 0 h. 20
SYRIE ajoutez 0 h. 30
YEMEN Nord et Sud sans changement

OCÉANIE

AUSTRALIE
(Provinces de Canberra, Nles Galles du Sud, Papouasie (Nle-Guinée, Queensland, Vic. - toria et Tasmanie — aucun changement
- Territoire du Nord et Australie méridion. retranchez 0 h. 30
- Australie occidentale aucun changement
NOUVELLE—ZÉLANDE
aucun changement
OCÉANIE (toutes îles de l') pratiquement aucun changement

EUROPE

ALBANIE
- de 1900 à 1914 aucun changement
- de 1915 à 1939 ajoutez 0 h. 20
- de 1940 à 1943 retranchez 0 h. 40
- de 1944 à 1971 ajoutez 0 h. 20
- depuis 1972 retranchez 0 h. 40

ALLEMAGNE DE L'EST (R.D.A.)
- de 1900 à 1915 retranchez 0 h. 10
- de 1916 à 1918 retranchez 1 h. 10
- de 1919 à 1939 retranchez 0 h. 10
- de 1940 à 1946 retranchez 1 h. 10
- du 22 au 28 juin 1947 retranchez 2 h. 20
- du 29 juin au 23 juillet 1947 retranchez 1 h. 20
- en 1948 et 1949 retranchez 1 h. 10
- du 29 juin au 23 juillet 1947 retranchez 1 h. 20
- de 1900 à 1915 retranchez 0 h. 20
- de 1916 à 1918 retranchez 1 h. 20
- de 1919 à 1939 retranchez 0 h. 20
- de 1940 à 1946 retranchez 1 h. 20
- du 22 au 28 juin 1947 retranchez 2 h. 20

TRANSFORMATION DE VOTRE HEURE OFFICIELLE DE NAISSANCE EN HEURE SOLAIRE DE NAISSANCE

- de 1950 à 1979 retranchez 0 h. 10
- depuis 1980 retranchez 1 h. 10

ALLEMAGNE DE L'OUEST (R.F.A.)
- en 1948 et 1949 retranchez 1 h. 20
- de 1950 à 1979 retranchez 0 h. 20
- depuis 1980 retranchez 1 h. 20

ANGLETERRE (sauf Cornouailles)
- de 1900 à 1915 aucun changement
- de 1916 à 1940 retranchez 1 h.
- de 1941 à 1944 retranchez 2 h.
- du 21 juin au 15 juillet 1945 retranchez 2 h.
- du 16 au 23 juillet 1945 retranchez 1 h.
- en 1946 retranchez 1 h.
- en 1947 retranchez 2 h.
- de 1948 à 1967 retranchez 1 h.
- en 1968 retranchez 2 h.
- depuis 1969 retranchez 1 h.

CORNOUAILLES—ECOSSE—GALLES
- de 1900 à 1915 retranchez 0 h. 15
- 20 mai 1916 retranchez 0 h. 15
- 21 mai au 22 juin 1916 retranchez 1 h. 15
- de 1917 à 1920 retranchez 1 h. 15
- de 1921 à 1940 retranchez 1 h. 15
- de 1941 à 1944 retranchez 2 h. 15
- du 21 juin au 15 juillet 1945 retranchez 2 h. 15
- du 16 au 23 juillet 1945 retranchez 1 h. 15
- en 1946 retranchez 1 h. 15
- en 1947 retranchez 2 h. 15
- de 1948 à 1967 retranchez 1 h. 15
- en 1968 retranchez 2 h. 15
- depuis 1969 retranchez 1 h. 15
  * sauf Galles retranchez 0 h. 15

AUTRICHE
- de 1900 à 1916 aucun changement
- en 1917 et 1918 retranchez 1 h.
- de 1919 à 1939 aucun changement
- de 1940 à 1944 retranchez 1 h.
- en 1945 aucun changement
- de 1946 à 1948 retranchez 1 h.
- de 1949 à 1979 aucun changement
- depuis 1980 retranchez 1 h.

BELGIQUE
- de 1900 à 1914 ajoutez 0 h. 20
- en 1915 retranchez 0 h. 40
- de 1916 à 1918 retranchez 1 h. 40
- de 1919 à 1939 retranchez 0 h. 40
- de 1940 à 1946 retranchez 1 h. 40
- de 1947 à 1976 retranchez 0 h. 40
- depuis 1977 retranchez 1 h. 40

BULGARIE
- de 1900 à 1944 retranchez 0 h. 20
- en 1945 retranchez 1 h. 20
- de 1946 à 1978 retranchez 0 h. 20
- depuis 1979 retranchez 1 h. 20

CHYPRE
- de 1900 à 1921 aucun changement
- de 1922 à 1974 ajoutez 0 h. 15
- depuis 1975 retranchez 0 h. 45

DANEMARK
- de 1900 à 1915 retranchez 0 h. 15
- en 1916 retranchez 1 h. 15
- de 1917 à 1939 retranchez 0 h. 15
- de 1940 à 1951 retranchez 1 h. 15
- de 1952 à 1979 retranchez 0 h. 15
- depuis 1980 retranchez 1 h. 15

ESPAGNE (Aragon, Catalogne, Murcie,Navarre)
- de 1900 à 1916 aucun changement
- de 1917 à 1919 retranchez 1 h.
- de 1920 à 1923 aucun changement
- en 1924 retranchez 1 h.
- en 1925 aucun changement
- de 1926 à 1929 retranchez 1 h.
- de 1930 à 1936 aucun changement
- en 1937 (R) retranchez 1 h.
- en 1937 (F) retranchez 1 h.
- en 1938 (R) retranchez 1 h.
- en 1938 (F) retranchez 2 h.
- de 1939 à 1941 retranchez retranchez 1 h.
- de 1942 à 1954 retranchez 2 h.
- de 1947 à 1973 retranchez 1 h.
- depuis 1974 retranchez 2 h.
  (R) = Républicains — (F) = Franquistes

ESPAGNE (Andalousie, P. Basque, Léon, Castilles, Galice, Extremadure)
- de 1900 à 1916 retranchez 0 h. 20
- de 1917 à 1919 retranchez 1 h. 20

- de 1920 à 1923 retranchez 0 h. 20
- en 1924 retranchez 1 h. 20
- en 1925 retranchez 0 h. 20
- de 1926 à 1929 retranchez 1 h. 20
- de 1930 à 1936 retranchez 0 h. 20
- en 1937 (R) retranchez 1 h. 20
- en 1937 (F) retranchez 1 h. 20
- en 1938 (R) retranchez 2 h. 20
- en 1938 (F) retranchez 1 h. 20
- de 1939 à 1941 retranchez 1 h. 20
- de 1942 à 1946 retranchez 2 h. 20
- de 1947 à 1973 retranchez 1 h. 20
- depuis 1974 retranchez 2 h. 20
  (R) = Zone républicaine — (F) Z. franç.

ESTONIE
- de 1900 à 1917 aucun changement
- en 1918 et 1919 retranchez 0 h. 20
- en 1920 aucun changement
- de 1921 à 1963 retranchez 1 h.
- depuis 1964 retranchez 1 h. 20

FINLANDE
- de 1900 à 1920 aucun changement
- de 1921 à 1941 retranchez 0 h. 20
- en 1942 retranchez 1 h. 20
- de 1943 à 1980 retranchez 0 h. 20
- depuis 1981 retranchez 1 h. 20

FRANCE (Aquitaine, Bretagne, Centre, Midi-Pyrénées, Nord, Normandie, Limousin, Pays de Loire, Poitou-Charente, Picardie)
- de 1900 à 1910 ajoutez 0 h. 10
- de 1911 à 1915 ajoutez 0 h. 20
- en 1916 retranchez 0 h. 40
- de 1917 à 1939 retranchez 0 h. 40
- en 1940 (Z.O.) retranchez 1 h. 40
- en 1940 (Z.N.O.) retranchez 0 h. 40
- de 1941 à 1945 retranchez 1 h. 40
- de 1946 à 1975 retranchez 0 h. 40
- depuis 1976 retranchez 1 h. 40
  (Z.O.) = Zone Occupée
  (Z.N.O.) = Zone Non Occupée

FRANCE (Alsace, Auvergne, Bourgogne, Champagne, Ardennes, Franche-Comté, Languedoc, Roussillon, Lorraine, Rhône-Alpes, Provence, Côte d'Azur, Corse, Principauté de Monaco)
- de 1900 à 1910 ajoutez 0 h 10
- de 1911 à 1915 ajoutez 0 h. 20
- de 1916 à 1939 retranchez 0 h 40
- en 1940 (Z.O.) retranchez 1 h 40
- en 1940 (Z.N.O.) retranchez 1 h 40
- de 1941 à 1945 retranchez 1 h 40
- de 1946 à 1975 retranchez 0 h 40
- depuis 1976 retranchez 1 h 40
  Z.O. = Zone Occupée
  Z.N.O. = Zone Non Occupée

GRÈCE
- de 1900 à 1916 aucun changement
- de 1917 à 1931 retranchez 0 h. 30
- en 1932 retranchez 1 h. 30
- de 1933 à 1951 retranchez 0 h. 30
- du 21 au 30 juin 1952 retranchez 0 h. 30
- du 1er au 23 juillet 1952 retranchez 1 h. 30
- de 1953 à 1974 retranchez 0 h. 30 .
- depuis 1975 retranchez 1 h. 30

GROENLAND
- de 1900 à 1979 aucun changement
- depuis 1980 retranchez 1 h.

HOLLANDE
- de 1900 à 1915 aucun changement
- de 1916 à 1922 retranchez 1 h.
- de 1923 à 1939 retranchez 1 h.
- de 1940 à 1945 retranchez 1 h. 40
- de 1946 à 1976 retranchez 0 h. 40
- depuis 1977 retranchez 1 h. 40

HONGRIE
- de 1900 à 1915 ajoutez 0 h. 15
- en 1916 et 1917 retranchez 0 h. 45
- de 1918 à 1940 ajoutez 0 h. 15
- de 1941 à 1945 retranchez 0 h. 45
- de 1946 à 1953 ajoutez 0 h. 15
- de 1954 à 1957 retranchez 0 h. 45
- de 1958 à 1979 ajoutez 0 h. 15
- depuis 1980 retranchez 0 h. 45

IRLANDE (EIRE)
- de 1900 à 1916 aucun changement
- de 1917 à 1967 retranchez 1 h. 30
- en 1968 retranchez 2 h. 30
- depuis 1969 retranchez 1 h. 30

IRLANDE DU NORD
- de 1900 à 1915 aucun changement
- de 1915 à 1920 retranchez 0 h. 25
- de 1921 à 1940 retranchez 1 h. 25
- de 1941 à 1945 retranchez 2 h. 25
- depuis 1946 retranchez 1 h. 25

ISLANDE
- de 1900 à 1907 aucun changement
- de 1908 à 1916 retranchez 0 h. 25
- de 1917 à 1919 retranchez 1 h. 25
- en 1920 retranchez 0 h. 25
- le 21 juin 1921 retranchez 1 h. 25
- du 22 juin au 23 juillet 1921 retranchez 0 h. 25
- de 1922 à 1940 retranchez 0 h. 25
- du 21 juin au 1er juillet 1941 retranchez 1 h.25
- du 2 au 23 juillet 1941 retranchez 0 h. 25
- du 22 juin au 1er juillet 1942 retranchez 1 h 25
- du 2 au 23 juillet 1942 retranchez 0 h. 25
- depuis 1943 retranchez 1 h. 25

ITALIE (Emilie, Ligurie, Lombardie, Piémont, Toscane, Sardaigne)
- de 1900 à 1915 retranchez 0 h. 20
- de 1916 à 1920 retranchez 1 h. 20
- de 1921 à 1939 retranchez 0 h. 20
- de 1940 à 1948 retranchez 1 h. 20
- de 1949 à 1965 retranchez 0 h. 20
- depuis 1966 retranchez 1 h. 20

ITALIE (Abruzzes, Calabre, Campanie, Latium, Marches, Ombrie, Pouilles, Saint-Marin, Sicile, Vénétie)
- de 1900 à 1915 aucun changement
- de 1916 à 1920 retranchez 1 h.
- de 1921 à 1939 aucun changement
- de 1940 à 1948 retranchez 1 h.
- de 1949 à 1965 aucun changement
- depuis 1966 retranchez 1 h.

LETTONIE
- de 1900 à 1917 retranchez 0 h. 25
- en 1918 retranchez 1 h
- de 1919 à 1925 aucun changement
- de 1926 à 1963 retranchez 0 h. 25
- depuis 1964 retranchez 1 h. 25

LITHUANIE
- de 1900 à 1919 aucun changement
- de 1920 à 1939 ajoutez 0 h. 30
- de 1940 à 1963 retranchez 0 h. 30
- depuis 1964 retranchez 1 h. 30

LUXEMBOURG
- de 1900 à 1903 aucun changement
- de 1904 à 1915 retranchez 0 h. 35
- de 1916 à 1918 retranchez 1 h. 35
- de 1919 à 1939 retranchez 0 h. 35
- de 1940 à 1946 retranchez 1 h. 35
- de 1947 à 1976 retranchez 0 h. 35
- depuis 1977 retranchez 1 h. 35

MALTE
- de 1900 à 1973 voir Sicile
- depuis 1974 retranchez 1 h.

NORVÈGE
- de 1900 à 1915 retranchez 0 h. 20
- en 1916 retranchez 1 h. 20
- de 1917 à 1940 retranchez 0 h. 20
- de 1941 à 1945 retranchez 1 h. 20
- de 1946 à 1958 retranchez 0 h. 20
- de 1959 à 1965 retranchez 1 h. 20
- de 1966 à 1979 retranchez 0 h. 20
- depuis 1980 retranchez 1 h. 20

POLOGNE
- de 1900 à 1919 voir Allemagne de l'Est pour les territoires sous contrôle allemand - voir Autriche pour ceux sous contrôle autrichien - aucun changement pour ceux sous contrôle russe
- en 1920 et 1921 retranchez 0 h. 45
- de 1922 à 1939 ajoutez 0 h. 15
- de 1940 à 1945 retranchez 0 h. 45
- de 1946 à 1955 ajoutez 0 h. 15
- de 1956 à 1964 retranchez 0 h. 45
- de 1965 à 1976 ajoutez 0 h. 15
- depuis 1977 retranchez 0 h. 45

PORTUGAL
- de 1900 à 1911 aucun changement
- de 1912 à 1915 retranchez 0 h. 30
- de 1916 à 1921 retranchez 1 h. 30
- en 1922 et 1923 retranchez 0 h. 30
- en 1924 retranchez 1 h. 30
- en 1925 retranchez 0 h. 30
- de 1926 à 1929 retranchez 1 h. 30
- en 1930 retranchez 0 h. 30

TRANSFORMATION DE VOTRE HEURE OFFICIELLE DE NAISSANCE EN HEURE SOLAIRE DE NAISSANCE

- en 1931 et 1932 retranchez 1 h. 30
- en 1933 retranchez 0 h. 30
- de 1934 à 1941 retranchez 1 h. 30
- de 1942 à 1945 retranchez 2 h. 30
- depuis 1946 retranchez 1 h. 30

ROUMANIE
- de 1900 à 1931 aucun changement
- de 1932 à 1940 retranchez 1 h. 15
- de 1941 à 1945 retranchez 0 h. 15
- de 1946 à 1978 retranchez 0 h. 15
- depuis 1979 retranchez 1 h. 15

SUÈDE
- de 1900 à 1915 ajoutez 0 h. 10
- en 1916 retranchez 0 h. 50
- de 1917 à 1979 ajoutez 0 h. 10
- depuis 1980 retranchez 0 h. 50

SUISSE
- de 1900 à 1940 retranchez 0 h. 25
- en 1941 et 1942 retranchez 1 h. 25
- de 1943 à 1980 retranchez 0 h. 25
- depuis 1981 retranchez 1 h. 25

TCHÉCOSLOVAQUIE
- de 1900 à 1915 ajoutez 0 h. 10
- de 1916 à 1918 retranchez 0 h. 50

- de 1919 à 1939 ajoutez 0 h. 10
- de 1940 à 1945 retranchez 0 h. 50
- de 1946 à 1949 retranchez 0 h. 50
- de 1950 à 1978 ajoutez 0 h. 10
- depuis 1979 retranchez 0 h. 50

TURQUIE Occidentale
- de 1900 à 1919 aucun changement
- de 1920 à 1925 retranchez 1 h.
- de 1926 à 1940 aucun changement
- depuis 1941 retranchez 1 h.

TURQUIE Orientale
- de 1900 à 1919 ajoutez 0 h. 40
- de 1920 à 1925 retranchez 0 h. 20
- de 1926 à 1940 ajoutez 0 h. 40
- depuis 1941 retranchez 0 h. 20

U.R.S.S. (Biélorussie, Carélie, Crimée, Moldavie, Ukraine, régions de Léningrad, Moscou, Orel)
- de 1900 à 1917 aucun changement
- en 1918 retrancher 2 h.
- de 1919 à 1929 aucun changement
- en 1930 retrancher 1 h.
- de 1931 à 1963 aucun changement *

- de 1964 à 1979 retranchez 1 h.
- depuis 1980 retranchez 2 h.

U.R.S.S. (Arménie, Azerbaïdjan, Géorgie, regions du Caucase, de la Volga centrale et méridionale et de Kirov) *
- de 1900 à 1917 ajoutez 1 h. *
- en 1918 retranchez 1 h. *
- de 1919 à 1929 ajoutez 1 h.
- de 1930 à 1963 aucun changement
- de 1964 à 1979 retranchez 1 h.
- depuis 1980 retranchez 2 h.

U.R.S.S. (versant occidental et oriental de l'Oural, Kazakhstan occidental, Turkménistan, Ouzbekistan)
- de 1900 à 1917 ajoutez 2 h.
- en 1918 aucun changement
- de 1919 à 1929 ajoutez 2 h.
- en 1930 ajoutez 1 h.
- de 1931 à 1963 aucun changement
- de 1964 à 1979 retranchez 1 h.
- depuis 1980 retranchez 2 h.

YOUGOSLAVIE
- de 1900 à 1940 ajoutez 0 h. 15
- de 1941 à 1945 retranchez 0 h. 45
- depuis 1946 ajoutez 0 h. 15

Tableau spécial de l'heure d'été pour certains pays

Pour les pays marqués d'un * nous savons qu'ils pratiquent l'heure d'été mais les dates précises de début et de fin de période ne nous sont pas connues, ainsi que les années.

Les tableaux ci-dessous vous indiquent comment passer directement d'une heure officielle d'été à l'heure solaire de naissance correspondante.

Vous ne devez utiliser ces tableaux spéciaux que si vous êtes certain(e) que votre naissance a eu lieu pendant la période officielle d'application de l'heure d'été *pour l'année de votre naissance.*

Par exemple, pour les Etats-Unis, cette période va du dernier dimanche d'avril à 2 h. du matin jusqu'au dernier dimanche d'octobre à 2 h. du matin.

AMERIQUE DU NORD

ALASKA
Région de Wrangel retranchez 2 h.
Région de Juneau retranchez 1 h. 15
Alaska central retranchez 1 h.
Alaska occid. retranchez 1 h.

CANADA sauf Alberta, Nouv.-Brunswick, Nouvelle-Écosse
Colombie retranchez 1 h.
Manitoba retranchez 1 h. 30
NF.Labrador retranchez 1 h. 40
Ontario Est retranchez 1 h. 20
Ontario Ouest retranchez 2 h
Québec Est retranchez 1 h. 20
Québec Ouest retranchez 0 h 45
Saskatchewan retranchez 1 h.

ETATS—UNIS
Alabama retranchez 0 h. 45
Arizona pas d'heure d'été
Arkansas retranchez 1 h. 10
Californie retranchez 1 h.
Caroline Nord retranchez 1 h. 20
Caroline Sud retranchez 1 h. 25
Colorado retranchez 1 h.
Connecticut retranchez 0 h. 50
Dakota Nord (Est) retranchez 1 h. 40
Dakota Nord (Ouest) retranchez 1 h.
Dakota Sud (Est) retranchez 1 h. 35
Dakota Sud (Ouest) retranchez 0 h. 50
Delaware retranchez 1 h.
District Fedéral retranchez 1 h.
Floride retranchez 1 h. 30

S.F. Panama Pensacola retranchez 0 h. 40
Géorgie retranchez 1 h. 35
Idaho Est retranchez 1 h. 20
Idaho Ouest retranchez 0 h. 45
Illinois retranchez 1 h.
Indiana retranchez 0 h. 45
Iowa retranchez 0 h. 45
Kansas retranchez 1 h. 30
S.F. Dodge city et Ouest retranchez 0 h. 40
Kentucky Centre et Est retranchez 1 h. 40
Kentucky Ouest retranchez 0 h. 50
Louisiane retranchez 1 h.
Maine retranchez 0 h. 40
Maryland retranchez 1 h. 10
Massachussets retranchez 0 h.45
Michigan retranchez 1 h.
Minnesota retranchez 1 h. 15
Mississipi retranchez 1 h.
Missouri retranchez 1 h. 10
Montana retranchez 1 h. 20
Nebraska Est retranchez 1 h. 30
Nebraska Ouest retranchez 0 h. 50
Nevada retranchez 0 h. 45
N. Hampshire retranchez 0 h. 45
N. Jersey retranchez 1 h.
New York retranchez 1 h.
N. Mexique retranchez 1 h.
Ohio retranchez 1 h. 30
Oklahoma retranchez 1 h. 30
Oregon retranchez 1 h.
Pennsylvanie retranchez 1 h. 15
Rhode Island retranchez 1 h.
Tennessee Est retranchez 1 h. 35
Tennessee Ouest retranchez 0 h. 50

Texas Est retranchez 1 h. 25
Texas Ouest retranchez 1 h. 45
Utah Est retranchez 1 h. 20
Utah Ouest retranchez 0 h. 30
Vermont retranchez 1 h.
Virginie Occidentale retranchez 1 h. 25
Washington (D.C.) retranchez 1 h.
Washington (état) retranchez 1 h.
Wisconsin retranchez 1 h.
Wyoming retranchez 1 h. 10
Hawaï pas d'heure d'été.

AMERIQUE CENTRALE

BAHAMAS (Iles) retranchez 1 h.
REP. DOMINICAINE retranchez 0 h. 40

AMERIQUE DU SUD

ARGENTINE (après 1920)
Est retranchez 1 h.
Ouest retranchez 1 h. 40
BRESIL
Sauf Accre retranchez 1 h.
Accre retranchez 0 h. 40

URUGUAY (après 1920) retranchez 1 h. 15

MOYEN ORIENT

LIBAN retranchez 0 h. 40
SYRIE retranchez 0 h. 30

Comment découvrir votre Ascendant
sans aucun calcul

Votre ascendant est le signe zodiacal qui se levait à l'horizon Est au moment de votre naissance.

Il dépend étroitement de votre heure et de votre lieu de naissance, éléments dont nous avons déjà tenu compte dans la transformation de votre heure officielle en heure solaire de naissance.

Sans effectuer de calcul, vous pouvez dès maintenant découvrir votre signe ascendant dans la Table des Ascendants qui vous concerne.

Pour savoir quelle table consulter, il vous suffit de regarder à la page suivante le numéro de la table correspondant à votre pays de naissance.

Vous consultez alors votre Table, en recherchant la colonne de votre jour de naissance, puis la ligne de votre heure solaire de naissance qui vous donne le nom de votre signe ascendant.

Si ce nom est le dernier d'une série, vous pouvez considérer que vous êtes également influencé(e) par le signe suivant.

Exemple :

> SCORPION
> SCORPION
> SCORPION
> Ligne de votre heure .... SCORPION ...... vous êtes SCORPION mais
> SAGITTAIRE ... vous êtes également SAGITTAIRE
> SAGITTAIRE

En effet, en raison de la rotation de la Terre sur elle-même en 24 heures, chaque signe zodiacal se lève à son tour à l'horizon EST d'un lieu terrestre déterminé.

Ainsi dans l'ordre des signes, lorsque le SCORPION a fini de se lever, c'est au tour du SAGITTAIRE d'apparaître, si bien que le début du SAGITTAIRE se lève quelques minutes après la fin du SCORPION : voilà qui explique l'influence de ces deux signes ascendants sur une personne.

Le signe ascendant exerce une influence prépondérante sur votre tempérament, sur votre morphologie et votre comportement.

Étant l'élément le plus individualisé de votre configuration astrologique natale, votre ascendant caractérise votre mode d'adaptation au monde extérieur aussi bien sur les plans biologique, social que professionnel.

L'analyse concernant votre signe ascendant s'applique donc essentiellement à votre façon d'être avec les autres et, par conséquent, à la manière dont les autres vous perçoivent.

Si vous ne connaissez votre heure de naissance que de façon approximative, par exemple, « dans la matinée », « en fin d'après-midi » vous pouvez vous reporter aux descriptions et juger, à la lecture de leur analyse, du signe qui correspond le mieux à votre comportement spontané.

Vous pouvez contrôler le résultat avec un de vos proches.

Numéro de la Table des Ascendants
à consulter pour chaque pays

PAYS	1	2	3	4	5	6
AFRIQUE						
AFFARS ET ISSAS	1					
AFRIQUE DU SUD		2				
ALGÉRIE			3			
SAHARA ALGÉRIEN		2				
ANGOLA	1					
BENIN (DAHOMEY)	1					
BOTSWANA		2				
CAMEROUN	1					
CAP VERT (ÎLES)	1					
CENTRAFRIQUE Rép.	1					
COMORES (ÎLES)	1					
CONGO	1					
CÔTE D'IVOIRE	1					
ÉGYPTE		2				
ÉTHIOPIE	1					
GABON	1					
GAMBIE	1					
GHANA	1					
GUINÉE	1					
GUINÉE BISSAU	1					
GUINÉE ÉQUAT.	1					
HAUTE VOLTA	1					
KENYA	1					
LESOTHO		2				
LIBÉRIA	1					
LIBYE		2				
MADAGASCAR		2				
MALAWI	1					
MAROC NORD			3			
MAURICE (ÎLE)		2				
MAURITANIE		2				
MOZAMBIQUE NORD	1					
MOZAMBIQUE SUD		2				
NIGER	1					
NIGÉRIA	1					
OUGANDA	1					
RÉUNION (ÎLE)		2				
RHODÉSIE		2				
RWANDA	1					
SAOTOME (ÎLE)	1					
SÉNÉGAL	1					
SEYCHELLES (ÎLES)	1					
SIERRA LÉONE	1					
SOMALIE	1					
SOUDAN	1					
SUD-OUEST AFRICAIN		2				
SWAZILAND		2				
TANGER			3			
TANZANIE	1					
TCHAD	1					
TOGO	1					
TUNISIE NORD			3			
TUNISIE SUD		2				
ZAÏRE	1					
ZAMBIE	1					
AMÉRIQUE DU NORD						
CANADA						
ALBERTA SUD					5	
ALBERTA NORD						6
BRITISH COLUMBIA SUD					5	
BRITISH COLUMBIA NORD						6
MANITOBA SUD					5	
MANITOBA NORD						6
NEW BRUNSWICK				4		
NEW F. LABRADOR						6
NOUVELLE ÉCOSSE				4		
ONTARIO SUD				4		

PAYS	1	2	3	4	5	6
ONTARIO NORD					5	
QUÉBEC SUD				4		
QUÉBEC NORD					5	
SASKATCHEWAN SUD					5	
SASKATCHEWAN NORD						6
TERRIT. NORD-OUEST						6
St PIERRE ET MIQUELON				4		
ETATS-UNIS						
ALABAMA			3			
ALASKA						6
ARIZONA			3			
ARKANSAS			3			
CALIFORNIE			3			
CAROLINE NORD			3			
CAROLINE SUD			3			
COLORADO			3			
CONNECTICUT				4		
DAKOTA NORD				4		
DAKOTA SUD				4		
DELAWARE			3			
FLORIDE		2				
GÉORGIE			3			
IDAHO				4		
ILLINOIS			3			
INDIANA			3			
IOWA			3			
KANSAS			3			
KENTUCKY			3			
LOUISIANE		2				
MAINE				4		
MARYLAND			3			
MASSACHUSETTS				4		
MICHIGAN				4		
MINNESOTA				4		
MISSISSIPI			3			
MISSOURI			3			
MONTANA				4		
NEBRASKA			3			
NEVADA			3			
NEW HAMPSHIRE				4		
NEW JERSEY			3			
NEW YORK				4		
NOUVEAU MEXIQUE			3			
OHIO			3			
OKLAHOMA			3			
ORÉGON				4		
PENNSYLVANIE			3			
RHODE-ISLAND			3			
TENNESSEE			3			
TEXAS		2				
UTAH			3			
VERMONT				4		
VIRGINIE			3			
VIRGINIE OCCID.			3			
WASHINGTON			3			
WASHINGTON ÉTAT				4		
WISCONSIN				4		
WYOMING				4		
HAWAÏ		2				
BERMUDES DES (ÎLE)			3			
TERRE NEUVE (ÎLE)				4		
AMERIQUE CENTRALE						
BAHAMAS (ÎLES)		2				
BARBADE (ÎLES)	1					
COSTA-RICA	1					

PAYS	1	2	3	4	5	6
CUBA		2				
CURAÇAO	1					
DOMINICAINE Rép.		2				
GUADELOUPE		2				
GUATÉMALA	1					
HAÏTI		2				
HONDURAS	1					
HONDURAS BOIT.		2				
JAMAÏQUE		2				
MARTINIQUE	1					
MEXIQUE		2				
NICARAGUA	1					
PANAMA	1					
PETITES ANTILLES (ÎLES)	1					
PORTO-RICO		2				
SAN SALVADOR	1					
AMÉRIQUE DU SUD						
ARGENTINE NORD		2				
ARGENTINE CENTRE			3			
ARGENTINE SUD				4		
BOLIVIE NORD	1					
BOLIVIE SUD		2				
BRÉSIL NORD	1					
BRÉSIL SUD soit :						
MINAS GERAIS		2				
SAO PAULO-RIO		2				
CHILI NORD	1					
CHILI CENTRE			3			
CHILI SUD				4		
COLOMBIE	1					
ÉQUATEUR	1					
GUYANA	1					
GUYANE FRANÇAISE	1					
PARAGUAY		2				
PÉROU	1					
SURINAM	1					
URUGUAY			3			
VÉNÉZUELA	1					
ASIE						
AFGHANISTAN			3			
BIRMANIE		2				
BHOUTAN		2				
CACHEMIRE			3			
CAMBODGE	1					
CEYLAN (SRILANKA)	1					
CHINE DU NORD			3			
(SINKIANG, LIAO MING,						
HOPEH, CHANSI, CHENSI						
MANDCHOURIE, KANSOU						
KIANG-SOU, NAN CHAN)						
CHINE CENTRALE		2				
(YANG TSE KIANG)						
CHINE DU SUD		2				
CORÉE DU NORD			3			
CORÉE DU SUD			3			
INDE SUD	1					
INDE CENTRE		2				
INDE NORD		2				
INDONÉSIE	1					
JAPON			3			
JAPON (YESO)				4		
LAOS		2				
MALAYSIA (FÉD.)	1					
MONGOLIE EXT.				4		
NÉPAL		2				

PAYS	TABLE N°
	1 2 3 4 5 6
PAKISTAN OR. OCC.	2
PHILIPPINES (ÎLES)	1
THAÏLANDE	1
U.R.S.S.	
KAZAKHSTAN	4
KIRGHIZISTAN	3
OUZBEKISTAN	3
SIBÉRIE SUD	5
(OMSK, NOVOSSIBIRSK	
IRKOUTSK)	
RESTE SIBÉRIE	6
TADJIKISTAN	3
TURKMENISTAN	3
VLADIVOSTOK (PROV.)	4
VIETNAM (NORD)	2
VIETNAM (SUD)	1

EUROPE

PAYS	TABLE N°
	1 2 3 4 5 6
ALBANIE	3
NORD ÉCOSSE	6
ALLEMAGNE DE L'EST	5
ALLEMAGNE OUEST	
NORD-CENTRE	5
BAVIÈRE-BADE	4
ANGLETERRE	5
AUTRICHE	4
BELGIQUE	5
BULGARIE	4
CHYPRE (ÎLE)	3
DANEMARK	6
ESPAGNE NORD	4
ESPAGNE CENTRE	3
ESPAGNE SUD	3
BALÉARES (ÎLES)	3
ESTONIE	6
FINLANDE	6
FRANCE	4
GRÈCE	3
GROËNLAND	6
HOLLALNDE	5
HONGRIE	4
IRLANDE (EIRE)	5

PAYS	TABLE N°
	1 2 3 4 5 6
IRLANDE DU NORD	5
ISLANDE	6
ITALIE NORD CENTRE	4
ITALIE SUD	3
SARDAIGNE-SICILE	3
LETTONIE	6
LITHUANIE	6
LUXEMBOURG	5
MALTE	3
NORVÈGE	6
POLOGNE	5
PORTUGAL	3
ROUMANIE	4
SUÈDE	6
SUISSE	4
TCHÉCOSLOVAQUIE	5
TURQUIE	3
U.R.S.S.	
AZERBAÏDJAN	4
ARMÉNIE	4
BIELORUSSIE	5
GÉORGIE	4
UKRAINE	4
U.R.S.S. NORD LIGNE	
SMOLENSK-MOSCOU-	
KAZAN	6
U.R.S.S.-SUD	5
YOUGOSLAVIE	4

MOYEN ORIENT

PAYS	TABLE N°
	1 2 3 4 5 6
ARABIE SAOUDITE	2
ÉMIRATS ARABES	2
IRAK	3
IRAN NORD	3
IRAN SUD	2
ISRAËL	2
JORDANIE	2
KOWEIT	2
LIBAN	3
SAMOA	2
SYRIE	3

PAYS	TABLE N°
	1 2 3 4 5 6
YEMEN NORD	1
YEMEN SUD	1

OCÉANIE

AUSTRALIE	
AUSTRALIE MÉRIDIONALE	3
AUSTRALIE OCCIDENTALE	2
NOUVELLES—GALLES DU SUD	3
QUEEN'S LAND	2
SAUF PÉNINSULE D'YORK	1
TERRIT. DU NORD (NORD)	1
TERRIT. DU NORD (SUD)	2
VICTORIA	3
TASMANIE	4

NOUVELLE—CALÉDONIE	2
NOUVELLE—GUINÉE	1
NOUVELLE—ZÉLANDE	
NORD ÎLE FUMANTE	3
SUD ÎLE DE JADE	4

AUTRES ÎLES

CAROLINES	1
CHATHAM	4
CHESTERFIELD	2
ELLICE	1
FIDJI	1
GILBERT	1
HÉBRIDES	1
KERMADEC	3
LOYAUTÉ	2
MARIANNES	1
MARQUISES	1
MARSHALL	1
MIDWAY	2
SALOMON	1
SAOA	1
SOCIÉTÉ	1
TONGA	2
TOUAMOTOU	1
TUBUAÏ	2

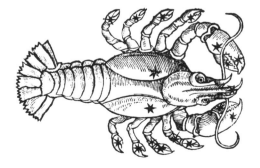

Comment découvrir votre Ascendant si vous êtes né(e)
dans l'Hémisphère Sud

Par rapport au zodiaque, l'horizon EST dans l'hémisphère SUD n'est pas le même que dans l'hémisphère NORD.

Pour tenir compte de ce fait, vous ajoutez simplement 12 heures à votre heure solaire de naissance.

Si le total est supérieur à 24 heures, vous retranchez 24 heures : par exemple 20 h 30 + 12 h = 32 h 30 — 24 H = 8 h 30.

En prenant la nouvelle heure obtenue, 8 h 30 dans notre exemple, vous recherchez votre signe ascendant exactement comme pour une naissance dans l'hémisphère NORD.

Vous obtenez le nom d'un signe zodiacal.

Celui-ci n'est pas encore votre ascendant.

En effet, vous savez que les saisons australes sont inversées par rapport aux saisons boréales ; l'été en Australie correspond à l'hiver en Europe.

De même, le signe du Bélier de l'hémisphère NORD, c'est-à-dire le début du printemps, correspond au signe de la Balance qui marque le début du printemps dans l'hémisphère SUD.

C'est donc le signe zodiacal opposé au signe que vous avez trouvé précédemment qui est votre signe ascendant final, et le tableau ci-dessous vous permet de trouver immédiatement ce signe.

Votre signe ascendant lu dans la Table	Votre signe ascendant final
BÉLIER	BALANCE
TAUREAU	SCORPION
GÉMEAUX	SAGITTAIRE
CANCER	CAPRICORNE
LION	VERSEAU
VIERGE	POISSONS
BALANCE	BÉLIER
SCORPION	TAUREAU
SAGITTAIRE	GÉMEAUX
CAPRICORNE	CANCER
VERSEAU	LION
POISSONS	VIERGE

DECOUVREZ VOTRE ASCENDANT SANS AUCUN CALCUL : TABLE N⁰ 1

VOTRE HEURE DE NAISSANCE	21 JUIN	22 JUIN	23 JUIN	24 JUIN	25 JUIN	26 JUIN	27 JUIN	28 JUIN
0 h 00	POISSONS	BELIER	BELIER	BELIER	BELIER	BELIER	BELIER	BELIER
0 h 30	BELIER	BELIER	BELIER	BELIER	BELIER	BELIER	BELIER	BELIER
1 h 00	BELIER	BELIER	BELIER	BELIER	BELIER	BELIER	BELIER	BELIER
1 h 30	BELIER	BELIER	BELIER	BELIER	BELIER	TAUREAU	TAUREAU	TAUREAU
2 h 00	TAUREAU	TAUREAU	TAUREAU	TAUREAU	TAUREAU	TAUREAU	TAUREAU	TAUREAU
2 h 30	TAUREAU	TAUREAU	TAUREAU	TAUREAU	TAUREAU	TAUREAU	TAUREAU	TAUREAU
3 h 00	TAUREAU	TAUREAU	TAUREAU	TAUREAU	TAUREAU	TAUREAU	TAUREAU	TAUREAU
3 h 30	TAUREAU	TAUREAU	TAUREAU	GEMEAUX	GEMEAUX	GEMEAUX	GEMEAUX	GEMEAUX
4 h 00	GEMEAUX	GEMEAUX	GEMEAUX	GEMEAUX	GEMEAUX	GEMEAUX	GEMEAUX	GEMEAUX
4 h 30	GEMEAUX	GEMEAUX	GEMEAUX	GEMEAUX	GEMEAUX	GEMEAUX	GEMEAUX	GEMEAUX
5 h 00	GEMEAUX	GEMEAUX	GEMEAUX	GEMEAUX	GEMEAUX	GEMEAUX	GEMEAUX	GEMEAUX
5 h 30	GEMEAUX	GEMEAUX	GEMEAUX	GEMEAUX	GEMEAUX	CANCER	CANCER	CANCER
6 h 00	CANCER	CANCER	CANCER	CANCER	CANCER	CANCER	CANCER	CANCER
6 h 30	CANCER	CANCER	CANCER	CANCER	CANCER	CANCER	CANCER	CANCER
7 h 00	CANCER	CANCER	CANCER	CANCER	CANCER	CANCER	CANCER	CANCER
7 h 30	CANCER	CANCER	CANCER	CANCER	CANCER	CANCER	CANCER	CANCER
8 h 00	LION	LION	LION	LION	LION	LION	LION	LION
8 h 30	LION	LION	LION	LION	LION	LION	LION	LION
9 h 00	LION	LION	LION	LION	LION	LION	LION	LION
9 h 30	LION	LION	LION	LION	LION	LION	LION	LION
10 h 00	LION	VIERGE	VIERGE	VIERGE	VIERGE	VIERGE	VIERGE	VIERGE
10 h 30	VIERGE	VIERGE	VIERGE	VIERGE	VIERGE	VIERGE	VIERGE	VIERGE
11 h 00	VIERGE	VIERGE	VIERGE	VIERGE	VIERGE	VIERGE	VIERGE	VIERGE
11 h 30	VIERGE	VIERGE	VIERGE	VIERGE	VIERGE	VIERGE	VIERGE	VIERGE
MIDI	BALANCE	BALANCE	BALANCE	BALANCE	BALANCE	BALANCE	BALANCE	BALANCE
12 h 30	BALANCE	BALANCE	BALANCE	BALANCE	BALANCE	BALANCE	BALANCE	BALANCE
13 h 00	BALANCE	BALANCE	BALANCE	BALANCE	BALANCE	BALANCE	BALANCE	BALANCE
13 h 30	BALANCE	BALANCE	BALANCE	BALANCE	BALANCE	BALANCE	BALANCE	BALANCE
14 h 00	BALANCE	SCORPION	SCORPION	SCORPION	SCORPION	SCORPION	SCORPION	SCORPION
14 h 30	SCORPION	SCORPION	SCORPION	SCORPION	SCORPION	SCORPION	SCORPION	SCORPION
15 h 00	SCORPION	SCORPION	SCORPION	SCORPION	SCORPION	SCORPION	SCORPION	SCORPION
15 h 30	SCORPION	SCORPION	SCORPION	SCORPION	SCORPION	SCORPION	SCORPION	SCORPION
16 h 00	SCORPION	SAGITTAIRE	SAGITTAIRE	SAGITTAIRE	SAGITTAIRE	SAGITTAIRE	SAGITTAIRE	SAGITTAIRE
16 h 30	SAGITTAIRE	SAGITTAIRE	SAGITTAIRE	SAGITTAIRE	SAGITTAIRE	SAGITTAIRE	SAGITTAIRE	SAGITTAIRE
17 h 00	SAGITTAIRE	SAGITTAIRE	SAGITTAIRE	SAGITTAIRE	SAGITTAIRE	SAGITTAIRE	SAGITTAIRE	SAGITTAIRE
17 h 30	SAGITTAIRE	SAGITTAIRE	SAGITTAIRE	SAGITTAIRE	SAGITTAIRE	SAGITTAIRE	SAGITTAIRE	SAGITTAIRE
18 h 00	SAGITTAIRE	SAGITTAIRE	SAGITTAIRE	SAGITTAIRE	CAPRICORNE	CAPRICORNE	CAPRICORNE	CAPRICORNE
18 h 30	CAPRICORNE	CAPRICORNE	CAPRICORNE	CAPRICORNE	CAPRICORNE	CAPRICORNE	CAPRICORNE	CAPRICORNE
19 h 00	CAPRICORNE	CAPRICORNE	CAPRICORNE	CAPRICORNE	CAPRICORNE	CAPRICORNE	CAPRICORNE	CAPRICORNE
19 h 30	CAPRICORNE	CAPRICORNE	CAPRICORNE	CAPRICORNE	CAPRICORNE	CAPRICORNE	CAPRICORNE	CAPRICORNE
20 h 00	CAPRICORNE	CAPRICORNE	CAPRICORNE	CAPRICORNE	CAPRICORNE	VERSEAU	VERSEAU	VERSEAU
20 h 30	VERSEAU	VERSEAU	VERSEAU	VERSEAU	VERSEAU	VERSEAU	VERSEAU	VERSEAU
21 h 00	VERSEAU	VERSEAU	VERSEAU	VERSEAU	VERSEAU	VERSEAU	VERSEAU	VERSEAU
21 h 30	VERSEAU	VERSEAU	VERSEAU	VERSEAU	VERSEAU	VERSEAU	VERSEAU	VERSEAU
22 h 00	VERSEAU	VERSEAU	VERSEAU	VERSEAU	VERSEAU	POISSONS	POISSONS	POISSONS
22 h 30	POISSONS	POISSONS	POISSONS	POISSONS	POISSONS	POISSONS	POISSONS	POISSONS
23 h 00	POISSONS	POISSONS	POISSONS	POISSONS	POISSONS	POISSONS	POISSONS	POISSONS
23 h 30	POISSONS	POISSONS	POISSONS	POISSONS	POISSONS	POISSONS	POISSONS	POISSONS

DECOUVREZ VOTRE ASCENDANT SANS AUCUN CALCUL : TABLE N⁰ 1

VOTRE HEURE DE NAISSANCE	29 JUIN	30 JUIN	1er JUILLET	2 JUILLET	3 JUILLET	4 JUILLET	5 JUILLET	6 JUILLET
0 h 00	BELIER	BELIER	BELIER	BELIER	BELIER	BELIER	BELIER	BELIER
0 h 30	BELIER	BELIER	BELIER	BELIER	BELIER	BELIER	BELIER	BELIER
1 h 00	BELIER	BELIER	BELIER	BELIER	TAUREAU	TAUREAU	TAUREAU	TAUREAU
1 h 30	TAUREAU	TAUREAU	TAUREAU	TAUREAU	TAUREAU	TAUREAU	TAUREAU	TAUREAU
2 h 00	TAUREAU	TAUREAU	TAUREAU	TAUREAU	TAUREAU	TAUREAU	TAUREAU	TAUREAU
2 h 30	TAUREAU	TAUREAU	TAUREAU	TAUREAU	TAUREAU	TAUREAU	TAUREAU	TAUREAU
3 h 00	TAUREAU	TAUREAU	TAUREAU	GEMEAUX	GEMEAUX	GEMEAUX	GEMEAUX	GEMEAUX
3 h 30	GEMEAUX	GEMEAUX	GEMEAUX	GEMEAUX	GEMEAUX	GEMEAUX	GEMEAUX	GEMEAUX
4 h 00	GEMEAUX	GEMEAUX	GEMEAUX	GEMEAUX	GEMEAUX	GEMEAUX	GEMEAUX	GEMEAUX
4 h 30	GEMEAUX	GEMEAUX	GEMEAUX	GEMEAUX	GEMEAUX	GEMEAUX	GEMEAUX	GEMEAUX
5 h 00	GEMEAUX	GEMEAUX	GEMEAUX	GEMEAUX	CANCER	CANCER	CANCER	CANCER
5 h 30	CANCER	CANCER	CANCER	CANCER	CANCER	CANCER	CANCER	CANCER
6 h 00	CANCER	CANCER	CANCER	CANCER	CANCER	CANCER	CANCER	CANCER
6 h 30	CANCER	CANCER	CANCER	CANCER	CANCER	CANCER	CANCER	CANCER
7 h 00	CANCER	CANCER	CANCER	CANCER	CANCER	CANCER	CANCER	LION
7 h 30	LION	LION	LION	LION	LION	LION	LION	LION
8 h 00	LION	LION	LION	LION	LION	LION	LION	LION
8 h 30	LION	LION	LION	LION	LION	LION	LION	LION
9 h 00	LION	LION	LION	LION	LION	LION	LION	LION
9 h 30	LION	VIERGE	VIERGE	VIERGE	VIERGE	VIERGE	VIERGE	VIERGE
10 h 00	VIERGE	VIERGE	VIERGE	VIERGE	VIERGE	VIERGE	VIERGE	VIERGE
10 h 30	VIERGE	VIERGE	VIERGE	VIERGE	VIERGE	VIERGE	VIERGE	VIERGE
11 h 00	VIERGE	VIERGE	VIERGE	VIERGE	VIERGE	VIERGE	VIERGE	VIERGE
11 h 30	BALANCE	BALANCE	BALANCE	BALANCE	BALANCE	BALANCE	BALANCE	BALANCE
MIDI	BALANCE	BALANCE	BALANCE	BALANCE	BALANCE	BALANCE	BALANCE	BALANCE
12 h 30	BALANCE	BALANCE	BALANCE	BALANCE	BALANCE	BALANCE	BALANCE	BALANCE
13 h 00	BALANCE	BALANCE	BALANCE	BALANCE	BALANCE	BALANCE	BALANCE	SCORPION
13 h 30	SCORPION	SCORPION	SCORPION	SCORPION	SCORPION	SCORPION	SCORPION	SCORPION
14 h 00	SCORPION	SCORPION	SCORPION	SCORPION	SCORPION	SCORPION	SCORPION	SCORPION
14 h 30	SCORPION	SCORPION	SCORPION	SCORPION	SCORPION	SCORPION	SCORPION	SCORPION
15 h 00	SCORPION	SCORPION	SCORPION	SCORPION	SCORPION	SCORPION	SCORPION	SCORPION
15 h 30	SCORPION	SAGITTAIRE	SAGITTAIRE	SAGITTAIRE	SAGITTAIRE	SAGITTAIRE	SAGITTAIRE	SAGITTAIRE
16 h 00	SAGITTAIRE	SAGITTAIRE	SAGITTAIRE	SAGITTAIRE	SAGITTAIRE	SAGITTAIRE	SAGITTAIRE	SAGITTAIRE
16 h 30	SAGITTAIRE	SAGITTAIRE	SAGITTAIRE	SAGITTAIRE	SAGITTAIRE	SAGITTAIRE	SAGITTAIRE	SAGITTAIRE
17 h 00	SAGITTAIRE	SAGITTAIRE	SAGITTAIRE	SAGITTAIRE	SAGITTAIRE	SAGITTAIRE	SAGITTAIRE	SAGITTAIRE
17 h 30	SAGITTAIRE	SAGITTAIRE	SAGITTAIRE	CAPRICORNE	CAPRICORNE	CAPRICORNE	CAPRICORNE	CAPRICORNE
18 h 00	CAPRICORNE	CAPRICORNE	CAPRICORNE	CAPRICORNE	CAPRICORNE	CAPRICORNE	CAPRICORNE	CAPRICORNE
18 h 30	CAPRICORNE	CAPRICORNE	CAPRICORNE	CAPRICORNE	CAPRICORNE	CAPRICORNE	CAPRICORNE	CAPRICORNE
19 h 00	CAPRICORNE	CAPRICORNE	CAPRICORNE	CAPRICORNE	CAPRICORNE	CAPRICORNE	CAPRICORNE	CAPRICORNE
19 h 30	CAPRICORNE	CAPRICORNE	CAPRICORNE	CAPRICORNE	CAPRICORNE	VERSEAU	VERSEAU	VERSEAU
20 h 00	VERSEAU	VERSEAU	VERSEAU	VERSEAU	VERSEAU	VERSEAU	VERSEAU	VERSEAU
20 h 30	VERSEAU	VERSEAU	VERSEAU	VERSEAU	VERSEAU	VERSEAU	VERSEAU	VERSEAU
21 h 00	VERSEAU	VERSEAU	VERSEAU	VERSEAU	VERSEAU	VERSEAU	VERSEAU	VERSEAU
21 h 30	VERSEAU	VERSEAU	VERSEAU	VERSEAU	POISSONS	POISSONS	POISSONS	POISSONS
22 h 00	POISSONS	POISSONS	POISSONS	POISSONS	POISSONS	POISSONS	POISSONS	POISSONS
22 h 30	POISSONS	POISSONS	POISSONS	POISSONS	POISSONS	POISSONS	POISSONS	POISSONS
23 h 00	POISSONS	POISSONS	POISSONS	POISSONS	POISSONS	POISSONS	POISSONS	POISSONS
23 h 30	POISSONS	BELIER	BELIER	BELIER	BELIER	BELIER	BELIER	BELIER

DECOUVREZ VOTRE ASCENDANT SANS AUCUN CALCUL : TABLE N⁰ 1

VOTRE HEURE DE NAISSANCE	7 JUILLET	8 JUILLET	9 JUILLET	10 JUILLET	11 JUILLET	12 JUILLET	13 JUILLET	14 JUILLET	15 JUILLET
0 h 00	BELIER	BELIER	BELIER	BELIER	BELIER	BELIER	BELIER	BELIER	BELIER
0 h 30	BELIER	BELIER	BELIER	BELIER	TAUREAU	TAUREAU	TAUREAU	TAUREAU	TAUREAU
1 h 00	TAUREAU	TAUREAU	TAUREAU	TAUREAU	TAUREAU	TAUREAU	TAUREAU	TAUREAU	TAUREAU
1 h 30	TAUREAU	TAUREAU	TAUREAU	TAUREAU	TAUREAU	TAUREAU	TAUREAU	TAUREAU	TAUREAU
2 h 00	TAUREAU	TAUREAU	TAUREAU	TAUREAU	TAUREAU	TAUREAU	TAUREAU	TAUREAU	TAUREAU
2 h 30	TAUREAU	TAUREAU	TAUREAU	GEMEAUX	GEMEAUX	GEMEAUX	GEMEAUX	GEMEAUX	GEMEAUX
3 h 00	GEMEAUX	GEMEAUX	GEMEAUX	GEMEAUX	GEMEAUX	GEMEAUX	GEMEAUX	GEMEAUX	GEMEAUX
3 h 30	GEMEAUX	GEMEAUX	GEMEAUX	GEMEAUX	GEMEAUX	GEMEAUX	GEMEAUX	GEMEAUX	GEMEAUX
4 h 00	GEMEAUX	GEMEAUX	GEMEAUX	GEMEAUX	GEMEAUX	GEMEAUX ·	GEMEAUX	GEMEAUX	GEMEAUX
4 h 30	GEMEAUX	GEMEAUX	GEMEAUX	GEMEAUX	CANCER	CANCER	CANCER	CANCER	CANCER
5 h 00	CANCER	CANCER	CANCER	CANCER	CANCER	CANCER	CANCER	CANCER	CANCER
5 h 30	CANCER	CANCER	CANCER	CANCER	CANCER	CANCER	CANCER	CANCER	CANCER
6 h 00	CANCER	CANCER	CANCER	CANCER	CANCER	CANCER	CANCER	CANCER	CANCER
6 h 30	CANCER	CANCER	CANCER	CANCER	CANCER	CANCER	CANCER	LION	LION
7 h 00	LION	LION	LION	LION	LION	LION	LION	LION	LION
7 h 30	LION	LION	LION	LION	LION	LION	LION	LION	LION
8 h 00	LION	LION	LION	LION	LION	LION	LION	LION	LION
8 h 30	LION	LION	LION	LION	LION	LION	LION	LION	VIERGE
9 h 00	VIERGE	VIERGE	VIERGE	VIERGE	VIERGE	VIERGE	VIERGE	VIERGE	VIERGE
9 h 30	VIERGE	VIERGE	VIERGE	VIERGE	VIERGE	VIERGE	VIERGE	VIERGE	VIERGE
10 h 00	VIERGE	VIERGE	VIERGE	VIERGE	VIERGE	VIERGE	VIERGE	VIERGE	VIERGE
10 h 30	VIERGE	VIERGE	VIERGE	VIERGE	VIERGE	VIERGE	VIERGE	VIERGE	BALANCE
11 h 00	BALANCE	BALANCE	BALANCE	BALANCE	BALANCE	BALANCE	BALANCE	BALANCE	BALANCE
11 h 30	BALANCE	BALANCE	BALANCE	BALANCE	BALANCE	BALANCE	BALANCE	BALANCE	BALANCE
MIDI	BALANCE	BALANCE	BALANCE	BALANCE	BALANCE	BALANCE	BALANCE	BALANCE	BALANCE
12 h 30	BALANCE	BALANCE	BALANCE	BALANCE	BALANCE	BALANCE	BALANCE	SCORPION	SCORPION
13 h 00	SCORPION	SCORPION	SCORPION	SCORPION	SCORPION	SCORPION	SCORPION	SCORPION	SCORPION
13 h 30	SCORPION	SCORPION	SCORPION	SCORPION	SCORPION	SCORPION	SCORPION	SCORPION	SCORPION
14 h 00	SCORPION	SCORPION	SCORPION	SCORPION	SCORPION	SCORPION	SCORPION	SCORPION	SCORPION
14 h 30	SCORPION	SCORPION	SCORPION	SCORPION	SCORPION	SCORPION	SCORPION	SCORPION	SAGITTAIRE
15 h 00	SAGITTAIRE	SAGITTAIRE	SAGITTAIRE	SAGITTAIRE	SAGITTAIRE	SAGITTAIRE	SAGITTAIRE	SAGITTAIRE	SAGITTAIRE
15 h 30	SAGITTAIRE	SAGITTAIRE	SAGITTAIRE	SAGITTAIRE	SAGITTAIRE	SAGITTAIRE	SAGITTAIRE	SAGITTAIRE	SAGITTAIRE
16 h 00	SAGITTAIRE	SAGITTAIRE	SAGITTAIRE	SAGITTAIRE	SAGITTAIRE	SAGITTAIRE	SAGITTAIRE	SAGITTAIRE	SAGITTAIRE
16 h 30	SAGITTAIRE	SAGITTAIRE	SAGITTAIRE	SAGITTAIRE	SAGITTAIRE	SAGITTAIRE	SAGITTAIRE	SAGITTAIRE	SAGITTAIRE
17 h 00	SAGITTAIRE	SAGITTAIRE	SAGITTAIRE	CAPRICORNE	CAPRICORNE	CAPRICORNE	CAPRICORNE	CAPRICORNE	CAPRICORNE
17 h 30	CAPRICORNE	CAPRICORNE	CAPRICORNE	CAPRICORNE	CAPRICORNE	CAPRICORNE	CAPRICORNE	CAPRICORNE	CAPRICORNE
18 h 00	CAPRICORNE	CAPRICORNE	CAPRICORNE	CAPRICORNE	CAPRICORNE	CAPRICORNE	CAPRICORNE	CAPRICORNE	CAPRICORNE
18 h 30	CAPRICORNE	CAPRICORNE	CAPRICORNE	CAPRICORNE	CAPRICORNE	CAPRICORNE	CAPRICORNE	CAPRICORNE	CAPRICORNE
19 h 00	CAPRICORNE	CAPRICORNE	CAPRICORNE	CAPRICORNE	VERSEAU	VERSEAU	VERSEAU	VERSEAU	VERSEAU
19 h 30	VERSEAU	VERSEAU	VERSEAU	VERSEAU	VERSEAU	VERSEAU	VERSEAU	VERSEAU	VERSEAU
20 h 00	VERSEAU	VERSEAU	VERSEAU	VERSEAU	VERSEAU	VERSEAU	VERSEAU	VERSEAU	VERSEAU
20 h 30	VERSEAU	VERSEAU	VERSEAU	VERSEAU	VERSEAU	VERSEAU	VERSEAU	VERSEAU	VERSEAU
21 h 00	VERSEAU	VERSEAU	VERSEAU	VERSEAU	POISSONS	POISSONS	POISSONS	POISSONS	POISSONS
21 h 30	POISSONS	POISSONS	POISSONS	POISSONS	POISSONS	POISSONS	POISSONS	POISSONS	POISSONS
22 h 00	POISSONS	POISSONS	POISSONS	POISSONS	POISSONS	POISSONS	POISSONS	POISSONS	POISSONS
22 h 30	POISSONS	POISSONS	POISSONS	POISSONS	POISSONS	POISSONS	POISSONS	POISSONS	BELIER
23 h 00	BELIER	BELIER	BELIER	BELIER	BELIER	BELIER	BELIER	BELIER	BELIER
23 h 30	BELIER	BELIER	BELIER	BELIER	BELIER	BELIER	BELIER	BELIER	BELIER

DECOUVREZ VOTRE ASCENDANT SANS AUCUN CALCUL : TABLE N⁰ 1

VOTRE HEURE DE NAISSANCE	16 JUILLET	17 JUILLET	18 JUILLET	19 JUILLET	20 JUILLET	21 JUILLET	22 JUILLET	23 JUILLET	24 JUILLET
0 h 00	BELIER	BELIER	BELIER	TAUREAU	TAUREAU	TAUREAU	TAUREAU	TAUREAU	TAUREAU
0 h 30	TAUREAU	TAUREAU	TAUREAU	TAUREAU	TAUREAU	TAUREAU	TAUREAU	TAUREAU	TAUREAU
1 h 00	TAUREAU	TAUREAU	TAUREAU	TAUREAU	TAUREAU	TAUREAU	TAUREAU	TAUREAU	TAUREAU
1 h 30	TAUREAU	TAUREAU	TAUREAU	TAUREAU	TAUREAU	TAUREAU	TAUREAU	TAUREAU	TAUREAU
2 h 00	TAUREAU	GEMEAUX	GEMEAUX	GEMEAUX	GEMEAUX	GEMEAUX	GEMEAUX	GEMEAUX	GEMEAUX
2 h 30	GEMEAUX	GEMEAUX	GEMEAUX	GEMEAUX	GEMEAUX	GEMEAUX	GEMEAUX	GEMEAUX	GEMEAUX
3 h 00	GEMEAUX	GEMEAUX	GEMEAUX	GEMEAUX	GEMEAUX	GEMEAUX	GEMEAUX	GEMEAUX	GEMEAUX
3 h 30	GEMEAUX	GEMEAUX	GEMEAUX	GEMEAUX	GEMEAUX	GEMEAUX	GEMEAUX	GEMEAUX	GEMEAUX
4 h 00	GEMEAUX	GEMEAUX	GEMEAUX	CANCER	CANCER	CANCER	CANCER	CANCER	CANCER
4 h 30	CANCER	CANCER	CANCER	CANCER	CANCER	CANCER	CANCER	CANCER	CANCER
5 h 00	CANCER	CANCER	CANCER	CANCER	CANCER	CANCER	CANCER	CANCER	CANCER
5 h 30	CANCER	CANCER	CANCER	CANCER	CANCER	CANCER	CANCER	CANCER	CANCER
6 h 00	CANCER	CANCER	CANCER	CANCER	CANCER	LION	LION	LION	LION
6 h 30	LION	LION	LION	LION	LION	LION	LION	LION	LION
7 h 00	LION	LION	LION	LION	LION	LION	LION	LION	LION
7 h 30	LION	LION	LION	LION	LION	LION	LION	LION	LION
8 h 00	LION	LION	LION	LION	LION	LION	VIERGE	VIERGE	VIERGE
8 h 30	VIERGE	VIERGE	VIERGE	VIERGE	VIERGE	VIERGE	VIERGE	VIERGE	VIERGE
9 h 00	VIERGE	VIERGE	VIERGE	VIERGE	VIERGE	VIERGE	VIERGE	VIERGE	VIERGE
9 h 30	VIERGE	VIERGE	VIERGE	VIERGE	VIERGE	VIERGE	VIERGE	VIERGE	VIERGE
10 h 00	VIERGE	VIERGE	VIERGE	VIERGE	VIERGE	VIERGE	BALANCE	BALANCE	BALANCE
10 h 30	BALANCE	BALANCE	BALANCE	BALANCE	BALANCE	BALANCE	BALANCE	BALANCE	BALANCE
11 h 00	BALANCE	BALANCE	BALANCE	BALANCE	BALANCE	BALANCE	BALANCE	BALANCE	BALANCE
11 h 30	BALANCE	BALANCE	BALANCE	BALANCE	BALANCE	BALANCE	BALANCE	BALANCE	BALANCE
MIDI	BALANCE	BALANCE	BALANCE	BALANCE	BALANCE	BALANCE	SCORPION	SCORPION	SCORPION
12 h 30	SCORPION	SCORPION	SCORPION	SCORPION	SCORPION	SCORPION	SCORPION	SCORPION	SCORPION
13 h 00	SCORPION	SCORPION	SCORPION	SCORPION	SCORPION	SCORPION	SCORPION	SCORPION	SCORPION
13 h 30	SCORPION	SCORPION	SCORPION	SCORPION	SCORPION	SCORPION	SCORPION	SCORPION	SCORPION
14 h 00	SCORPION	SCORPION	SCORPION	SCORPION	SCORPION	SCORPION	SAGITTAIRE	SAGITTAIRE	SAGITTAIRE
14 h 30	SAGITTAIRE	SAGITTAIRE	SAGITTAIRE	SAGITTAIRE	SAGITTAIRE	SAGITTAIRE	SAGITTAIRE	SAGITTAIRE	SAGITTAIRE
15 h 00	SAGITTAIRE	SAGITTAIRE	SAGITTAIRE	SAGITTAIRE	SAGITTAIRE	SAGITTAIRE	SAGITTAIRE	SAGITTAIRE	SAGITTAIRE
15 h 30	SAGITTAIRE	SAGITTAIRE	SAGITTAIRE	SAGITTAIRE	SAGITTAIRE	SAGITTAIRE	SAGITTAIRE	SAGITTAIRE	SAGITTAIRE
16 h 00	SAGITTAIRE	SAGITTAIRE	SAGITTAIRE	SAGITTAIRE	SAGITTAIRE	SAGITTAIRE	SAGITTAIRE	SAGITTAIRE	SAGITTAIRE
16 h 30	SAGITTAIRE	CAPRICORNE	CAPRICORNE	CAPRICORNE	CAPRICORNE	CAPRICORNE	CAPRICORNE	CAPRICORNE	CAPRICORNE
17 h 00	CAPRICORNE	CAPRICORNE	CAPRICORNE	CAPRICORNE	CAPRICORNE	CAPRICORNE	CAPRICORNE	CAPRICORNE	CAPRICORNE
17 h 30	CAPRICORNE	CAPRICORNE	CAPRICORNE	CAPRICORNE	CAPRICORNE	CAPRICORNE	CAPRICORNE	CAPRICORNE	CAPRICORNE
18 h 00	CAPRICORNE	CAPRICORNE	CAPRICORNE	CAPRICORNE	CAPRICORNE	CAPRICORNE	CAPRICORNE	CAPRICORNE	CAPRICORNE
18 h 30	CAPRICORNE	CAPRICORNE	CAPRICORNE	VERSEAU	VERSEAU	VERSEAU	VERSEAU	VERSEAU	VERSEAU
19 h 00	VERSEAU	VERSEAU	VERSEAU	VERSEAU	VERSEAU	VERSEAU	VERSEAU	VERSEAU	VERSEAU
19 h 30	VERSEAU	VERSEAU	VERSEAU	VERSEAU	VERSEAU	VERSEAU	VERSEAU	VERSEAU	VERSEAU
20 h 00	VERSEAU	VERSEAU	VERSEAU	VERSEAU	VERSEAU	VERSEAU	VERSEAU	VERSEAU	VERSEAU
20 h 30	VERSEAU	VERSEAU	VERSEAU	POISSONS	POISSONS	POISSONS	POISSONS	POISSONS	POISSONS
21 h 00	POISSONS	POISSONS	POISSONS	POISSONS	POISSONS	POISSONS	POISSONS	POISSONS	POISSONS
21 h 30	POISSONS	POISSONS	POISSONS	POISSONS	POISSONS	POISSONS	POISSONS	POISSONS	POISSONS
22 h 00	POISSONS	POISSONS	POISSONS	POISSONS	POISSONS	POISSONS	BELIER	BELIER	BELIER
22 h 30	BELIER	BELIER	BELIER	BELIER	BELIER	BELIER	BELIER	BELIER	BELIER
23 h 00	BELIER	BELIER	BELIER	BELIER	BELIER	BELIER	BELIER	BELIER	BELIER
23 h 30	BELIER	BELIER	BELIER	BELIER	BELIER	BELIER	BELIER	BELIER	BELIER

DECOUVREZ VOTRE ASCENDANT SANS AUCUN CALCUL : TABLE N⁰ 2

VOTRE HEURE DE NAISSANCE	21 JUIN	22 JUIN	23 JUIN	24 JUIN	25 JUIN	26 JUIN	27 JUIN	28 JUIN
0 h 00	POISSONS	BELIER	BELIER	BELIER	BELIER	BELIER	BELIER	BELIER
0 h 30	POISSONS	BELIER	BELIER	BELIER	BELIER	BELIER	BELIER	BELIER
1 h 00	POISSONS	BELIER	BELIER	BELIER	BELIER	BELIER	BELIER	BELIER
1 h 30	TAUREAU	TAUREAU	TAUREAU	TAUREAU	TAUREAU	TAUREAU	TAUREAU	TAUREAU
2 h 00	TAUREAU	TAUREAU	TAUREAU	TAUREAU	TAUREAU	TAUREAU	TAUREAU	TAUREAU
2 h 30	TAUREAU	TAUREAU	TAUREAU	TAUREAU	TAUREAU	TAUREAU	TAUREAU	TAUREAU
3 h 00	TAUREAU	TAUREAU	TAUREAU	GEMEAUX	GEMEAUX	GEMEAUX	GEMEAUX	GEMEAUX
3 h 30	GEMEAUX	GEMEAUX	GEMEAUX	GEMEAUX	GEMEAUX	GEMEAUX	GEMEAUX	GEMEAUX
4 h 00	GEMEAUX	GEMEAUX	GEMEAUX	GEMEAUX	GEMEAUX	GEMEAUX	GEMEAUX	GEMEAUX
4 h 30	GEMEAUX	GEMEAUX	GEMEAUX	GEMEAUX	GEMEAUX	GEMEAUX	GEMEAUX	GEMEAUX
5 h 00	GEMEAUX	GEMEAUX	CANCER	CANCER	CANCER	CANCER	CANCER	CANCER
5 h 30	CANCER	CANCER	CANCER	CANCER	CANCER	CANCER	CANCER	CANCER
6 h 00	CANCER	CANCER	CANCER	CANCER	CANCER	CANCER	CANCER	CANCER
6 h 30	CANCER	CANCER	CANCER	CANCER	CANCER	CANCER	CANCER	CANCER
7 h 00	CANCER	CANCER	CANCER	CANCER	CANCER	CANCER	LION	LION
7 h 30	LION	LION	LION	LION	LION	LION	LION	LION
8 h 00	LION	LION	LION	LION	LION	LION	LION	LION
8 h 30	LION	LION	LION	LION	LION	LION	LION	LION
9 h 00	LION	LION	LION	LION	LION	LION	LION	LION
9 h 30	LION	LION	LION	LION	VIERGE	VIERGE	VIERGE	VIERGE
10 h 00	VIERGE	VIERGE	VIERGE	VIERGE	VIERGE	VIERGE	VIERGE	VIERGE
10 h 30	VIERGE	VIERGE	VIERGE	VIERGE	VIERGE	VIERGE	VIERGE	VIERGE
11 h 00	VIERGE	VIERGE	VIERGE	VIERGE	VIERGE	VIERGE	VIERGE	VIERGE
11 h 30	VIERGE	VIERGE	VIERGE	VIERGE	VIERGE	VIERGE	VIERGE	VIERGE
MIDI	BALANCE	BALANCE	BALANCE	BALANCE	BALANCE	BALANCE	BALANCE	BALANCE
12 h 30	BALANCE	BALANCE	BALANCE	BALANCE	BALANCE	BALANCE	BALANCE	BALANCE
13 h 00	BALANCE	BALANCE	BALANCE	BALANCE	BALANCE	BALANCE	BALANCE	BALANCE
13 h 30	BALANCE	BALANCE	BALANCE	BALANCE	BALANCE	BALANCE	BALANCE	BALANCE
14 h 00	BALANCE	BALANCE	BALANCE	BALANCE	BALANCE	SCORPION	SCORPION	SCORPION
14 h 30	SCORPION	SCORPION	SCORPION	SCORPION	SCORPION	SCORPION	SCORPION	SCORPION
15 h 00	SCORPION	SCORPION	SCORPION	SCORPION	SCORPION	SCORPION	SCORPION	SCORPION
15 h 30	SCORPION	SCORPION	SCORPION	SCORPION	SCORPION	SCORPION	SCORPION	SCORPION
16 h 00	SCORPION	SCORPION	SCORPION	SCORPION	SCORPION	SCORPION	SCORPION	SCORPION
16 h 30	SCORPION	SCORPION	SCORPION	SAGITTAIRE	SAGITTAIRE	SAGITTAIRE	SAGITTAIRE	SAGITTAIRE
17 h 00	SAGITTAIRE	SAGITTAIRE	SAGITTAIRE	SAGITTAIRE	SAGITTAIRE	SAGITTAIRE	SAGITTAIRE	SAGITTAIRE
17 h 30	SAGITTAIRE	SAGITTAIRE	SAGITTAIRE	SAGITTAIRE	SAGITTAIRE	SAGITTAIRE	SAGITTAIRE	SAGITTAIRE
18 h 00	SAGITTAIRE	SAGITTAIRE	SAGITTAIRE	SAGITTAIRE	SAGITTAIRE	SAGITTAIRE	SAGITTAIRE	SAGITTAIRE
18 h 30	SAGITTAIRE	SAGITTAIRE	SAGITTAIRE	SAGITTAIRE	SAGITTAIRE	SAGITTAIRE	CAPRICORNE	CAPRICORNE
19 h 00	CAPRICORNE	CAPRICORNE	CAPRICORNE	CAPRICORNE	CAPRICORNE	CAPRICORNE	CAPRICORNE	CAPRICORNE
19 h 30	CAPRICORNE	CAPRICORNE	CAPRICORNE	CAPRICORNE	CAPRICORNE	CAPRICORNE	CAPRICORNE	CAPRICORNE
20 h 00	CAPRICORNE	CAPRICORNE	CAPRICORNE	CAPRICORNE	CAPRICORNE	CAPRICORNE	CAPRICORNE	CAPRICORNE
20 h 30	CAPRICORNE	CAPRICORNE	CAPRICORNE	CAPRICORNE	CAPRICORNE	CAPRICORNE	CAPRICORNE	VERSEAU
21 h 00	VERSEAU	VERSEAU	VERSEAU	VERSEAU	VERSEAU	VERSEAU	VERSEAU	VERSEAU
21 h 30	VERSEAU	VERSEAU	VERSEAU	VERSEAU	VERSEAU	VERSEAU	VERSEAU	VERSEAU
22 h 00	VERSEAU	VERSEAU	VERSEAU	VERSEAU	VERSEAU	VERSEAU	VERSEAU	VERSEAU
22 h 30	VERSEAU	POISSONS	POISSONS	POISSONS	POISSONS	POISSONS	POISSONS	POISSONS
23 h 00	POISSONS	POISSONS	POISSONS	POISSONS	POISSONS	POISSONS	POISSONS	POISSONS
23 h 30	POISSONS	POISSONS	POISSONS	POISSONS	POISSONS	POISSONS	POISSONS	POISSONS

DECOUVREZ VOTRE ASCENDANT SANS AUCUN CALCUL : TABLE N⁰ 2

VOTRE HEURE DE NAISSANCE	29 JUIN	30 JUIN	1er JUILLET	2 JUILLET	3 JUILLET	4 JUILLET	5 JUILLET	6 JUILLET
0 h 00	BELIER	BELIER	BELIER	BELIER	BELIER	BELIER	BELIER	BELIER
0 h 30	BELIER	BELIER	BELIER	BELIER	BELIER	BELIER	BELIER	BELIER
1 h 00	TAUREAU	TAUREAU	TAUREAU	TAUREAU	TAUREAU	TAUREAU	TAUREAU	TAUREAU
1 h 30	TAUREAU	TAUREAU	TAUREAU	TAUREAU	TAUREAU	TAUREAU	TAUREAU	TAUREAU
2 h 00	TAUREAU	TAUREAU	TAUREAU	TAUREAU	TAUREAU	TAUREAU	TAUREAU	TAUREAU
2 h 30	TAUREAU	TAUREAU	GEMEAUX	GEMEAUX	GEMEAUX	GEMEAUX	GEMEAUX	GEMEAUX
3 h 00	GEMEAUX	GEMEAUX	GEMEAUX	GEMEAUX	GEMEAUX	GEMEAUX	GEMEAUX	GEMEAUX
3 h 30	GEMEAUX	GEMEAUX	GEMEAUX	GEMEAUX	GEMEAUX	GEMEAUX	GEMEAUX	GEMEAUX
4 h 00	GEMEAUX	GEMEAUX	GEMEAUX	GEMEAUX	GEMEAUX	GEMEAUX	GEMEAUX	GEMEAUX
4 h 30	GEMEAUX	GEMEAUX	CANCER	CANCER	CANCER	CANCER	CANCER	CANCER
5 h 00	CANCER	CANCER	CANCER	CANCER	CANCER	CANCER	CANCER	CANCER
5 h 30	CANCER	CANCER	CANCER	CANCER	CANCER	CANCER	CANCER	CANCER
6 h 00	CANCER	CANCER	CANCER	CANCER	CANCER	CANCER	CANCER	CANCER
6 h 30	CANCER	CANCER	CANCER	CANCER	CANCER	CANCER	CANCER	LION
7 h 00	LION	LION	LION	LION	LION	LION	LION	LION
7 h 30	LION	LION	LION	LION	LION	LION	LION	LION
8 h 00	LION	LION	LION	LION	LION	LION	LION	LION
8 h 30	LION	LION	LION	LION	LION	LION	LION	LION
9 h 00	LION	LION	LION	LION	VIERGE	VIERGE	VIERGE	VIERGE
9 h 30	VIERGE	VIERGE	VIERGE	VIERGE	VIERGE	VIERGE	VIERGE	VIERGE
10 h 00	VIERGE	VIERGE	VIERGE	VIERGE	VIERGE	VIERGE	VIERGE	VIERGE
10 h 30	VIERGE	VIERGE	VIERGE	VIERGE	VIERGE	VIERGE	VIERGE	VIERGE
11 h 00	VIERGE	VIERGE	VIERGE	VIERGE	VIERGE	VIERGE	VIERGE	BALANCE
11 h 30	BALANCE	BALANCE	BALANCE	BALANCE	BALANCE	BALANCE	BALANCE	BALANCE
MIDI	BALANCE	BALANCE	BALANCE	BALANCE	BALANCE	BALANCE	BALANCE	BALANCE
12 h 30	BALANCE	BALANCE	BALANCE	BALANCE	BALANCE	BALANCE	BALANCE	BALANCE
13 h 00	BALANCE	BALANCE	BALANCE	BALANCE	BALANCE	BALANCE	BALANCE	BALANCE
13 h 30	BALANCE	BALANCE	BALANCE	BALANCE	BALANCE	SCORPION	SCORPION	SCORPION
14 h 00	SCORPION	SCORPION	SCORPION	SCORPION	SCORPION	SCORPION	SCORPION	SCORPION
14 h 30	SCORPION	SCORPION	SCORPION	SCORPION	SCORPION	SCORPION	SCORPION	SCORPION
15 h 00	SCORPION	SCORPION	SCORPION	SCORPION	SCORPION	SCORPION	SCORPION	SCORPION
15 h 30	SCORPION	SCORPION	SCORPION	SCORPION	SCORPION	SCORPION	SCORPION	SCORPION
16 h 00	SCORPION	SCORPION	SAGITTAIRE	SAGITTAIRE	SAGITTAIRE	SAGITTAIRE	SAGITTAIRE	SAGITTAIRE
16 h 30	SAGITTAIRE	SAGITTAIRE	SAGITTAIRE	SAGITTAIRE	SAGITTAIRE	SAGITTAIRE	SAGITTAIRE	SAGITTAIRE
17 h 00	SAGITTAIRE	SAGITTAIRE	SAGITTAIRE	SAGITTAIRE	SAGITTAIRE	SAGITTAIRE	SAGITTAIRE	SAGITTAIRE
17 h 30	SAGITTAIRE	SAGITTAIRE	SAGITTAIRE	SAGITTAIRE	SAGITTAIRE	SAGITTAIRE	SAGITTAIRE	SAGITTAIRE
18 h 00	SAGITTAIRE	SAGITTAIRE	SAGITTAIRE	SAGITTAIRE	SAGITTAIRE	SAGITTAIRE	CAPRICORNE	CAPRICORNE
18 h 30	CAPRICORNE	CAPRICORNE	CAPRICORNE	CAPRICORNE	CAPRICORNE	CAPRICORNE	CAPRICORNE	CAPRICORNE
19 h 00	CAPRICORNE	CAPRICORNE	CAPRICORNE	CAPRICORNE	CAPRICORNE	CAPRICORNE	CAPRICORNE	CAPRICORNE
19 h 30	CAPRICORNE	CAPRICORNE	CAPRICORNE	CAPRICORNE	CAPRICORNE	CAPRICORNE	CAPRICORNE	CAPRICORNE
20 h 00	CAPRICORNE	CAPRICORNE	CAPRICORNE	CAPRICORNE	CAPRICORNE	CAPRICORNE	CAPRICORNE	VERSEAU
20 h 30	VERSEAU	VERSEAU	VERSEAU	VERSEAU	VERSEAU	VERSEAU	VERSEAU	VERSEAU
21 h 00	VERSEAU	VERSEAU	VERSEAU	VERSEAU	VERSEAU	VERSEAU	VERSEAU	VERSEAU
21 h 30	VERSEAU	VERSEAU	VERSEAU	VERSEAU	VERSEAU	VERSEAU	VERSEAU	POISSONS
22 h 00	VERSEAU	POISSONS	POISSONS	POISSONS	POISSONS	POISSONS	POISSONS	POISSONS
22 h 30	POISSONS	POISSONS	POISSONS	POISSONS	POISSONS	POISSONS	POISSONS	POISSONS
23 h 00	POISSONS	POISSONS	POISSONS	POISSONS	POISSONS	POISSONS	POISSONS	BELIER
23 h 30	POISSONS	BELIER	BELIER	BELIER	BELIER	BELIER	BELIER	BELIER

DECOUVREZ VOTRE ASCENDANT SANS AUCUN CALCUL : TABLE N⁰ 2

VOTRE HEURE DE NAISSANCE	7 JUILLET	8 JUILLET	9 JUILLET	10 JUILLET	11 JUILLET	12 JUILLET	13 JUILLET	14 JUILLET	15 JUILLET
0 h 00	BELIER	BELIER	BELIER	BELIER	BELIER	BELIER	BELIER	TAUREAU	TAUREAU
0 h 30	TAUREAU	TAUREAU	TAUREAU	TAUREAU	TAUREAU	TAUREAU	TAUREAU	TAUREAU	TAUREAU
1 h 00	TAUREAU	TAUREAU	TAUREAU	TAUREAU	TAUREAU	TAUREAU	TAUREAU	TAUREAU	TAUREAU
1 h 30	TAUREAU	TAUREAU	TAUREAU	TAUREAU	TAUREAU	TAUREAU	TAUREAU	TAUREAU	TAUREAU
2 h 00	TAUREAU	GEMEAUX	GEMEAUX	GEMEAUX	GEMEAUX	GEMEAUX	GEMEAUX	GEMEAUX	GEMEAUX
2 h 30	GEMEAUX	GEMEAUX	GEMEAUX	GEMEAUX	GEMEAUX	GEMEAUX	GEMEAUX	GEMEAUX	GEMEAUX
3 h 00	GEMEAUX	GEMEAUX	GEMEAUX	GEMEAUX	GEMEAUX	GEMEAUX	GEMEAUX	GEMEAUX	GEMEAUX
3 h 30	GEMEAUX	GEMEAUX	GEMEAUX	GEMEAUX	GEMEAUX	GEMEAUX	GEMEAUX	GEMEAUX	GEMEAUX
4 h 00	GEMEAUX	GEMEAUX	CANCER	CANCER	CANCER	CANCER	CANCER	CANCER	CANCER
4 h 30	CANCER	CANCER	CANCER	CANCER	CANCER	CANCER	CANCER	CANCER	CANCER
5 h 00	CANCER	CANCER	CANCER	CANCER	CANCER	CANCER	CANCER	CANCER	CANCER
5 h 30	CANCER	CANCER	CANCER	CANCER	CANCER	CANCER	CANCER	CANCER	CANCER
6 h 00	CANCER	CANCER	CANCER	CANCER	CANCER	CANCER	CANCER	LION	LION
6 h 30	LION	LION	LION	LION	LION	LION	LION	LION	LION
7 h 00	LION	LION	LION	LION	LION	LION	LION	LION	LION
7 h 30	LION	LION	LION	LION	LION	LION	LION	LION	LION
8 h 00	LION	LION	LION	LION	LION	LION	LION	LION	LION
8 h 30	LION	LION	LION	VIERGE	VIERGE	VIERGE	VIERGE	VIERGE	VIERGE
9 h 00	VIERGE	VIERGE	VIERGE	VIERGE	VIERGE	VIERGE	VIERGE	VIERGE	VIERGE
9 h 30	VIERGE	VIERGE	VIERGE	VIERGE	VIERGE	VIERGE	VIERGE	VIERGE	VIERGE
10 h 00	VIERGE	VIERGE	VIERGE	VIERGE	VIERGE	VIERGE	VIERGE	VIERGE	VIERGE
10 h 30	VIERGE	VIERGE	VIERGE	VIERGE	VIERGE	VIERGE	VIERGE	VIERGE	BALANCE
11 h 00	BALANCE	BALANCE	BALANCE	BALANCE	BALANCE	BALANCE	BALANCE	BALANCE	BALANCE
11 h 30	BALANCE	BALANCE	BALANCE	BALANCE	BALANCE	BALANCE	BALANCE	BALANCE	BALANCE
MIDI	BALANCE	BALANCE	BALANCE	BALANCE	BALANCE	BALANCE	BALANCE	BALANCE	BALANCE
12 h 30	BALANCE	BALANCE	BALANCE	BALANCE	BALANCE	BALANCE	BALANCE	BALANCE	BALANCE
13 h 00	BALANCE	BALANCE	BALANCE	SCORPION	SCORPION	SCORPION	SCORPION	SCORPION	SCORPION
13 h 30	SCORPION	SCORPION	SCORPION	SCORPION	SCORPION	SCORPION	SCORPION	SCORPION	SCORPION
14 h 00	SCORPION	SCORPION	SCORPION	SCORPION	SCORPION	SCORPION	SCORPION	SCORPION	SCORPION
14 h 30	SCORPION	SCORPION	SCORPION	SCORPION	SCORPION	SCORPION	SCORPION	SCORPION	SCORPION
15 h 00	SCORPION	SCORPION	SCORPION	SCORPION	SCORPION	SCORPION	SCORPION	SCORPION	SCORPION
15 h 30	SCORPION	SAGITTAIRE	SAGITTAIRE	SAGITTAIRE	SAGITTAIRE	SAGITTAIRE	SCORPION	SAGITTAIRE	SAGITTAIRE
16 h 00	SAGITTAIRE	SAGITTAIRE	SAGITTAIRE	SAGITTAIRE	SAGITTAIRE	SAGITTAIRE	SAGITTAIRE	SAGITTAIRE	SAGITTAIRE
16 h 30	SAGITTAIRE	SAGITTAIRE	SAGITTAIRE	SAGITTAIRE	SAGITTAIRE	SAGITTAIRE	SAGITTAIRE	SAGITTAIRE	SAGITTAIRE
17 h 00	SAGITTAIRE	SAGITTAIRE	SAGITTAIRE	SAGITTAIRE	SAGITTAIRE	SAGITTAIRE	SAGITTAIRE	SAGITTAIRE	SAGITTAIRE
17 h 30	SAGITTAIRE	SAGITTAIRE	SAGITTAIRE	SAGITTAIRE	SAGITTAIRE	CAPRICORNE	CAPRICORNE	CAPRICORNE	CAPRICORNE
18 h 00	CAPRICORNE	CAPRICORNE	CAPRICORNE	CAPRICORNE	CAPRICORNE	CAPRICORNE	CAPRICORNE	CAPRICORNE	CAPRICORNE
18 h 30	CAPRICORNE	CAPRICORNE	CAPRICORNE	CAPRICORNE	CAPRICORNE	CAPRICORNE	CAPRICORNE	CAPRICORNE	CAPRICORNE
19 h 00	CAPRICORNE	CAPRICORNE	CAPRICORNE	CAPRICORNE	CAPRICORNE	CAPRICORNE	CAPRICORNE	CAPRICORNE	CAPRICORNE
19 h 30	CAPRICORNE	CAPRICORNE	CAPRICORNE	CAPRICORNE	CAPRICORNE	VERSEAU	VERSEAU	VERSEAU	VERSEAU
20 h 00	VERSEAU	VERSEAU	VERSEAU	VERSEAU	VERSEAU	VERSEAU	VERSEAU	VERSEAU	VERSEAU
20 h 30	VERSEAU	VERSEAU	VERSEAU	VERSEAU	VERSEAU	VERSEAU	VERSEAU	VERSEAU	VERSEAU
21 h 00	VERSEAU	VERSEAU	VERSEAU	VERSEAU	VERSEAU	VERSEAU	VERSEAU	VERSEAU	POISSONS
21 h 30	POISSONS	POISSONS	POISSONS	POISSONS	POISSONS	POISSONS	POISSONS	POISSONS	POISSONS
22 h 00	POISSONS	POISSONS	POISSONS	POISSONS	POISSONS	POISSONS	POISSONS	POISSONS	POISSONS
22 h 30	POISSONS	POISSONS	POISSONS	POISSONS	POISSONS	POISSONS	POISSONS	POISSONS	BELIER
23 h 00	BELIER	BELIER	BELIER	BELIER	BELIER	BELIER	BELIER	BELIER	BELIER
23 h 30	BELIER	BELIER	BELIER	BELIER	BELIER	BELIER	BELIER	BELIER	BELIER

DECOUVREZ VOTRE ASCENDANT SANS AUCUN CALCUL : TABLE N° 2

VOTRE HEURE DE NAISSANCE	16 JUILLET	17 JUILLET	18 JUILLET	19 JUILLET	20 JUILLET	21 JUILLET	22 JUILLET	23 JUILLET	24 JUILLET
0 h 00	TAUREAU	TAUREAU	TAUREAU	TAUREAU	TAUREAU	TAUREAU	TAUREAU	TAUREAU	TAUREAU
0 h 30	TAUREAU	TAUREAU	TAUREAU	TAUREAU	TAUREAU	TAUREAU	TAUREAU	TAUREAU	TAUREAU
1 h 00	TAUREAU	TAUREAU	TAUREAU	TAUREAU	TAUREAU	TAUREAU	TAUREAU	TAUREAU	GEMEAUX
1 h 30	GEMEAUX	GEMEAUX	GEMEAUX	GEMEAUX	GEMEAUX	GEMEAUX	GEMEAUX	GEMEAUX	GEMEAUX
2 h 00	GEMEAUX	GEMEAUX	GEMEAUX	GEMEAUX	GEMEAUX	GEMEAUX	GEMEAUX	GEMEAUX	GEMEAUX
2 h 30	GEMEAUX	GEMEAUX	GEMEAUX	GEMEAUX	GEMEAUX	GEMEAUX	GEMEAUX	GEMEAUX	GEMEAUX
3 h 00	GEMEAUX	GEMEAUX	GEMEAUX	GEMEAUX	GEMEAUX	GEMEAUX	GEMEAUX	GEMEAUX	CANCER
3 h 30	GEMEAUX	CANCER	CANCER	CANCER	CANCER	CANCER	CANCER	CANCER	CANCER
4 h 00	CANCER	CANCER	CANCER	CANCER	CANCER	CANCER	CANCER	CANCER	CANCER
4 h 30	CANCER	CANCER	CANCER	CANCER	CANCER	CANCER	CANCER	CANCER	CANCER
5 h 00	CANCER	CANCER	CANCER	CANCER	CANCER	CANCER	CANCER	CANCER	CANCER
5 h 30	CANCER	CANCER	CANCER	CANCER	LION	LION	LION	LION	LION
6 h 00	LION	LION	LION	LION	LION	LION	LION	LION	LION
6 h 30	LION	LION	LION	LION	LION	LION	LION	LION	LION
7 h 00	LION	LION	LION	LION	LION	LION	LION	LION	LION
7 h 30	LION	LION	LION	LION	LION	LION	LION	LION	LION
8 h 00	LION	LION	VIERGE	VIERGE	VIERGE	VIERGE	VIERGE	VIERGE	VIERGE
8 h 30	VIERGE	VIERGE	VIERGE	VIERGE	VIERGE	VIERGE	VIERGE	VIERGE	VIERGE
9 h 00	VIERGE	VIERGE	VIERGE	VIERGE	VIERGE	VIERGE	VIERGE	VIERGE	VIERGE
9 h 30	VIERGE	VIERGE	VIERGE	VIERGE	VIERGE	VIERGE	VIERGE	VIERGE	VIERGE
10 h 00	VIERGE	VIERGE	VIERGE	VIERGE	VIERGE	VIERGE	BALANCE	BALANCE	BALANCE
10 h 30	BALANCE	BALANCE	BALANCE	BALANCE	BALANCE	BALANCE	BALANCE	BALANCE	BALANCE
11 h 00	BALANCE	BALANCE	BALANCE	BALANCE	BALANCE	BALANCE	BALANCE	BALANCE	BALANCE
11 h 30	BALANCE	BALANCE	BALANCE	BALANCE	BALANCE	BALANCE	BALANCE	BALANCE	BALANCE
MIDI	BALANCE	BALANCE	BALANCE	BALANCE	BALANCE	BALANCE	BALANCE	BALANCE	BALANCE
12 h 30	BALANCE	BALANCE	BALANCE	SCORPION	SCORPION	SCORPION	SCORPION	SCORPION	SCORPION
13 h 00	SCORPION	SCORPION	SCORPION	SCORPION	SCORPION	SCORPION	SCORPION	SCORPION	SCORPION
13 h 30	SCORPION	SCORPION	SCORPION	SCORPION	SCORPION	SCORPION	SCORPION	SCORPION	SCORPION
14 h 00	SCORPION	SCORPION	SCORPION	SCORPION	SCORPION	SCORPION	SCORPION	SCORPION	SCORPION
14 h 30	SCORPION	SCORPION	SCORPION	SCORPION	SCORPION	SCORPION	SCORPION	SAGITTAIRE	SAGITTAIRE
15 h 00	SAGITTAIRE	SAGITTAIRE	SAGITTAIRE	SAGITTAIRE	SAGITTAIRE	SAGITTAIRE	SAGITTAIRE	SAGITTAIRE	SAGITTAIRE
15 h 30	SAGITTAIRE	SAGITTAIRE	SAGITTAIRE	SAGITTAIRE	SAGITTAIRE	SAGITTAIRE	SAGITTAIRE	SAGITTAIRE	SAGITTAIRE
16 h 00	SAGITTAIRE	SAGITTAIRE	SAGITTAIRE	SAGITTAIRE	SAGITTAIRE	SAGITTAIRE	SAGITTAIRE	SAGITTAIRE	SAGITTAIRE
16 h 30	SAGITTAIRE	SAGITTAIRE	SAGITTAIRE	SAGITTAIRE	SAGITTAIRE	SAGITTAIRE	SAGITTAIRE	SAGITTAIRE	SAGITTAIRE
17 h 00	SAGITTAIRE	SAGITTAIRE	SAGITTAIRE	SAGITTAIRE	SAGITTAIRE	CAPRICORNE	CAPRICORNE	CAPRICORNE	CAPRICORNE
17 h 30	CAPRICORNE	CAPRICORNE	CAPRICORNE	CAPRICORNE	CAPRICORNE	CAPRICORNE	CAPRICORNE	CAPRICORNE	CAPRICORNE
18 h 00	CAPRICORNE	CAPRICORNE	CAPRICORNE	CAPRICORNE	CAPRICORNE	CAPRICORNE	CAPRICORNE	CAPRICORNE	CAPRICORNE
18 h 30	CAPRICORNE	CAPRICORNE	CAPRICORNE	CAPRICORNE	CAPRICORNE	CAPRICORNE	CAPRICORNE	CAPRICORNE	CAPRICORNE
19 h 00	CAPRICORNE	CAPRICORNE	CAPRICORNE	CAPRICORNE	CAPRICORNE	VERSEAU	VERSEAU	VERSEAU	VERSEAU
19 h 30	VERSEAU	VERSEAU	VERSEAU	VERSEAU	VERSEAU	VERSEAU	VERSEAU	VERSEAU	VERSEAU
20 h 00	VERSEAU	VERSEAU	VERSEAU	VERSEAU	VERSEAU	VERSEAU	VERSEAU	VERSEAU	VERSEAU
20 h 30	VERSEAU	VERSEAU	VERSEAU	VERSEAU	VERSEAU	VERSEAU	VERSEAU	POISSONS	POISSONS
21 h 00	POISSONS	POISSONS	POISSONS	POISSONS	POISSONS	POISSONS	POISSONS	POISSONS	POISSONS
21 h 30	POISSONS	POISSONS	POISSONS	POISSONS	POISSONS	POISSONS	POISSONS	POISSONS	POISSONS
22 h 00	POISSONS	POISSONS	POISSONS	POISSONS	POISSONS	POISSONS	BELIER	BELIER	BELIER
22 h 30	BELIER	BELIER	BELIER	BELIER	BELIER	BELIER	BELIER	BELIER	BELIER
23 h 00	BELIER	BELIER	BELIER	BELIER	BELIER	BELIER	BELIER	BELIER	BELIER
23 h 30	BELIER	BELIER	BELIER	BELIER	BELIER	BELIER	TAUREAU	TAUREAU	TAUREAU

DECOUVREZ VOTRE ASCENDANT SANS AUCUN CALCUL : TABLE N° 3

VOTRE HEURE DE NAISSANCE	21 JUIN	22 JUIN	23 JUIN	24 JUIN	25 JUIN	26 JUIN	27 JUIN	28 JUIN
0 h 00	POISSONS	BELIER	BELIER	BELIER	BELIER	BELIER	BELIER	BELIER
0 h 30	BELIER	BELIER	BELIER	BELIER	BELIER	BELIER	BELIER	BELIER
1 h 00	BELIER	BELIER	BELIER	BELIER	BELIER	TAUREAU	TAUREAU	TAUREAU
1 h 30	TAUREAU	TAUREAU	TAUREAU	TAUREAU	TAUREAU	TAUREAU	TAUREAU	TAUREAU
2 h 00	TAUREAU	TAUREAU	TAUREAU	TAUREAU	TAUREAU	TAUREAU	TAUREAU	TAUREAU
2 h 30	TAUREAU	TAUREAU	TAUREAU	TAUREAU	TAUREAU	GEMEAUX	GEMEAUX	GEMEAUX
3 h 00	GEMEAUX	GEMEAUX	GEMEAUX	GEMEAUX	GEMEAUX	GEMEAUX	GEMEAUX	GEMEAUX
3 h 30	GEMEAUX	GEMEAUX	GEMEAUX	GEMEAUX	GEMEAUX	GEMEAUX	GEMEAUX	GEMEAUX
4 h 00	GEMEAUX	GEMEAUX	GEMEAUX	GEMEAUX	GEMEAUX	GEMEAUX	GEMEAUX	GEMEAUX
4 h 30	GEMEAUX	GEMEAUX	GEMEAUX	GEMEAUX	CANCER	CANCER	CANCER	CANCER
5 h 00	CANCER	CANCER	CANCER	CANCER	CANCER	CANCER	CANCER	CANCER
5 h 30	CANCER	CANCER	CANCER	CANCER	CANCER	CANCER	CANCER	CANCER
6 h 00	CANCER	CANCER	CANCER	CANCER	CANCER	CANCER	CANCER	CANCER
6 h 30	CANCER	CANCER	CANCER	CANCER	CANCER	CANCER	CANCER	CANCER
7 h 00	CANCER	LION	LION	LION	LION	LION	LION	LION
7 h 30	LION	LION	LION	LION	LION	LION	LION	LION
8 h 00	LION	LION	LION	LION	LION	LION	LION	LION
8 h 30	LION	LION	LION	LION	LION	LION	LION	LION
9 h 00	LION	LION	LION	LION	LION	LION	LION	LION
9 h 30	LION	VIERGE	VIERGE	VIERGE	VIERGE	VIERGE	VIERGE	VIERGE
10 h 00	VIERGE	VIERGE	VIERGE	VIERGE	VIERGE	VIERGE	VIERGE	VIERGE
10 h 30	VIERGE	VIERGE	VIERGE	VIERGE	VIERGE	VIERGE	VIERGE	VIERGE
11 h 00	VIERGE	VIERGE	VIERGE	VIERGE	VIERGE	VIERGE	VIERGE	VIERGE
11 h 30	VIERGE	VIERGE	VIERGE	VIERGE	VIERGE	VIERGE	VIERGE	VIERGE
MIDI	BALANCE	BALANCE	BALANCE	BALANCE	BALANCE	BALANCE	BALANCE	BALANCE
12 h 30	BALANCE	BALANCE	BALANCE	BALANCE	BALANCE	BALANCE	BALANCE	BALANCE
13 h 00	BALANCE	BALANCE	BALANCE	BALANCE	BALANCE	BALANCE	BALANCE	BALANCE
13 h 30	BALANCE	BALANCE	BALANCE	BALANCE	BALANCE	BALANCE	BALANCE	BALANCE
14 h 00	BALANCE	BALANCE	BALANCE	BALANCE	BALANCE	BALANCE	BALANCE	BALANCE
14 h 30	SCORPION	SCORPION	SCORPION	SCORPION	SCORPION	SCORPION	SCORPION	SCORPION
15 h 00	SCORPION	SCORPION	SCORPION	SCORPION	SCORPION	SCORPION	SCORPION	SCORPION
15 h 30	SCORPION	SCORPION	SCORPION	SCORPION	SCORPION	SCORPION	SCORPION	SCORPION
16 h 00	SCORPION	SCORPION	SCORPION	SCORPION	SCORPION	SCORPION	SCORPION	SCORPION
16 h 30	SCORPION	SCORPION	SCORPION	SCORPION	SCORPION	SCORPION	SCORPION	SAGITTAIRE
17 h 00	SAGITTAIRE	SAGITTAIRE	SAGITTAIRE	SAGITTAIRE	SAGITTAIRE	SAGITTAIRE	SAGITTAIRE	SAGITTAIRE
17 h 30	SAGITTAIRE	SAGITTAIRE	SAGITTAIRE	SAGITTAIRE	SAGITTAIRE	SAGITTAIRE	SAGITTAIRE	SAGITTAIRE
18 h 00	SAGITTAIRE	SAGITTAIRE	SAGITTAIRE	SAGITTAIRE	SAGITTAIRE	SAGITTAIRE	SAGITTAIRE	SAGITTAIRE
18 h 30	SAGITTAIRE	SAGITTAIRE	SAGITTAIRE	SAGITTAIRE	SAGITTAIRE	SAGITTAIRE	SAGITTAIRE	SAGITTAIRE
19 h 00	SAGITTAIRE	SAGITTAIRE	SAGITTAIRE	SAGITTAIRE	SAGITTAIRE	CAPRICORNE	CAPRICORNE	CAPRICORNE
19 h 30	CAPRICORNE	CAPRICORNE	CAPRICORNE	CAPRICORNE	CAPRICORNE	CAPRICORNE	CAPRICORNE	CAPRICORNE
20 h 00	CAPRICORNE	CAPRICORNE	CAPRICORNE	CAPRICORNE	CAPRICORNE	CAPRICORNE	CAPRICORNE	CAPRICORNE
20 h 30	CAPRICORNE	CAPRICORNE	CAPRICORNE	CAPRICORNE	CAPRICORNE	CAPRICORNE	CAPRICORNE	CAPRICORNE
21 h 00	CAPRICORNE	CAPRICORNE	CAPRICORNE	CAPRICORNE	VERSEAU	VERSEAU	VERSEAU	VERSEAU
21 h 30	VERSEAU	VERSEAU	VERSEAU	VERSEAU	VERSEAU	VERSEAU	VERSEAU	VERSEAU
22 h 00	VERSEAU	VERSEAU	VERSEAU	VERSEAU	VERSEAU	VERSEAU	VERSEAU	VERSEAU
22 h 30	VERSEAU	VERSEAU	VERSEAU	POISSONS	POISSONS	POISSONS	POISSONS	POISSONS
23 h 00	POISSONS	POISSONS	POISSONS	POISSONS	POISSONS	POISSONS	POISSONS	POISSONS
23 h 30	POISSONS	POISSONS	POISSONS	POISSONS	POISSONS	POISSONS	POISSONS	POISSONS

DECOUVREZ VOTRE ASCENDANT SANS AUCUN CALCUL : TABLE N° 3

VOTRE HEURE DE NAISSANCE	29 JUIN	30 JUIN	1er JUILLET	2 JUILLET	3 JUILLET	4 JUILLET	5 JUILLET	6 JUILLET
0 h 00	BELIER	BELIER	BELIER	BELIER	BELIER	BELIER	BELIER	BELIER
0 h 30	BELIER	BELIER	BELIER	BELIER	TAUREAU	TAUREAU	TAUREAU	TAUREAU
1 h 00	TAUREAU	TAUREAU	TAUREAU	TAUREAU	TAUREAU	TAUREAU	TAUREAU	TAUREAU
1 h 30	TAUREAU	TAUREAU	TAUREAU	TAUREAU	TAUREAU	TAUREAU	TAUREAU	TAUREAU
2 h 00	TAUREAU	TAUREAU	TAUREAU	TAUREAU	TAUREAU	GEMEAUX	GEMEAUX	GEMEAUX
2 h 30	GEMEAUX	GEMEAUX	GEMEAUX	GEMEAUX	GEMEAUX	GEMEAUX	GEMEAUX	GEMEAUX
3 h 00	GEMEAUX	GEMEAUX	GEMEAUX	GEMEAUX	GEMEAUX	GEMEAUX	GEMEAUX	GEMEAUX
3 h 30	GEMEAUX	GEMEAUX	GEMEAUX	GEMEAUX	GEMEAUX	GEMEAUX	GEMEAUX	GEMEAUX
4 h 00	GEMEAUX	GEMEAUX	GEMEAUX	GEMEAUX	CANCER	CANCER	CANCER	CANCER
4 h 30	CANCER	CANCER	CANCER	CANCER	CANCER	CANCER	CANCER	CANCER
5 h 00	CANCER	CANCER	CANCER	CANCER	CANCER	CANCER	CANCER	CANCER
5 h 30	CANCER	CANCER	CANCER	CANCER	CANCER	CANCER	CANCER	CANCER
6 h 00	CANCER	CANCER	CANCER	CANCER	CANCER	CANCER	CANCER	CANCER
6 h 30	CANCER	LION	LION	LION	LION	LION	LION	LION
7 h 00	LION	LION	LION	LION	LION	LION	LION	LION
7 h 30	LION	LION	LION	LION	LION	LION	LION	LION
8 h 00	LION	LION	LION	LION	LION	LION	LION	LION
8 h 30	LION	LION	LION	LION	LION	LION	LION	LION
9 h 00	LION	VIERGE	VIERGE	VIERGE	VIERGE	VIERGE	VIERGE	VIERGE
9 h 30	VIERGE	VIERGE	VIERGE	VIERGE	VIERGE	VIERGE	VIERGE	VIERGE
10 h 00	VIERGE	VIERGE	VIERGE	VIERGE	VIERGE	VIERGE	VIERGE	VIERGE
10 h 30	VIERGE	VIERGE	VIERGE	VIERGE	VIERGE	VIERGE	VIERGE	VIERGE
11 h 00	VIERGE	VIERGE	VIERGE	VIERGE	VIERGE	VIERGE	VIERGE	VIERGE
11 h 30	BALANCE	BALANCE	BALANCE	BALANCE	BALANCE	BALANCE	BALANCE	BALANCE
MIDI	BALANCE	BALANCE	BALANCE	BALANCE	BALANCE	BALANCE	BALANCE	BALANCE
12 h 30	BALANCE	BALANCE	BALANCE	BALANCE	BALANCE	BALANCE	BALANCE	BALANCE
13 h 00	BALANCE	BALANCE	BALANCE	BALANCE	BALANCE	BALANCE	BALANCE	BALANCE
13 h 30	BALANCE	BALANCE	BALANCE	BALANCE	BALANCE	BALANCE	BALANCE	SCORPION
14 h 00	SCORPION	SCORPION	SCORPION	SCORPION	SCORPION	SCORPION	SCORPION	SCORPION
14 h 30	SCORPION	SCORPION	SCORPION	SCORPION	SCORPION	SCORPION	SCORPION	SCORPION
15 h 00	SCORPION	SCORPION	SCORPION	SCORPION	SCORPION	SCORPION	SCORPION	SCORPION
15 h 30	SCORPION	SCORPION	SCORPION	SCORPION	SCORPION	SCORPION	SCORPION	SCORPION
16 h 00	SCORPION	SCORPION	SCORPION	SCORPION	SCORPION	SCORPION	SCORPION	SAGITTAIRE
16 h 30	SAGITTAIRE	SAGITTAIRE	SAGITTAIRE	SAGITTAIRE	SAGITTAIRE	SAGITTAIRE	SAGITTAIRE	SAGITTAIRE
17 h 00	SAGITTAIRE	SAGITTAIRE	SAGITTAIRE	SAGITTAIRE	SAGITTAIRE	SAGITTAIRE	SAGITTAIRE	SAGITTAIRE
17 h 30	SAGITTAIRE	SAGITTAIRE	SAGITTAIRE	SAGITTAIRE	SAGITTAIRE	SAGITTAIRE	SAGITTAIRE	SAGITTAIRE
18 h 00	SAGITTAIRE	SAGITTAIRE	SAGITTAIRE	SAGITTAIRE	SAGITTAIRE	SAGITTAIRE	SAGITTAIRE	SAGITTAIRE
18 h 30	SAGITTAIRE	SAGITTAIRE	SAGITTAIRE	SAGITTAIRE	CAPRICORNE	CAPRICORNE	CAPRICORNE	CAPRICORNE
19 h 00	CAPRICORNE	CAPRICORNE	CAPRICORNE	CAPRICORNE	CAPRICORNE	CAPRICORNE	CAPRICORNE	CAPRICORNE
19 h 30	CAPRICORNE	CAPRICORNE	CAPRICORNE	CAPRICORNE	CAPRICORNE	CAPRICORNE	CAPRICORNE	CAPRICORNE
20 h 00	CAPRICORNE	CAPRICORNE	CAPRICORNE	CAPRICORNE	CAPRICORNE	CAPRICORNE	CAPRICORNE	CAPRICORNE
20 h 30	CAPRICORNE	CAPRICORNE	CAPRICORNE	CAPRICORNE	VERSEAU	VERSEAU	VERSEAU	VERSEAU
21 h 00	VERSEAU	VERSEAU	VERSEAU	VERSEAU	VERSEAU	VERSEAU	VERSEAU	VERSEAU
21 h 30	VERSEAU	VERSEAU	VERSEAU	VERSEAU	VERSEAU	VERSEAU	VERSEAU	VERSEAU
22 h 00	VERSEAU	VERSEAU	VERSEAU	POISSONS	POISSONS	POISSONS	POISSONS	POISSONS
22 h 30	POISSONS	POISSONS	POISSONS	POISSONS	POISSONS	POISSONS	POISSONS	POISSONS
23 h 00	POISSONS	POISSONS	POISSONS	POISSONS	POISSONS	POISSONS	POISSONS	POISSONS
23 h 30	BELIER	BELIER	BELIER	BELIER	BELIER	BELIER	BELIER	BELIER

DECOUVREZ VOTRE ASCENDANT SANS AUCUN CALCUL : TABLE N⁰ 3

VOTRE HEURE DE NAISSANCE	7 JUILLET	8 JUILLET	9 JUILLET	10 JUILLET	11 JUILLET	12 JUILLET	13 JUILLET	14 JUILLET	15 JUILLET
0 h 00	BELIER	BELIER	BELIER	BELIER	TAUREAU	TAUREAU	TAUREAU	TAUREAU	TAUREAU
0 h 30	TAUREAU	TAUREAU	TAUREAU	TAUREAU	TAUREAU	TAUREAU	TAUREAU	TAUREAU	TAUREAU
1 h 00	TAUREAU	TAUREAU	TAUREAU	TAUREAU	TAUREAU	TAUREAU	TAUREAU	TAUREAU	TAUREAU
1 h 30	TAUREAU	TAUREAU	TAUREAU	TAUREAU	GEMEAUX	GEMEAUX	GEMEAUX	GEMEAUX	GEMEAUX
2 h 00	GEMEAUX	GEMEAUX	GEMEAUX	GEMEAUX	GEMEAUX	GEMEAUX	GEMEAUX	GEMEAUX	GEMEAUX
2 h 30	GEMEAUX	GEMEAUX	GEMEAUX	GEMEAUX	GEMEAUX	GEMEAUX	GEMEAUX	GEMEAUX	GEMEAUX
3 h 00	GEMEAUX	GEMEAUX	GEMEAUX	GEMEAUX	GEMEAUX	GEMEAUX	GEMEAUX	GEMEAUX	GEMEAUX
3 h 30	GEMEAUX	GEMEAUX	GEMEAUX	CANCER	CANCER	CANCER	CANCER	CANCER	CANCER
4 h 00	CANCER	CANCER	CANCER	CANCER	CANCER	CANCER	CANCER	CANCER	CANCER
4 h 30	CANCER	CANCER	CANCER	CANCER	CANCER	CANCER	CANCER	CANCER	CANCER
5 h 00	CANCER	CANCER	CANCER	CANCER	CANCER	CANCER	CANCER	CANCER	CANCER
5 h 30	CANCER	CANCER	CANCER	CANCER	CANCER	CANCER	CANCER	CANCER	LION
6 h 00	LION	LION	LION	LION	LION	LION	LION	LION	LION
6 h 30	LION	LION	LION	LION	LION	LION	LION	LION	LION
7 h 00	LION	LION	LION	LION	LION	LION	LION	LION	LION
7 h 30	LION	LION	LION	LION	LION	LION	LION	LION	LION
8 h 00	LION	LION	LION	LION	LION	LION	LION	LION	VIERGE
8 h 30	VIERGE	VIERGE	VIERGE	VIERGE	VIERGE	VIERGE	VIERGE	VIERGE	VIERGE
9 h 00	VIERGE	VIERGE	VIERGE	VIERGE	VIERGE	VIERGE	VIERGE	VIERGE	VIERGE
9 h 30	VIERGE	VIERGE	VIERGE	VIERGE	VIERGE	VIERGE	VIERGE	VIERGE	VIERGE
10 h 00	VIERGE	VIERGE	VIERGE	VIERGE	VIERGE	VIERGE	VIERGE	VIERGE	VIERGE
10 h 30	VIERGE	VIERGE	VIERGE	VIERGE	VIERGE	VIERGE	VIERGE	BALANCE	BALANCE
11 h 00	BALANCE	BALANCE	BALANCE	BALANCE	BALANCE	BALANCE	BALANCE	BALANCE	BALANCE
11 h 30	BALANCE	BALANCE	BALANCE	BALANCE	BALANCE	BALANCE	BALANCE	BALANCE	BALANCE
MIDI	BALANCE	BALANCE	BALANCE	BALANCE	BALANCE	BALANCE	BALANCE	BALANCE	BALANCE
12 h 30	BALANCE	BALANCE	BALANCE	BALANCE	BALANCE	BALANCE	BALANCE	BALANCE	BALANCE
13 h 00	BALANCE	BALANCE	BALANCE	BALANCE	BALANCE	BALANCE	BALANCE	SCORPION	SCORPION
13 h 30	SCORPION	SCORPION	SCORPION	SCORPION	SCORPION	SCORPION	SCORPION	SCORPION	SCORPION
14 h 00	SCORPION	SCORPION	SCORPION	SCORPION	SCORPION	SCORPION	SCORPION	SCORPION	SCORPION
14 h 30	SCORPION	SCORPION	SCORPION	SCORPION	SCORPION	SCORPION	SCORPION	SCORPION	SCORPION
15 h 00	SCORPION	SCORPION	SCORPION	SCORPION	SCORPION	SCORPION	SCORPION	SCORPION	SCORPION
15 h 30	SCORPION	SCORPION	SCORPION	SCORPION	SCORPION	SAGITTAIRE	SAGITTAIRE	SAGITTAIRE	SAGITTAIRE
16 h 00	SAGITTAIRE	SAGITTAIRE	SAGITTAIRE	SAGITTAIRE	SAGITTAIRE	SAGITTAIRE	SAGITTAIRE	SAGITTAIRE	SAGITTAIRE
16 h 30	SAGITTAIRE	SAGITTAIRE	SAGITTAIRE	SAGITTAIRE	SAGITTAIRE	SAGITTAIRE	SAGITTAIRE	SAGITTAIRE	SAGITTAIRE
17 h 00	SAGITTAIRE	SAGITTAIRE	SAGITTAIRE	SAGITTAIRE	SAGITTAIRE	SAGITTAIRE	SAGITTAIRE	SAGITTAIRE	SAGITTAIRE
17 h 30	SAGITTAIRE	SAGITTAIRE	SAGITTAIRE	SAGITTAIRE	SAGITTAIRE	SAGITTAIRE	SAGITTAIRE	SAGITTAIRE	SAGITTAIRE
18 h 00	SAGITTAIRE	SAGITTAIRE	SAGITTAIRE	SAGITTAIRE	CAPRICORNE	CAPRICORNE	CAPRICORNE	CAPRICORNE	CAPRICORNE
18 h 30	CAPRICORNE	CAPRICORNE	CAPRICORNE	CAPRICORNE	CAPRICORNE	CAPRICORNE	CAPRICORNE	CAPRICORNE	CAPRICORNE
19 h 00	CAPRICORNE	CAPRICORNE	CAPRICORNE	CAPRICORNE	CAPRICORNE	CAPRICORNE	CAPRICORNE	CAPRICORNE	CAPRICORNE
19 h 30	CAPRICORNE	CAPRICORNE	CAPRICORNE	CAPRICORNE	CAPRICORNE	CAPRICORNE	CAPRICORNE	CAPRICORNE	CAPRICORNE
20 h 00	CAPRICORNE	CAPRICORNE	CAPRICORNE	VERSEAU	VERSEAU	VERSEAU	VERSEAU	VERSEAU	VERSEAU
20 h 30	VERSEAU	VERSEAU	VERSEAU	VERSEAU	VERSEAU	VERSEAU	VERSEAU	VERSEAU	VERSEAU
21 h 00	VERSEAU	VERSEAU	VERSEAU	VERSEAU	VERSEAU	VERSEAU	VERSEAU	VERSEAU	VERSEAU
21 h 30	VERSEAU	VERSEAU	POISSONS	POISSONS	POISSONS	POISSONS	POISSONS	POISSONS	POISSONS
22 h 00	POISSONS	POISSONS	POISSONS	POISSONS	POISSONS	POISSONS	POISSONS	POISSONS	POISSONS
22 h 30	POISSONS	POISSONS	POISSONS	POISSONS	POISSONS	POISSONS	POISSONS	BELIER	BELIER
23 h 00	BELIER	BELIER	BELIER	BELIER	BELIER	BELIER	BELIER	BELIER	BELIER
23 h 30	BELIER	BELIER	BELIER	BELIER	BELIER	BELIER	BELIER	BELIER	BELIER

DECOUVREZ VOTRE ASCENDANT SANS AUCUN CALCUL : TABLE N⁰ 3

VOTRE HEURE DE NAISSANCE	16 JUILLET	17 JUILLET	18 JUILLET	19 JUILLET	20 JUILLET	21 JUILLET	22 JUILLET	23 JUILLET	24 JUILLET
0 h 00	TAUREAU	TAUREAU	TAUREAU	TAUREAU	TAUREAU	TAUREAU	TAUREAU	TAUREAU	TAUREAU
0 h 30	TAUREAU	TAUREAU	TAUREAU	TAUREAU	TAUREAU	TAUREAU	TAUREAU	TAUREAU	TAUREAU
1 h 00	TAUREAU	TAUREAU	TAUREAU	GEMEAUX	GEMEAUX	GEMEAUX	GEMEAUX	GEMEAUX	GEMEAUX
1 h 30	GEMEAUX	GEMEAUX	GEMEAUX	GEMEAUX	GEMEAUX	GEMEAUX	GEMEAUX	GEMEAUX	GEMEAUX
2 h 00	GEMEAUX	GEMEAUX	GEMEAUX	GEMEAUX	GEMEAUX	GEMEAUX	GEMEAUX	GEMEAUX	GEMEAUX
2 h 30	GEMEAUX	GEMEAUX	GEMEAUX	GEMEAUX	GEMEAUX	GEMEAUX	GEMEAUX	GEMEAUX	GEMEAUX
3 h 00	GEMEAUX	GEMEAUX	CANCER	CANCER	CANCER	CANCER	CANCER	CANCER	CANCER
3 h 30	CANCER	CANCER	CANCER	CANCER	CANCER	CANCER	CANCER	CANCER	CANCER
4 h 00	CANCER	CANCER	CANCER	CANCER	CANCER	CANCER	CANCER	CANCER	CANCER
4 h 30	CANCER	CANCER	CANCER	CANCER	CANCER	CANCER	CANCER	CANCER	CANCER
5 h 00	CANCER	CANCER	CANCER	CANCER	CANCER	CANCER	CANCER	LION	LION
5 h 30	LION	LION	LION	LION	LION	LION	LION	LION	LION
6 h 00	LION	LION	LION	LION	LION	LION	LION	LION	LION
6 h 30	LION	LION	LION	LION	LION	LION	LION	LION	LION
7 h 00	LION	LION	LION	LION	LION	LION	LION	LION	LION
7 h 30	LION	LION	LION	LION	LION	LION	LION	VIERGE	VIERGE
8 h 00	VIERGE	VIERGE	VIERGE	VIERGE	VIERGE	VIERGE	VIERGE	VIERGE	VIERGE
8 h 30	VIERGE	VIERGE	VIERGE	VIERGE	VIERGE	VIERGE	VIERGE	VIERGE	VIERGE
9 h 00	VIERGE	VIERGE	VIERGE	VIERGE	VIERGE	VIERGE	VIERGE	VIERGE	VIERGE
9 h 30	VIERGE	VIERGE	VIERGE	VIERGE	VIERGE	VIERGE	VIERGE	VIERGE	VIERGE
10 h 00	VIERGE	VIERGE	VIERGE	VIERGE	VIERGE	VIERGE	BALANCE	BALANCE	BALANCE
10 h 30	BALANCE	BALANCE	BALANCE	BALANCE	BALANCE	BALANCE	BALANCE	BALANCE	BALANCE
11 h 00	BALANCE	BALANCE	BALANCE	BALANCE	BALANCE	BALANCE	BALANCE	BALANCE	BALANCE
11 h 30	BALANCE	BALANCE	BALANCE	BALANCE	BALANCE	BALANCE	BALANCE	BALANCE	BALANCE
MIDI	BALANCE	BALANCE	BALANCE	BALANCE	BALANCE	BALANCE	BALANCE	BALANCE	BALANCE
12 h 30	BALANCE	BALANCE	BALANCE	BALANCE	BALANCE	SCORPION	SCORPION	SCORPION	SCORPION
13 h 00	SCORPION	SCORPION	SCORPION	SCORPION	SCORPION	SCORPION	SCORPION	SCORPION	SCORPION
13 h 30	SCORPION	SCORPION	SCORPION	SCORPION	SCORPION	SCORPION	SCORPION	SCORPION	SCORPION
14 h 00	SCORPION	SCORPION	SCORPION	SCORPION	SCORPION	SCORPION	SCORPION	SCORPION	SCORPION
14 h 30	SCORPION	SCORPION	SCORPION	SCORPION	SCORPION	SCORPION	SCORPION	SCORPION	SCORPION
15 h 00	SCORPION	SCORPION	SCORPION	SCORPION	SAGITTAIRE	SAGITTAIRE	SAGITTAIRE	SAGITTAIRE	SAGITTAIRE
15 h 30	SAGITTAIRE	SAGITTAIRE	SAGITTAIRE	SAGITTAIRE	SAGITTAIRE	SAGITTAIRE	SAGITTAIRE	SAGITTAIRE	SAGITTAIRE
16 h 00	SAGITTAIRE	SAGITTAIRE	SAGITTAIRE	SAGITTAIRE	SAGITTAIRE	SAGITTAIRE	SAGITTAIRE	SAGITTAIRE	SAGITTAIRE
16 h 30	SAGITTAIRE	SAGITTAIRE	SAGITTAIRE	SAGITTAIRE	SAGITTAIRE	SAGITTAIRE	SAGITTAIRE	SAGITTAIRE	SAGITTAIRE
17 h 00	SAGITTAIRE	SAGITTAIRE	SAGITTAIRE	SAGITTAIRE	SAGITTAIRE	SAGITTAIRE	SAGITTAIRE	SAGITTAIRE	SAGITTAIRE
17 h 30	SAGITTAIRE	SAGITTAIRE	CAPRICORNE	CAPRICORNE	CAPRICORNE	CAPRICORNE	CAPRICORNE	CAPRICORNE	CAPRICORNE
18 h 00	CAPRICORNE	CAPRICORNE	CAPRICORNE	CAPRICORNE	CAPRICORNE	CAPRICORNE	CAPRICORNE	CAPRICORNE	CAPRICORNE
18 h 30	CAPRICORNE	CAPRICORNE	CAPRICORNE	CAPRICORNE	CAPRICORNE	CAPRICORNE	CAPRICORNE	CAPRICORNE	CAPRICORNE
19 h 00	CAPRICORNE	CAPRICORNE	CAPRICORNE	CAPRICORNE	CAPRICORNE	CAPRICORNE	CAPRICORNE	CAPRICORNE	CAPRICORNE
19 h 30	CAPRICORNE	CAPRICORNE	VERSEAU	VERSEAU	VERSEAU	VERSEAU	VERSEAU	VERSEAU	VERSEAU
20 h 00	VERSEAU	VERSEAU	VERSEAU	VERSEAU	VERSEAU	VERSEAU	VERSEAU	VERSEAU	VERSEAU
20 h 30	VERSEAU	VERSEAU	VERSEAU	VERSEAU	VERSEAU	VERSEAU	VERSEAU	VERSEAU	VERSEAU
21 h 00	VERSEAU	POISSONS	POISSONS	POISSONS	POISSONS	POISSONS	POISSONS	POISSONS	POISSONS
21 h 30	POISSONS	POISSONS	POISSONS	POISSONS	POISSONS	POISSONS	POISSONS	POISSONS	POISSONS
22 h 00	POISSONS	POISSONS	POISSONS	POISSONS	POISSONS	POISSONS	BELIER	BELIER	BELIER
22 h 30	BELIER	BELIER	BELIER	BELIER	BELIER	BELIER	BELIER	BELIER	BELIER
23 h 00	BELIER	BELIER	BELIER	BELIER	BELIER	BELIER	BELIER	BELIER	BELIER
23 h 30	BELIER	BELIER	BELIER	TAUREAU	TAUREAU	TAUREAU	TAUREAU	TAUREAU	TAUREAU

DECOUVREZ VOTRE ASCENDANT SANS AUCUN CALCUL : TABLE N⁰ 4

VOTRE HEURE DE NAISSANCE	21 JUIN	22 JUIN	23 JUIN	24 JUIN	25 JUIN	26 JUIN	27 JUIN	28 JUIN
0 h 00	POISSONS	BELIER	BELIER	BELIER	BELIER	BELIER	BELIER	BELIER
0 h 30	BELIER	BELIER	BELIER	BELIER	BELIER	BELIER	BELIER	BELIER
1 h 00	BELIER	BELIER	TAUREAU	TAUREAU	TAUREAU	TAUREAU	TAUREAU	TAUREAU
1 h 30	TAUREAU	TAUREAU	TAUREAU	TAUREAU	TAUREAU	TAUREAU	TAUREAU	TAUREAU
2 h 00	TAUREAU	TAUREAU	TAUREAU	TAUREAU	TAUREAU	TAUREAU	TAUREAU	GEMEAUX
2 h 30	GEMEAUX	GEMEAUX	GEMEAUX	GEMEAUX	GEMEAUX	GEMEAUX	GEMEAUX	GEMEAUX
3 h 00	GEMEAUX	GEMEAUX	GEMEAUX	GEMEAUX	GEMEAUX	GEMEAUX	GEMEAUX	GEMEAUX
3 h 30	GEMEAUX	GEMEAUX	GEMEAUX	GEMEAUX	GEMEAUX	GEMEAUX	GEMEAUX	GEMEAUX
4 h 00	GEMEAUX	GEMEAUX	GEMEAUX	GEMEAUX	GEMEAUX	CANCER	CANCER	CANCER
4 h 30	CANCER	CANCER	CANCER	CANCER	CANCER	CANCER	CANCER	CANCER
5 h 00	CANCER	CANCER	CANCER	CANCER	CANCER	CANCER	CANCER	CANCER
5 h 30	CANCER	CANCER	CANCER	CANCER	CANCER	CANCER	CANCER	CANCER
6 h 00	CANCER	CANCER	CANCER	CANCER	CANCER	CANCER	CANCER	CANCER
6 h 30	CANCER	CANCER	CANCER	LION	LION	LION	LION	LION
7 h 00	LION	LION	LION	LION	LION	LION	LION	LION
7 h 30	LION	LION	LION	LION	LION	LION	LION	LION
8 h 00	LION	LION	LION	LION	LION	LION	LION	LION
8 h 30	LION	LION	LION	LION	LION	LION	LION	LION
9 h 00	LION	LION	LION	LION	LION	LION	VIERGE	VIERGE
9 h 30	VIERGE	VIERGE	VIERGE	VIERGE	VIERGE	VIERGE	VIERGE	VIERGE
10 h 00	VIERGE	VIERGE	VIERGE	VIERGE	VIERGE	VIERGE	VIERGE	VIERGE
10 h 30	VIERGE	VIERGE	VIERGE	VIERGE	VIERGE	VIERGE	VIERGE	VIERGE
11 h 00	VIERGE	VIERGE	VIERGE	VIERGE	VIERGE	VIERGE	VIERGE	VIERGE
11 h 30	VIERGE	VIERGE	VIERGE	VIERGE	VIERGE	VIERGE	VIERGE	VIERGE
MIDI	BALANCE	BALANCE	BALANCE	BALANCE	BALANCE	BALANCE	BALANCE	BALANCE
12 h 30	BALANCE	BALANCE	BALANCE	BALANCE	BALANCE	BALANCE	BALANCE	BALANCE
13 h 00	BALANCE	BALANCE	BALANCE	BALANCE	BALANCE	BALANCE	BALANCE	BALANCE
13 h 30	BALANCE	BALANCE	BALANCE	BALANCE	BALANCE	BALANCE	BALANCE	BALANCE
14 h 00	BALANCE	BALANCE	BALANCE	BALANCE	BALANCE	BALANCE	BALANCE	BALANCE
14 h 30	BALANCE	BALANCE	BALANCE	SCORPION	SCORPION	SCORPION	SCORPION	SCORPION
15 h 00	SCORPION	SCORPION	SCORPION	SCORPION	SCORPION	SCORPION	SCORPION	SCORPION
15 h 30	SCORPION	SCORPION	SCORPION	SCORPION	SCORPION	SCORPION	SCORPION	SCORPION
16 h 00	SCORPION	SCORPION	SCORPION	SCORPION	SCORPION	SCORPION	SCORPION	SCORPION
16 h 30	SCORPION	SCORPION	SCORPION	SCORPION	SCORPION	SCORPION	SCORPION	SCORPION
17 h 00	SCORPION	SCORPION	SCORPION	SCORPION	SCORPION	SAGITTAIRE	SAGITTAIRE	SAGITTAIRE
17 h 30	SAGITTAIRE	SAGITTAIRE	SAGITTAIRE	SAGITTAIRE	SAGITTAIRE	SAGITTAIRE	SAGITTAIRE	SAGITTAIRE
18 h 00	SAGITTAIRE	SAGITTAIRE	SAGITTAIRE	SAGITTAIRE	SAGITTAIRE	SAGITTAIRE	SAGITTAIRE	SAGITTAIRE
18 h 30	SAGITTAIRE	SAGITTAIRE	SAGITTAIRE	SAGITTAIRE	SAGITTAIRE	SAGITTAIRE	SAGITTAIRE	SAGITTAIRE
19 h 00	SAGITTAIRE	SAGITTAIRE	SAGITTAIRE	SAGITTAIRE	SAGITTAIRE	SAGITTAIRE	SAGITTAIRE	SAGITTAIRE
19 h 30	SAGITTAIRE	SAGITTAIRE	SAGITTAIRE	SAGITTAIRE	SAGITTAIRE	SAGITTAIRE	CAPRICORNE	CAPRICORNE
20 h 00	CAPRICORNE	CAPRICORNE	CAPRICORNE	CAPRICORNE	CAPRICORNE	CAPRICORNE	CAPRICORNE	CAPRICORNE
20 h 30	CAPRICORNE	CAPRICORNE	CAPRICORNE	CAPRICORNE	CAPRICORNE	CAPRICORNE	CAPRICORNE	CAPRICORNE
21 h 00	CAPRICORNE	CAPRICORNE	CAPRICORNE	CAPRICORNE	CAPRICORNE	CAPRICORNE	CAPRICORNE	CAPRICORNE
21 h 30	CAPRICORNE	CAPRICORNE	CAPRICORNE	VERSEAU	VERSEAU	VERSEAU	VERSEAU	VERSEAU
22 h 00	VERSEAU	VERSEAU	VERSEAU	VERSEAU	VERSEAU	VERSEAU	VERSEAU	VERSEAU
22 h 30	VERSEAU	VERSEAU	VERSEAU	VERSEAU	VERSEAU	VERSEAU	VERSEAU	VERSEAU
23 h 00	VERSEAU	POISSONS	POISSONS	POISSONS	POISSONS	POISSONS	POISSONS	POISSONS
23 h 30	POISSONS	POISSONS	POISSONS	POISSONS	POISSONS	POISSONS	POISSONS	POISSONS

DECOUVREZ VOTRE ASCENDANT SANS AUCUN CALCUL : TABLE N° 4

VOTRE HEURE DE NAISSANCE	29 JUIN	30 JUIN	1er JUILLET	2 JUILLET	3 JUILLET	4 JUILLET	5 JUILLET	6 JUILLET
0 h 00	BELIER	BELIER	BELIER	BELIER	BELIER	BELIER	BELIER	BELIER
0 h 30	BELIER	TAUREAU	TAUREAU	TAUREAU	TAUREAU	TAUREAU	TAUREAU	TAUREAU
1 h 00	TAUREAU	TAUREAU	TAUREAU	TAUREAU	TAUREAU	TAUREAU	TAUREAU	TAUREAU
1 h 30	TAUREAU	TAUREAU	TAUREAU	TAUREAU	TAUREAU	TAUREAU	GEMEAUX	GEMEAUX
2 h 00	GEMEAUX	GEMEAUX	GEMEAUX	GEMEAUX	GEMEAUX	GEMEAUX	GEMEAUX	GEMEAUX
2 h 30	GEMEAUX	GEMEAUX	GEMEAUX	GEMEAUX	GEMEAUX	GEMEAUX	GEMEAUX	GEMEAUX
3 h 00	GEMEAUX	GEMEAUX	GEMEAUX	GEMEAUX	GEMEAUX	GEMEAUX	GEMEAUX	GEMEAUX
3 h 30	GEMEAUX	GEMEAUX	GEMEAUX	GEMEAUX	CANCER	CANCER	CANCER	CANCER
4 h 00	CANCER	CANCER	CANCER	CANCER	CANCER	CANCER	CANCER	CANCER
4 h 30	CANCER	CANCER	CANCER	CANCER	CANCER	CANCER	CANCER	CANCER
5 h 00	CANCER	CANCER	CANCER	CANCER	CANCER	CANCER	CANCER	CANCER
5 h 30	CANCER	CANCER	CANCER	CANCER	CANCER	CANCER	CANCER	CANCER
6 h 00	CANCER	CANCER	LION	LION	LION	LION	LION	LION
6 h 30	LION	LION	LION	LION	LION	LION	LION	LION
7 h 00	LION	LION	LION	LION	LION	LION	LION	LION
7 h 30	LION	LION	LION	LION	LION	LION	LION	LION
8 h 00	LION	LION	LION	LION	LION	LION	LION	LION
8 h 30	LION	LION	LION	LION	LION	VIERGE	VIERGE	VIERGE
9 h 00	VIERGE	VIERGE	VIERGE	VIERGE	VIERGE	VIERGE	VIERGE	VIERGE
9 h 30	VIERGE	VIERGE	VIERGE	VIERGE	VIERGE	VIERGE	VIERGE	VIERGE
10 h 00	VIERGE	VIERGE	VIERGE	VIERGE	VIERGE	VIERGE	VIERGE	VIERGE
10 h 30	VIERGE	VIERGE	VIERGE	VIERGE	VIERGE	VIERGE	VIERGE	VIERGE
11 h 00	VIERGE	VIERGE	VIERGE	VIERGE	VIERGE	VIERGE	VIERGE	VIERGE
11 h 30	BALANCE	BALANCE	BALANCE	BALANCE	BALANCE	BALANCE	BALANCE	BALANCE
MIDI	BALANCE	BALANCE	BALANCE	BALANCE	BALANCE	BALANCE	BALANCE	BALANCE
12 h 30	BALANCE	BALANCE	BALANCE	BALANCE	BALANCE	BALANCE	BALANCE	BALANCE
13 h 00	BALANCE	BALANCE	BALANCE	BALANCE	BALANCE	BALANCE	BALANCE	BALANCE
13 h 30	BALANCE	BALANCE	BALANCE	BALANCE	BALANCE	BALANCE	BALANCE	BALANCE
14 h 00	BALANCE	BALANCE	SCORPION	SCORPION	SCORPION	SCORPION	SCORPION	SCORPION
14 h 30	SCORPION	SCORPION	SCORPION	SCORPION	SCORPION	SCORPION	SCORPION	SCORPION
15 h 00	SCORPION	SCORPION	SCORPION	SCORPION	SCORPION	SCORPION	SCORPION	SCORPION
15 h 30	SCORPION	SCORPION	SCORPION	SCORPION	SCORPION	SCORPION	SCORPION	SCORPION
16 h 00	SCORPION	SCORPION	SCORPION	SCORPION	SCORPION	SCORPION	SCORPION	SCORPION
16 h 30	SCORPION	SCORPION	SCORPION	SCORPION	SCORPION	SCORPION	SAGITTAIRE	SAGITTAIRE
17 h 00	SAGITTAIRE	SAGITTAIRE	SAGITTAIRE	SAGITTAIRE	SAGITTAIRE	SAGITTAIRE	SAGITTAIRE	SAGITTAIRE
17 h 30	SAGITTAIRE	SAGITTAIRE	SAGITTAIRE	SAGITTAIRE	SAGITTAIRE	SAGITTAIRE	SAGITTAIRE	SAGITTAIRE
18 h 00	SAGITTAIRE	SAGITTAIRE	SAGITTAIRE	SAGITTAIRE	SAGITTAIRE	SAGITTAIRE	SAGITTAIRE	SAGITTAIRE
18 h 30	SAGITTAIRE	SAGITTAIRE	SAGITTAIRE	SAGITTAIRE	SAGITTAIRE	SAGITTAIRE	SAGITTAIRE	SAGITTAIRE
19 h 00	SAGITTAIRE	SAGITTAIRE	SAGITTAIRE	SAGITTAIRE	CAPRICORNE	CAPRICORNE	CAPRICORNE	CAPRICORNE
19 h 30	CAPRICORNE	CAPRICORNE	CAPRICORNE	CAPRICORNE	CAPRICORNE	CAPRICORNE	CAPRICORNE	CAPRICORNE
20 h 00	CAPRICORNE	CAPRICORNE	CAPRICORNE	CAPRICORNE	CAPRICORNE	CAPRICORNE	CAPRICORNE	CAPRICORNE
20 h 30	CAPRICORNE	CAPRICORNE	CAPRICORNE	CAPRICORNE	CAPRICORNE	CAPRICORNE	CAPRICORNE	CAPRICORNE
21 h 00	CAPRICORNE	CAPRICORNE	CAPRICORNE	VERSEAU	VERSEAU	VERSEAU	VERSEAU	VERSEAU
21 h 30	VERSEAU	VERSEAU	VERSEAU	VERSEAU	VERSEAU	VERSEAU	VERSEAU	VERSEAU
22 h 00	VERSEAU	VERSEAU	VERSEAU	VERSEAU	VERSEAU	VERSEAU	VERSEAU	POISSONS
22 h 30	POISSONS	POISSONS	POISSONS	POISSONS	POISSONS	POISSONS	POISSONS	POISSONS
23 h 00	POISSONS	POISSONS	POISSONS	POISSONS	POISSONS	POISSONS	POISSONS	POISSONS
23 h 30	BELIER	BELIER	BELIER	BELIER	BELIER	BELIER	BELIER	BELIER

DECOUVREZ VOTRE ASCENDANT SANS AUCUN CALCUL : TABLE N° 4

VOTRE HEURE DE NAISSANCE	7 JUILLET	8 JUILLET	9 JUILLET	10 JUILLET	11 JUILLET	12 JUILLET	13 JUILLET	14 JUILLET	15 JUILLET
0 h 00	BELIER	TAUREAU	TAUREAU	TAUREAU	TAUREAU	TAUREAU	TAUREAU	TAUREAU	TAUREAU
0 h 30	TAUREAU	TAUREAU	TAUREAU	TAUREAU	TAUREAU	TAUREAU	TAUREAU	TAUREAU	TAUREAU
1 h 00	TAUREAU	TAUREAU	TAUREAU	TAUREAU	TAUREAU	GEMEAUX	GEMEAUX	GEMEAUX	GEMEAUX
1 h 30	GEMEAUX	GEMEAUX	GEMEAUX	GEMEAUX	GEMEAUX	GEMEAUX	GEMEAUX	GEMEAUX	GEMEAUX
2 h 00	GEMEAUX	GEMEAUX	GEMEAUX	GEMEAUX	GEMEAUX	GEMEAUX	GEMEAUX	GEMEAUX	GEMEAUX
2 h 30	GEMEAUX	GEMEAUX	GEMEAUX	GEMEAUX	GEMEAUX	GEMEAUX	GEMEAUX	GEMEAUX	GEMEAUX
3 h 00	GEMEAUX	GEMEAUX	GEMEAUX	GEMEAUX	CANCER	CANCER	CANCER	CANCER	CANCER
3 h 30	CANCER	CANCER	CANCER	CANCER	CANCER	CANCER	CANCER	CANCER	CANCER
4 h 00	CANCER	CANCER	CANCER	CANCER	CANCER	CANCER	CANCER	CANCER	CANCER
4 h 30	CANCER	CANCER	CANCER	CANCER	CANCER	CANCER	CANCER	CANCER	CANCER
5 h 00	CANCER	CANCER	CANCER	CANCER	CANCER	CANCER	CANCER	CANCER	CANCER
5 h 30	CANCER	CANCER	CANCER	LION	LION	LION	LION	LION	LION
6 h 00	LION	LION	LION	LION	LION	LION	LION	LION	LION
6 h 30	LION	LION	LION	LION	LION	LION	LION	LION	LION
7 h 00	LION	LION	LION	LION	LION	LION	LION	LION	LION
7 h 30	LION	LION	LION	LION	LION	LION	LION	LION	LION
8 h 00	LION	LION	LION	LION	LION	VIERGE	VIERGE	VIERGE	VIERGE
8 h 30	VIERGE	VIERGE	VIERGE	VIERGE	VIERGE	VIERGE	VIERGE	VIERGE	VIERGE
9 h 00	VIERGE	VIERGE	VIERGE	VIERGE	VIERGE	VIERGE	VIERGE	VIERGE	VIERGE
9 h 30	VIERGE	VIERGE	VIERGE	VIERGE	VIERGE	VIERGE	VIERGE	VIERGE	VIERGE
10 h 00	VIERGE	VIERGE	VIERGE	VIERGE	VIERGE	VIERGE	VIERGE	VIERGE	VIERGE
10 h 30	VIERGE	VIERGE	VIERGE	VIERGE	VIERGE	VIERGE	VIERGE	BALANCE	BALANCE
11 h 00	BALANCE	BALANCE	BALANCE	BALANCE	BALANCE	BALANCE	BALANCE	BALANCE	BALANCE
11 h 30	BALANCE	BALANCE	BALANCE	BALANCE	BALANCE	BALANCE	BALANCE	BALANCE	BALANCE
MIDI	BALANCE	BALANCE	BALANCE	BALANCE	BALANCE	BALANCE	BALANCE	BALANCE	BALANCE
12 h 30	BALANCE	BALANCE	BALANCE	BALANCE	BALANCE	BALANCE	BALANCE	BALANCE	BALANCE
13 h 00	BALANCE	BALANCE	BALANCE	BALANCE	BALANCE	BALANCE	BALANCE	BALANCE	BALANCE
13 h 30	BALANCE	BALANCE	BALANCE	SCORPION	SCORPION	SCORPION	SCORPION	SCORPION	SCORPION
14 h 00	SCORPION	SCORPION	SCORPION	SCORPION	SCORPION	SCORPION	SCORPION	SCORPION	SCORPION
14 h 30	SCORPION	SCORPION	SCORPION	SCORPION	SCORPION	SCORPION	SCORPION	SCORPION	SCORPION
15 h 00	SCORPION	SCORPION	SCORPION	SCORPION	SCORPION	SCORPION	SCORPION	SCORPION	SCORPION
15 h 30	SCORPION	SCORPION	SCORPION	SCORPION	SCORPION	SCORPION	SCORPION	SCORPION	SCORPION
16 h 00	SCORPION	SCORPION	SCORPION	SCORPION	SCORPION	SAGITTAIRE	SAGITTAIRE	SAGITTAIRE	SAGITTAIRE
16 h 30	SAGITTAIRE	SAGITTAIRE	SAGITTAIRE	SAGITTAIRE	SAGITTAIRE	SAGITTAIRE	SAGITTAIRE	SAGITTAIRE	SAGITTAIRE
17 h 00	SAGITTAIRE	SAGITTAIRE	SAGITTAIRE	SAGITTAIRE	SAGITTAIRE	SAGITTAIRE	SAGITTAIRE	SAGITTAIRE	SAGITTAIRE
17 h 30	SAGITTAIRE	SAGITTAIRE	SAGITTAIRE	SAGITTAIRE	SAGITTAIRE	SAGITTAIRE	SAGITTAIRE	SAGITTAIRE	SAGITTAIRE
18 h 00	SAGITTAIRE	SAGITTAIRE	SAGITTAIRE	SAGITTAIRE	SAGITTAIRE	SAGITTAIRE	SAGITTAIRE	SAGITTAIRE	SAGITTAIRE
18 h 30	SAGITTAIRE	SAGITTAIRE	SAGITTAIRE	CAPRICORNE	CAPRICORNE	CAPRICORNE	CAPRICORNE	CAPRICORNE	CAPRICORNE
19 h 00	CAPRICORNE	CAPRICORNE	CAPRICORNE	CAPRICORNE	CAPRICORNE	CAPRICORNE	CAPRICORNE	CAPRICORNE	CAPRICORNE
19 h 30	CAPRICORNE	CAPRICORNE	CAPRICORNE	CAPRICORNE	CAPRICORNE	CAPRICORNE	CAPRICORNE	CAPRICORNE	CAPRICORNE
20 h 00	CAPRICORNE	CAPRICORNE	CAPRICORNE	CAPRICORNE	CAPRICORNE	CAPRICORNE	CAPRICORNE	CAPRICORNE	CAPRICORNE
20 h 30	CAPRICORNE	VERSEAU	VERSEAU	VERSEAU	VERSEAU	VERSEAU	VERSEAU	VERSEAU	VERSEAU
21 h 00	VERSEAU	VERSEAU	VERSEAU	VERSEAU	VERSEAU	VERSEAU	VERSEAU	VERSEAU	VERSEAU
21 h 30	VERSEAU	VERSEAU	VERSEAU	VERSEAU	VERSEAU	VERSEAU	POISSONS	POISSONS	POISSONS
22 h 00	POISSONS	POISSONS	POISSONS	POISSONS	POISSONS	POISSONS	POISSONS	POISSONS	POISSONS
22 h 30	POISSONS	POISSONS	POISSONS	POISSONS	POISSONS	POISSONS	POISSONS	BELIER	BELIER
23 h 00	BELIER	BELIER	BELIER	BELIER	BELIER	BELIER	BELIER	BELIER	BELIER
23 h 30	BELIER	BELIER	BELIER	BELIER	BELIER	BELIER	BELIER	TAUREAU	TAUREAU

DECOUVREZ VOTRE ASCENDANT SANS AUCUN CALCUL : TABLE N⁰ 4

VOTRE HEURE DE NAISSANCE	16 JUILLET	17 JUILLET	18 JUILLET	19 JUILLET	20 JUILLET	21 JUILLET	22 JUILLET	23 JUILLET	24 JUILLET
0 h 00	TAUREAU	TAUREAU	TAUREAU	TAUREAU	TAUREAU	TAUREAU	TAUREAU	TAUREAU	TAUREAU
0 h 30	TAUREAU	TAUREAU	TAUREAU	TAUREAU	TAUREAU	GEMEAUX	GEMEAUX	GEMEAUX	GEMEAUX
1 h 00	GEMEAUX	GEMEAUX	GEMEAUX	GEMEAUX	GEMEAUX	GEMEAUX	GEMEAUX	GEMEAUX	GEMEAUX
1 h 30	GEMEAUX	GEMEAUX	GEMEAUX	GEMEAUX	GEMEAUX	GEMEAUX	GEMEAUX	GEMEAUX	GEMEAUX
2 h 00	GEMEAUX	GEMEAUX	GEMEAUX	GEMEAUX	GEMEAUX	GEMEAUX	GEMEAUX	GEMEAUX	GEMEAUX
2 h 30	GEMEAUX	GEMEAUX	CANCER	CANCER	CANCER	CANCER	CANCER	CANCER	CANCER
3 h 00	CANCER	CANCER	CANCER	CANCER	CANCER	CANCER	CANCER	CANCER	CANCER
3 h 30	CANCER	CANCER	CANCER	CANCER	CANCER	CANCER	CANCER	CANCER	CANCER
4 h 00	CANCER	CANCER	CANCER	CANCER	CANCER	CANCER	CANCER	CANCER	CANCER
4 h 30	CANCER	CANCER	CANCER	CANCER	CANCER	CANCER	CANCER	CANCER	LION
5 h 00	LION	LION	LION	LION	LION	LION	LION	LION	LION
5 h 30	LION	LION	LION	LION	LION	LION	LION	LION	LION
6 h 00	LION	LION	LION	LION	LION	LION	LION	LION	LION
6 h 30	LION	LION	LION	LION	LION	LION	LION	LION	LION
7 h 00	LION	LION	LION	LION	LION	LION	LION	LION	LION
7 h 30	LION	LION	LION	LION	VIERGE	VIERGE	VIERGE	VIERGE	VIERGE
8 h 00	VIERGE	VIERGE	VIERGE	VIERGE	VIERGE	VIERGE	VIERGE	VIERGE	VIERGE
8 h 30	VIERGE	VIERGE	VIERGE	VIERGE	VIERGE	VIERGE	VIERGE	VIERGE	VIERGE
9 h 00	VIERGE	VIERGE	VIERGE	VIERGE	VIERGE	VIERGE	VIERGE	VIERGE	VIERGE
9 h 30	VIERGE	VIERGE	VIERGE	VIERGE	VIERGE	VIERGE	VIERGE	VIERGE	VIERGE
10 h 00	VIERGE	VIERGE	VIERGE	VIERGE	VIERGE	VIERGE	BALANCE	BALANCE	BALANCE
10 h 30	BALANCE	BALANCE	BALANCE	BALANCE	BALANCE	BALANCE	BALANCE	BALANCE	BALANCE
11 h 00	BALANCE	BALANCE	BALANCE	BALANCE	BALANCE	BALANCE	BALANCE	BALANCE	BALANCE
11 h 30	BALANCE	BALANCE	BALANCE	BALANCE	BALANCE	BALANCE	BALANCE	BALANCE	BALANCE
MIDI	BALANCE	BALANCE	BALANCE	BALANCE	BALANCE	BALANCE	BALANCE	BALANCE	BALANCE
12 h 30	BALANCE	BALANCE	BALANCE	BALANCE	BALANCE	BALANCE	BALANCE	BALANCE	SCORPION
13 h 00	BALANCE	SCORPION	SCORPION	SCORPION	SCORPION	SCORPION	SCORPION	SCORPION	SCORPION
13 h 30	SCORPION	SCORPION	SCORPION	SCORPION	SCORPION	SCORPION	SCORPION	SCORPION	SCORPION
14 h 00	SCORPION	SCORPION	SCORPION	SCORPION	SCORPION	SCORPION	SCORPION	SCORPION	SCORPION
14 h 30	SCORPION	SCORPION	SCORPION	SCORPION	SCORPION	SCORPION	SCORPION	SCORPION	SCORPION
15 h 00	SCORPION	SCORPION	SCORPION	SCORPION	SCORPION	SCORPION	SCORPION	SCORPION	SCORPION
15 h 30	SCORPION	SCORPION	SCORPION	SAGITTAIRE	SAGITTAIRE	SAGITTAIRE	SAGITTAIRE	SAGITTAIRE	SAGITTAIRE
16 h 00	SAGITTAIRE	SAGITTAIRE	SAGITTAIRE	SAGITTAIRE	SAGITTAIRE	SAGITTAIRE	SAGITTAIRE	SAGITTAIRE	SAGITTAIRE
16 h 30	SAGITTAIRE	SAGITTAIRE	SAGITTAIRE	SAGITTAIRE	SAGITTAIRE	SAGITTAIRE	SAGITTAIRE	SAGITTAIRE	SAGITTAIRE
17 h 00	SAGITTAIRE	SAGITTAIRE	SAGITTAIRE	SAGITTAIRE	SAGITTAIRE	SAGITTAIRE	SAGITTAIRE	SAGITTAIRE	SAGITTAIRE
17 h 30	SAGITTAIRE	SAGITTAIRE	SAGITTAIRE	SAGITTAIRE	SAGITTAIRE	SAGITTAIRE	SAGITTAIRE	SAGITTAIRE	SAGITTAIRE
18 h 00	SAGITTAIRE	SAGITTAIRE	CAPRICORNE	CAPRICORNE	CAPRICORNE	CAPRICORNE	CAPRICORNE	CAPRICORNE	CAPRICORNE
18 h 30	CAPRICORNE	CAPRICORNE	CAPRICORNE	CAPRICORNE	CAPRICORNE	CAPRICORNE	CAPRICORNE	CAPRICORNE	CAPRICORNE
19 h 00	CAPRICORNE	CAPRICORNE	CAPRICORNE	CAPRICORNE	CAPRICORNE	CAPRICORNE	CAPRICORNE	CAPRICORNE	CAPRICORNE
19 h 30	CAPRICORNE	CAPRICORNE	CAPRICORNE	CAPRICORNE	CAPRICORNE	CAPRICORNE	CAPRICORNE	CAPRICORNE	VERSEAU
20 h 00	VERSEAU	VERSEAU	VERSEAU	VERSEAU	VERSEAU	VERSEAU	VERSEAU	VERSEAU	VERSEAU
20 h 30	VERSEAU	VERSEAU	VERSEAU	VERSEAU	VERSEAU	VERSEAU	VERSEAU	VERSEAU	VERSEAU
21 h 00	VERSEAU	VERSEAU	VERSEAU	VERSEAU	VERSEAU	POISSONS	POISSONS	POISSONS	POISSONS
21 h 30	POISSONS	POISSONS	POISSONS	POISSONS	POISSONS	POISSONS	POISSONS	POISSONS	POISSONS
22 h 00	POISSONS	POISSONS	POISSONS	POISSONS	POISSONS	POISSONS	BELIER	BELIER	BELIER
22 h 30	BELIER	BELIER	BELIER	BELIER	BELIER	BELIER	BELIER	BELIER	BELIER
23 h 00	BELIER	BELIER	BELIER	BELIER	BELIER	BELIER	TAUREAU	TAUREAU	TAUREAU
23 h 30	TAUREAU	TAUREAU	TAUREAU	TAUREAU	TAUREAU	TAUREAU	TAUREAU	TAUREAU	TAUREAU

DECOUVREZ VOTRE ASCENDANT SANS AUCUN CALCUL : TABLE N⁰ 5

VOTRE HEURE DE NAISSANCE	21 JUIN	22 JUIN	23 JUIN	24 JUIN	25 JUIN	26 JUIN	27 JUIN	28 JUIN
0 h 00	POISSONS	BELIER	BELIER	BELIER	BELIER	BELIER	BELIER	BELIER
0 h 30	POISSONS	BELIER	BELIER	BELIER	BELIER	BELIER	BELIER	TAUREAU
1 h 00	TAUREAU	TAUREAU	TAUREAU	TAUREAU	TAUREAU	TAUREAU	TAUREAU	TAUREAU
1 h 30	TAUREAU	TAUREAU	TAUREAU	TAUREAU	TAUREAU	TAUREAU	TAUREAU	GEMEAUX
2 h 00	GEMEAUX	GEMEAUX	GEMEAUX	GEMEAUX	GEMEAUX	GEMEAUX	GEMEAUX	GEMEAUX
2 h 30	GEMEAUX	GEMEAUX	GEMEAUX	GEMEAUX	GEMEAUX	GEMEAUX	GEMEAUX	GEMEAUX
3 h 00	GEMEAUX	GEMEAUX	GEMEAUX	GEMEAUX	GEMEAUX	GEMEAUX	GEMEAUX	GEMEAUX
3 h 30	GEMEAUX	GEMEAUX	GEMEAUX	CANCER	CANCER	CANCER	CANCER	CANCER
4 h 00	CANCER	CANCER	CANCER	CANCER	CANCER	CANCER	CANCER	CANCER
4 h 30	CANCER	CANCER	CANCER	CANCER	CANCER	CANCER	CANCER	CANCER
5 h 00	CANCER	CANCER	CANCER	CANCER	CANCER	CANCER	CANCER	CANCER
5 h 30	CANCER	CANCER	CANCER	CANCER	CANCER	CANCER	CANCER	CANCER
6 h 00	CANCER	CANCER	CANCER	CANCER	LION	LION	LION	LION
6 h 30	LION	LION	LION	LION	LION	LION	LION	LION
7 h 00	LION	LION	LION	LION	LION	LION	LION	LION
7 h 30	LION	LION	LION	LION	LION	LION	LION	LION
8 h 00	LION	LION	LION	LION	LION	LION	LION	LION
8 h 30	LION	LION	LION	LION	LION	LION	LION	LION
9 h 00	LION	LION	VIERGE	VIERGE	VIERGE	VIERGE	VIERGE	VIERGE
9 h 30	VIERGE	VIERGE	VIERGE	VIERGE	VIERGE	VIERGE	VIERGE	VIERGE
10 h 00	VIERGE	VIERGE	VIERGE	VIERGE	VIERGE	VIERGE	VIERGE	VIERGE
10 h 30	VIERGE	VIERGE	VIERGE	VIERGE	VIERGE	VIERGE	VIERGE	VIERGE
11 h 00	VIERGE	VIERGE	VIERGE	VIERGE	VIERGE	VIERGE	VIERGE	VIERGE
11 h 30	VIERGE	VIERGE	VIERGE	VIERGE	VIERGE	VIERGE	VIERGE	VIERGE
MIDI	BALANCE	BALANCE	BALANCE	BALANCE	BALANCE	BALANCE	BALANCE	BALANCE
12 h 30	BALANCE	BALANCE	BALANCE	BALANCE	BALANCE	BALANCE	BALANCE	BALANCE
13 h 00	BALANCE	BALANCE	BALANCE	BALANCE	BALANCE	BALANCE	BALANCE	BALANCE
13 h 30	BALANCE	BALANCE	BALANCE	BALANCE	BALANCE	BALANCE	BALANCE	BALANCE
14 h 00	BALANCE	BALANCE	BALANCE	BALANCE	BALANCE	BALANCE	BALANCE	BALANCE
14 h 30	BALANCE	BALANCE	BALANCE	BALANCE	BALANCE	BALANCE	SCORPION	SCORPION
15 h 00	SCORPION	SCORPION	SCORPION	SCORPION	SCORPION	SCORPION	SCORPION	SCORPION
15 h 30	SCORPION	SCORPION	SCORPION	SCORPION	SCORPION	SCORPION	SCORPION	SCORPION
16 h 00	SCORPION	SCORPION	SCORPION	SCORPION	SCORPION	SCORPION	SCORPION	SCORPION
16 h 30	SCORPION	SCORPION	SCORPION	SCORPION	SCORPION	SCORPION	SCORPION	SCORPION
17 h 00	SCORPION	SCORPION	SCORPION	SCORPION	SCORPION	SCORPION	SCORPION	SCORPION
17 h 30	SCORPION	SCORPION	SCORPION	SAGITTAIRE	SAGITTAIRE	SAGITTAIRE	SAGITTAIRE	SAGITTAIRE
18 h 00	SAGITTAIRE	SAGITTAIRE	SAGITTAIRE	SAGITTAIRE	SAGITTAIRE	SAGITTAIRE	SAGITTAIRE	SAGITTAIRE
18 h 30	SAGITTAIRE	SAGITTAIRE	SAGITTAIRE	SAGITTAIRE	SAGITTAIRE	SAGITTAIRE	SAGITTAIRE	SAGITTAIRE
19 h 00	SAGITTAIRE	SAGITTAIRE	SAGITTAIRE	SAGITTAIRE	SAGITTAIRE	SAGITTAIRE	SAGITTAIRE	SAGITTAIRE
19 h 30	SAGITTAIRE	SAGITTAIRE	SAGITTAIRE	SAGITTAIRE	SAGITTAIRE	SAGITTAIRE	SAGITTAIRE	SAGITTAIRE
20 h 00	SAGITTAIRE	SAGITTAIRE	SAGITTAIRE	SAGITTAIRE	SAGITTAIRE	SAGITTAIRE	CAPRICORNE	CAPRICORNE
20 h 30	CAPRICORNE	CAPRICORNE	CAPRICORNE	CAPRICORNE	CAPRICORNE	CAPRICORNE	CAPRICORNE	CAPRICORNE
21 h 00	CAPRICORNE	CAPRICORNE	CAPRICORNE	CAPRICORNE	CAPRICORNE	CAPRICORNE	CAPRICORNE	CAPRICORNE
21 h 30	CAPRICORNE	CAPRICORNE	CAPRICORNE	CAPRICORNE	CAPRICORNE	CAPRICORNE	CAPRICORNE	CAPRICORNE
22 h 00	CAPRICORNE	CAPRICORNE	VERSEAU	VERSEAU	VERSEAU	VERSEAU	VERSEAU	VERSEAU
22 h 30	VERSEAU	VERSEAU	VERSEAU	VERSEAU	VERSEAU	VERSEAU	VERSEAU	VERSEAU
23 h 00	VERSEAU	VERSEAU	POISSONS	POISSONS	POISSONS	POISSONS	POISSONS	POISSONS
23 h 30	POISSONS	POISSONS	POISSONS	POISSONS	POISSONS	POISSONS	POISSONS	POISSONS

DECOUVREZ VOTRE ASCENDANT SANS AUCUN CALCUL : TABLE N° 5

VOTRE HEURE DE NAISSANCE	29 JUIN	30 JUIN	1er JUILLET	2 JUILLET	3 JUILLET	4 JUILLET	5 JUILLET	6 JUILLET
0 h 00	BELIER	BELIER	BELIER	BELIER	BELIER	BELIER	TAUREAU	TAUREAU
0 h 30	TAUREAU	TAUREAU	TAUREAU	TAUREAU	TAUREAU	TAUREAU	TAUREAU	TAUREAU
1 h 00	TAUREAU	TAUREAU	TAUREAU	TAUREAU	TAUREAU	TAUREAU	TAUREAU	TAUREAU
1 h 30	TAUREAU	GEMEAUX	GEMEAUX	GEMEAUX	GEMEAUX	GEMEAUX	GEMEAUX	GEMEAUX
2 h 00	GEMEAUX	GEMEAUX	GEMEAUX	GEMEAUX	GEMEAUX	GEMEAUX	GEMEAUX	GEMEAUX
2 h 30	GEMEAUX	GEMEAUX	GEMEAUX	GEMEAUX	GEMEAUX	GEMEAUX	GEMEAUX	GEMEAUX
3 h 00	GEMEAUX	GEMEAUX	GEMEAUX	CANCER	CANCER	CANCER	CANCER	CANCER
3 h 30	CANCER	CANCER	CANCER	CANCER	CANCER	CANCER	CANCER	CANCER
4 h 00	CANCER	CANCER	CANCER	CANCER	CANCER	CANCER	CANCER	CANCER
4 h 30	CANCER	CANCER	CANCER	CANCER	CANCER	CANCER	CANCER	CANCER
5 h 00	CANCER	CANCER	CANCER	CANCER	CANCER	CANCER	CANCER	CANCER
5 h 30	CANCER	CANCER	CANCER	CANCER	LION	LION	LION	LION
6 h 00	LION	LION	LION	LION	LION	LION	LION	LION
6 h 30	LION	LION	LION	LION	LION	LION	LION	LION
7 h 00	LION	LION	LION	LION	LION	LION	LION	LION
7 h 30	LION	LION	LION	LION	LION	LION	LION	LION
8 h 00	LION	LION	LION	LION	LION	LION	LION	LION
8 h 30	LION	LION	VIERGE	VIERGE	VIERGE	VIERGE	VIERGE	VIERGE
9 h 00	VIERGE	VIERGE	VIERGE	VIERGE	VIERGE	VIERGE	VIERGE	VIERGE
9 h 30	VIERGE	VIERGE	VIERGE	VIERGE	VIERGE	VIERGE	VIERGE	VIERGE
10 h 00	VIERGE	VIERGE	VIERGE	VIERGE	VIERGE	VIERGE	VIERGE	VIERGE
10 h 30	VIERGE	VIERGE	VIERGE	VIERGE	VIERGE	VIERGE	VIERGE	VIERGE
11 h 00	VIERGE	VIERGE	VIERGE	VIERGE	VIERGE	VIERGE	VIERGE	VIERGE
11 h 30	VIERGE	BALANCE	BALANCE	BALANCE	BALANCE	BALANCE	BALANCE	BALANCE
MIDI	BALANCE	BALANCE	BALANCE	BALANCE	BALANCE	BALANCE	BALANCE	BALANCE
12 h 30	BALANCE	BALANCE	BALANCE	BALANCE	BALANCE	BALANCE	BALANCE	BALANCE
13 h 00	BALANCE	BALANCE	BALANCE	BALANCE	BALANCE	BALANCE	BALANCE	BALANCE
13 h 30	BALANCE	BALANCE	BALANCE	BALANCE	BALANCE	BALANCE	BALANCE	BALANCE
14 h 00	BALANCE	BALANCE	BALANCE	BALANCE	BALANCE	BALANCE	SCORPION	SCORPION
14 h 30	SCORPION	SCORPION	SCORPION	SCORPION	SCORPION	SCORPION	SCORPION	SCORPION
15 h 00	SCORPION	SCORPION	SCORPION	SCORPION	SCORPION	SCORPION	SCORPION	SCORPION
15 h 30	SCORPION	SCORPION	SCORPION	SCORPION	SCORPION	SCORPION	SCORPION	SCORPION
16 h 00	SCORPION	SCORPION	SCORPION	SCORPION	SCORPION	SCORPION	SCORPION	SCORPION
16 h 30	SCORPION	SCORPION	SCORPION	SCORPION	SCORPION	SCORPION	SCORPION	SCORPION
17 h 00	SCORPION	SCORPION	SCORPION	SAGITTAIRE	SAGITTAIRE	SAGITTAIRE	SAGITTAIRE	SAGITTAIRE
17 h 30	SAGITTAIRE	SAGITTAIRE	SAGITTAIRE	SAGITTAIRE	SAGITTAIRE	SAGITTAIRE	SAGITTAIRE	SAGITTAIRE
18 h 00	SAGITTAIRE	SAGITTAIRE	SAGITTAIRE	SAGITTAIRE	SAGITTAIRE	SAGITTAIRE	SAGITTAIRE	SAGITTAIRE
18 h 30	SAGITTAIRE	SAGITTAIRE	SAGITTAIRE	SAGITTAIRE	SAGITTAIRE	SAGITTAIRE	SAGITTAIRE	SAGITTAIRE
19 h 00	SAGITTAIRE	SAGITTAIRE	SAGITTAIRE	SAGITTAIRE	SAGITTAIRE	SAGITTAIRE	SAGITTAIRE	SAGITTAIRE
19 h 30	SAGITTAIRE	SAGITTAIRE	SAGITTAIRE	SAGITTAIRE	CAPRICORNE	CAPRICORNE	CAPRICORNE	CAPRICORNE
20 h 00	CAPRICORNE	CAPRICORNE	CAPRICORNE	CAPRICORNE	CAPRICORNE	CAPRICORNE	CAPRICORNE	CAPRICORNE
20 h 30	CAPRICORNE	CAPRICORNE	CAPRICORNE	CAPRICORNE	CAPRICORNE	CAPRICORNE	CAPRICORNE	CAPRICORNE
21 h 00	CAPRICORNE	CAPRICORNE	CAPRICORNE	CAPRICORNE	CAPRICORNE	CAPRICORNE	CAPRICORNE	CAPRICORNE
21 h 30	CAPRICORNE	VERSEAU	VERSEAU	VERSEAU	VERSEAU	VERSEAU	VERSEAU	VERSEAU
22 h 00	VERSEAU	VERSEAU	VERSEAU	VERSEAU	VERSEAU	VERSEAU	VERSEAU	VERSEAU
22 h 30	VERSEAU	VERSEAU	VERSEAU	POISSONS	POISSONS	POISSONS	POISSONS	POISSONS
23 h 00	POISSONS	POISSONS	POISSONS	POISSONS	POISSONS	POISSONS	POISSONS	POISSONS
23 h 30	BELIER	BELIER	BELIER	BELIER	BELIER	BELIER	BELIER	BELIER

147

DECOUVREZ VOTRE ASCENDANT SANS AUCUN CALCUL : TABLE N⁰ 5

VOTRE HEURE DE NAISSANCE	7 JUILLET	8 JUILLET	9 JUILLET	10 JUILLET	11 JUILLET	12 JUILLET	13 JUILLET	14 JUILLET	15 JUILLET
0 h 00	TAUREAU	TAUREAU	TAUREAU	TAUREAU	TAUREAU	TAUREAU	TAUREAU	TAUREAU	TAUREAU
0 h 30	TAUREAU	TAUREAU	TAUREAU	TAUREAU	TAUREAU	TAUREAU	TAUREAU	GEMEAUX	GEMEAUX
1 h 00	GEMEAUX	GEMEAUX	GEMEAUX	GEMEAUX	GEMEAUX	GEMEAUX	GEMEAUX	GEMEAUX	GEMEAUX
1 h 30	GEMEAUX	GEMEAUX	GEMEAUX	GEMEAUX	GEMEAUX	GEMEAUX	GEMEAUX	GEMEAUX	GEMEAUX
2 h 00	GEMEAUX	GEMEAUX	GEMEAUX	GEMEAUX	GEMEAUX	GEMEAUX	GEMEAUX	GEMEAUX	GEMEAUX
2 h 30	GEMEAUX	GEMEAUX	GEMEAUX	GEMEAUX	CANCER	CANCER	CANCER	CANCER	CANCER
3 h 00	CANCER	CANCER	CANCER	CANCER	CANCER	CANCER	CANCER	CANCER	CANCER
3 h 30	CANCER	CANCER	CANCER	CANCER	CANCER	CANCER	CANCER	CANCER	CANCER
4 h 00	CANCER	CANCER	CANCER	CANCER	CANCER	CANCER	CANCER	CANCER	CANCER
4 h 30	CANCER	CANCER	CANCER	CANCER	CANCER	CANCER	CANCER	CANCER	CANCER
5 h 00	CANCER	CANCER	CANCER	LION	LION	LION	LION	LION	LION
5 h 30	LION	LION	LION	LION	LION	LION	LION	LION	LION
6 h 00	LION	LION	LION	LION	LION	LION	LION	LION	LION
6 h 30	LION	LION	LION	LION	LION	LION	LION	LION	LION
7 h 00	LION	LION	LION	LION	LION	LION	LION	LION	LION
7 h 30	LION	LION	LION	LION	LION	LION	LION	LION	LION
8 h 00	LION	VIERGE	VIERGE	VIERGE	VIERGE	VIERGE	VIERGE	VIERGE	VIERGE
8 h 30	VIERGE	VIERGE	VIERGE	VIERGE	VIERGE	VIERGE	VIERGE	VIERGE	VIERGE
9 h 00	VIERGE	VIERGE	VIERGE	VIERGE	VIERGE	VIERGE	VIERGE	VIERGE	VIERGE
9 h 30	VIERGE	VIERGE	VIERGE	VIERGE	VIERGE	VIERGE	VIERGE	VIERGE	VIERGE
10 h 00	VIERGE	VIERGE	VIERGE	VIERGE	VIERGE	VIERGE	VIERGE	VIERGE	VIERGE
10 h 30	VIERGE	VIERGE	VIERGE	VIERGE	VIERGE	VIERGE	VIERGE	BALANCE	BALANCE
11 h 00	BALANCE	BALANCE	BALANCE	BALANCE	BALANCE	BALANCE	BALANCE	BALANCE	BALANCE
11 h 30	BALANCE	BALANCE	BALANCE	BALANCE	BALANCE	BALANCE	BALANCE	BALANCE	BALANCE
MIDI	BALANCE	BALANCE	BALANCE	BALANCE	BALANCE	BALANCE	BALANCE	BALANCE	BALANCE
12 h 30	BALANCE	BALANCE	BALANCE	BALANCE	BALANCE	BALANCE	BALANCE	BALANCE	BALANCE
13 h 00	BALANCE	BALANCE	BALANCE	BALANCE	BALANCE	BALANCE	BALANCE	BALANCE	BALANCE
13 h 30	BALANCE	BALANCE	BALANCE	BALANCE	BALANCE	BALANCE	SCORPION	SCORPION	SCORPION
14 h 00	SCORPION	SCORPION	SCORPION	SCORPION	SCORPION	SCORPION	SCORPION	SCORPION	SCORPION
14 h 30	SCORPION	SCORPION	SCORPION	SCORPION	SCORPION	SCORPION	SCORPION	SCORPION	SCORPION
15 h 00	SCORPION	SCORPION	SCORPION	SCORPION	SCORPION	SCORPION	SCORPION	SCORPION	SCORPION
15 h 30	SCORPION	SCORPION	SCORPION	SCORPION	SCORPION	SCORPION	SCORPION	SCORPION	SCORPION
16 h 00	SCORPION	SCORPION	SCORPION	SCORPION	SCORPION	SCORPION	SCORPION	SCORPION	SCORPION
16 h 30	SCORPION	SCORPION	SCORPION	SAGITTAIRE	SAGITTAIRE	SAGITTAIRE	SAGITTAIRE	SAGITTAIRE	SAGITTAIRE
17 h 00	SAGITTAIRE	SAGITTAIRE	SAGITTAIRE	SAGITTAIRE	SAGITTAIRE	SAGITTAIRE	SAGITTAIRE	SAGITTAIRE	SAGITTAIRE
17 h 30	SAGITTAIRE	SAGITTAIRE	SAGITTAIRE	SAGITTAIRE	SAGITTAIRE	SAGITTAIRE	SAGITTAIRE	SAGITTAIRE	SAGITTAIRE
18 h 00	SAGITTAIRE	SAGITTAIRE	SAGITTAIRE	SAGITTAIRE	SAGITTAIRE	SAGITTAIRE	SAGITTAIRE	SAGITTAIRE	SAGITTAIRE
18 h 30	SAGITTAIRE	SAGITTAIRE	SAGITTAIRE	SAGITTAIRE	SAGITTAIRE	SAGITTAIRE	SAGITTAIRE	SAGITTAIRE	SAGITTAIRE
19 h 00	SAGITTAIRE	SAGITTAIRE	SAGITTAIRE	CAPRICORNE	CAPRICORNE	CAPRICORNE	CAPRICORNE	CAPRICORNE	CAPRICORNE
19 h 30	CAPRICORNE	CAPRICORNE	CAPRICORNE	CAPRICORNE	CAPRICORNE	CAPRICORNE	CAPRICORNE	CAPRICORNE	CAPRICORNE
20 h 00	CAPRICORNE	CAPRICORNE	CAPRICORNE	CAPRICORNE	CAPRICORNE	CAPRICORNE	CAPRICORNE	CAPRICORNE	CAPRICORNE
20 h 30	CAPRICORNE	CAPRICORNE	CAPRICORNE	CAPRICORNE	CAPRICORNE	CAPRICORNE	CAPRICORNE	CAPRICORNE	CAPRICORNE
21 h 00	CAPRICORNE	VERSEAU	VERSEAU	VERSEAU	VERSEAU	VERSEAU	VERSEAU	VERSEAU	VERSEAU
21 h 30	VERSEAU	VERSEAU	VERSEAU	VERSEAU	VERSEAU	VERSEAU	VERSEAU	VERSEAU	VERSEAU
22 h 00	VERSEAU	VERSEAU	POISSONS	POISSONS	POISSONS	POISSONS	POISSONS	POISSONS	POISSONS
22 h 30	POISSONS	POISSONS	POISSONS	POISSONS	POISSONS	POISSONS	POISSONS	BELIER	BELIER
23 h 00	BELIER	BELIER	BELIER	BELIER	BELIER	BELIER	BELIER	BELIER	BELIER
23 h 30	BELIER	BELIER	BELIER	BELIER	BELIER	TAUREAU	TAUREAU	TAUREAU	TAUREAU

DECOUVREZ VOTRE ASCENDANT SANS AUCUN CALCUL : TABLE N⁰ 5

VOTRE HEURE DE NAISSANCE	16 JUILLET	17 JUILLET	18 JUILLET	19 JUILLET	20 JUILLET	21 JUILLET	22 JUILLET	23 JUILLET	24 JUILLET
0 h 00	TAUREAU	TAUREAU	TAUREAU	TAUREAU	TAUREAU	GEMEAUX	GEMEAUX	GEMEAUX	GEMEAUX
0 h 30	GEMEAUX	GEMEAUX	GEMEAUX	GEMEAUX	GEMEAUX	GEMEAUX	GEMEAUX	GEMEAUX	GEMEAUX
1 h 00	GEMEAUX	GEMEAUX	GEMEAUX	GEMEAUX	GEMEAUX	GEMEAUX	GEMEAUX	GEMEAUX	GEMEAUX
1 h 30	GEMEAUX	GEMEAUX	GEMEAUX	GEMEAUX	GEMEAUX	GEMEAUX	GEMEAUX	GEMEAUX	GEMEAUX
2 h 00	GEMEAUX	GEMEAUX	CANCER	CANCER	CANCER	CANCER	CANCER	CANCER	CANCER
2 h 30	CANCER	CANCER	CANCER	CANCER	CANCER	CANCER	CANCER	CANCER	CANCER
3 h 00	CANCER	CANCER	CANCER	CANCER	CANCER	CANCER	CANCER	CANCER	CANCER
3 h 30	CANCER	CANCER	CANCER	CANCER	CANCER	CANCER	CANCER	CANCER	CANCER
4 h 00	CANCER	CANCER	CANCER	CANCER	CANCER	CANCER	CANCER	CANCER	CANCER
4 h 30	CANCER	CANCER	LION	LION	LION	LION	LION	LION	LION
5 h 00	LION	LION	LION	LION	LION	LION	LION	LION	LION
5 h 30	LION	LION	LION	LION	LION	LION	LION	LION	LION
6 h 00	LION	LION	LION	LION	LION	LION	LION	LION	LION
6 h 30	LION	LION	LION	LION	LION	LION	LION	LION	LION
7 h 00	LION	LION	LION	LION	LION	LION	LION	LION	VIERGE
7 h 30	VIERGE	VIERGE	VIERGE	VIERGE	VIERGE	VIERGE	VIERGE	VIERGE	VIERGE
8 h 00	VIERGE	VIERGE	VIERGE	VIERGE	VIERGE	VIERGE	VIERGE	VIERGE	VIERGE
8 h 30	VIERGE	VIERGE	VIERGE	VIERGE	VIERGE	VIERGE	VIERGE	VIERGE	VIERGE
9 h 00	VIERGE	VIERGE	VIERGE	VIERGE	VIERGE	VIERGE	VIERGE	VIERGE	VIERGE
9 h 30	VIERGE	VIERGE	VIERGE	VIERGE	VIERGE	VIERGE	VIERGE	VIERGE	VIERGE
10 h 00	VIERGE	VIERGE	VIERGE	VIERGE	VIERGE	VIERGE	BALANCE	BALANCE	BALANCE
10 h 30	BALANCE	BALANCE	BALANCE	BALANCE	BALANCE	BALANCE	BALANCE	BALANCE	BALANCE
11 h 00	BALANCE	BALANCE	BALANCE	BALANCE	BALANCE	BALANCE	BALANCE	BALANCE	BALANCE
11 h 30	BALANCE	BALANCE	BALANCE	BALANCE	BALANCE	BALANCE	BALANCE	BALANCE	BALANCE
MIDI	BALANCE	BALANCE	BALANCE	BALANCE	BALANCE	BALANCE	BALANCE	BALANCE	BALANCE
12 h 30	BALANCE	BALANCE	BALANCE	BALANCE	BALANCE	BALANCE	BALANCE	BALANCE	BALANCE
13 h 00	BALANCE	BALANCE	BALANCE	BALANCE	SCORPION	SCORPION	SCORPION	SCORPION	SCORPION
13 h 30	SCORPION	SCORPION	SCORPION	SCORPION	SCORPION	SCORPION	SCORPION	SCORPION	SCORPION
14 h 00	SCORPION	SCORPION	SCORPION	SCORPION	SCORPION	SCORPION	SCORPION	SCORPION	SCORPION
14 h 30	SCORPION	SCORPION	SCORPION	SCORPION	SCORPION	SCORPION	SCORPION	SCORPION	SCORPION
15 h 00	SCORPION	SCORPION	SCORPION	SCORPION	SCORPION	SCORPION	SCORPION	SCORPION	SCORPION
15 h 30	SCORPION	SCORPION	SCORPION	SCORPION	SCORPION	SCORPION	SCORPION	SCORPION	SCORPION
16 h 00	SCORPION	SCORPION	SAGITTAIRE	SAGITTAIRE	SAGITTAIRE	SAGITTAIRE	SAGITTAIRE	SAGITTAIRE	SAGITTAIRE
16 h 30	SAGITTAIRE	SAGITTAIRE	SAGITTAIRE	SAGITTAIRE	SAGITTAIRE	SAGITTAIRE	SAGITTAIRE	SAGITTAIRE	SAGITTAIRE
17 h 00	SAGITTAIRE	SAGITTAIRE	SAGITTAIRE	SAGITTAIRE	SAGITTAIRE	SAGITTAIRE	SAGITTAIRE	SAGITTAIRE	SAGITTAIRE
17 h 30	SAGITTAIRE	SAGITTAIRE	SAGITTAIRE	SAGITTAIRE	SAGITTAIRE	SAGITTAIRE	SAGITTAIRE	SAGITTAIRE	SAGITTAIRE
18 h 00	SAGITTAIRE	SAGITTAIRE	SAGITTAIRE	SAGITTAIRE	SAGITTAIRE	SAGITTAIRE	SAGITTAIRE	SAGITTAIRE	SAGITTAIRE
18 h 30	SAGITTAIRE	SAGITTAIRE	CAPRICORNE	CAPRICORNE	CAPRICORNE	CAPRICORNE	CAPRICORNE	CAPRICORNE	CAPRICORNE
19 h 00	CAPRICORNE	CAPRICORNE	CAPRICORNE	CAPRICORNE	CAPRICORNE	CAPRICORNE	CAPRICORNE	CAPRICORNE	CAPRICORNE
19 h 30	CAPRICORNE	CAPRICORNE	CAPRICORNE	CAPRICORNE	CAPRICORNE	CAPRICORNE	CAPRICORNE	CAPRICORNE	CAPRICORNE
20 h 00	CAPRICORNE	CAPRICORNE	CAPRICORNE	CAPRICORNE	CAPRICORNE	CAPRICORNE	CAPRICORNE	VERSEAU	VERSEAU
20 h 30	VERSEAU	VERSEAU	VERSEAU	VERSEAU	VERSEAU	VERSEAU	VERSEAU	VERSEAU	VERSEAU
21 h 00	VERSEAU	VERSEAU	VERSEAU	VERSEAU	VERSEAU	VERSEAU	VERSEAU	VERSEAU	VERSEAU
21 h 30	VERSEAU	POISSONS	POISSONS	POISSONS	POISSONS	POISSONS	POISSONS	POISSONS	POISSONS
22 h 00	POISSONS	POISSONS	POISSONS	POISSONS	POISSONS	POISSONS	BELIER	BELIER	BELIER
22 h 30	BELIER	BELIER	BELIER	BELIER	BELIER	BELIER	BELIER	BELIER	BELIER
23 h 00	BELIER	BELIER	BELIER	BELIER	TAUREAU	TAUREAU	TAUREAU	TAUREAU	TAUREAU
23 h 30	BELIER	BELIER	BELIER	BELIER	TAUREAU	TAUREAU	TAUREAU	TAUREAU	TAUREAU

DECOUVREZ VOTRE ASCENDANT SANS AUCUN CALCUL : TABLE N⁰ 6

VOTRE HEURE DE NAISSANCE	21 JUIN	22 JUIN	23 JUIN	24 JUIN	25 JUIN	26 JUIN	27 JUIN	28 JUIN
0 h 00	POISSONS	BELIER	BELIER	BELIER	BELIER	BELIER	BELIER	BELIER
0 h 30	BELIER	BELIER	TAUREAU	TAUREAU	TAUREAU	TAUREAU	TAUREAU	TAUREAU
1 h 00	TAUREAU	TAUREAU	TAUREAU	TAUREAU	TAUREAU	TAUREAU	GEMEAUX	GEMEAUX
1 h 30	GEMEAUX	GEMEAUX	GEMEAUX	GEMEAUX	GEMEAUX	GEMEAUX	GEMEAUX	GEMEAUX
2 h 00	GEMEAUX	GEMEAUX	GEMEAUX	GEMEAUX	GEMEAUX	GEMEAUX	GEMEAUX	GEMEAUX
2 h 30	GEMEAUX	GEMEAUX	GEMEAUX	GEMEAUX	GEMEAUX	GEMEAUX	GEMEAUX	CANCER
3 h 00	CANCER	CANCER	CANCER	CANCER	CANCER	CANCER	CANCER	CANCER
3 h 30	CANCER	CANCER	CANCER	CANCER	CANCER	CANCER	CANCER	CANCER
4 h 00	CANCER	CANCER	CANCER	CANCER	CANCER	CANCER	CANCER	CANCER
4 h 30	CANCER	CANCER	CANCER	CANCER	CANCER	CANCER	CANCER	CANCER
5 h 00	CANCER	CANCER	CANCER	CANCER	CANCER	CANCER	CANCER	CANCER
5 h 30	CANCER	CANCER	LION	LION	LION	LION	LION	LION
6 h 00	LION	LION	LION	LION	LION	LION	LION	LION
6 h 30	LION	LION	LION	LION	LION	LION	LION	LION
7 h 00	LION	LION	LION	LION	LION	LION	LION	LION
7 h 30	LION	LION	LION	LION	LION	LION	LION	LION
8 h 00	LION	LION	LION	LION	LION	LION	LION	LION
8 h 30	LION	LION	LION	LION	LION	VIERGE	VIERGE	VIERGE
9 h 00	VIERGE	VIERGE	VIERGE	VIERGE	VIERGE	VIERGE	VIERGE	VIERGE
9 h 30	VIERGE	VIERGE	VIERGE	VIERGE	VIERGE	VIERGE	VIERGE	VIERGE
10 h 00	VIERGE	VIERGE	VIERGE	VIERGE	VIERGE	VIERGE	VIERGE	VIERGE
10 h 30	VIERGE	VIERGE	VIERGE	VIERGE	VIERGE	VIERGE	VIERGE	VIERGE
11 h 00	VIERGE	VIERGE	VIERGE	VIERGE	VIERGE	VIERGE	VIERGE	VIERGE
11 h 30	VIERGE	VIERGE	VIERGE	VIERGE	VIERGE	VIERGE	VIERGE	VIERGE
MIDI	BALANCE	BALANCE	BALANCE	BALANCE	BALANCE	BALANCE	BALANCE	BALANCE
12 h 30	BALANCE	BALANCE	BALANCE	BALANCE	BALANCE	BALANCE	BALANCE	BALANCE
13 h 00	BALANCE	BALANCE	BALANCE	BALANCE	BALANCE	BALANCE	BALANCE	BALANCE
13 h 30	BALANCE	BALANCE	BALANCE	BALANCE	BALANCE	BALANCE	BALANCE	BALANCE
14 h 00	BALANCE	BALANCE	BALANCE	BALANCE	BALANCE	BALANCE	BALANCE	BALANCE
14 h 30	BALANCE	BALANCE	BALANCE	BALANCE	BALANCE	BALANCE	BALANCE	BALANCE
15 h 00	BALANCE	BALANCE	BALANCE	SCORPION	SCORPION	SCORPION	SCORPION	SCORPION
15 h 30	SCORPION	SCORPION	SCORPION	SCORPION	SCORPION	SCORPION	SCORPION	SCORPION
16 h 00	SCORPION	SCORPION	SCORPION	SCORPION	SCORPION	SCORPION	SCORPION	SCORPION
16 h 30	SCORPION	SCORPION	SCORPION	SCORPION	SCORPION	SCORPION	SCORPION	SCORPION
17 h 00	SCORPION	SCORPION	SCORPION	SCORPION	SCORPION	SCORPION	SCORPION	SCORPION
17 h 30	SCORPION	SCORPION	SCORPION	SCORPION	SCORPION	SCORPION	SCORPION	SCORPION
18 h 00	SCORPION	SCORPION	SCORPION	SCORPION	SCORPION	SCORPION	SAGITTAIRE	SAGITTAIRE
18 h 30	SAGITTAIRE	SAGITTAIRE	SAGITTAIRE	SAGITTAIRE	SAGITTAIRE	SAGITTAIRE	SAGITTAIRE	SAGITTAIRE
19 h 00	SAGITTAIRE	SAGITTAIRE	SAGITTAIRE	SAGITTAIRE	SAGITTAIRE	SAGITTAIRE	SAGITTAIRE	SAGITTAIRE
19 h 30	SAGITTAIRE	SAGITTAIRE	SAGITTAIRE	SAGITTAIRE	SAGITTAIRE	SAGITTAIRE	SAGITTAIRE	SAGITTAIRE
20 h 00	SAGITTAIRE	SAGITTAIRE	SAGITTAIRE	SAGITTAIRE	SAGITTAIRE	SAGITTAIRE	SAGITTAIRE	SAGITTAIRE
20 h 30	SAGITTAIRE	SAGITTAIRE	SAGITTAIRE	SAGITTAIRE	SAGITTAIRE	SAGITTAIRE	SAGITTAIRE	SAGITTAIRE
21 h 00	SAGITTAIRE	CAPRICORNE	CAPRICORNE	CAPRICORNE	CAPRICORNE	CAPRICORNE	CAPRICORNE	CAPRICORNE
21 h 30	CAPRICORNE	CAPRICORNE	CAPRICORNE	CAPRICORNE	CAPRICORNE	CAPRICORNE	CAPRICORNE	CAPRICORNE
22 h 00	CAPRICORNE	CAPRICORNE	CAPRICORNE	CAPRICORNE	CAPRICORNE	CAPRICORNE	CAPRICORNE	CAPRICORNE
22 h 30	CAPRICORNE	CAPRICORNE	CAPRICORNE	VERSEAU	VERSEAU	VERSEAU	VERSEAU	VERSEAU
23 h 00	VERSEAU	VERSEAU	VERSEAU	VERSEAU	VERSEAU	VERSEAU	VERSEAU	VERSEAU
23 h 30	POISSONS	POISSONS	POISSONS	POISSONS	POISSONS	POISSONS	POISSONS	POISSONS

DECOUVREZ VOTRE ASCENDANT SANS AUCUN CALCUL : TABLE N⁰ 6

VOTRE HEURE DE NAISSANCE	29 JUIN	30 JUIN	1er JUILLET	2 JUILLET	3 JUILLET	4 JUILLET	5 JUILLET	6 JUILLET
0 h 00	BELIER	TAUREAU	TAUREAU	TAUREAU	TAUREAU	TAUREAU	TAUREAU	TAUREAU
0 h 30	TAUREAU	TAUREAU	TAUREAU	TAUREAU	TAUREAU	TAUREAU	GEMEAUX	GEMEAUX
1 h 00	GEMEAUX	GEMEAUX	GEMEAUX	GEMEAUX	GEMEAUX	GEMEAUX	GEMEAUX	GEMEAUX
1 h 30	GEMEAUX	GEMEAUX	GEMEAUX	GEMEAUX	GEMEAUX	GEMEAUX	GEMEAUX	GEMEAUX
2 h 00	GEMEAUX	GEMEAUX	GEMEAUX	GEMEAUX	GEMEAUX	GEMEAUX	CANCER	CANCER
2 h 30	CANCER	CANCER	CANCER	CANCER	CANCER	CANCER	CANCER	CANCER
3 h 00	CANCER	CANCER	CANCER	CANCER	CANCER	CANCER	CANCER	CANCER
3 h 30	CANCER	CANCER	CANCER	CANCER	CANCER	CANCER	CANCER	CANCER
4 h 00	CANCER	CANCER	CANCER	CANCER	CANCER	CANCER	CANCER	CANCER
4 h 30	CANCER	CANCER	CANCER	CANCER	CANCER	CANCER	CANCER	CANCER
5 h 00	CANCER	CANCER	LION	LION	LION	LION	LION	LION
5 h 30	LION	LION	LION	LION	LION	LION	LION	LION
6 h 00	LION	LION	LION	LION	LION	LION	LION	LION
6 h 30	LION	LION	LION	LION	LION	LION	LION	LION
7 h 00	LION	LION	LION	LION	LION	LION	LION	LION
7 h 30	LION	LION	LION	LION	LION	LION	LION	LION
8 h 00	LION	LION	LION	LION	LION	VIERGE	VIERGE	VIERGE
8 h 30	VIERGE	VIERGE	VIERGE	VIERGE	VIERGE	VIERGE	VIERGE	VIERGE
9 h 00	VIERGE	VIERGE	VIERGE	VIERGE	VIERGE	VIERGE	VIERGE	VIERGE
9 h 30	VIERGE	VIERGE	VIERGE	VIERGE	VIERGE	VIERGE	VIERGE	VIERGE
10 h 00	VIERGE	VIERGE	VIERGE	VIERGE	VIERGE	VIERGE	VIERGE	VIERGE
10 h 30	VIERGE	VIERGE	VIERGE	VIERGE	VIERGE	VIERGE	VIERGE	VIERGE
11 h 00	VIERGE	VIERGE	VIERGE	VIERGE	VIERGE	VIERGE	VIERGE	VIERGE
11 h 30	BALANCE	BALANCE	BALANCE	BALANCE	BALANCE	BALANCE	BALANCE	BALANCE
MIDI	BALANCE	BALANCE	BALANCE	BALANCE	BALANCE	BALANCE	BALANCE	BALANCE
12 h 30	BALANCE	BALANCE	BALANCE	BALANCE	BALANCE	BALANCE	BALANCE	BALANCE
13 h 00	BALANCE	BALANCE	BALANCE	BALANCE	BALANCE	BALANCE	BALANCE	BALANCE
13 h 30	BALANCE	BALANCE	BALANCE	BALANCE	BALANCE	BALANCE	BALANCE	BALANCE
14 h 00	BALANCE	BALANCE	BALANCE	BALANCE	BALANCE	BALANCE	BALANCE	BALANCE
14 h 30	BALANCE	BALANCE	SCORPION	SCORPION	SCORPION	SCORPION	SCORPION	SCORPION
15 h 00	SCORPION	SCORPION	SCORPION	SCORPION	SCORPION	SCORPION	SCORPION	SCORPION
15 h 30	SCORPION	SCORPION	SCORPION	SCORPION	SCORPION	SCORPION	SCORPION	SCORPION
16 h 00	SCORPION	SCORPION	SCORPION	SCORPION	SCORPION	SCORPION	SCORPION	SCORPION
16 h 30	SCORPION	SCORPION	SCORPION	SCORPION	SCORPION	SCORPION	SCORPION	SCORPION
17 h 00	SCORPION	SCORPION	SCORPION	SCORPION	SCORPION	SCORPION	SCORPION	SCORPION
17 h 30	SCORPION	SCORPION	SCORPION	SCORPION	SCORPION	SAGITTAIRE	SAGITTAIRE	SAGITTAIRE
18 h 00	SAGITTAIRE	SAGITTAIRE	SAGITTAIRE	SAGITTAIRE	SAGITTAIRE	SAGITTAIRE	SAGITTAIRE	SAGITTAIRE
18 h 30	SAGITTAIRE	SAGITTAIRE	SAGITTAIRE	SAGITTAIRE	SAGITTAIRE	SAGITTAIRE	SAGITTAIRE	SAGITTAIRE
19 h 00	SAGITTAIRE	SAGITTAIRE	SAGITTAIRE	SAGITTAIRE	SAGITTAIRE	SAGITTAIRE	SAGITTAIRE	SAGITTAIRE
19 h 30	SAGITTAIRE	SAGITTAIRE	SAGITTAIRE	SAGITTAIRE	SAGITTAIRE	SAGITTAIRE	SAGITTAIRE	SAGITTAIRE
20 h 00	SAGITTAIRE	SAGITTAIRE	SAGITTAIRE	SAGITTAIRE	SAGITTAIRE	SAGITTAIRE	SAGITTAIRE	SAGITTAIRE
20 h 30	SAGITTAIRE	SAGITTAIRE	CAPRICORNE	CAPRICORNE	CAPRICORNE	CAPRICORNE	CAPRICORNE	CAPRICORNE
21 h 00	CAPRICORNE	CAPRICORNE	CAPRICORNE	CAPRICORNE	CAPRICORNE	CAPRICORNE	CAPRICORNE	CAPRICORNE
21 h 30	CAPRICORNE	CAPRICORNE	CAPRICORNE	CAPRICORNE	CAPRICORNE	CAPRICORNE	CAPRICORNE	CAPRICORNE
22 h 00	CAPRICORNE	CAPRICORNE	CAPRICORNE	VERSEAU	VERSEAU	VERSEAU	VERSEAU	VERSEAU
22 h 30	VERSEAU	VERSEAU	VERSEAU	VERSEAU	VERSEAU	VERSEAU	POISSONS	POISSONS
23 h 00	POISSONS	POISSONS	POISSONS	POISSONS	POISSONS	POISSONS	POISSONS	POISSONS
23 h 30	BELIER	BELIER	BELIER	BELIER	BELIER	BELIER	BELIER	BELIER

DECOUVREZ VOTRE ASCENDANT SANS AUCUN CALCUL : TABLE N⁰ 6

VOTRE HEURE DE NAISSANCE	7 JUILLET	8 JUILLET	9 JUILLET	10 JUILLET	11 JUILLET	12 JUILLET	13 JUILLET	14 JUILLET	15 JUILLET
0 h 00	TAUREAU	TAUREAU	TAUREAU	TAUREAU	TAUREAU	GEMEAUX	GEMEAUX	GEMEAUX	GEMEAUX
0 h 30	GEMEAUX	GEMEAUX	GEMEAUX	GEMEAUX	GEMEAUX	GEMEAUX	GEMEAUX	GEMEAUX	GEMEAUX
1 h 00	GEMEAUX	GEMEAUX	GEMEAUX	GEMEAUX	GEMEAUX	GEMEAUX	GEMEAUX	GEMEAUX	GEMEAUX
1 h 30	GEMEAUX	GEMEAUX	GEMEAUX	GEMEAUX	GEMEAUX	GEMEAUX	CANCER	CANCER	CANCER
2 h 00	CANCER	CANCER	CANCER	CANCER	CANCER	CANCER	CANCER	CANCER	CANCER
2 h 30	CANCER	CANCER	CANCER	CANCER	CANCER	CANCER	CANCER	CANCER	CANCER
3 h 00	CANCER	CANCER	CANCER	CANCER	CANCER	CANCER	CANCER	CANCER	CANCER
3 h 30	CANCER	CANCER	CANCER	CANCER	CANCER	CANCER	CANCER	CANCER	CANCER
4 h 00	CANCER	CANCER	CANCER	CANCER	CANCER	CANCER	CANCER	CANCER	CANCER
4 h 30	CANCER	CANCER	LION	LION	LION	LION	LION	LION	LION
5 h 00	LION	LION	LION	LION	LION	LION	LION	LION	LION
5 h 30	LION	LION	LION	LION	LION	LION	LION	LION	LION
6 h 00	LION	LION	LION	LION	LION	LION	LION	LION	LION
6 h 30	LION	LION	LION	LION	LION	LION	LION	LION	LION
7 h 00	LION	LION	LION	LION	LION	LION	LION	LION	LION
7 h 30	LION	LION	LION	LION	VIERGE	VIERGE	VIERGE	VIERGE	VIERGE
8 h 00	VIERGE	VIERGE	VIERGE	VIERGE	VIERGE	VIERGE	VIERGE	VIERGE	VIERGE
8 h 30	VIERGE	VIERGE	VIERGE	VIERGE	VIERGE	VIERGE	VIERGE	VIERGE	VIERGE
9 h 00	VIERGE	VIERGE	VIERGE	VIERGE	VIERGE	VIERGE	VIERGE	VIERGE	VIERGE
9 h 30	VIERGE	VIERGE	VIERGE	VIERGE	VIERGE	VIERGE	VIERGE	VIERGE	VIERGE
10 h 00	VIERGE	VIERGE	VIERGE	VIERGE	VIERGE	VIERGE	VIERGE	VIERGE	VIERGE
10 h 30	VIERGE	VIERGE	VIERGE	VIERGE	VIERGE	VIERGE	VIERGE	BALANCE	BALANCE
11 h 00	BALANCE	BALANCE	BALANCE	BALANCE	BALANCE	BALANCE	BALANCE	BALANCE	BALANCE
11 h 30	BALANCE	BALANCE	BALANCE	BALANCE	BALANCE	BALANCE	BALANCE	BALANCE	BALANCE
MIDI	BALANCE	BALANCE	BALANCE	BALANCE	BALANCE	BALANCE	BALANCE	BALANCE	BALANCE
12 h 30	BALANCE	BALANCE	BALANCE	BALANCE	BALANCE	BALANCE	BALANCE	BALANCE	BALANCE
13 h 00	BALANCE	BALANCE	BALANCE	BALANCE	BALANCE	BALANCE	BALANCE	BALANCE	BALANCE
13 h 30	BALANCE	BALANCE	BALANCE	BALANCE	BALANCE	BALANCE	BALANCE	BALANCE	BALANCE
14 h 00	BALANCE	BALANCE	SCORPION	SCORPION	SCORPION	SCORPION	SCORPION	SCORPION	SCORPION
14 h 30	SCORPION	SCORPION	SCORPION	SCORPION	SCORPION	SCORPION	SCORPION	SCORPION	SCORPION
15 h 00	SCORPION	SCORPION	SCORPION	SCORPION	SCORPION	SCORPION	SCORPION	SCORPION	SCORPION
15 h 30	SCORPION	SCORPION	SCORPION	SCORPION	SCORPION	SCORPION	SCORPION	SCORPION	SCORPION
16 h 00	SCORPION	SCORPION	SCORPION	SCORPION	SCORPION	SCORPION	SCORPION	SCORPION	SCORPION
16 h 30	SCORPION	SCORPION	SCORPION	SCORPION	SCORPION	SCORPION	SCORPION	SCORPION	SCORPION
17 h 00	SCORPION	SCORPION	SCORPION	SCORPION	SCORPION	SAGITTAIRE	SAGITTAIRE	SAGITTAIRE	SAGITTAIRE
17 h 30	SAGITTAIRE	SAGITTAIRE	SAGITTAIRE	SAGITTAIRE	SAGITTAIRE	SAGITTAIRE	SAGITTAIRE	SAGITTAIRE	SAGITTAIRE
18 h 00	SAGITTAIRE	SAGITTAIRE	SAGITTAIRE	SAGITTAIRE	SAGITTAIRE	SAGITTAIRE	SAGITTAIRE	SAGITTAIRE	SAGITTAIRE
18 h 30	SAGITTAIRE	SAGITTAIRE	SAGITTAIRE	SAGITTAIRE	SAGITTAIRE	SAGITTAIRE	SAGITTAIRE	SAGITTAIRE	SAGITTAIRE
19 h 00	SAGITTAIRE	SAGITTAIRE	SAGITTAIRE	SAGITTAIRE	SAGITTAIRE	SAGITTAIRE	SAGITTAIRE	SAGITTAIRE	SAGITTAIRE
19 h 30	SAGITTAIRE	SAGITTAIRE	SAGITTAIRE	SAGITTAIRE	SAGITTAIRE	SAGITTAIRE	SAGITTAIRE	SAGITTAIRE	SAGITTAIRE
20 h 00	SAGITTAIRE	CAPRICORNE	CAPRICORNE	CAPRICORNE	CAPRICORNE	CAPRICORNE	CAPRICORNE	CAPRICORNE	CAPRICORNE
20 h 30	CAPRICORNE	CAPRICORNE	CAPRICORNE	CAPRICORNE	CAPRICORNE	CAPRICORNE	CAPRICORNE	CAPRICORNE	CAPRICORNE
21 h 00	CAPRICORNE	CAPRICORNE	CAPRICORNE	CAPRICORNE	CAPRICORNE	CAPRICORNE	CAPRICORNE	CAPRICORNE	CAPRICORNE
21 h 30	CAPRICORNE	CAPRICORNE	VERSEAU	VERSEAU	VERSEAU	VERSEAU	VERSEAU	VERSEAU	VERSEAU
22 h 00	VERSEAU	VERSEAU	VERSEAU	VERSEAU	VERSEAU	VERSEAU	VERSEAU	POISSONS	POISSONS
22 h 30	POISSONS	POISSONS	POISSONS	POISSONS	POISSONS	POISSONS	POISSONS	POISSONS	BELIER
23 h 00	BELIER	BELIER	BELIER	BELIER	BELIER	BELIER	BELIER	BELIER	BELIER
23 h 30	BELIER	TAUREAU	TAUREAU	TAUREAU	TAUREAU	TAUREAU	TAUREAU	TAUREAU	TAUREAU

152

DECOUVREZ VOTRE ASCENDANT SANS AUCUN CALCUL : TABLE N° 6

VOTRE HEURE DE NAISSANCE	16 JUILLET	17 JUILLET	18 JUILLET	19 JUILLET	20 JUILLET	21 JUILLET	22 JUILLET	23 JUILLET	24 JUILLET
0 h 00	GEMEAUX	GEMEAUX	GEMEAUX	GEMEAUX	GEMEAUX	GEMEAUX	GEMEAUX	GEMEAUX	GEMEAUX
0 h 30	GEMEAUX	GEMEAUX	GEMEAUX	GEMEAUX	GEMEAUX	GEMEAUX	GEMEAUX	GEMEAUX	GEMEAUX
1 h 00	GEMEAUX	GEMEAUX	GEMEAUX	GEMEAUX	GEMEAUX	CANCER	CANCER	CANCER	CANCER
1 h 30	CANCER	CANCER	CANCER	CANCER	CANCER	CANCER	CANCER	CANCER	CANCER
2 h 00	CANCER	CANCER	CANCER	CANCER	CANCER	CANCER	CANCER	CANCER	CANCER
2 h 30	CANCER	CANCER	CANCER	CANCER	CANCER	CANCER	CANCER	CANCER	CANCER
3 h 00	CANCER	CANCER	CANCER	CANCER	CANCER	CANCER	CANCER	CANCER	CANCER
3 h 30	CANCER	CANCER	CANCER	CANCER	CANCER	CANCER	CANCER	CANCER	LION
4 h 00	LION	LION	LION	LION	LION	LION	LION	LION	LION
4 h 30	LION	LION	LION	LION	LION	LION	LION	LION	LION
5 h 00	LION	LION	LION	LION	LION	LION	LION	LION	LION
5 h 30	LION	LION	LION	LION	LION	LION	LION	LION	LION
6 h 00	LION	LION	LION	LION	LION	LION	LION	LION	LION
6 h 30	LION	LION	LION	LION	LION	LION	LION	LION	LION
7 h 00	LION	LION	LION	VIERGE	VIERGE	VIERGE	VIERGE	VIERGE	VIERGE
7 h 30	VIERGE	VIERGE	VIERGE	VIERGE	VIERGE	VIERGE	VIERGE	VIERGE	VIERGE
8 h 00	VIERGE	VIERGE	VIERGE	VIERGE	VIERGE	VIERGE	VIERGE	VIERGE	VIERGE
8 h 30	VIERGE	VIERGE	VIERGE	VIERGE	VIERGE	VIERGE	VIERGE	VIERGE	VIERGE
9 h 00	VIERGE	VIERGE	VIERGE	VIERGE	VIERGE	VIERGE	VIERGE	VIERGE	VIERGE
9 h 30	VIERGE	VIERGE	VIERGE	VIERGE	VIERGE	VIERGE	VIERGE	VIERGE	VIERGE
10 h 00	VIERGE	VIERGE	VIERGE	VIERGE	VIERGE	VIERGE	BALANCE	BALANCE	BALANCE
10 h 30	BALANCE	BALANCE	BALANCE	BALANCE	BALANCE	BALANCE	BALANCE	BALANCE	BALANCE
11 h 00	BALANCE	BALANCE	BALANCE	BALANCE	BALANCE	BALANCE	BALANCE	BALANCE	BALANCE
11 h 30	BALANCE	BALANCE	BALANCE	BALANCE	BALANCE	BALANCE	BALANCE	BALANCE	BALANCE
MIDI	BALANCE	BALANCE	BALANCE	BALANCE	BALANCE	BALANCE	BALANCE	BALANCE	BALANCE
12 h 30	BALANCE	BALANCE	BALANCE	BALANCE	BALANCE	BALANCE	BALANCE	BALANCE	BALANCE
13 h 00	BALANCE	BALANCE	BALANCE	BALANCE	BALANCE	BALANCE	BALANCE	BALANCE	BALANCE
13 h 30	BALANCE	SCORPION	SCORPION	SCORPION	SCORPION	SCORPION	SCORPION	SCORPION	SCORPION
14 h 00	SCORPION	SCORPION	SCORPION	SCORPION	SCORPION	SCORPION	SCORPION	SCORPION	SCORPION
14 h 30	SCORPION	SCORPION	SCORPION	SCORPION	SCORPION	SCORPION	SCORPION	SCORPION	SCORPION
15 h 00	SCORPION	SCORPION	SCORPION	SCORPION	SCORPION	SCORPION	SCORPION	SCORPION	SCORPION
15 h 30	SCORPION	SCORPION	SCORPION	SCORPION	SCORPION	SCORPION	SCORPION	SCORPION	SCORPION
16 h 00	SCORPION	SCORPION	SCORPION	SCORPION	SCORPION	SCORPION	SCORPION	SCORPION	SCORPION
16 h 30	SCORPION	SCORPION	SCORPION	SCORPION	SAGITTAIRE	SAGITTAIRE	SAGITTAIRE	SAGITTAIRE	SAGITTAIRE
17 h 00	SAGITTAIRE	SAGITTAIRE	SAGITTAIRE	SAGITTAIRE	SAGITTAIRE	SAGITTAIRE	SAGITTAIRE	SAGITTAIRE	SAGITTAIRE
17 h 30	SAGITTAIRE	SAGITTAIRE	SAGITTAIRE	SAGITTAIRE	SAGITTAIRE	SAGITTAIRE	SAGITTAIRE	SAGITTAIRE	SAGITTAIRE
18 h 00	SAGITTAIRE	SAGITTAIRE	SAGITTAIRE	SAGITTAIRE	SAGITTAIRE	SAGITTAIRE	SAGITTAIRE	SAGITTAIRE	SAGITTAIRE
18 h 30	SAGITTAIRE	SAGITTAIRE	SAGITTAIRE	SAGITTAIRE	SAGITTAIRE	SAGITTAIRE	SAGITTAIRE	SAGITTAIRE	SAGITTAIRE
19 h 00	SAGITTAIRE	SAGITTAIRE	SAGITTAIRE	SAGITTAIRE	SAGITTAIRE	SAGITTAIRE	SAGITTAIRE	CAPRICORNE	CAPRICORNE
19 h 30	CAPRICORNE	CAPRICORNE	CAPRICORNE	CAPRICORNE	CAPRICORNE	CAPRICORNE	CAPRICORNE	CAPRICORNE	CAPRICORNE
20 h 00	CAPRICORNE	CAPRICORNE	CAPRICORNE	CAPRICORNE	CAPRICORNE	CAPRICORNE	CAPRICORNE	CAPRICORNE	CAPRICORNE
20 h 30	CAPRICORNE	CAPRICORNE	CAPRICORNE	CAPRICORNE	CAPRICORNE	CAPRICORNE	CAPRICORNE	CAPRICORNE	CAPRICORNE
21 h 00	CAPRICORNE	VERSEAU	VERSEAU	VERSEAU	VERSEAU	VERSEAU	VERSEAU	VERSEAU	VERSEAU
21 h 30	VERSEAU	VERSEAU	VERSEAU	VERSEAU	VERSEAU	POISSONS	POISSONS	POISSONS	POISSONS
22 h 00	POISSONS	POISSONS	POISSONS	POISSONS	POISSONS	POISSONS	BELIER	BELIER	BELIER
22 h 30	BELIER	BELIER	BELIER	BELIER	BELIER	BELIER	BELIER	TAUREAU	TAUREAU
23 h 00	TAUREAU	TAUREAU	TAUREAU	TAUREAU	TAUREAU	TAUREAU	TAUREAU	TAUREAU	TAUREAU
23 h 30	TAUREAU	TAUREAU	TAUREAU	TAUREAU	GEMEAUX	GEMEAUX	GEMEAUX	GEMEAUX	GEMEAUX

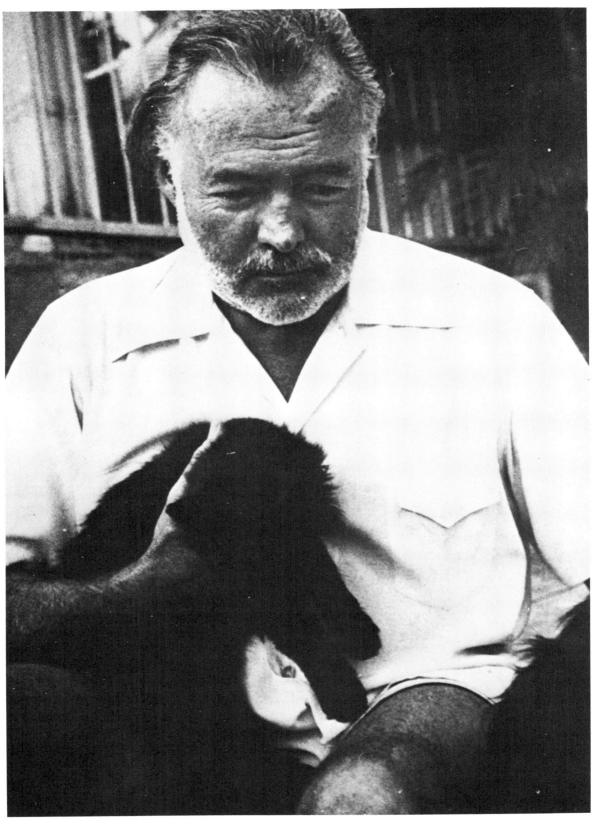

Hemingway avec son chat : un des rares écrivains à avoir su vivre les tendances fondamentales de son signe (sauvagerie, solitude et passion) dans la sérénité. Peut-être le doit-il à son ascendant Balance ?

Combinaison du signe avec les Ascendants

On rencontre dans la vie toutes sortes de Cancers chez lesquels on a bien du mal à retrouver de prime abord les caractéristiques lunaires du signe.

Si le Cancer type est passif, introverti et statique, un Ascendant Feu, par exemple, peut le rendre extrêmement actif, entreprenant, voire audacieux. Qui aurait pu croire que Jules César était natif du Cancer ? Mais il était Ascendant Sagittaire.

Chez tous, cependant, on relève un attachement exceptionnel à la mère (et la mère-patrie), à la famille. César lui-même, est-ce un hasard ? serait né par « césarienne » : l'enfant, physiquement, ne pouvait sortir de sa mère.

Tous les Cancers ont enfin en commun une très fine intuition, quel que soit l'Ascendant : passionnés de psychologie, réfléchis, capables de sentir à distance, ils sont bien placés pour l'actuel développement des sciences parapsychologiques !

Le Cancer Ascendant Bélier

Il a des problèmes : le Soleil en Cancer est en quadrature avec l'Ascendant ! Le natif est livré tantôt aux irrésistibles impulsions du Bélier, tantôt aux inhibitions du Cancer. Il fonce tête baissée dans une entreprise hasardeuse, puis son enthousiasme faiblit et il laisse tomber avant d'avoir atteint l'objectif. Par contre, il est capable de s'entêter dans une erreur, envers et contre tout. Quand le crabe est en prise, il ne desserre pas facilement ses pinces ! Il devra apprendre à harmoniser l'impulsivité du Bélier et la persévérance cancérienne : ce n'est pas facile.

Dans cette combinaison, le Cancer se trouve en Maison IV, celle qui lui correspond, celle du foyer : le natif sera donc très particulièrement attaché à sa famille, ses enfants, sa maison. Dans le cas de Marcel Proust, Cancer Ascendant Bélier, l'attachement à la mère et au foyer fut tel qu'il ne put jamais s'en défaire pour fonder un foyer à lui.

Mais c'est un cas extrême, et le plus souvent, le Cancer Ascendant Bélier sera assez heureux en ménage : la Balance, signe de chance et de bonheur conjugal, est sur sa Maison VII. Il se trouvera une jolie fille, douce et accommodante, avec laquelle il vivra longtemps. (Voir les astromariages de l'homme Cancer avec la femme Balance.) Autre personnage célèbre dans cette formule : Jean Anouilh, dont les répliques fines et percutantes tiennent à la fois du Bélier et du Cancer.

Le Grand Livre du Cancer

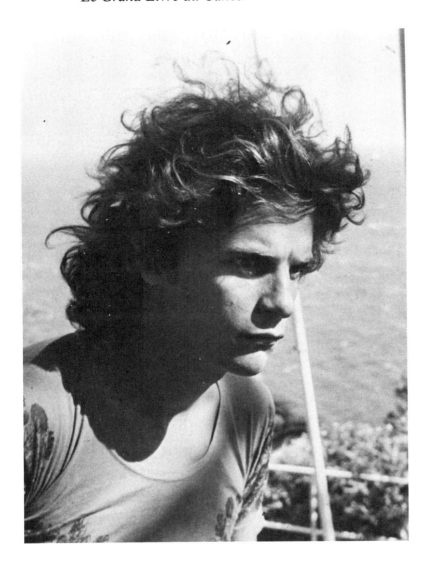

François-Marie Banier, écrivain. Auteur notamment de *Le Passé composé* (titre ô combien significatif de son signe) et de *Les résidences secondaires*. Il dit de lui-même : « Je suis un aventurier de l'intérieur ». Avec son Ascendant Bélier, sa Lune conjointe à Neptune en Balance et son Milieu-du-Ciel en Capricorne, il a une personnalité qui se rapproche étonnamment de celle d'Isabelle Adjani. Sera-t-il tenté par le métier de comédien ?

Le Cancer Ascendant Taureau

Lune + Lune...

Artiste, sensible, rêveur, sensuel, c'est un être exquis dont la famille et les amis apprécient infiniment le talent et le charme, la gentillesse et la fantaisie.

Le Cancer-Taureau vit pour la beauté. Il n'est presque pas de ce monde ! Jean Cocteau était Cancer-Taureau, et André Barbault pense que Proust l'était peut-être aussi (dans le cas d'une erreur d'état civil sur l'heure précise de naissance). La formule inverse (mais voisine), est illustrée par Salvador Dali : Taureau Ascendant Cancer.

Ce sensitif, ce tendre, cet émotif, se défend mal contre la violence et la brutalité du monde ; il tourne facilement contre lui-même son agressivité, faute de pouvoir l'extérioriser. Il est ainsi plus vulnérable qu'un autre à la dépression nerveuse, et son masochisme latent attire les bourreaux, partenaires sadiques qui prennent plaisir à le tourmenter.

Ce n'est pas le Taureau qui aidera le Cancer à sortir de son trou : le Taureau est trop passif, trop stable lui-même. A eux deux, cependant, ils ont une grande persévérance dans le travail, et c'est ainsi qu'arrive un jour la réussite. Cela d'autant plus que la Lune, symbolisant la foule, apporte la notoriété au créateur si elle est bien aspectée.

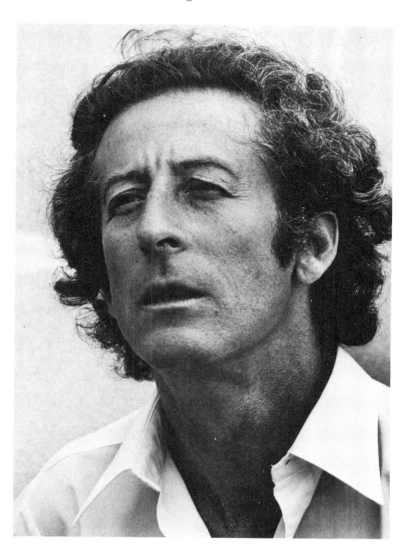

François-Régis Bastide, auteur de romans bien cancériens. Entre autres, *La vie rêvée* et *La fantaisie du voyageur.*
C'est aussi un homme de radio *(Le masque et la plume)* grace à son ascendant Gémeaux.
A noter sa ressemblance avec Jean Cocteau, également Cancer.

Le Cancer Ascendant Gémeaux

Petit Poucet deviendra-t-il un jour une grande personne ? Le Cancer trop attaché à sa mère ne brille jamais par sa précocité, et les Gémeaux feux follets ne sont pas pressés non plus d'entrer dans le monde des adultes.

Au féminin comme au masculin, ils ont souvent une allure ambiguë : ni homme ni femme, mais lutin attendrissant et charmant. Des tendances homosexuelles latentes peuvent se faire jour.

Un roi de France, Charles VIII, était Cancer-Gémeaux : les historiens soulignent son manque de maturité, et je vois les guerres d'Italie comme un rêve de boy-scout avant la lettre ! (Lequel boy-scout, étant roi, avait évidemment des moyens de nuire que les patrouilles de quartier n'ont pas...)

Dans d'autres cas, le Cancer semble masquer le Gémeaux, mais l'immaturité de la combinaison se traduit autrement, par un besoin quasi névrotique de déplacements et de voyages, ou par un attachement hors saison aux traditions de l'adolescence. Je connais un Cancer-Gémeaux qui a l'air d'un monsieur très posé, mais qui n'a qu'un regret dans la vie : avoir dépassé la limite d'âge pour être intégré dans une troupe de boy-scouts. Heureusement, il a des fils...

Le Grand Livre du Cancer

Imaginatif, souvent créatif, le Cancer-Gémeaux peut être fort agile d'esprit et de mains, il a plus d'un tour dans sa besace. Ainsi Pirandello, brillant homme de théâtre et Muriel Cerf, inoubliable auteur de l'*Anti-voyage,* qui raconte ses aventures avec la brillante verve du Gémeaux-Cancer.

Cancer Ascendant Cancer

J'en ai trouvé deux, grâce à André Barbault [1], un *vrai* Cancer, avec non seulement l'Ascendant dans le signe, mais encore la Lune et Mars !

C'est un roi de France encore, Louis XII. Ce n'est pas un hasard s'il fut appelé le « Père du peuple » : le Cancer, bon prince, gouverne avec sensibilité et humanité (voir analyse de son thème page 168).

Un autre roi de France naquit sous le double Cancer : Charles IX. Moins heureux, cet éternel petit garçon vécut, selon Barbault, toute sa vie dans un monde imaginaire, sans jamais atteindre la réalité du pouvoir autrement qu'à la chasse.

Cancer Ascendant Lion

Tout dépend de la force du Lion : si celui-ci est puissant dans le thème, vous l'entendrez rugir, et le Cancer sera complètement dévoré. Qu'en restera-t-il ? Un certain charme tendre parfois, un attachement très fort à la mère et à la famille... Mais le Soleil du Lion arrache le Cancer à ses brumes nocturnes, et le pousse vers l'action ouverte. Le natif ne trouve son équilibre que dans une grande activité : il est doué pour les affaires, où il entend bien être patron. La combinaison Cancer + Lion donne fréquemment des gens extrêmement autoritaires, main de fer sous un gant de velours (il y a bien des crabes poilus...). En tout cas, ils sont dévorés d'ambition professionnelle ou sociale.

Le Soleil se trouve ici en Maison XII : le natif a généralement un grave problème avec son père, souvent la perte de celui-ci (mort ou séparation). Il cherche toute sa vie à imiter et à surpasser ce père. Si le Soleil se trouve en Maison XI, au contraire, le père est un ami, et son influence détermine les amitiés et les relations du natif.

Le Cancer Ascendant Lion a aussi la Vierge sur la Maison II : vous ne vous étonnerez pas qu'il ait certaines difficultés à être généreux financièrement. Tout dépend évidemment des planètes qui habitent cette Maison II, mais on peut prévoir qu'il sera généreux avec calcul : il préférera les dépenses qui rehaussent son image de marque, dépenses somptuaires qui améliorent son prestige et son standing. Pour vous faire entretenir par un Cancer-Lion, flattez son goût du luxe et son ambition. Une maîtresse discrète et effacée, en « back-street », n'a aucune chance d'obtenir le moindre sou pour l'aider à vivre. Je connais quelques hommes Cancer-Lion parmi des hommes d'affaires très importants. Citons également, dans un autre domaine, le psychologue René Le Senne, connu pour avoir établi une typologie des caractères, toujours en usage.

Cancer Ascendant Vierge

A priori, deux bêtes assez calmes. On s'étonne d'y trouver des amateurs de sensations fortes : le commandant Charcot, Antoine de Saint-Exupéry. C'est qu'avec l'Ascendant Vierge, le Cancer vient en Milieu-du-Ciel : ainsi s'explique l'amour de la mer chez Charcot, l'amour fou des voyages chez Saint-Exupéry. Mais, comme chaque fois qu'il y a

---

1. *Traité pratique d'astrologie,* Ed. du Seuil.

Vierge sous roche, on trouve des écrivains : Georges Duhamel, Gaston Bachelard *(L'eau et les rêves,* quel joli titre pour un Cancer-Vierge !). Un peintre, aussi : Modigliani.

Cancer et Vierge, en sextile sur la roue du Zodiaque, s'harmonisent assez bien ensemble. La Vierge apporte sa précision au flou artistique du Cancer, et lui apprend à s'organiser avec plus de rigueur. C'est très sensible chez Modigliani, par exemple, dont l'art est marqué d'une évidente sobriété classique : il est très loin des divagations de ses contemporains, et ses portraits dénotent des dons d'analyse psychologique très virginiens.

Quant à Saint-Exupéry, il n'est pas si étonnant de le trouver à la fois parmi les écrivains et parmi les aviateurs : l'aviation privilégiait, surtout à l'époque des pionniers, les aptitudes pour la mécanique. Il fallait savoir démonter, puis remonter son moteur, flairer le bruit suspect, trouver le boulon vadrouilleur : talent typiquement Vierge, le signe marquant très nettement les thèmes d'aviateurs de l'époque héroïque. Et le « Petit Prince », c'est notre enfant Cancer... Toute l'œuvre baigne dans sa tendresse aquatique, il habite dans sa planète à lui, qui n'est pas la nôtre, mais serait plutôt cousine germaine de la Lune.

Beaucoup d'animaux traversent *le Petit Prince :* un mouton immatériel, un petit renard mystique, un vol d'oies sauvages omnibus, un serpent de mort... On sait que la Vierge aime les animaux !

Le Cancer en Milieu-du-Ciel dissipe beaucoup les brouillards nocturnes du signe. Le natif parvient plus facilement à traduire ses rêves dans la réalité et à accoucher de lui-même. La Vierge pratique, signe de terre, est un signe réalisateur et méthodique : elle tient le Cancer par la main et le contraint à travailler... Mais le Cancer lui apporte un souffle d'inspiration, l'imagination dont manquait cette personne trop raisonnable.

Cancer Ascendant Balance

En voilà un (une) qui trompe son monde !

Que de charme, de douceur, de diplomatie, d'élégance... La Balance hésitante et douce semble affaiblir le Cancer : c'est ce qui se passe parfois, certes. Mais le plus souvent, il n'en est rien (surtout chez les femmes) et j'ai trouvé de fortes personnalités sous cette combinaison astrale. Tel, par exemple, Ernest Hemingway , qu'on ne s'attendrait pas à croiser dans ces parages !

La Balance, c'est Vénus tendre et artiste, certes, mais c'est aussi Saturne, astre dur et masculin, le « grand maléfique », comme l'appelaient les Anciens. En fait, la Balance, comme la Vierge, oblige le Cancer à être plus pratique, à s'ouvrir à autrui, à réaliser ses potentialités. Au départ, cette combinaison apporte une certaine instabilité, puisque l'air et l'eau ne sont pas compatibles. Les tensions se résolvent en activité créatrice, de caractère artistique ou social. Le mariage des deux signes, Cancer féminin et Balance masculine, peut être extrêmement positif si la Balance est bien soutenue dans le thème.

On est toujours surpris de la persévérance du Cancer-Balance. Telle cette petite fille qui me répétait tous les matins : « Tu n'oublies pas de m'apporter une petite machine à coudre pour enfants, dis ? » A la fin, bien sûr, je l'ai apportée : que faire devant une telle insistance, douce (...mais inexorable !), étirée sur des semaines et des semaines ?

Le Cancer-Balance est adroit de ses mains, plus ou moins artiste, et très diplomate. L'optimisme des Jupitériens du Cancer est soutenu par ce sens de l'équilibre propre à la Balance, qui est un facteur de chance.

Cancer et Balance aiment les enfants et savent instinctivement s'en faire apprécier, organiser des jeux et comprendre leurs problèmes pratiques (la Balance est une personne très bien organisée).

Pour en revenir à Hemingway, en se penchant sur son thème, on voit son Cancer, signe d'eau, en Maison X : pas étonnant qu'il ait aimé la mer ! Il aurait toujours été tenté par un métier en relation avec l'eau et les voyages... Méditez ce merveilleux titre : *Le Vieil*

Le Grand Livre du Cancer

homme et la mer. (Le Cancer adore les vieilles gens, et la tradition qu'elles portent en elles fascine son goût du passé.) Un autre joli titre : « *The Sun Also Rises* (Le Soleil se lève aussi)... Oui, il finira par se lever au zénith, milieu du ciel, ce Soleil natal, mais il émerge d'un signe d'eau nocturne, tandis que la Lune, éclatante, est en Lion et en Maison XI (Ça, c'est la « Fiesta » [1] ! Et aussi la gloire !)

Cancer Ascendant Scorpion

Porteur d'un océan de rêves, le Cancer-Scorpion a presque toujours des dons fantastiques de médium. Émotif, anxieux, il pressent et devine ce que les autres ne comprennent pas encore. Trop fin psychologue pour être abusé, on ne peut rien lui cacher, c'en est gênant. Il flaire immédiatement les motivations secrètes de ses interlocuteurs ; il n'agit que téléguidé par son instinct. Aussi les autres gens le trouvent-ils « irrationnel », « illogique », « dingue » dans sa façon de vivre. Mais il ne prend pas la peine de s'en expliquer. Il émane de lui un charme subtil, qui ne tient pas à sa beauté physique (laquelle est irrégulière). Il vous emporte sur sa longueur d'onde, et vous voilà séduit. Si vous n'êtes pas un peu médium vous-même, vous ne le comprendrez jamais.

Les combinaisons sont variables suivant les individus. Si le Scorpion prend le dessus, c'est un homme d'action et un fin politique, tel le roi Louis XI. Le Scorpion aiguise le courage et l'énergie, mais l'être reste bon et accessible à tous ses intimes (comme c'est le cas de Louis XI auquel une récente biographie vient de rendre justice).

Si l'eau du Cancer noie l'agressivité du Scorpion, le natif, pacifique et introverti, extrêmement sensible, limite ses conquêtes à la maîtrise d'un art : Rembrandt, dont les clairs-obscurs reflètent bien l'âme subtile et secrète.

Le Soleil, dans cette association de signes, se trouve souvent placé en Maison VIII, Maison de la mort. Cela indique, sinon une faible longévité, du moins une faible vitalité : le natif se fatigue vite et économise instinctivement sa force vitale.

Cancer Ascendant Sagittaire

Curieuse formule que celle-là : le Sagittaire, malgré Jupiter, est fait d'un tout autre bois que le Cancer. Tandis que ce dernier est la lenteur même, le Sagittaire est vif comme ses flèches. Il ne rêve que de voyages et conquêtes, alors que le Cancer, casanier et pacifique, préfère régner sous son rocher natal.

Le Sagittaire pourrait « dynamiser » le Cancer, mais il risque aussi de le brutaliser. Le natif est sûrement un royaume divisé en deux personnages étrangers l'un à l'autre. L'action et la conquête lui permettront de surmonter cette dissonance intérieure. C'est peut-être la raison profonde pour laquelle César (Cancer-Sagittaire) s'est cru obligé de conquérir les Gaules... Il voulait voir la mer du Nord !

Ces natifs ont généralement le Milieu-du-Ciel en Lion, ce qui ne les encourage pas à rester passivement chez eux. Ils ont aussi le Scorpion en Maison XII, celle des épreuves, qui leur amène des ennemis acharnés et violents : *Tu quoque mi fili,* s'écrie César devant son fils adoptif sur le point de l'assassiner. « Toi aussi, mon fils, [tu es au nombre de mes ennemis !]... » Avec l'Ascendant Sagittaire, le Soleil peut se trouver en Maison VII, celle des associations, amenant une vie sociale brillante et la notoriété. Mais les Gémeaux étant sur le Descendant, cela laisse présager une vie éphémère pour ces associations (on pense aux triumvirats), ainsi qu'au moins deux mariages (si l'ensemble du thème se précise).

---

1. *Fiesta :* autre titre du roman *The Sun Also Rises.*

Je ne sais où Valéry est allé chercher son inspiration lorsqu'il a écrit : « César, calme César »... A mon avis, le Sagittaire-Cancer est un volcan intérieur, bouillant d'impatience d'agir, toujours sur le pied de guerre. Il ne fait pas bon se moquer de lui : ne pas oublier que Cancer + Sagittaire, c'est Jupiter + Jupiter, le roi des dieux, s'il vous plaît ! Ses colères olympiques ne passent pas inaperçues !

Cancer Ascendant Capricorne

Voilà un animal redoutable, le plus opérationnel de tous, le vrai bulldozer à qui nul ne résiste. Tout gentil, tout doux en apparence ; mais les dents longues, longues, longues...

Un exemple, pour vous faire comprendre ce que c'est qu'un Cancer-Capricorne : Giulio Mazzarini, vous connaissez ? dit Mazarin pour les manuels d'histoire. Un petit Italien de rien du tout ; un macaroni de la péninsule, et même pas prince à une époque où tout le monde l'était (ou presque). Il avait comme devise : « Le temps et moi. » Une vraie devise de Capricorne... renforcé encore par le Cancer.

Extraordinairement tenace, jamais abattu, tramant ses intrigues dans l'ombre (on dit même « ourdissant », ce qui est bien plus joli), gravissant étape par étape les degrés du pouvoir, ce modeste italien réussit à devenir cardinal, ministre, confident du roi, amant (?), en tout cas ami de la reine, et finalement le maître de ce pays auquel il était étranger.

Tous les Cancer-Capricorne n'ont pas le génie ascensionnel de Mazarin, mais le mot clé de leur existence est : ambition. Ils veulent leur morceau, et ils l'auront, non pas emporté d'assaut, mais grignoté petit à petit sur la faiblesse et la bêtise de l'adversaire.

L'alliance de Mars et Saturne du Capricorne avec Jupiter du Cancer est une machine de guerre irrésistible (à condition d'avoir un Mercure bien aspecté et valorisé, qui permet de choisir les bons objectifs). Le temps ne compte pas pour ces gens-là, et, à force de s'accrocher, ils survivent à tous les naufrages, surmontent tous les obstacles.

Moi-même, je les déteste parfois... mais je finis à la longue par leur accorder ce qu'ils demandent, pour avoir la paix !

Cependant, ce ne sont pas des révolutionnaires : partisans de l'ordre, de la famille et de la patrie, ils n'ont rien de nihiliste. Ils veulent la puissance pour eux, mais leurs conceptions philosophiques sont extrêmement conservatrices (même s'ils ont l'habileté de ne pas le laisser voir). Ils cachent leurs dents longues et leur faim de pouvoir derrière un sourire bon enfant, des façons paternelles, un optimisme enjoué qui rassurent ceux qui vont se faire croquer. Vous avez compris : le Loup du *Petit Chaperon Rouge* était Cancer-Capricorne...

Cancer Ascendant Verseau

Grand romantique écartelé entre le passé et l'avenir, il risque fort de mener une vie en zig-zags et en montagnes russes...

Si le Cancer aime l'histoire, la famille et l'immobilisme, je vous jure que ce n'est pas le cas du Verseau. Aux orties, les traditions de papa ; et vive la Révolution ! Le Verseau ne se sent à l'aise que dans les idées d'après-demain et les techniques d'avant-garde.

Le Cancer est intimiste, tandis que le Verseau sacrifie ses amours à ses amitiés. Ouvrant son foyer à tous les copains, il le transforme en courant d'air, et le malheureux Cancer ne peut plus s'y réchauffer : mais le Verseau n'en a cure, c'est un signe d'hiver, blindé contre les vents froids !

Comment concilier ces deux extrêmes en un seul être ? Les Cancer-Verseau, ce sont des gens qui voudraient bien être d'avant-garde, et ils font tout pour s'en donner l'air. Mais, dès qu'on gratte un peu, on déterre un vieux fond conservateur, voire réactionnaire... Le Cancer n'est pas doué pour la révolution. Le Cancer-Verseau, éternellement déchiré entre le désir d'innover et celui de conserver, est un révolutionnaire en peau de balle, un tigre de papier. Il n'applique pas ses théories sociales dans la vie quotidienne. Il est fasciné par le Scorpion qui synthétise dans son venin à la fois la révolution uranienne et le rêve aquatique des marécages...

Mais foin de toutes ces méchancetés : parlons plutôt des atouts du Cancer-Verseau : un très bon contact avec les jeunes, qu'il comprend et dont il est capable de partager les activités en excellent animateur. Le génie de l'amitié (sinon celui de l'amour). Fidélité et loyauté dans ce domaine lui apportent beaucoup d'amis avec lesquels il passe le plus clair de ses loisirs (surtout si le Soleil est en Maison V : les distractions prennent alors une place prépondérante dans la vie du natif ; et si le Soleil est en Maison VI, il s'arrange pour travailler au milieu d'une équipe de copains !)

Enfin, le Cancer-Verseau a pas mal de suite dans les idées puisque le Verseau est un signe fixe : on peut lui reconnaître une grande persévérance dans ses entreprises.

Qui était Cancer-Verseau ? George Sand, et sa vie est bien un mélange d'aventures, de rêves sentimentaux, d'idées sociales généreuses (Verseau, ça !).

Voyez encore Lord Byron, dont l'Ascendant Cancer justifie que nous parlions de lui ici : le romantisme cancérien et la générosité du Soleil en Verseau l'ont envoyé en Grèce au service des patriotes opprimés. Sa vie est une suite de romans contradictoires enfilés bout à bout : une bonne illustration des incohérences du Cancer-Verseau.

Cancer Ascendant Poissons

Animal mystérieux, complètement étranger à la logique officielle, il aurait bien besoin d'un conjoint pratique et réaliste. C'est ce qu'il cherchera probablement puisqu'il a la Vierge en Maison VII. Plus souvent, malheureusement, il ne se mariera pas du tout, parce qu'il est incapable de faire le minimum de ce qu'il faudrait pour cela. Émerge-t-il jamais de ses rêves ? C'est un peu La Fontaine, qui s'est ainsi défini dans une de ses fables : *Un lièvre en son gîte songeait.* (On ignore son Ascendant exact mais on sait qu'il avait le Soleil en Cancer et la Lune en Poissons.) Et c'est aussi Montaigne, « être ondoyant et divers » (Soleil en Poissons et Ascendant Cancer). Optimiste, humaniste et philosophe, mais peu apte à se défendre dans le monde des affaires, tels sont les Cancers à écailles.

Tout à fait médiums, bien sûr, portant en eux-mêmes leur boule de cristal...Joëlle de Gravelaine a étudié ainsi le cas de Guy Trébert (Cancer Ascendant Poissons), dit l' « assassin de la nouvelle Lune »[1]. A vrai dire ce pauvre malheureux ne semble pas tellement responsable de ses crimes, du dédoublement de sa personnalité. Le Cancer-Poissons échappe à lui-même, file entre ses propres pinces, sans pouvoir maîtriser le déroulement de sa vie. Il ne peut que suivre le fil du courant : on ne maîtrise pas le Gulf Stream.

1. *L'Astrologie,* Ed. Jean-Claude Lattès, p. 214.

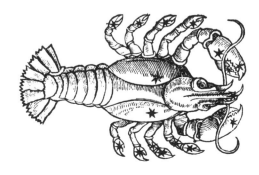

Chapitre IV

Quelques personnalités
nées sous le signe du Cancer

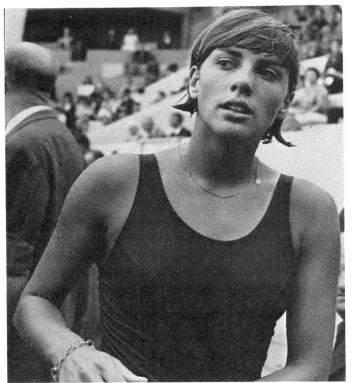
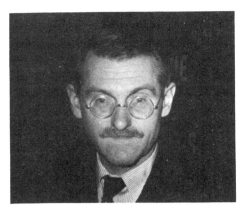
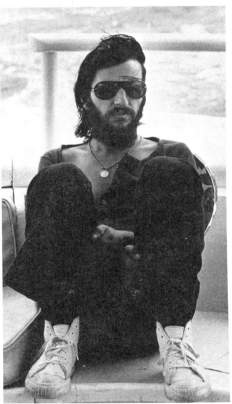
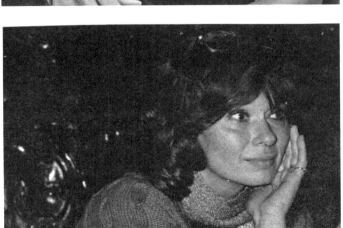
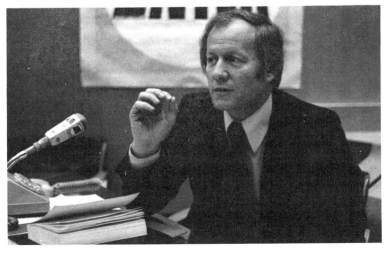

Quelques natifs du Cancer : Kiki Caron et Jean Anouilh (en haut de la page), Léa Massari et Paul McCartney (au centre de la page) et Jacques Chancel (ci-contre).

Quelques grands noms

Militaires : Jules César (voir page 166), Garibaldi, Ferdinand von Zeppelin, Antoine Argoud.

Médecins : Semmelweiss, Alexis Carrel, J.-B. Charcot (voir page 176), Albert Calmette, Claude Bernard, Georges Mathé.

Musiciens : Isaac Stern, Rudolf Werthen, Pinchas Zuckerman, Pierre Cochereau, Gustav Mahler, Guy Béart, Henri Salvador, Claude Debussy, Christoph Glück, Carl Off, Giancarlo Menotti, Hans Werner Henze, Serge Celibidaché, Rafaël Kubelik, Claudio Abbado, Ginette Doyen.

Hommes politiques : Salvador Allende, Georges Pompidou, Michel d'Ornano, Aymeric Simon-Lorière, Alain Krivine, Mazarin (voir page 169), Simone Veil, Francis Jeanson, Gérald Ford, Walter Scheel, Walter Ulbricht, Edouard Heath.

Journalistes : Jacques Chancel, Carmen Tessier, Jacques Martin, Madeleine Paz.

Sportifs : Jean-Claude Killy, Jacques Anquetil, Henri Anglade, Amedeo Gordini, Kiki Caron.

Personnalités du spectacle :

Variétés : Pierre Perret, Francis Blanche, Line Renaud, Philéas Barnum, Robert Rocca.

Metteurs en scène : Alexandre Astruc, Claude Chabrol, Ingmar Bergman.

Acteurs : Pauline Carton, Laurent Terzieff, Leslie Caron, Jacques Fabbri, Jean Yanne.

Hommes de lettres (particulièrement nombreux sous ce signe) : Aimé Césaire, Frédéric Dard, R.V. Pilhes, Antoine de Saint-Exupéry (voir page 172), Jean Anouilh, Marcel Proust, Georges Courteline, Chamfort, Rivarol, Pearl Buck, Lucie Faure, Ernest Hemingway, Robert Desnos, Georges Duhamel, Luigi Pirandello, George Sand, Jean-Louis Bory, Marcel Achard, Max Jacob, La Fontaine, Christiane Rochefort, Lord Byron, Roger Garaudy, Jean Cocteau, Tristan Corbière, Maïakowski.

Philosophes : Gaston Bachelard, R. Le Senne, Keyserling, Jean-Jacques Rousseau, Franz Kafka, Francis Jeanson.

Arts graphiques :

Peinture : Modigliani (voir page 171), Rubens, Rembrandt, Dunoyer de Segonzac, Bernard Buffet, Marc Chagall, Camille Corot.

Tapisserie : Jean Lurçat (photo), Georges Griaudon.

Affiches et bande dessinée : Wolinski, Paul Colin.

Historiens et critiques : Jérôme Carcopino, Philippe Erlanger, Michelet, Raymond Koechlin, Taine, Régis Blachère.

Grands capitaines d'entreprise : Stavros Niarchos, Paul Ricard, Ambroise Roux, François Michelin, Henry Smadja.

Explorateurs, voyageurs (outre Saint-Exupéry et Charcot, déjà cités) : Paul-Emile Victor, Roald Amundsen, Jean-Yves Le Toumelin, Henry Stanley.

Célèbres beautés : Joséphine de Beauharnais, Liane de Pougy, Lola Montès.

Scientifiques : Fred Hoyle, Paul Couderc (astronomes).

Divers : Le comte et la comtesse de Paris.

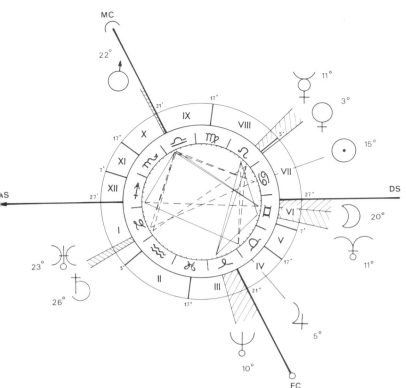
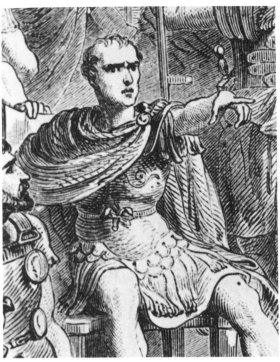

Jules CÉSAR
12 juillet 101 av. J.-C. à Rome,
vers 18 heures

Certains seront surpris de trouver Jules César parmi les natifs du Cancer. On ne l'imaginait pas du tout sous ce signe. Et cependant, son caractère et sa fulgurante carrière militaire s'expliquent assez bien lorsqu'on se penche sur son thème.

Premier élément caractéristique : l'Ascendant est en Sagittaire, le signe des voyages, des conquêtes et de l'étranger. *Veni, vidi, vinci* (Je suis venu, j'ai vu, j'ai vaincu), c'est bien le Sagittaire, rapide comme la flèche, qui parle avec l'assurance du conquérant né sous une bonne étoile. Cette bonne étoile serait Jupiter : maître du Sagittaire, donc de l'Ascendant, la planète est également exaltée en Cancer et, de plus, se trouve au Fond-du-Ciel, en Maison IV, analogique du Cancer. Jupiter forme un joli trigone à l'Ascendant, et n'est pas mal placé dans le Taureau. Jupiter, c'est le talent d'organiser, de gérer, de commander, avec une confiance en soi-même qui s'impose naturellement à autrui. C'est aussi la soif d'honneurs. Quant à la Maison IV de César, son « foyer », son territoire, elle s'est étendue sur les Gaules, sur la Grande-Bretagne, enfin sur tout l'Empire romain dont il devint le maître. Ses biographes disent qu'une fois à la tête de l'Empire, il se montra excellent administrateur : il embellit Rome, fit creuser un port à l'embouchure du Tibre, releva les ruines de Carthage et de Corinthe, entreprit de réformer les lois, présida à l'adoption du nouveau calendrier (dit « julien »), et fit construire un grand nombre d'édifices utiles.

Dans ce portrait, on retrouve la très forte influence de Jupiter, administrateur paternel et bienfaisant, ainsi que celle du Cancer, qui aime sa ville natale, son terroir, sa maison, et leur consacre tous ses soins.

Le Soleil en Maisons VII présage souvent la notoriété, en tout cas l'éclat de la vie sociale et politique ; cette maison est celle des associations, et l'on pense au fameux triumvirat Pompée, Cassius, César.

Mais le Soleil est en opposition avec Uranus, ce qui laisse aussi présager la rupture violente des associations. On se souvient de la révolte de Pompée, que César bat à Pharsale en 48 avant Jésus-Christ. Arrivé en Egypte, racontent les historiens, César « pleura le sort de Pompée ». Voilà un sentimentalisme très cancérien, peu fréquent chez les grands condottieri de l'Antiquité, grands loups qui ne s'encombraient guère de sentiments.

166

Quelques grands noms

Le point fort du thème est le Milieu-du-Ciel conjoint à Mars : cette planète a la réputation d'être mal placée en Balance. Cependant ici, par sa position au zénith et les multiples aspects qui la relient au reste du thème, elle indique un goût très vif pour le métier militaire. Ce n'est pas un trait de caractère « Cancer »... Mais César était un Cancer martien ! Il était né pour être général en chef, mais un général intelligent, réfléchi et cultivé et non pas une brute sanguinaire. C'est ce qui se dégage de ses mémoires, où il éprouve le besoin d'expliquer pourquoi et comment il a conquis Rome et les Gaules. Il présente toujours les faits en se justifiant, et de la manière la plus morale possible : attitude très « Sagittaire ». On voit aussi qu'il s'intéresse au droit (ce qui est très « Balance »), aux mœurs des peuples qu'il rencontre, à la géographie. Et l'on retrouve la vaste curiosité intellectuelle du Cancer, fin psychologue et doué pour être romancier : les œuvres littéraires de César (*Bellum Gallicum, Bellum Civilum*) sont extrêmement bien écrites et auraient suffi à elles seules à lui assurer la célébrité.

César, humain très souvent, n'est sans pitié que lorsqu'on a bafoué son autorité, sa dignité, du moins l'idée jupitérienne qu'il se fait de son pouvoir. D'où sa cruauté envers Vercingétorix, qui non seulement l'a longuement nargué, mais encore refuse absolument de s'humilier devant lui. Le Cancer, comme l'éléphant, a la rancune tenace.

Je me suis demandé pourquoi César s'était marié quatre fois. Certes, cela se faisait à l'époque, dans la haute société romaine. Mais en trouve-t-on la trace dans son thème ? En dehors de la mode et des facilités dues à l'exercice du pouvoir suprême, était-il prédisposé au divorce ? Il semble que oui. Vénus dans son thème est assez mal aspectée. Quoique bien placée en Maison VII et en Lion, elle est en quadrature avec Jupiter : cela laisse présager un mariage d'amour qui tourne mal, l'ambition du motif étant fatale à son bonheur conjugal. Rien d'étonnant pour un Cancer-Sagittaire suprêmement imbu de sa mission divine. Cette malheureuse Vénus en Lion est opposée à Saturne (le temps) et le Soleil à Uranus, symbole de divorce. Elle suggère aussi un portrait des femmes légitimes de César : brillantes, riches, élégantes et d'un naturel peu porté à s'effacer, ce qui amène inévitablement un conflit avec le maître et seigneur. Nous avons vu que femme Lion et homme Cancer ne s'accordent que très rarement, l'écueil étant justement ce goût du pouvoir qu'ils ont l'un et l'autre. Enfin, la Lune est en signe double, présageant au moins deux épouses. Quant à Mars, symbole masculin, il est en Balance, ce qui s'interprète souvent comme une tendance à multiplier les amours, légitimes ou non.

A noter aussi : la présence de Saturne et d'Uranus dans le Capricorne, où le premier est maître et le second exalté — ceci en Maison I. Malgré la quadrature avec Mars, l'énergie d'attaque et la ténacité de notre natif étaient remarquables. Cependant cette quadrature indique aussi une violence de fond, une vive tension interne. Le Capricorne entièrement en Maison I renforce l'ambition du Cancer et de Jupiter. César avait certainement une haute idée de ses moyens et des responsabilités auxquelles il était appelé.

La mort de César est-elle suggérée dans le thème ? Le Lion est sur la Maison VIII. Le Maître de cette Maison est donc le Soleil... en Cancer. Tout cela laissait présager une mort chez soi, dans sa ville natale, et en relation avec sa famille (le Cancer) et ses associés (Maison VII). De fait, César n'est pas mort dans ses campagnes lointaines, mais à Rome même, dans ces fonctions, et dans la maison de son fils adoptif Brutus (« *Tu quoque. mi fili !* » Toi aussi, mon fils !). La Maison X, d'abord en Balance, se continue en Scorpion, symbole de mort. Donc, mort en pleine gloire, comme le laissait aussi présager la quadrature de Saturne avec le Milieu-du-Ciel : le temps (Saturne) jouait contre César, amenant une fin violente (quadrature avec Mars en Maison X).

167

Le Grand Livre du Cancer

La formule Cancer-Sagittaire n'est pas de tout repos. L'eau et le feu, étant incompatibles, engendrent chez le natif de vives tensions internes. Pour les dépasser, il doit aller toujours plus loin. Et, bien entendu, il va trop loin au gré de certains. La double influence jupitérienne suscite autant de réussite que de jalousie : la traîtrise fleurit dans les associations du natif, et particulièrement ici où la Maison VII est très mal aspectée, à la fois par Mars, Uranus, Saturne et Jupiter.

Si j'ai longuement parlé de ce thème, c'est qu'il est exceptionnel à bien des égards. Il correspond bien à ce que l'on sait de César et de sa vie brillante et difficile.

(Le montage du thème est dû à Jacques Berthon, dans *300 thèmes astrologiques de notabilités,* document de l'Ecole supérieure d'astrologie de Paris.)

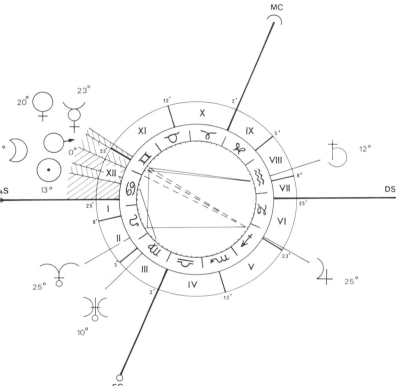

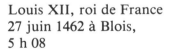

Louis XII, roi de France
27 juin 1462 à Blois,
5 h 08

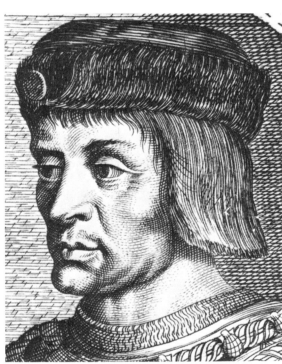

Le signe du Cancer marque une cascade de rois de France : outre Louis XI, Charles VIII (Soleil en Cancer), Charles IX (Soleil et Ascendant dans le signe), Louis XIII (Ascendant).[1] Il marque également des reines : Anne de Bretagne et Anne d'Autriche ont la Lune en Cancer, Marie-Antoinette l'Ascendant, quant à Joséphine de Beauharnais, son Soleil est dans le signe.

Mais le plus cancérien de tous les Cancers de notre histoire, c'est Louis XII, et c'est la raison pour laquelle il figure ici ; avec Soleil, Ascendant, Lune dans le signe, c'est un Cancer au cube ! Et même puissance quatre, si l'on compte Mars à cheval entre Gémeaux et Cancer. Un type presque pur... Nous lui décernons une place d'honneur dans notre galerie des crabes, on ne saurait faire moins !

Voici ce qu'en dit André Barbault [2] : « Ce prince plus soucieux des intérêts de ses sujets que d'ambition personnelle, concevait l'autorité monarchique d'une manière paternelle, et fut si avisé dans la

1. Signalons aussi que Georges Pompidou était Cancer Ascendant Lion...
2. *Op. cit.,* p. 92.

Quelques grands noms

conservation et l'administration de ses biens, et si excellent père de famille, que tout le royaume l'honora en le saluant du titre de « Père des peuples », décerné par les États Généraux de 1506. »

Louis XII fut, on s'en souvient, l'heureux mari d'Anne de Bretagne, « duchesse en sabots », avec laquelle il vécut une vie conjugale paisible et sans histoires. Il fut très aimé par le peuple : la Lune, symbole de celui-ci, est bien aspectée et conjointe au Soleil.

On retrouve chez ce roi tous les traits classiques de notre écrevisse du Zodiaque : la tendresse dans l'intimité, l'intérêt pour les gens, le souci de sa maison et de sa famille, le goût de l'histoire, l'amour de la paix.

« Louis XII mourut regretté », écrivent les historiens. « Ce prince se fit apprécier par une administration honnête, économe et bienfaisante ; il protégea les lettres, les arts, le commerce. Il se rendit populaire lorsqu'il monta sur le trône, en commençant son règne par une amnistie générale : il pardonna à tous ses ennemis et diminua les impôts d'un tiers... »

Ses guerres furent plutôt malheureuses. Vaincu par La Trémoille en 1488, alors qu'il disputait son trône à Charles VIII, il passa trois ans en prison, à Bourges (notez la présence du Soleil en Maison VIII, celle des prisons). Ensuite, les guerres d'Italie qu'il mena dans la péninsule se soldèrent par des échecs, défaites et traités peu glorieux. C'est assez normal, le Cancer pur étant peu doué pour la vie militaire (le cas de Jules César, Cancer-Sagittaire, s'explique par la présence de Mars angulaire au Milieu-du-Ciel !). Ici, Mars en Gémeaux-Cancer, n'a rien de combatif : il est étouffé par la présence trop proche de la Lune et de Vénus, et par l'opposition à Jupiter. Le Cancer a beau être « caparaçonné », et même cuirassé, son armure rose est plus gênante qu'efficace.

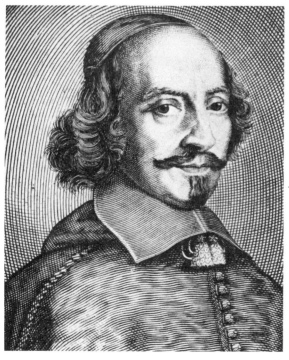

Jules MAZARIN
14 juillet 1602 à Poscina (Italie),
19 heures

N'est-il pas frappant que cet homme, qui fut maître de la France, soit né un 14 juillet ? La Bastille ne sera prise qu'au

169

Le Grand Livre du Cancer

siècle suivant, mais quelle étrange coïncidence...

Giulio Mazzarini était pourtant né italien (il ne se débarrassera jamais de son accent péninsulaire) et dans une famille modeste. Que l'on mesure l'énergie, le talent, la souplesse qu'il lui a fallu pour parvenir au sommet du pouvoir dans un pays qui n'était pas le sien !

L'élément le plus remarquable de son ciel est, bien sûr, Saturne : trigone au Soleil en Cancer, conjoint au Milieu-du-Ciel, sextil à l'Ascendant, opposé à la Lune et à Uranus, en carré à Mercure et à Vénus, l'astre domine de très haut le thème de cet homme politique exceptionnel.

De plus, Saturne est en Scorpion, accordant au natif une infatigable énergie et un archarnement inouï dans la poursuite de ses objectifs. La persévérance du Cancer est considérablement renforcée ici par la ténacité capricornienne et saturnienne. On sait qu'un Cancer ne lâche jamais ce qui lui tombe entre les pinces, mais que dire d'un Cancer-Capricorne de cette envergure ? Saturne — le temps — travaillait pour Mazarin, et il le savait bien, puisqu'il avait choisi pour devise : « Le temps et moi. » Voici le joli portrait qu'en trace André Barbault dans son *Traité pratique d'astrologie* [1].

« Homme à la solidité de roc, aux déterminations inébranlables, capable de tenir dans les conditions les plus hostiles [...] sang-froid, fermeté de caractère, self-control, assurance intérieure [...] Ce saturnien œuvre selon la qualité de l'astre en Scorpion, et en relation avec un Soleil Cancer : impassible, secret, obscur, dissimulé, prévoyant, cet habile manœuvrier mise sur la ruse plus que sur la violence. Jamais pressé d'aboutir, il préfère endormir là ses adversaires, user l'ennemi, se montrer souple et insinuant, et contourner les obstacles [...]. Il est d'avis de laisser dire pourvu qu'on le laisse faire... »

De fait, Mazarin fut extrêmement impopulaire (la Lune est mal aspectée, en opposition à Saturne). Préférant la ruse à la violence, c'est certain, et cela s'explique, puisque Mars est en Balance et au sextile de Mercure : action souple et conciliante... mais très étudiée !

La position de la Lune dans le Taureau accentue la lenteur et la prudence du Cancer-Capricorne, et son acharnement. Mazarin ne décrochera jamais avant d'avoir atteint son but, malgré les ruptures violentes indiquées par l'opposition Saturne-Uranus. Il sera exilé...mais continuera de son exil à diriger les affaires du royaume en sous-main !

Les « mazarinades », vers et chansons satiriques dirigés contre lui, égratignèrent à peine le cuir épais de ce pachyderme... On lui reprochait d'être étranger, bien sûr, d'être arriviste, et comment ! et aussi d'être intéressé. Mercure est en Lion : sous cette configuration, surtout lorsque l'avarice saturnienne s'en mêle, les natifs ont l'esprit occupé par l'or.

Les « énormes voleries » de Mazarin et son immense fortune sont à l'origine de la bibliothèque Mazarine et de l'Institut. On disait que le fantôme du Cardinal, incapable de se détacher de ses biens terrestres, reviendrait la nuit hanter les greniers sous la Coupole.

1. Éditions du Seuil.

Quelques grands noms

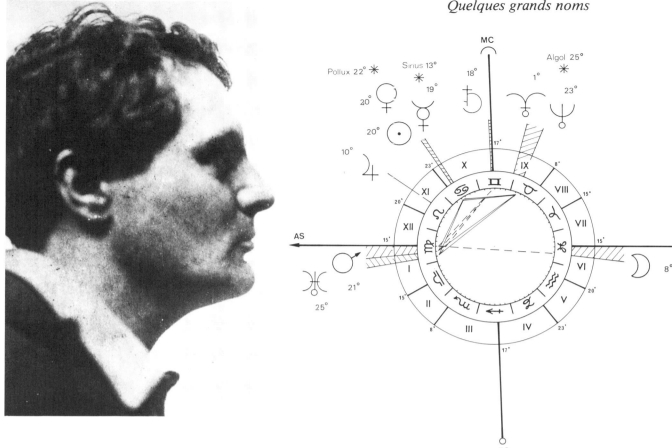

Amedeo MODIGLIANI
12 juillet 1884 à Livourne (Italie),
9 heures

Encore un très remarquable Cancer-Vierge... La formule doit être bonne, les deux signes en sextile conjuguant harmonieusement leurs atouts.

Comme c'est le cas habituel lorsque l'Ascendant est en Vierge, le Soleil vient en Maison X. Dans cette position déjà intéressante (puisque l'astre culmine au zénith), il est ici conjoint à Vénus et à Mercure, ce qui est un indice de célébrité pour un artiste ou un écrivain. Sous ses airs misérables, « Modi » avait un joli Milieu-du-Ciel. Il était riche sans le savoir !

Malheureusement, Saturne au zénith est très mal aspecté, et c'est son influence dissonante qui empêchera le peintre de réussir de son vivant. Saturne, conjoint au Milieu-du-Ciel, se retrouve dans bien des ciels de célébrités, avec un risque très grand de chute finale, une probabilité de malchance dans la réussite professionnelle.

La Vierge, très valorisée par Mercure conjoint au Soleil, est un élément d'organisation, de précision, qui oblige le Cancer à discipliner ses rêves fous, d'où cette sobriété classique du dessin chez notre peintre, ce sens aigu de l'observation qu'on relève dans ses portraits.

Le tempérament artiste est signé par Vénus, conjointe au Soleil tout là-haut, et par Neptune dans un autre signe tout à fait vénusien, le Taureau. La Lune vagabonde en Poissons, c'est bon pour l'inspiration, mais très mauvais pour le porte-monnaie.

Une partie de la Maison I est en Balance, signe de grâce et d'harmonie, sensible aux infinies nuances de l'automne. Avez-vous remarqué ces bruns, ces roux, ces bleus, ces dorés dans la palette de Modigliani ?

Comment, avec de tels dons, s'expliquer cette existence de clochard ? Je l'ai dit, la Lune en Poissons n'encourage guère le natif à « s'intégrer dans le système ». Cette Lune a probablement une plus forte influence qu'il ne semble à première vue, elle accentue la dominante féminine du

171

Le Grand Livre du Cancer

thème (Cancer, signe d'eau féminin, Vierge, signe de terre féminin, importance de Vénus).

D'évidents problèmes de santé apparaissent tout de suite : les Poissons en Maison VI amènent très souvent des maladies à évolution lente, genre tuberculose (c'est le cas ici). Les deux maîtres de la Maison VI, Uranus pour le Verseau et Neptune pour les Poissons, se présentent de façon inquiétante : Uranus, conjoint à Mars, est en quadrature avec Saturne (le temps), laissant présager une faible longévité, ce que suggère aussi Neptune, conjoint à Pluton. Il existe, certes, des gens qui ont les Poissons sur la Maison VI et jouissent d'une parfaite santé... mais nos Poissons, chez Modigliani, sont très mal aspectés : opposition de la Lune à l'Ascendant, et surtout, quadrature de celle-ci à Pluton (symbole de mort).

Enfin, la Lune dissonante dans le XIIe signe porte à la drogue, aux boissons. Pauvre et génial Amedeo, qui vendait ses chefs-d'œuvre pour une bouchée de pain aux touristes de la Butte !

Cependant, sa réussite s'explique par le fond d'énergie qu'il portait en lui. Mars en Vierge et conjoint à l'Ascendant lui a donné la force de produire et de travailler avec acharnement. La célébrité, hélas, est venue *post mortem !*

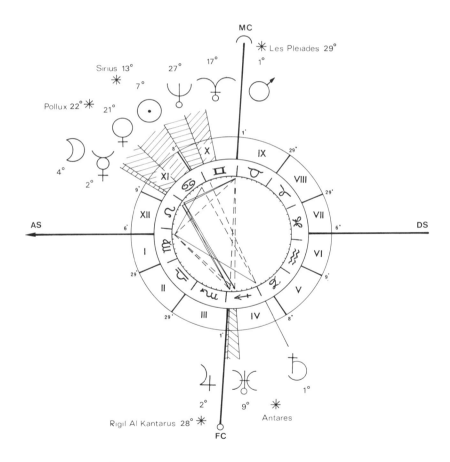

Antoine de SAINT-EXUPÉRY
29 juin 1900 à Lyon,
9 h 15

Etrange et inattendu... La combinaison de deux signes réputés « doux », « passifs », « bourgeois », produit des aventuriers ! En Cancer-Vierge, nous sont tombés du ciel Saint-Exupéry, Zeppelin, et le commandant Charcot, sans oublier ce bohème de Modigliani. Bien sûr, ce ne sont pas des forbans, ni des hors-la-loi... Mais hors des sentiers battus, oui ! Je pense que c'est dû au fait que le Soleil est

Quelques grands noms

en Milieu-du-Ciel, ce qui pousse le natif à s'affirmer avec plus de force. L'éclatant Soleil du zénith illumine la nuit du Cancer, place au solstice d'été ! Autre raison de gloire, la présence de quelques très belles étoiles fixes.

Sirius, tout de même, est l'étoile la plus brillante du ciel, et la voici conjointe au Soleil en Maison X. Là, elle accorde honneur et renom, sincérité et passion, « fortune (chance) par grandes entreprises ».

Je cherche où est Mars, car pour l'aventure, il faut du courage, de l'agressivité, de l'audace. Chez Saint-Exupéry, il est très bien placé, lui aussi : conjoint au Milieu-du-Ciel, c'est bon ! Je remarque que la planète est en Gémeaux, signe d'air. Voilà donc un natif qui avait une prédisposition pour le métier des armes, mais dans l'aviation.

Jupiter est en Sagittaire, en trigone à la Lune. Certes, excellent pour un natif du Cancer, mais cette position dynamise le natif, le poussant aussi vers l'aventure aérienne : le Sagittaire, flèche tendue vers le ciel, signe de la plupart des grands pionniers de l'aviation. Et aussi la Vierge, qui donne aux pilotes le génie de la mécanique (d'une extrême importance : savoir écouter le boulon qui va flipper ! tout est là, et nul pilote ne saurait mépriser son moteur !).

Non seulement le Milieu-du-Ciel est en signe d'air, mais encore le Fond-du-Ciel porte Uranus, conjoint à ce Jupiter voyageur. Uranus, maître des communications, des transmissions par les ondes et par l'air, symbolique des techniques d'avant-garde... D'ailleurs, le travail quotidien de Saint-Exupéry a toutes chances de se passer au contact d'engins ultra-modernes et dans les airs, le Verseau est sur la maison VI. Il y a toutes sortes de Cancers. Ici, malgré les apparences, c'est un Cancer des nuages !

Pluton n'est pas très aspecté. Cependant, placé lui aussi en Milieu-du-Ciel, il laisse présager une carrière basée sur une découverte ou une révolution : c'est bien ce qu'a apporté l'aviation, une révolution dans nos modes de vie.

Thème étonnamment concordant, où chaque planète renvoie la balle aux autres pour souligner les mêmes dispositions fondamentales : Mercure, maître de cette Vierge à l'Ascendant, est conjoint à la Lune. Importance des communications, importance de l'intelligence, méthode et critique jointes à l'imagination. Neptune, proche du Soleil, favorise aussi le rêve, et le vagabondage, ô combien !

Le crabe n'est pas vraiment sorti de son élément, il est un peu plus dans les nuages que d'habitude, voilà tout. Et puis, pas de panique, il est tout de même amphibie ! Il respire très bien en altitude, et entre deux strato-nimbus, réfléchit à son prochain livre.

Car le Gémeaux sur la Maison X est un signe double : deux carrières menées de front, deux réussites. Notre crabe d'air avait plus d'une corde à son arc-en-ciel. A quoi va lui servir ce Mercure si bien mis en vedette dans le secteur de la publicité (Maison XI) ? Mais à écrire, tiens donc ! A écrire sur l'aviation, cela va de soi (Mercure trigone Uranus et trigone Jupiter, et sextil à Mars-Gémeaux). A écrire sur l'amitié (Uranus, *idem* — voir ci-dessus —, et la Maison qui héberge Mercure est bien celle de l'amitié). Avec quatre planètes en Maison X, Saint-Exupéry avait la gloire dans sa plume.

Vénus en Cancer, presque conjointe au Soleil, c'est la tendresse lumineuse qui baigne *le Petit Prince*. Tendresse et amour des hommes éclairent aussi *Vol de nuit, Courrier sud, Citadelle...*

L'œuvre de Saint-Exupéry est très cancérienne, elle n'a rien de révolutionnaire, c'est une philosophie intimiste, un peu « boy-scoutiste ». Uranus, ici, s'interprète dans l'œuvre exupérienne, non comme un ferment de révolution, mais comme une nouvelle technique de communication, surgie avec l'ère du Verseau, qui peut unir fraternellement les hommes de tous les continents. L'amitié, notre auteur a su d'autant mieux en parler qu'il est né Cancer, et que son Soleil est sur la limite de la Maison XI. Le crabe est l'un des plus fidèles amis du Zodiaque. En réalité, les

173

Le Grand Livre du Cancer

temps héroïques de l'aviation, c'était le paradis des copains !

J'ai déjà parlé du royaume du Petit Prince, l'enfant-Cancer dans son monde lunaire. Il fallait être né sous ce signe pour écrire un tel livre. Le petit Antoine eut, comme l'on sait, une très longue enfance, chéri par une mère dont il était le petit dauphin... La Lune conjointe à Mercure donne un portrait de cette mère : cultivée et intellectuelle, tandis que le Soleil, conjoint à Neptune, suggère la disparition du père (Neptune, comme le Soleil, est opposé à Saturne, significateur de mort dans la Maison du Foyer). On sait que Saint-Exupéry perdit son père assez jeune ; mais la dissonance Neptune-Saturne, sur cet axe des Maisons X-IV, suggère également la disparition mystérieuse du natif lui-même. Les Poissons sur la pointe de la Maison VIII inclinent, eux, à la mort par noyade, risque renforcé par le Soleil en signe d'eau conjoint à Neptune (maître des Poissons).

Il semble à peu près certain aujourd'hui que Saint-Exupéry fut abattu par un chasseur allemand, pendant la dernière guerre. Son avion se serait perdu corps et biens en Méditerranée, entre la Corse et les Alpes. Retour à l'élément originel, l'Océan, et par les moyens indiqués partout dans le thème, l'air et l'avion...

Je n'ai pas beaucoup parlé de la vie privée de notre écrivain-pilote. Il a laissé des livres, mais pas d'enfants de sa chair : sur la Maison V habite le Capricorne, signe peu prolifique, et, à la limite de cette Maison, Saturne, planète de stérilité. L'Ascendant Vierge, mettant les Poissons sur la VI, ne donne pas non plus une vie conjugale très linéaire : le natif n'est pas l'homme d'une seule femme, il traverse dans sa vie des expériences successives, conséquences d'amères déceptions dans les domaines sentimental ou conjugal. On a interprété l'épisode de la rose dans *le Petit Prince* comme une allusion, très discrète et très pudique, à un douloureux chagrin d'amour (la rose a des épines, elle est dure avec le Petit Prince...). Mais le ciel de Saint-Exupéry est si riche, que l'on pourrait l'analyser sur un volume entier.

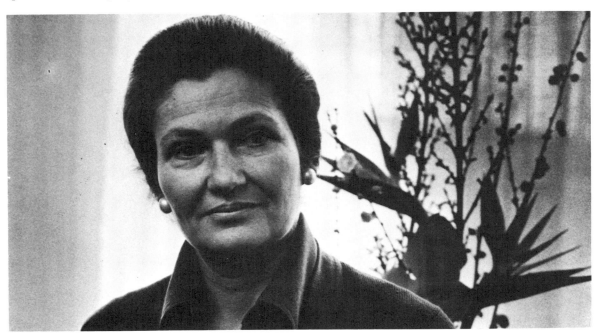

Simone Veil, à l'attitude noble et bienveillante : en vraie native du Cancer, elle a préféré que les femmes puissent choisir les meilleures conditions pour mettre leurs enfants au monde.

Simone VEIL
13 juillet 1927 à Nice,
8h 15

Redoutables, masquant leur grande énergie, leur ambition et leur sens de la stratégie sous une présentation de charme : tels sont les Cancer-Lion, telle est aussi Simone Veil.

L'Ascendant Lion, encadré par Vénus et Neptune, renforce le charme féminin : il est au trigone de la Lune, ainsi que les deux planètes conjointes.

En fait il s'agit ici d'un « Cancer de feu » dont l'équilibre s'appuie sur le grand triangle Mercure, Mars, Neptune en Lion, Saturne en Sagittaire, Uranus, Jupiter en Bélier. Six planètes en signe de feu... Que reste-t-il de l'eau du Cancer ?

Simone Veil est avant tout une juriste ; elle a fait toute sa carrière dans la magistrature, ce qui s'explique par ce très beau triangle de feu : Jupiter (la loi), Mercure (l'intelligence), Saturne (la réflexion et le temps). Saturne est en Sagittaire, signe du droit et de la loi.

Avoir choisi cette éminente juriste comme ministre de la Santé est peut-être discutable : son thème n'est pas très marqué par la médecine (sauf par la Vierge à la fin de la Maison I). Si la médecine intéresse Simone Veil, c'est plutôt dans son aspect juridique et institutionnel. La recherche médicale, les technologies d'avant-garde, les médecines douces ne sont guère présentes dans ce ciel, où Uranus est carré à la Lune et demi-carré au Milieu-du-Ciel. Respectueuse de la hiérarchie établie, ne remettant en cause ni les idées acquises ni les institutions dans un secteur où il faudra un jour envisager de profondes réformes, notre ministre de la Santé risque de connaître une brusque chute de popularité (quadrature Lune-Uranus). On lui reprochera son conformisme, très cancérien (le Cancer est extrêmement attaché aux traditions).

La Lune est sur la maison V (le secteur des enfants), ce qui coïncide avec le grand débat sur l'avortement : elle est liée à la Maison VIII, celle de la mort ! Les problèmes concernant l'enfant intéressent certainement Simone Veil : en tant que cancérienne et en tant que mère elle-même, elle ne peut y être indifférente.

Déportée en camp de concentration, alors qu'elle était très jeune, elle a dû probablement sa survie à la présence de Jupiter en Maison VIII. Jupiter facteur de chance, grand bénéfique qui éclaire cette maison de la mort. Pluton lié au Soleil y est aussi pour quelque chose, puisque sa signification est : mort *et* résurrection.

Notez aussi l'importance de Saturne, très fortement aspecté, maître de la Lune qui donne à ce caractère un profond sérieux, et une réserve de bon ton très sensible dans l'aspect extérieur de Simone Veil.

Simone Veil aurait pu aussi faire une brillante carrière artistique. Trois planètes en Lion et l'Ascendant lui donnaient certainement du talent pour les arts, la musique, le théâtre, la poésie.

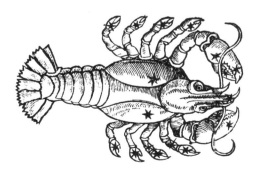

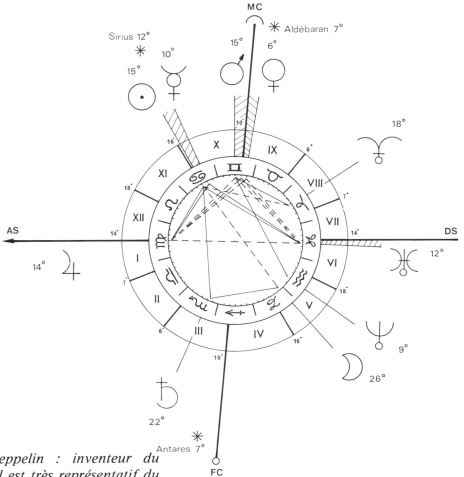

Ferdinand von Zeppelin : inventeur du ballon dirigeable, il est très représentatif du signe par son goût pour les voyages et son esprit inventif.

René-Victor Pilhes : Cancer ascendant Lion ; Mercure et Pluton, conjoints en Cancer et en Maison XII, signent un écrivain de grand talent, à l'inspiration tourmentée.

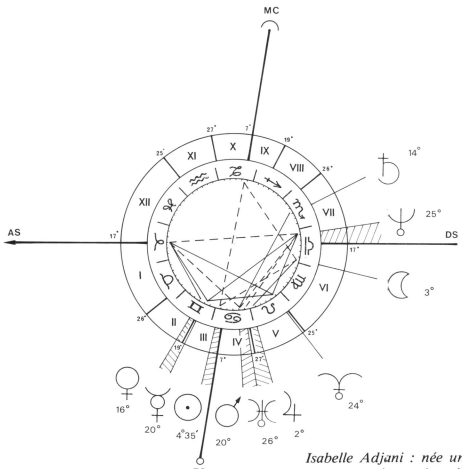

Isabelle Adjani : née un 27 juin, à Paris : sa renommée survivra à toutes les éclipses.

Anny Duperrey : née un 28 juin, à Rouen. Son talent de comédienne s'est confirmé avec une pièce qu'elle a créée, Attention, fragile. *Elle est, aussi, écrivain, auteur de* l'Admiroir.

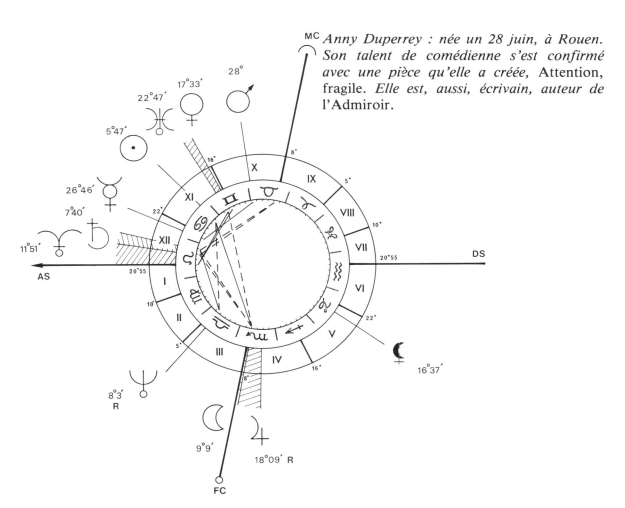

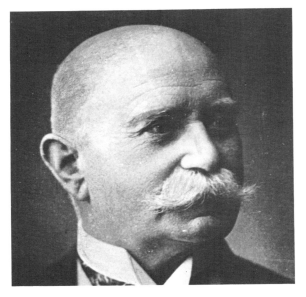
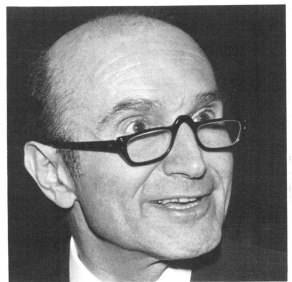
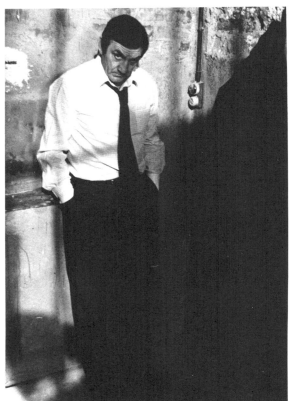
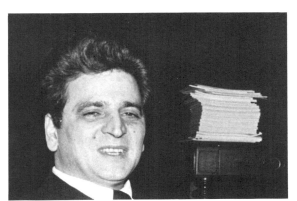
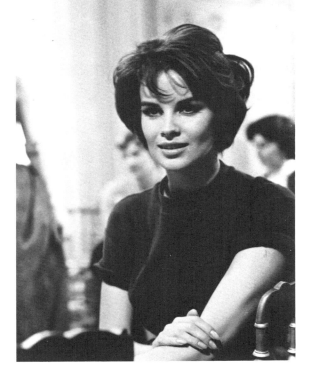

Cinq autres natifs du Cancer qui se sont illustrés diversement : Ferdinand von Zeppelin, le célèbre cancérologue Georges Mathé, Lino Ventura, René-Victor Pilhes et Antonella Lualdi (de haut en bas et de gauche à droite).

Chapitre V

A la recherche de votre « moi » profond

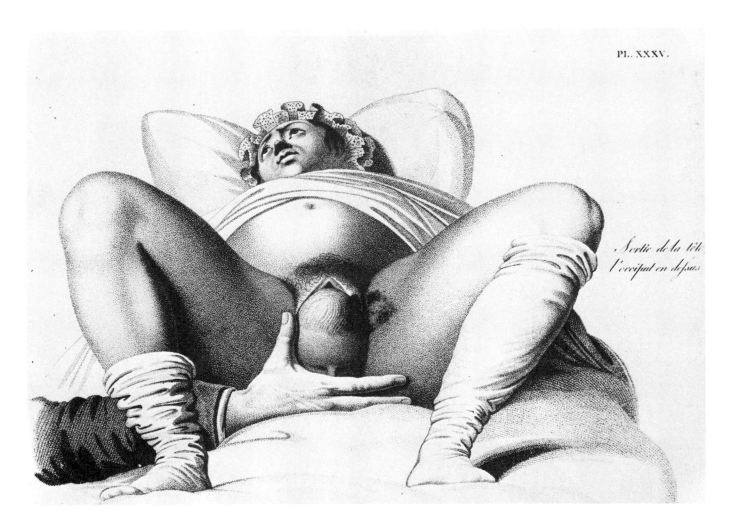

PL. XXXV.

Sortie de la tête
l'occiput en dessus

Le moment de l'accouchement : on ne tient habituellement compte que de l'heure de sa naissance pour dresser le thème d'un sujet. Mais certains astrologues, dont Marie-Louise Sondaz, émettent l'hypothèse que la période de la conception de l'enfant par les parents joue un rôle dans sa personnalité. Exemple : un enfant né le 8 juillet 1970 aurait été conçu aux environs du 8 octobre 1969 et porterait des traces d'une nature Balance. Cette théorie a le mérite de répartir les influences du sujet — donc d'en atténuer le poids — mais aucune étude, scientifiquement probante, n'en a démontré la justesse (par Maygrier, 1822, Bibl. de l'Ancienne Faculté de Médecine, Paris.).

Dans quels signes se trouvaient les Planètes à votre naissance ?

Comment utiliser les pages des positions planétaires

Les planètes, le Soleil et la Lune sont des points d'émission énergétiques qui correspondent chacun à une certaine expression de votre personnalité.

Mais ces corps célestes n'agissent pas directement sur nous.

Entre eux et la Terre, le Zodiaque avec ses douze signes différents constitue une sorte de bande abstraite à travers laquelle va s'exercer l'action des astres sur la Terre.

Ainsi la planète Jupiter n'agit-elle pas directement sur vus mais à travers le signe zodiacal dans lequel, vue de la Terre, elle se trouvait au moment de votre naissance.

C'est pourquoi, pour connaître le mode d'action complet de Jupiter sur vous, vous devez rechercher ce signe.

Les tables de positions planétaires de 1910 à 1989 vous permettront de trouver d'un seul coup d'œil pour l'année et le jour de votre naissance le signe zodiacal dans lequel se trouvait chacune des huit planètes de Mercure à Pluton.

Vous pouvez reporter ces positions sur la page 2 de votre *Guide psycho-astrologique personnel.*

Pour la Lune, vous procédez différemment car cet astre se déplace beaucoup plus rapidement que les planètes, si bien qu'il vous faut tenir compte de votre heure de naissance pour connaître son signe zodiacal.

Dans la *Table des positions planétaires* vous trouvez la position de la Lune à midi, temps universel de Greenwich, près de Londres.

Comme la Lune parcourt en moyenne 12 degrés zodiacaux par jour, elle reste environ deux jours et demi dans un signe puisque chaque signe compte 30 degrés zodiacaux.

Toutes les deux heures la Lune parcourt 1 degré zodiacal et c'est en fonction de cela que nous trouverons sa position finale.

Pratiquement, voici comment vous allez opérer.

1) Si la *Table des positions planétaires* vous indique une position de la Lune comprise entre 6 et 23 degrés de n'importe quel signe zodiacal, la Lune est restée toute la journée dans ce signe que vous inscrivez sur votre *Guide psycho-astrologique personnel.*

2) Si la *Table* vous indique une position 0, 1, 2, 3, 4, 5, ou 24, 25, 26, 27, 28, 29 degrés d'un signe zodiacal, vous devez tenir compte de votre heure et lieu de naissance pour trouver la position réelle de la Lune à ce moment-là. Vous procédez alors comme indiqué à la page suivante.

181

DECOUVREZ DANS QUEL SIGNE SE TROUVAIENT LES PLANETES A VOTRE NAISSANCE

1910	MERCURE	VENUS	MARS	JUPITER	SATURNE	URANUS	NEPTUNE	PLUTON	LUNE *
22 JUIN	GEMEAUX	TAUREAU	LION	BALANCE	TAUREAU	CAPRICORNE	CANCER	GEMEAUX	26 SAGITTAIRE
23 JUIN	GEMEAUX	TAUREAU	LION	BALANCE	TAUREAU	CAPRICORNE	CANCER	GEMEAUX	8 CAPRICORNE
24 JUIN	GEMEAUX	TAUREAU	LION	BALANCE	TAUREAU	CAPRICORNE	CANCER	GEMEAUX	21 CAPRICORNE
25 JUIN	GEMEAUX	TAUREAU	LION	BALANCE	TAUREAU	CAPRICORNE	CANCER	GEMEAUX	4 VERSEAU
26 JUIN	GEMEAUX	TAUREAU	LION	BALANCE	TAUREAU	CAPRICORNE	CANCER	GEMEAUX	17 VERSEAU
27 JUIN	GEMEAUX	TAUREAU	LION	BALANCE	TAUREAU	CAPRICORNE	CANCER	GEMEAUX	0 POISSONS
28 JUIN	GEMEAUX	TAUREAU	LION	BALANCE	TAUREAU	CAPRICORNE	CANCER	GEMEAUX	14 POISSONS
29 JUIN	GEMEAUX	TAUREAU	LION	BALANCE	TAUREAU	CAPRICORNE	CANCER	GEMEAUX	28 POISSONS
30 JUIN	GEMEAUX	GEMEAUX	LION	BALANCE	TAUREAU	CAPRICORNE	CANCER	GEMEAUX	11 BELIER
1 JUILLET	GEMEAUX	GEMEAUX	LION	BALANCE	TAUREAU	CAPRICORNE	CANCER	GEMEAUX	26 BELIER
2 JUILLET	GEMEAUX	GEMEAUX	LION	BALANCE	TAUREAU	CAPRICORNE	CANCER	GEMEAUX	10 TAUREAU
3 JUILLET	GEMEAUX	GEMEAUX	LION	BALANCE	TAUREAU	CAPRICORNE	CANCER	GEMEAUX	24 TAUREAU
4 JUILLET	GEMEAUX	GEMEAUX	LION	BALANCE	TAUREAU	CAPRICORNE	CANCER	GEMEAUX	9 GEMEAUX
5 JUILLET	GEMEAUX	GEMEAUX	LION	BALANCE	TAUREAU	CAPRICORNE	CANCER	GEMEAUX	24 GEMEAUX
6 JUILLET	GEMEAUX	GEMEAUX	LION	BALANCE	TAUREAU	CAPRICORNE	CANCER	GEMEAUX	8 CANCER
7 JUILLET	CANCER	GEMEAUX	LION	BALANCE	TAUREAU	CAPRICORNE	CANCER	GEMEAUX	22 CANCER
8 JUILLET	CANCER	GEMEAUX	LION	BALANCE	TAUREAU	CAPRICORNE	CANCER	GEMEAUX	6 LION
9 JUILLET	CANCER	GEMEAUX	LION	BALANCE	TAUREAU	CAPRICORNE	CANCER	GEMEAUX	20 LION
10 JUILLET	CANCER	GEMEAUX	LION	BALANCE	TAUREAU	CAPRICORNE	CANCER	GEMEAUX	3 VIERGE
11 JUILLET	CANCER	GEMEAUX	LION	BALANCE	TAUREAU	CAPRICORNE	CANCER	GEMEAUX	16 VIERGE
12 JUILLET	CANCER	GEMEAUX	LION	BALANCE	TAUREAU	CAPRICORNE	CANCER	GEMEAUX	28 VIERGE
13 JUILLET	CANCER	GEMEAUX	LION	BALANCE	TAUREAU	CAPRICORNE	CANCER	GEMEAUX	10 BALANCE
14 JUILLET	CANCER	GEMEAUX	LION	BALANCE	TAUREAU	CAPRICORNE	CANCER	GEMEAUX	22 BALANCE
15 JUILLET	CANCER	GEMEAUX	LION	BALANCE	TAUREAU	CAPRICORNE	CANCER	GEMEAUX	4 SCORPION
16 JUILLET	CANCER	GEMEAUX	LION	BALANCE	TAUREAU	CAPRICORNE	CANCER	GEMEAUX	16 SCORPION
17 JUILLET	CANCER	GEMEAUX	LION	BALANCE	TAUREAU	CAPRICORNE	CANCER	GEMEAUX	28 SCORPION
18 JUILLET	CANCER	GEMEAUX	LION	BALANCE	TAUREAU	CAPRICORNE	CANCER	GEMEAUX	10 SAGITTAIRE
19 JUILLET	CANCER	GEMEAUX	LION	BALANCE	TAUREAU	CAPRICORNE	CANCER	GEMEAUX	22 SAGITTAIRE
20 JUILLET	CANCER	GEMEAUX	LION	BALANCE	TAUREAU	CAPRICORNE	CANCER	GEMEAUX	5 CAPRICORNE
21 JUILLET	CANCER	GEMEAUX	LION	BALANCE	TAUREAU	CAPRICORNE	CANCER	GEMEAUX	17 CAPRICORNE
22 JUILLET	LION	GEMEAUX	LION	BALANCE	TAUREAU	CAPRICORNE	CANCER	GEMEAUX	0 VERSEAU
23 JUILLET	LION	GEMEAUX	LION	BALANCE	TAUREAU	CAPRICORNE	CANCER	GEMEAUX	13 VERSEAU

	ENTRE DANS LE SIGNE DU	LE 22 JUIN	A 7 h 40	
LE SOLEIL	CANCER	1910		* LES CHIFFRES INDIQUENT LES DEGRES
	QUITTE LE SIGNE DU	LE 23 JUILLET	A 18 h 30	

1911	MERCURE	VENUS	MARS	JUPITER	SATURNE	URANUS	NEPTUNE	PLUTON	LUNE *
22 JUIN	GEMEAUX	LION	BELIER	SCORPION	TAUREAU	CAPRICORNE	CANCER	GEMEAUX	3 TAUREAU
23 JUIN	GEMEAUX	LION	BELIER	SCORPION	TAUREAU	CAPRICORNE	CANCER	GEMEAUX	17 TAUREAU
24 JUIN	GEMEAUX	LION	BELIER	SCORPION	TAUREAU	CAPRICORNE	CANCER	GEMEAUX	2 GEMEAUX
25 JUIN	GEMEAUX	LION	BELIER	SCORPION	TAUREAU	CAPRICORNE	CANCER	GEMEAUX	17 GEMEAUX
26 JUIN	GEMEAUX	LION	BELIER	SCORPION	TAUREAU	CAPRICORNE	CANCER	GEMEAUX	3 CANCER
27 JUIN	GEMEAUX	LION	BELIER	SCORPION	TAUREAU	CAPRICORNE	CANCER	GEMEAUX	18 CANCER
28 JUIN	GEMEAUX	LION	BELIER	SCORPION	TAUREAU	CAPRICORNE	CANCER	GEMEAUX	3 LION
29 JUIN	CANCER	LION	BELIER	SCORPION	TAUREAU	CAPRICORNE	CANCER	GEMEAUX	17 LION
30 JUIN	CANCER	LION	BELIER	SCORPION	TAUREAU	CAPRICORNE	CANCER	GEMEAUX	2 VIERGE
1 JUILLET	CANCER	LION	BELIER	SCORPION	TAUREAU	CAPRICORNE	CANCER	GEMEAUX	15 VIERGE
2 JUILLET	CANCER	LION	BELIER	SCORPION	TAUREAU	CAPRICORNE	CANCER	GEMEAUX	29 VIERGE
3 JUILLET	CANCER	LION	BELIER	SCORPION	TAUREAU	CAPRICORNE	CANCER	GEMEAUX	11 BALANCE
4 JUILLET	CANCER	LION	BELIER	SCORPION	TAUREAU	CAPRICORNE	CANCER	GEMEAUX	24 BALANCE
5 JUILLET	CANCER	LION	BELIER	SCORPION	TAUREAU	CAPRICORNE	CANCER	GEMEAUX	6 SCORPION
6 JUILLET	CANCER	LION	BELIER	SCORPION	TAUREAU	CAPRICORNE	CANCER	GEMEAUX	18 SCORPION
7 JUILLET	CANCER	LION	BELIER	SCORPION	TAUREAU	CAPRICORNE	CANCER	GEMEAUX	0 SAGITTAIRE
8 JUILLET	CANCER	VIERGE	BELIER	SCORPION	TAUREAU	CAPRICORNE	CANCER	GEMEAUX	12 SAGITTAIRE
9 JUILLET	CANCER	VIERGE	BELIER	SCORPION	TAUREAU	CAPRICORNE	CANCER	GEMEAUX	23 SAGITTAIRE
10 JUILLET	CANCER	VIERGE	BELIER	SCORPION	TAUREAU	CAPRICORNE	CANCER	GEMEAUX	5 CAPRICORNE
11 JUILLET	CANCER	VIERGE	BELIER	SCORPION	TAUREAU	CAPRICORNE	CANCER	GEMEAUX	17 CAPRICORNE
12 JUILLET	CANCER	VIERGE	BELIER	SCORPION	TAUREAU	CAPRICORNE	CANCER	GEMEAUX	29 CAPRICORNE
13 JUILLET	LION	VIERGE	BELIER	SCORPION	TAUREAU	CAPRICORNE	CANCER	GEMEAUX	12 VERSEAU
14 JUILLET	LION	VIERGE	BELIER	SCORPION	TAUREAU	CAPRICORNE	CANCER	GEMEAUX	24 VERSEAU
15 JUILLET	LION	VIERGE	BELIER	SCORPION	TAUREAU	CAPRICORNE	CANCER	GEMEAUX	6 POISSONS
16 JUILLET	LION	VIERGE	TAUREAU	SCORPION	TAUREAU	CAPRICORNE	CANCER	GEMEAUX	19 POISSONS
17 JUILLET	LION	VIERGE	TAUREAU	SCORPION	TAUREAU	CAPRICORNE	CANCER	GEMEAUX	2 BELIER
18 JUILLET	LION	VIERGE	TAUREAU	SCORPION	TAUREAU	CAPRICORNE	CANCER	GEMEAUX	15 BELIER
19 JUILLET	LION	VIERGE	TAUREAU	SCORPION	TAUREAU	CAPRICORNE	CANCER	GEMEAUX	29 BELIER
20 JUILLET	LION	VIERGE	TAUREAU	SCORPION	TAUREAU	CAPRICORNE	CANCER	GEMEAUX	13 TAUREAU
21 JUILLET	LION	VIERGE	TAUREAU	SCORPION	TAUREAU	CAPRICORNE	CANCER	GEMEAUX	27 TAUREAU
22 JUILLET	LION	VIERGE	TAUREAU	SCORPION	TAUREAU	CAPRICORNE	CANCER	GEMEAUX	11 GEMEAUX
23 JUILLET	LION	VIERGE	TAUREAU	SCORPION	TAUREAU	CAPRICORNE	CANCER	GEMEAUX	26 GEMEAUX
24 JUILLET	LION	VIERGE	TAUREAU	SCORPION	TAUREAU	CAPRICORNE	CANCER	GEMEAUX	11 CANCER

	ENTRE DANS LE SIGNE DU	LE 22 JUIN	A 13 h 30	
LE SOLEIL	CANCER	1911		* LES CHIFFRES INDIQUENT LES DEGRES
	QUITTE LE SIGNE DU	LE 24 JUILLET	A 0 h 20	

DECOUVREZ DANS QUEL SIGNE SE TROUVAIENT LES PLANETES A VOTRE NAISSANCE

1912	MERCURE	VENUS	MARS	JUPITER	SATURNE	URANUS	NEPTUNE	PLUTON	LUNE ✳
21 JUIN	CANCER	GEMEAUX	LION	SAGITTAIRE	TAUREAU	VERSEAU	CANCER	GEMEAUX	25 VIERGE
22 JUIN	CANCER	GEMEAUX	LION	SAGITTAIRE	TAUREAU	VERSEAU	CANCER	GEMEAUX	8 BALANCE
23 JUIN	CANCER	GEMEAUX	LION	SAGITTAIRE	TAUREAU	VERSEAU	CANCER	GEMEAUX	22 BALANCE
24 JUIN	CANCER	GEMEAUX	LION	SAGITTAIRE	TAUREAU	VERSEAU	CANCER	GEMEAUX	5 SCORPION
25 JUIN	CANCER	CANCER	LION	SAGITTAIRE	TAUREAU	VERSEAU	CANCER	GEMEAUX	17 SCORPION
26 JUIN	CANCER	CANCER	LION	SAGITTAIRE	TAUREAU	VERSEAU	CANCER	GEMEAUX	0 SAGITTAIRE
27 JUIN	CANCER	CANCER	LION	SAGITTAIRE	TAUREAU	VERSEAU	CANCER	GEMEAUX	12 SAGITTAIRE
28 JUIN	CANCER	CANCER	LION	SAGITTAIRE	TAUREAU	VERSEAU	CANCER	GEMEAUX	24 SAGITTAIRE
29 JUIN	CANCER	CANCER	LION	SAGITTAIRE	TAUREAU	VERSEAU	CANCER	GEMEAUX	6 CAPRICORNE
30 JUIN	CANCER	CANCER	LION	SAGITTAIRE	TAUREAU	VERSEAU	CANCER	GEMEAUX	18 CAPRICORNE
1 JUILLET	CANCER	CANCER	LION	SAGITTAIRE	TAUREAU	VERSEAU	CANCER	GEMEAUX	0 VERSEAU
2 JUILLET	CANCER	CANCER	LION	SAGITTAIRE	TAUREAU	VERSEAU	CANCER	GEMEAUX	12 VERSEAU
3 JUILLET	CANCER	CANCER	LION	SAGITTAIRE	TAUREAU	VERSEAU	CANCER	GEMEAUX	24 VERSEAU
4 JUILLET	LION	CANCER	LION	SAGITTAIRE	TAUREAU	VERSEAU	CANCER	GEMEAUX	6 POISSONS
5 JUILLET	LION	CANCER	LION	SAGITTAIRE	TAUREAU	VERSEAU	CANCER	GEMEAUX	18 POISSONS
6 JUILLET	LION	CANCER	LION	SAGITTAIRE	TAUREAU	VERSEAU	CANCER	GEMEAUX	0 BELIER
7 JUILLET	LION	CANCER	LION	SAGITTAIRE	GEMEAUX	VERSEAU	CANCER	GEMEAUX	12 BELIER
8 JUILLET	LION	CANCER	LION	SAGITTAIRE	GEMEAUX	VERSEAU	CANCER	GEMEAUX	25 BELIER
9 JUILLET	LION	CANCER	LION	SAGITTAIRE	GEMEAUX	VERSEAU	CANCER	GEMEAUX	8 TAUREAU
10 JUILLET	LION	CANCER	LION	SAGITTAIRE	GEMEAUX	VERSEAU	CANCER	GEMEAUX	22 TAUREAU
11 JUILLET	LION	CANCER	LION	SAGITTAIRE	GEMEAUX	VERSEAU	CANCER	GEMEAUX	6 GEMEAUX
12 JUILLET	LION	CANCER	LION	SAGITTAIRE	GEMEAUX	VERSEAU	CANCER	GEMEAUX	20 GEMEAUX
13 JUILLET	LION	CANCER	LION	SAGITTAIRE	GEMEAUX	VERSEAU	CANCER	GEMEAUX	5 CANCER
14 JUILLET	LION	CANCER	LION	SAGITTAIRE	GEMEAUX	VERSEAU	CANCER	GEMEAUX	21 CANCER
15 JUILLET	LION	CANCER	LION	SAGITTAIRE	GEMEAUX	VERSEAU	CANCER	GEMEAUX	6 LION
16 JUILLET	LION	CANCER	LION	SAGITTAIRE	GEMEAUX	VERSEAU	CANCER	GEMEAUX	21 LION
17 JUILLET	LION	CANCER	VIERGE	SAGITTAIRE	GEMEAUX	VERSEAU	CANCER	GEMEAUX	6 VIERGE
18 JUILLET	LION	CANCER	VIERGE	SAGITTAIRE	GEMEAUX	VERSEAU	CANCER	GEMEAUX	20 VIERGE
19 JUILLET	LION	LION	VIERGE	SAGITTAIRE	GEMEAUX	VERSEAU	CANCER	GEMEAUX	5 BALANCE
20 JUILLET	LION	LION	VIERGE	SAGITTAIRE	GEMEAUX	VERSEAU	CANCER	GEMEAUX	18 BALANCE
21 JUILLET	LION	LION	VIERGE	SAGITTAIRE	GEMEAUX	VERSEAU	CANCER	GEMEAUX	1 SCORPION
22 JUILLET	LION	LION	VIERGE	SAGITTAIRE	GEMEAUX	VERSEAU	CANCER	GEMEAUX	14 SCORPION
23 JUILLET	LION	LION	VIERGE	SAGITTAIRE	GEMEAUX	VERSEAU	CANCER	GEMEAUX	27 SCORPION

LE SOLEIL ENTRE DANS LE SIGNE DU CANCER LE 21 JUIN 1912 A 20 h 20
QUITTE LE SIGNE DU CANCER LE 23 JUILLET A 6 h 00
✳ LES CHIFFRES INDIQUENT LES DEGRES

1913	MERCURE	VENUS	MARS	JUPITER	SATURNE	URANUS	NEPTUNE	PLUTON	LUNE ✳
22 JUIN	CANCER	TAUREAU	TAUREAU	CAPRICORNE	GEMEAUX	VERSEAU	CANCER	GEMEAUX	14 VERSEAU
23 JUIN	CANCER	TAUREAU	TAUREAU	CAPRICORNE	GEMEAUX	VERSEAU	CANCER	GEMEAUX	26 VERSEAU
24 JUIN	CANCER	TAUREAU	TAUREAU	CAPRICORNE	GEMEAUX	VERSEAU	CANCER	GEMEAUX	8 POISSONS
25 JUIN	CANCER	TAUREAU	TAUREAU	CAPRICORNE	GEMEAUX	VERSEAU	CANCER	GEMEAUX	20 POISSONS
26 JUIN	CANCER	TAUREAU	TAUREAU	CAPRICORNE	GEMEAUX	VERSEAU	CANCER	GEMEAUX	1 BELIER
27 JUIN	CANCER	TAUREAU	TAUREAU	CAPRICORNE	GEMEAUX	VERSEAU	CANCER	GEMEAUX	13 BELIER
28 JUIN	LION	TAUREAU	TAUREAU	CAPRICORNE	GEMEAUX	VERSEAU	CANCER	GEMEAUX	25 BELIER
29 JUIN	LION	TAUREAU	TAUREAU	CAPRICORNE	GEMEAUX	VERSEAU	CANCER	GEMEAUX	8 TAUREAU
30 JUIN	LION	TAUREAU	TAUREAU	CAPRICORNE	GEMEAUX	VERSEAU	CANCER	GEMEAUX	21 TAUREAU
1 JUILLET	LION	TAUREAU	TAUREAU	CAPRICORNE	GEMEAUX	VERSEAU	CANCER	GEMEAUX	4 GEMEAUX
2 JUILLET	LION	TAUREAU	TAUREAU	CAPRICORNE	GEMEAUX	VERSEAU	CANCER	GEMEAUX	17 GEMEAUX
3 JUILLET	LION	TAUREAU	TAUREAU	CAPRICORNE	GEMEAUX	VERSEAU	CANCER	GEMEAUX	1 CANCER
4 JUILLET	LION	TAUREAU	TAUREAU	CAPRICORNE	GEMEAUX	VERSEAU	CANCER	GEMEAUX	15 CANCER
5 JUILLET	LION	TAUREAU	TAUREAU	CAPRICORNE	GEMEAUX	VERSEAU	CANCER	GEMEAUX	0 LION
6 JUILLET	LION	TAUREAU	TAUREAU	CAPRICORNE	GEMEAUX	VERSEAU	CANCER	GEMEAUX	14 LION
7 JUILLET	LION	TAUREAU	TAUREAU	CAPRICORNE	GEMEAUX	VERSEAU	CANCER	GEMEAUX	29 LION
8 JUILLET	LION	GEMEAUX	TAUREAU	CAPRICORNE	GEMEAUX	VERSEAU	CANCER	GEMEAUX	13 VIERGE
9 JUILLET	LION	GEMEAUX	TAUREAU	CAPRICORNE	GEMEAUX	VERSEAU	CANCER	GEMEAUX	28 VIERGE
10 JUILLET	LION	GEMEAUX	TAUREAU	CAPRICORNE	GEMEAUX	VERSEAU	CANCER	CANCER	12 BALANCE
11 JUILLET	LION	GEMEAUX	TAUREAU	CAPRICORNE	GEMEAUX	VERSEAU	CANCER	CANCER	26 BALANCE
12 JUILLET	LION	GEMEAUX	TAUREAU	CAPRICORNE	GEMEAUX	VERSEAU	CANCER	CANCER	10 SCORPION
13 JUILLET	LION	GEMEAUX	TAUREAU	CAPRICORNE	GEMEAUX	VERSEAU	CANCER	CANCER	23 SCORPION
14 JUILLET	LION	GEMEAUX	TAUREAU	CAPRICORNE	GEMEAUX	VERSEAU	CANCER	CANCER	7 SAGITTAIRE
15 JUILLET	LION	GEMEAUX	TAUREAU	CAPRICORNE	GEMEAUX	VERSEAU	CANCER	CANCER	20 SAGITTAIRE
16 JUILLET	LION	GEMEAUX	TAUREAU	CAPRICORNE	GEMEAUX	VERSEAU	CANCER	CANCER	3 CAPRICORNE
17 JUILLET	LION	GEMEAUX	TAUREAU	CAPRICORNE	GEMEAUX	VERSEAU	CANCER	CANCER	15 CAPRICORNE
18 JUILLET	LION	GEMEAUX	TAUREAU	CAPRICORNE	GEMEAUX	VERSEAU	CANCER	CANCER	28 CAPRICORNE
19 JUILLET	LION	GEMEAUX	TAUREAU	CAPRICORNE	GEMEAUX	VERSEAU	CANCER	CANCER	10 VERSEAU
20 JUILLET	LION	GEMEAUX	TAUREAU	CAPRICORNE	GEMEAUX	VERSEAU	CANCER	CANCER	22 VERSEAU
21 JUILLET	LION	GEMEAUX	TAUREAU	CAPRICORNE	GEMEAUX	VERSEAU	CANCER	CANCER	4 POISSONS
22 JUILLET	LION	GEMEAUX	TAUREAU	CAPRICORNE	GEMEAUX	VERSEAU	CANCER	CANCER	16 POISSONS
23 JUILLET	LION	GEMEAUX	TAUREAU	CAPRICORNE	GEMEAUX	VERSEAU	CANCER	CANCER	28 POISSONS

LE SOLEIL ENTRE DANS LE SIGNE DU CANCER LE 22 JUIN 1913 A 1 h 00
QUITTE LE SIGNE DU CANCER LE 23 JUILLET A 12 h 00
✳ LES CHIFFRES INDIQUENT LES DEGRES

DECOUVREZ DANS QUEL SIGNE SE TROUVAIENT LES PLANETES A VOTRE NAISSANCE

1914	MERCURE	VENUS	MARS	JUPITER	SATURNE	URANUS	NEPTUNE	PLUTON	LUNE *
22 JUIN	CANCER	LION	LION	VERSEAU	GEMEAUX	VERSEAU	CANCER	CANCER	16 GEMEAUX
23 JUIN	CANCER	LION	LION	VERSEAU	GEMEAUX	VERSEAU	CANCER	CANCER	29 GEMEAUX
24 JUIN	CANCER	LION	LION	VERSEAU	GEMEAUX	VERSEAU	CANCER	CANCER	12 CANCER
25 JUIN	CANCER	LION	LION	VERSEAU	GEMEAUX	VERSEAU	CANCER	CANCER	25 CANCER
26 JUIN	CANCER	LION	VIERGE	VERSEAU	GEMEAUX	VERSEAU	CANCER	CANCER	8 LION
27 JUIN	CANCER	LION	VIERGE	VERSEAU	GEMEAUX	VERSEAU	CANCER	CANCER	22 LION
28 JUIN	CANCER	LION	VIERGE	VERSEAU	GEMEAUX	VERSEAU	CANCER	CANCER	6 VIERGE
29 JUIN	CANCER	LION	VIERGE	VERSEAU	GEMEAUX	VERSEAU	CANCER	CANCER	19 VIERGE
30 JUIN	CANCER	LION	VIERGE	VERSEAU	GEMEAUX	VERSEAU	CANCER	CANCER	3 BALANCE
1 JUILLET	CANCER	LION	VIERGE	VERSEAU	GEMEAUX	VERSEAU	CANCER	CANCER	18 BALANCE
2 JUILLET	CANCER	LION	VIERGE	VERSEAU	GEMEAUX	VERSEAU	CANCER	CANCER	2 SCORPION
3 JUILLET	CANCER	LION	VIERGE	VERSEAU	GEMEAUX	VERSEAU	CANCER	CANCER	16 SCORPION
4 JUILLET	CANCER	LION	VIERGE	VERSEAU	GEMEAUX	VERSEAU	CANCER	CANCER	1 SAGITTAIRE
5 JUILLET	CANCER	LION	VIERGE	VERSEAU	GEMEAUX	VERSEAU	CANCER	CANCER	15 SAGITTAIRE
6 JUILLET	CANCER	LION	VIERGE	VERSEAU	GEMEAUX	VERSEAU	CANCER	CANCER	29 SAGITTAIRE
7 JUILLET	CANCER	LION	VIERGE	VERSEAU	GEMEAUX	VERSEAU	CANCER	CANCER	13 CAPRICORNE
8 JUILLET	CANCER	LION	VIERGE	VERSEAU	GEMEAUX	VERSEAU	CANCER	CANCER	27 CAPRICORNE
9 JUILLET	CANCER	LION	VIERGE	VERSEAU	GEMEAUX	VERSEAU	CANCER	CANCER	10 VERSEAU
10 JUILLET	CANCER	LION	VIERGE	VERSEAU	GEMEAUX	VERSEAU	CANCER	CANCER	23 VERSEAU
11 JUILLET	CANCER	LION	VIERGE	VERSEAU	GEMEAUX	VERSEAU	CANCER	CANCER	6 POISSONS
12 JUILLET	CANCER	LION	VIERGE	VERSEAU	GEMEAUX	VERSEAU	CANCER	CANCER	18 POISSONS
13 JUILLET	CANCER	LION	VIERGE	VERSEAU	GEMEAUX	VERSEAU	CANCER	CANCER	0 BELIER
14 JUILLET	CANCER	LION	VIERGE	VERSEAU	GEMEAUX	VERSEAU	CANCER	CANCER	12 BELIER
15 JUILLET	CANCER	LION	VIERGE	VERSEAU	GEMEAUX	VERSEAU	CANCER	CANCER	24 BELIER
16 JUILLET	CANCER	VIERGE	VIERGE	VERSEAU	GEMEAUX	VERSEAU	CANCER	CANCER	6 TAUREAU
17 JUILLET	CANCER	VIERGE	VIERGE	VERSEAU	GEMEAUX	VERSEAU	CANCER	CANCER	18 TAUREAU
18 JUILLET	CANCER	VIERGE	VIERGE	VERSEAU	GEMEAUX	VERSEAU	CANCER	CANCER	0 GEMEAUX
19 JUILLET	CANCER	VIERGE	VIERGE	VERSEAU	GEMEAUX	VERSEAU	CANCER	CANCER	12 GEMEAUX
20 JUILLET	CANCER	VIERGE	VIERGE	VERSEAU	GEMEAUX	VERSEAU	CANCER	CANCER	25 GEMEAUX
21 JUILLET	CANCER	VIERGE	VIERGE	VERSEAU	GEMEAUX	VERSEAU	CANCER	CANCER	8 CANCER
22 JUILLET	CANCER	VIERGE	VIERGE	VERSEAU	GEMEAUX	VERSEAU	CANCER	CANCER	21 CANCER
23 JUILLET	CANCER	VIERGE	VIERGE	VERSEAU	GEMEAUX	VERSEAU	CANCER	CANCER	4 LION

LE SOLEIL — ENTRE DANS LE SIGNE DU CANCER LE 22 JUIN 1914 A 6 h 45 — QUITTE LE SIGNE DU 23 JUILLET A 17 h 40

* LES CHIFFRES INDIQUENT LES DEGRES

1915	MERCURE	VENUS	MARS	JUPITER	SATURNE	URANUS	NEPTUNE	PLUTON	LUNE *
22 JUIN	CANCER	GEMEAUX	TAUREAU	POISSONS	CANCER	VERSEAU	CANCER	CANCER	24 BALANCE
23 JUIN	CANCER	GEMEAUX	TAUREAU	POISSONS	CANCER	VERSEAU	CANCER	CANCER	9 SCORPION
24 JUIN	CANCER	GEMEAUX	TAUREAU	POISSONS	CANCER	VERSEAU	CANCER	CANCER	24 SCORPION
25 JUIN	CANCER	GEMEAUX	TAUREAU	POISSONS	CANCER	VERSEAU	CANCER	CANCER	9 SAGITTAIRE
26 JUIN	CANCER	GEMEAUX	TAUREAU	POISSONS	CANCER	VERSEAU	CANCER	CANCER	24 SAGITTAIRE
27 JUIN	CANCER	GEMEAUX	TAUREAU	POISSONS	CANCER	VERSEAU	CANCER	CANCER	9 CAPRICORNE
28 JUIN	CANCER	GEMEAUX	TAUREAU	POISSONS	CANCER	VERSEAU	CANCER	CANCER	24 CAPRICORNE
29 JUIN	CANCER	GEMEAUX	TAUREAU	POISSONS	CANCER	VERSEAU	CANCER	CANCER	8 VERSEAU
30 JUIN	CANCER	GEMEAUX	TAUREAU	POISSONS	CANCER	VERSEAU	CANCER	CANCER	22 VERSEAU
1 JUILLET	CANCER	GEMEAUX	TAUREAU	POISSONS	CANCER	VERSEAU	CANCER	CANCER	6 POISSONS
2 JUILLET	CANCER	GEMEAUX	TAUREAU	POISSONS	CANCER	VERSEAU	CANCER	CANCER	19 POISSONS
3 JUILLET	CANCER	GEMEAUX	TAUREAU	POISSONS	CANCER	VERSEAU	CANCER	CANCER	2 BELIER
4 JUILLET	CANCER	GEMEAUX	TAUREAU	POISSONS	CANCER	VERSEAU	CANCER	CANCER	14 BELIER
5 JUILLET	CANCER	GEMEAUX	TAUREAU	POISSONS	CANCER	VERSEAU	CANCER	CANCER	26 BELIER
6 JUILLET	CANCER	GEMEAUX	GEMEAUX	POISSONS	CANCER	VERSEAU	CANCER	CANCER	8 TAUREAU
7 JUILLET	CANCER	GEMEAUX	GEMEAUX	POISSONS	CANCER	VERSEAU	CANCER	CANCER	20 TAUREAU
8 JUILLET	CANCER	GEMEAUX	GEMEAUX	POISSONS	CANCER	VERSEAU	CANCER	CANCER	2 GEMEAUX
9 JUILLET	CANCER	GEMEAUX	GEMEAUX	POISSONS	CANCER	VERSEAU	CANCER	CANCER	14 GEMEAUX
10 JUILLET	CANCER	GEMEAUX	GEMEAUX	POISSONS	CANCER	VERSEAU	CANCER	CANCER	26 GEMEAUX
11 JUILLET	CANCER	CANCER	GEMEAUX	POISSONS	CANCER	VERSEAU	CANCER	CANCER	8 CANCER
12 JUILLET	CANCER	CANCER	GEMEAUX	POISSONS	CANCER	VERSEAU	CANCER	CANCER	20 CANCER
13 JUILLET	CANCER	CANCER	GEMEAUX	POISSONS	CANCER	VERSEAU	CANCER	CANCER	2 LION
14 JUILLET	CANCER	CANCER	GEMEAUX	POISSONS	CANCER	VERSEAU	CANCER	CANCER	15 LION
15 JUILLET	CANCER	CANCER	GEMEAUX	POISSONS	CANCER	VERSEAU	CANCER	CANCER	27 LION
16 JUILLET	CANCER	CANCER	GEMEAUX	POISSONS	CANCER	VERSEAU	CANCER	CANCER	10 VIERGE
17 JUILLET	CANCER	CANCER	GEMEAUX	POISSONS	CANCER	VERSEAU	CANCER	CANCER	23 VIERGE
18 JUILLET	CANCER	CANCER	GEMEAUX	POISSONS	CANCER	VERSEAU	CANCER	CANCER	7 BALANCE
19 JUILLET	CANCER	CANCER	GEMEAUX	POISSONS	CANCER	VERSEAU	LION	CANCER	20 BALANCE
20 JUILLET	CANCER	CANCER	GEMEAUX	POISSONS	CANCER	VERSEAU	LION	CANCER	4 SCORPION
21 JUILLET	CANCER	CANCER	GEMEAUX	POISSONS	CANCER	VERSEAU	LION	CANCER	19 SCORPION
22 JUILLET	CANCER	CANCER	GEMEAUX	POISSONS	CANCER	VERSEAU	LION	CANCER	3 SAGITTAIRE
23 JUILLET	CANCER	CANCER	GEMEAUX	POISSONS	CANCER	VERSEAU	LION	CANCER	18 SAGITTAIRE

LE SOLEIL — ENTRE DANS LE SIGNE DU CANCER LE 22 JUIN 1915 A 12 h 20 — QUITTE LE SIGNE DU LE 23 JUILLET A 23 h 20

* LES CHIFFRES INDIQUENT LES DEGRES

DECOUVREZ DANS QUEL SIGNE SE TROUVAIENT LES PLANETES
A VOTRE NAISSANCE

1916	MERCURE	VENUS	MARS	JUPITER	SATURNE	URANUS	NEPTUNE	PLUTON	LUNE *
21 JUIN	GEMEAUX	CANCER	VIERGE	BELIER	CANCER	VERSEAU	LION	CANCER	16 POISSONS
22 JUIN	GEMEAUX	CANCER	VIERGE	BELIER	CANCER	VERSEAU	LION	CANCER	0 BELIER
23 JUIN	GEMEAUX	CANCER	VIERGE	BELIER	CANCER	VERSEAU	LION	CANCER	13 BELIER
24 JUIN	GEMEAUX	CANCER	VIERGE	BELIER	CANCER	VERSEAU	LION	CANCER	26 BELIER
25 JUIN	GEMEAUX	CANCER	VIERGE	BELIER	CANCER	VERSEAU	LION	CANCER	8 TAUREAU
26 JUIN	GEMEAUX	CANCER	VIERGE	TAUREAU	CANCER	VERSEAU	LION	CANCER	21 TAUREAU
27 JUIN	GEMEAUX	CANCER	VIERGE	TAUREAU	CANCER	VERSEAU	LION	CANCER	3 GEMEAUX
28 JUIN	GEMEAUX	CANCER	VIERGE	TAUREAU	CANCER	VERSEAU	LION	CANCER	15 GEMEAUX
29 JUIN	GEMEAUX	CANCER	VIERGE	TAUREAU	CANCER	VERSEAU	LION	CANCER	27 GEMEAUX
30 JUIN	GEMEAUX	CANCER	VIERGE	TAUREAU	CANCER	VERSEAU	LION	CANCER	9 CANCER
1 JUILLET	GEMEAUX	CANCER	VIERGE	TAUREAU	CANCER	VERSEAU	LION	CANCER	20 CANCER
2 JUILLET	GEMEAUX	CANCER	VIERGE	TAUREAU	CANCER	VERSEAU	LION	CANCER	2 LION
3 JUILLET	GEMEAUX	CANCER	VIERGE	TAUREAU	CANCER	VERSEAU	LION	CANCER	14 LION
4 JUILLET	GEMEAUX	CANCER	VIERGE	TAUREAU	CANCER	VERSEAU	LION	CANCER	26 LION
5 JUILLET	GEMEAUX	CANCER	VIERGE	TAUREAU	CANCER	VERSEAU	LION	CANCER	8 VIERGE
6 JUILLET	GEMEAUX	CANCER	VIERGE	TAUREAU	CANCER	VERSEAU	LION	CANCER	20 VIERGE
7 JUILLET	GEMEAUX	CANCER	VIERGE	TAUREAU	CANCER	VERSEAU	LION	CANCER	3 BALANCE
8 JUILLET	GEMEAUX	CANCER	VIERGE	TAUREAU	CANCER	VERSEAU	LION	CANCER	16 BALANCE
9 JUILLET	GEMEAUX	CANCER	VIERGE	TAUREAU	CANCER	VERSEAU	LION	CANCER	29 BALANCE
10 JUILLET	GEMEAUX	CANCER	VIERGE	TAUREAU	CANCER	VERSEAU	LION	CANCER	13 SCORPION
11 JUILLET	CANCER	CANCER	VIERGE	TAUREAU	CANCER	VERSEAU	LION	CANCER	27 SCORPION
12 JUILLET	CANCER	CANCER	VIERGE	TAUREAU	CANCER	VERSEAU	LION	CANCER	11 SAGITTAIRE
13 JUILLET	CANCER	CANCER	VIERGE	TAUREAU	CANCER	VERSEAU	LION	CANCER	26 SAGITTAIRE
14 JUILLET	CANCER	CANCER	VIERGE	TAUREAU	CANCER	VERSEAU	LION	CANCER	11 CAPRICORNE
15 JUILLET	CANCER	CANCER	VIERGE	TAUREAU	CANCER	VERSEAU	LION	CANCER	27 CAPRICORNE
16 JUILLET	CANCER	CANCER	VIERGE	TAUREAU	CANCER	VERSEAU	LION	CANCER	12 VERSEAU
17 JUILLET	CANCER	CANCER	VIERGE	TAUREAU	CANCER	VERSEAU	LION	CANCER	26 VERSEAU
18 JUILLET	CANCER	CANCER	VIERGE	TAUREAU	CANCER	VERSEAU	LION	CANCER	11 POISSONS
19 JUILLET	CANCER	CANCER	VIERGE	TAUREAU	CANCER	VERSEAU	LION	CANCER	25 POISSONS
20 JUILLET	CANCER	CANCER	VIERGE	TAUREAU	CANCER	VERSEAU	LION	CANCER	9 BELIER
21 JUILLET	CANCER	CANCER	VIERGE	TAUREAU	CANCER	VERSEAU	LION	CANCER	22 BELIER
22 JUILLET	CANCER	CANCER	VIERGE	TAUREAU	CANCER	VERSEAU	LION	CANCER	5 TAUREAU
23 JUILLET	CANCER	CANCER	BALANCE	TAUREAU	CANCER	VERSEAU	LION	CANCER	18 TAUREAU

	ENTRE DANS LE SIGNE DU		LE 21 JUIN	A 18 h 15	
LE SOLEIL		CANCER		1916	* LES CHIFFRES INDIQUENT LES DEGRES
	QUITTE LE SIGNE DU		LE 23 JUILLET	A 5 h 15	

1917	MERCURE	VENUS	MARS	JUPITER	SATURNE	URANUS	NEPTUNE	PLUTON	LUNE *
22 JUIN	GEMEAUX	CANCER	GEMEAUX	TAUREAU	CANCER	VERSEAU	LION	CANCER	3 LION
23 JUIN	GEMEAUX	CANCER	GEMEAUX	TAUREAU	CANCER	VERSEAU	LION	CANCER	15 LION
24 JUIN	GEMEAUX	CANCER	GEMEAUX	TAUREAU	LION	VERSEAU	LION	CANCER	27 LION
25 JUIN	GEMEAUX	CANCER	GEMEAUX	TAUREAU	LION	VERSEAU	LION	CANCER	9 VIERGE
26 JUIN	GEMEAUX	CANCER	GEMEAUX	TAUREAU	LION	VERSEAU	LION	CANCER	21 VIERGE
27 JUIN	GEMEAUX	CANCER	GEMEAUX	TAUREAU	LION	VERSEAU	LION	CANCER	3 BALANCE
28 JUIN	GEMEAUX	CANCER	GEMEAUX	TAUREAU	LION	VERSEAU	LION	CANCER	15 BALANCE
29 JUIN	GEMEAUX	CANCER	GEMEAUX	TAUREAU	LION	VERSEAU	LION	CANCER	28 BALANCE
30 JUIN	GEMEAUX	CANCER	GEMEAUX	GEMEAUX	LION	VERSEAU	LION	CANCER	11 SCORPION
1 JUILLET	GEMEAUX	CANCER	GEMEAUX	GEMEAUX	LION	VERSEAU	LION	CANCER	24 SCORPION
2 JUILLET	GEMEAUX	CANCER	GEMEAUX	GEMEAUX	LION	VERSEAU	LION	CANCER	8 SAGITTAIRE
3 JUILLET	CANCER	CANCER	GEMEAUX	GEMEAUX	LION	VERSEAU	LION	CANCER	22 SAGITTAIRE
4 JUILLET	CANCER	LION	GEMEAUX	GEMEAUX	LION	VERSEAU	LION	CANCER	6 CAPRICORNE
5 JUILLET	CANCER	LION	GEMEAUX	GEMEAUX	LION	VERSEAU	LION	CANCER	21 CAPRICORNE
6 JUILLET	CANCER	LION	GEMEAUX	GEMEAUX	LION	VERSEAU	LION	CANCER	6 VERSEAU
7 JUILLET	CANCER	LION	GEMEAUX	GEMEAUX	LION	VERSEAU	LION	CANCER	20 VERSEAU
8 JUILLET	CANCER	LION	GEMEAUX	GEMEAUX	LION	VERSEAU	LION	CANCER	5 POISSONS
9 JUILLET	CANCER	LION	GEMEAUX	GEMEAUX	LION	VERSEAU	LION	CANCER	20 POISSONS
10 JUILLET	CANCER	LION	GEMEAUX	GEMEAUX	LION	VERSEAU	LION	CANCER	4 BELIER
11 JUILLET	CANCER	LION	GEMEAUX	GEMEAUX	LION	VERSEAU	LION	CANCER	18 BELIER
12 JUILLET	CANCER	LION	GEMEAUX	GEMEAUX	LION	VERSEAU	LION	CANCER	2 TAUREAU
13 JUILLET	CANCER	LION	GEMEAUX	GEMEAUX	LION	VERSEAU	LION	CANCER	15 TAUREAU
14 JUILLET	CANCER	LION	GEMEAUX	GEMEAUX	LION	VERSEAU	LION	CANCER	28 TAUREAU
15 JUILLET	CANCER	LION	GEMEAUX	GEMEAUX	LION	VERSEAU	LION	CANCER	11 GEMEAUX
16 JUILLET	CANCER	LION	GEMEAUX	GEMEAUX	LION	VERSEAU	LION	CANCER	23 GEMEAUX
17 JUILLET	CANCER	LION	GEMEAUX	GEMEAUX	LION	VERSEAU	LION	CANCER	6 CANCER
18 JUILLET	LION	LION	GEMEAUX	GEMEAUX	LION	VERSEAU	LION	CANCER	18 CANCER
19 JUILLET	LION	LION	GEMEAUX	GEMEAUX	LION	VERSEAU	LION	CANCER	0 LION
20 JUILLET	LION	LION	GEMEAUX	GEMEAUX	LION	VERSEAU	LION	CANCER	12 LION
21 JUILLET	LION	LION	GEMEAUX	GEMEAUX	LION	VERSEAU	LION	CANCER	24 LION
22 JUILLET	LION	LION	GEMEAUX	GEMEAUX	LION	VERSEAU	LION	CANCER	6 VIERGE
23 JUILLET	LION	LION	GEMEAUX	GEMEAUX	LION	VERSEAU	LION	CANCER	17 VIERGE

	ENTRE DANS LE SIGNE DU		LE 22 JUIN	A 0 h 10	
LE SOLEIL		CANCER		1917	* LES CHIFFRES INDIQUENT LES DEGRES
	QUITTE LE SIGNE DU		LE 23 JUILLET	A 11 h 00	

DECOUVREZ DANS QUEL SIGNE SE TROUVAIENT LES PLANETES A VOTRE NAISSANCE

1918	MERCURE	VENUS	MARS	JUPITER	SATURNE	URANUS	NEPTUNE	PLUTON	LUNE *
22 JUIN	GEMEAUX	TAUREAU	VIERGE	GEMEAUX	LION	VERSEAU	LION	CANCER	6 SAGITTAIRE
23 JUIN	GEMEAUX	TAUREAU	VIERGE	GEMEAUX	LION	VERSEAU	LION	CANCER	19 SAGITTAIRE
24 JUIN	GEMEAUX	TAUREAU	BALANCE	GEMEAUX	LION	VERSEAU	LION	CANCER	3 CAPRICORNE
25 JUIN	CANCER	TAUREAU	BALANCE	GEMEAUX	LION	VERSEAU	LION	CANCER	16 CAPRICORNE
26 JUIN	CANCER	TAUREAU	BALANCE	GEMEAUX	LION	VERSEAU	LION	CANCER	0 VERSEAU
27 JUIN	CANCER	TAUREAU	BALANCE	GEMEAUX	LION	VERSEAU	LION	CANCER	14 VERSEAU
28 JUIN	CANCER	TAUREAU	BALANCE	GEMEAUX	LION	VERSEAU	LION	CANCER	28 VERSEAU
29 JUIN	CANCER	GEMEAUX	BALANCE	GEMEAUX	LION	VERSEAU	LION	CANCER	12 POISSONS
30 JUIN	CANCER	GEMEAUX	BALANCE	GEMEAUX	LION	VERSEAU	LION	CANCER	26 POISSONS
1 JUILLET	CANCER	GEMEAUX	BALANCE	GEMEAUX	LION	VERSEAU	LION	CANCER	10 BELIER
2 JUILLET	CANCER	GEMEAUX	BALANCE	GEMEAUX	LION	VERSEAU	LION	CANCER	25 BELIER
3 JUILLET	CANCER	GEMEAUX	BALANCE	GEMEAUX	LION	VERSEAU	LION	CANCER	9 TAUREAU
4 JUILLET	CANCER	GEMEAUX	BALANCE	GEMEAUX	LION	VERSEAU	LION	CANCER	23 TAUREAU
5 JUILLET	CANCER	GEMEAUX	BALANCE	GEMEAUX	LION	VERSEAU	LION	CANCER	7 GEMEAUX
6 JUILLET	CANCER	GEMEAUX	BALANCE	GEMEAUX	LION	VERSEAU	LION	CANCER	20 GEMEAUX
7 JUILLET	CANCER	GEMEAUX	BALANCE	GEMEAUX	LION	VERSEAU	LION	CANCER	4 CANCER
8 JUILLET	CANCER	GEMEAUX	BALANCE	GEMEAUX	LION	VERSEAU	LION	CANCER	17 CANCER
9 JUILLET	LION	GEMEAUX	BALANCE	GEMEAUX	LION	VERSEAU	LION	CANCER	0 LION
10 JUILLET	LION	GEMEAUX	BALANCE	GEMEAUX	LION	VERSEAU	LION	CANCER	13 LION
11 JUILLET	LION	GEMEAUX	BALANCE	GEMEAUX	LION	VERSEAU	LION	CANCER	25 LION
12 JUILLET	LION	GEMEAUX	BALANCE	GEMEAUX	LION	VERSEAU	LION	CANCER	8 VIERGE
13 JUILLET	LION	GEMEAUX	BALANCE	CANCER	LION	VERSEAU	LION	CANCER	20 VIERGE
14 JUILLET	LION	GEMEAUX	BALANCE	CANCER	LION	VERSEAU	LION	CANCER	2 BALANDE
15 JUILLET	LION	GEMEAUX	BALANCE	CANCER	LION	VERSEAU	LION	CANCER	13 BALANCE
16 JUILLET	LION	GEMEAUX	BALANCE	CANCER	LION	VERSEAU	LION	CANCER	25 BALANCE
17 JUILLET	LION	GEMEAUX	BALANCE	CANCER	LION	VERSEAU	LION	CANCER	7 SCORPION
18 JUILLET	LION	GEMEAUX	BALANCE	CANCER	LION	VERSEAU	LION	CANCER	19 SCORPION
19 JUILLET	LION	GEMEAUX	BALANCE	CANCER	LION	VERSEAU	LION	CANCER	2 SAGITTAIRE
20 JUILLET	LION	GEMEAUX	BALANCE	CANCER	LION	VERSEAU	LION	CANCER	15 SAGITTAIRE
21 JUILLET	LION	GEMEAUX	BALANCE	CANCER	LION	VERSEAU	LION	CANCER	28 SAGITTAIRE
22 JUILLET	LION	GEMEAUX	BALANCE	CANCER	LION	VERSEAU	LION	CANCER	11 CAPRICORNE
23 JUILLET	LION	GEMEAUX	BALANCE	CANCER	LION	VERSEAU	LION	CANCER	25 CAPRICORNE

	ENTRE DANS LE SIGNE DU	LE 22 JUIN	A 6 h 00	
LE SOLEIL	CANCER	1918	* LES CHIFFRES INDIQUENT LES DEGRES
	QUITTE LE SIGNE DU	LE 23 JUILLET	A 16 h 45	

1919	MERCURE	VENUS	MARS	JUPITER	SATURNE	URANUS	NEPTUNE	PLUTON	LUNE *
22 JUIN	CANCER	LION	GEMEAUX	CANCER	LION	POISSONS	LION	CANCER	16 BELIER
23 JUIN	CANCER	LION	GEMEAUX	CANCER	LION	POISSONS	LION	CANCER	1 TAUREAU
24 JUIN	CANCER	LION	GEMEAUX	CANCER	LION	POISSONS	LION	CANCER	15 TAUREAU
25 JUIN	CANCER	LION	GEMEAUX	CANCER	LION	POISSONS	LION	CANCER	0 GEMEAUX
26 JUIN	CANCER	LION	GEMEAUX	CANCER	LION	POISSONS	LION	CANCER	15 GEMEAUX
27 JUIN	CANCER	LION	GEMEAUX	CANCER	LION	POISSONS	LION	CANCER	29 GEMEAUX
28 JUIN	CANCER	LION	GEMEAUX	CANCER	LION	POISSONS	LION	CANCER	14 CANCER
29 JUIN	CANCER	LION	GEMEAUX	CANCER	LION	POISSONS	LION	CANCER	28 CANCER
30 JUIN	CANCER	LION	GEMEAUX	CANCER	LION	POISSONS	LION	CANCER	12 LION
1 JUILLET	CANCER	LION	GEMEAUX	CANCER	LION	POISSONS	LION	CANCER	26 LION
2 JUILLET	LION	LION	GEMEAUX	CANCER	LION	POISSONS	LION	CANCER	9 VIERGE
3 JUILLET	LION	LION	GEMEAUX	CANCER	LION	POISSONS	LION	CANCER	22 VIERGE
4 JUILLET	LION	LION	GEMEAUX	CANCER	LION	POISSONS	LION	CANCER	4 BALANCE
5 JUILLET	LION	LION	GEMEAUX	CANCER	LION	POISSONS	LION	CANCER	16 BALANCE
6 JUILLET	LION	LION	GEMEAUX	CANCER	LION	POISSONS	LION	CANCER	28 BALANCE
7 JUILLET	LION	LION	GEMEAUX	CANCER	LION	POISSONS	LION	CANCER	10 SCORPION
8 JUILLET	LION	VIERGE	GEMEAUX	CANCER	LION	POISSONS	LION	CANCER	22 SCORPION
9 JUILLET	LION	VIERGE	CANCER	CANCER	LION	POISSONS	LION	CANCER	4 SAGITTAIRE
10 JUILLET	LION	VIERGE	CANCER	CANCER	LION	POISSONS	LION	CANCER	15 SAGITTAIRE
11 JUILLET	LION	VIERGE	CANCER	CANCER	LION	POISSONS	LION	CANCER	28 SAGITTAIRE
12 JUILLET	LION	VIERGE	CANCER	CANCER	LION	POISSONS	LION	CANCER	10 CAPRICORNE
13 JUILLET	LION	VIERGE	CANCER	CANCER	LION	POISSONS	LION	CANCER	23 CAPRICORNE
14 JUILLET	LION	VIERGE	CANCER	CANCER	LION	POISSONS	LION	CANCER	5 VERSEAU
15 JUILLET	LION	VIERGE	CANCER	CANCER	LION	POISSONS	LION	CANCER	19 VERSEAU
16 JUILLET	LION	VIERGE	CANCER	CANCER	LION	POISSONS	LION	CANCER	2 POISSONS
17 JUILLET	LION	VIERGE	CANCER	CANCER	LION	POISSONS	LION	CANCER	15 POISSONS
18 JUILLET	LION	VIERGE	CANCER	CANCER	LION	POISSONS	LION	CANCER	29 POISSONS
19 JUILLET	LION	VIERGE	CANCER	CANCER	LION	POISSONS	LION	CANCER	13 BELIER
20 JUILLET	LION	VIERGE	CANCER	CANCER	LION	POISSONS	LION	CANCER	27 BELIER
21 JUILLET	LION	VIERGE	CANCER	CANCER	LION	POISSONS	LION	CANCER	11 TAUREAU
22 JUILLET	LION	VIERGE	CANCER	CANCER	LION	POISSONS	LION	CANCER	25 TAUREAU
23 JUILLET	LION	VIERGE	CANCER	CANCER	LION	POISSONS	LION	CANCER	10 GEMEAUX

	ENTRE DANS LE SIGNE DU	LE 22 JUIN	A 11 h 45	
LE SOLEIL	CANCER	1919	* LES CHIFFRES INDIQUENT LES DEGRES
	QUITTE LE SIGNE DU	LE 23 JUILLET	A 22 h 30	

DECOUVREZ DANS QUEL SIGNE SE TROUVAIENT LES PLANETES A VOTRE NAISSANCE

1920	MERCURE	VENUS	MARS	JUPITER	SATURNE	URANUS	NEPTUNE	PLUTON	LUNE *
21 JUIN	CANCER	GEMEAUX	BALANCE	LION	VIERGE	POISSONS	LION	CANCER	7 VIERGE
22 JUIN	CANCER	GEMEAUX	BALANCE	LION	VIERGE	POISSONS	LION	CANCER	21 VIERGE
23 JUIN	CANCER	GEMEAUX	BALANCE	LION	VIERGE	POISSONS	LION	CANCER	4 BALANCE
24 JUIN	CANCER	CANCER	BALANCE	LION	VIERGE	POISSONS	LION	CANCER	17 BALANCE
25 JUIN	CANCER	CANCER	BALANCE	LION	VIERGE	POISSONS	LION	CANCER	29 BALANCE
26 JUIN	CANCER	CANCER	BALANCE	LION	VIERGE	POISSONS	LION	CANCER	11 SCORPION
27 JUIN	LION	CANCER	BALANCE	LION	VIERGE	POISSONS	LION	CANCER	23 SCORPION
28 JUIN	LION	CANCER	BALANCE	LION	VIERGE	POISSONS	LION	CANCER	5 SAGITTAIRE
29 JUIN	LION	CANCER	BALANCE	LION	VIERGE	POISSONS	LION	CANCER	17 SAGITTAIRE
30 JUIN	LION	CANCER	BALANCE	LION	VIERGE	POISSONS	LION	CANCER	29 SAGITTAIRE
1 JUILLET	LION	CANCER	BALANCE	LION	VIERGE	POISSONS	LION	CANCER	10 CAPRICORNE
2 JUILLET	LION	CANCER	BALANCE	LION	VIERGE	POISSONS	LION	CANCER	22 CAPRICORNE
3 JUILLET	LION	CANCER	BALANCE	LION	VIERGE	POISSONS	LION	CANCER	4 VERSEAU
4 JUILLET	LION	CANCER	BALANCE	LION	VIERGE	POISSONS	LION	CANCER	17 VERSEAU
5 JUILLET	LION	CANCER	BALANCE	LION	VIERGE	POISSONS	LION	CANCER	29 VERSEAU
6 JUILLET	LION	CANCER	BALANCE	LION	VIERGE	POISSONS	LION	CANCER	11 POISSONS
7 JUILLET	LION	CANCER	BALANCE	LION	VIERGE	POISSONS	LION	CANCER	24 POISSONS
8 JUILLET	LION	CANCER	BALANCE	LION	VIERGE	POISSONS	LION	CANCER	7 BELIER
9 JUILLET	LION	CANCER	BALANCE	LION	VIERGE	POISSONS	LION	CANCER	20 BELIER
10 JUILLET	LION	CANCER	BALANCE	LION	VIERGE	POISSONS	LION	CANCER	4 TAUREAU
11 JUILLET	LION	CANCER	SCORPION	LION	VIERGE	POISSONS	LION	CANCER	18 TAUREAU
12 JUILLET	LION	CANCER	SCORPION	LION	VIERGE	POISSONS	LION	CANCER	2 GEMEAUX
13 JUILLET	LION	CANCER	SCORPION	LION	VIERGE	POISSONS	LION	CANCER	17 GEMEAUX
14 JUILLET	LION	CANCER	SCORPION	LION	VIERGE	POISSONS	LION	CANCER	2 CANCER
15 JUILLET	LION	CANCER	SCORPION	LION	VIERGE	POISSONS	LION	CANCER	17 CANCER
16 JUILLET	LION	CANCER	SCORPION	LION	VIERGE	POISSONS	LION	CANCER	2 LION
17 JUILLET	LION	CANCER	SCORPION	LION	VIERGE	POISSONS	LION	CANCER	17 LION
18 JUILLET	LION	CANCER	SCORPION	LION	VIERGE	POISSONS	LION	CANCER	2 VIERGE
19 JUILLET	LION	LION	SCORPION	LION	VIERGE	POISSONS	LION	CANCER	16 VIERGE
20 JUILLET	LION	LION	SCORPION	LION	VIERGE	POISSONS	LION	CANCER	0 BALANCE
21 JUILLET	LION	LION	SCORPION	LION	VIERGE	POISSONS	LION	CANCER	13 BALANCE
22 JUILLET	LION	LION	SCORPION	LION	VIERGE	POISSONS	LION	CANCER	25 BALANCE
23 JUILLET	LION	LION	SCORPION	LION	VIERGE	POISSONS	LION	CANCER	8 SCORPION

LE SOLEIL — ENTRE DANS LE SIGNE DU CANCER LE 21 JUIN 1920 A 17 h 30 — QUITTE LE SIGNE DU CANCER LE 23 JUILLET A 4 h 30

* LES CHIFFRES INDIQUENT LES DEGRES

1921	MERCURE	VENUS	MARS	JUPITER	SATURNE	URANUS	NEPTUNE	PLUTON	LUNE *
21 JUIN	CANCER	TAUREAU	CANCER	VIERGE	VIERGE	POISSONS	LION	CANCER	11 CAPRICORNE
22 JUIN	CANCER	TAUREAU	CANCER	VIERGE	VIERGE	POISSONS	LION	CANCER	23 CAPRICORNE
23 JUIN	CANCER	TAUREAU	CANCER	VIERGE	VIERGE	POISSONS	LION	CANCER	5 VERSEAU
24 JUIN	CANCER	TAUREAU	CANCER	VIERGE	VIERGE	POISSONS	LION	CANCER	17 VERSEAU
25 JUIN	CANCER	TAUREAU	CANCER	VIERGE	VIERGE	POISSONS	LION	CANCER	29 VERSEAU
26 JUIN	CANCER	TAUREAU	CANCER	VIERGE	VIERGE	POISSONS	LION	CANCER	11 POISSONS
27 JUIN	CANCER	TAUREAU	CANCER	VIERGE	VIERGE	POISSONS	LION	CANCER	23 POISSONS
28 JUIN	CANCER	TAUREAU	CANCER	VIERGE	VIERGE	POISSONS	LION	CANCER	5 BELIER
29 JUIN	CANCER	TAUREAU	CANCER	VIERGE	VIERGE	POISSONS	LION	CANCER	18 BELIER
30 JUIN	CANCER	TAUREAU	CANCER	VIERGE	VIERGE	POISSONS	LION	CANCER	1 TAUREAU
1 JUILLET	CANCER	TAUREAU	CANCER	VIERGE	VIERGE	POISSONS	LION	CANCER	14 TAUREAU
2 JUILLET	CANCER	TAUREAU	CANCER	VIERGE	VIERGE	POISSONS	LION	CANCER	28 TAUREAU
3 JUILLET	CANCER	TAUREAU	CANCER	VIERGE	VIERGE	POISSONS	LION	CANCER	12 GEMEAUX
4 JUILLET	CANCER	TAUREAU	CANCER	VIERGE	VIERGE	POISSONS	LION	CANCER	27 GEMEAUX
5 JUILLET	CANCER	TAUREAU	CANCER	VIERGE	VIERGE	POISSONS	LION	CANCER	12 CANCER
6 JUILLET	CANCER	TAUREAU	CANCER	VIERGE	VIERGE	POISSONS	LION	CANCER	27 CANCER
7 JUILLET	CANCER	TAUREAU	CANCER	VIERGE	VIERGE	POISSONS	LION	CANCER	12 LION
8 JUILLET	CANCER	GEMEAUX	CANCER	VIERGE	VIERGE	POISSONS	LION	CANCER	27 LION
9 JUILLET	CANCER	GEMEAUX	CANCER	VIERGE	VIERGE	POISSONS	LION	CANCER	12 VIERGE
10 JUILLET	CANCER	GEMEAUX	CANCER	VIERGE	VIERGE	POISSONS	LION	CANCER	26 VIERGE
11 JUILLET	CANCER	GEMEAUX	CANCER	VIERGE	VIERGE	POISSONS	LION	CANCER	10 BALANCE
12 JUILLET	CANCER	GEMEAUX	CANCER	VIERGE	VIERGE	POISSONS	LION	CANCER	23 BALANCE
13 JUILLET	CANCER	GEMEAUX	CANCER	VIERGE	VIERGE	POISSONS	LION	CANCER	6 SCORPION
14 JUILLET	CANCER	GEMEAUX	CANCER	VIERGE	VIERGE	POISSONS	LION	CANCER	19 SCORPION
15 JUILLET	CANCER	GEMEAUX	CANCER	VIERGE	VIERGE	POISSONS	LION	CANCER	2 SAGITTAIRE
16 JUILLET	CANCER	GEMEAUX	CANCER	VIERGE	VIERGE	POISSONS	LION	CANCER	14 SAGITTAIRE
17 JUILLET	CANCER	GEMEAUX	CANCER	VIERGE	VIERGE	POISSONS	LION	CANCER	26 SAGITTAIRE
18 JUILLET	CANCER	GEMEAUX	CANCER	VIERGE	VIERGE	POISSONS	LION	CANCER	8 CAPRICORNE
19 JUILLET	CANCER	GEMEAUX	CANCER	VIERGE	VIERGE	POISSONS	LION	CANCER	20 CAPRICONE
20 JUILLET	CANCER	GEMEAUX	CANCER	VIERGE	VIERGE	POISSONS	LION	CANCER	2 VERSEAU
21 JUILLET	CANCER	GEMEAUX	CANCER	VIERGE	VIERGE	POISSONS	LION	CANCER	14 VERSEAU
22 JUILLET	CANCER	GEMEAUX	CANCER	VIERGE	VIERGE	POISSONS	LION	CANCER	26 VERSEAU
23 JUILLET	CANCER	GEMEAUX	CANCER	VIERGE	VIERGE	POISSONS	LION	CANCER	8 POISSONS

LE SOLEIL — ENTRE DANS LE SIGNE DU CANCER LE 21 JUIN 1921 A 23 h 30 — QUITTE LE SIGNE DU CANCER LE 23 JUILLET A 10 h 20

* LES CHIFFRES INDIQUENT LES DEGRES

187

DECOUVREZ DANS QUEL SIGNE SE TROUVAIENT LES PLANETES A VOTRE NAISSANCE

1922	MERCURE	VENUS	MARS	JUPITER	SATURNE	URANUS	NEPTUNE	PLUTON	LUNE ✳
22 JUIN	GEMEAUX	LION	SAGITTAIRE	BALANCE	BALANCE	POISSONS	LION	CANCER	26 TAUREAU
23 JUIN	GEMEAUX	LION	SAGITTAIRE	BALANCE	BALANCE	POISSONS	LION	CANCER	10 GEMEAUX
24 JUIN	GEMEAUX	LION	SAGITTAIRE	BALANCE	BALANCE	POISSONS	LION	CANCER	23 GEMEAUX
25 JUIN	GEMEAUX	LION	SAGITTAIRE	BALANCE	BALANCE	POISSONS	LION	CANCER	7 CANCER
26 JUIN	GEMEAUX	LION	SAGITTAIRE	BALANCE	BALANCE	POISSONS	LION	CANCER	21 CANCER
27 JUIN	GEMEAUX	LION	SAGITTAIRE	BALANCE	BALANCE	POISSONS	LION	CANCER	5 LION
28 JUIN	GEMEAUX	LION	SAGITTAIRE	BALANCE	BALANCE	POISSONS	LION	CANCER	20 LION
29 JUIN	GEMEAUX	LION	SAGITTAIRE	BALANCE	BALANCE	POISSONS	LION	CANCER	4 VIERGE
30 JUIN	GEMEAUX	LION	SAGITTAIRE	BALANCE	BALANCE	POISSONS	LION	CANCER	18 VIERGE
1 JUILLET	GEMEAUX	LION	SAGITTAIRE	BALANCE	BALANCE	POISSONS	LION	CANCER	3 BALANCE
2 JUILLET	GEMEAUX	LION	SAGITTAIRE	BALANCE	BALANCE	POISSONS	LION	CANCER	17 BALANCE
3 JUILLET	GEMEAUX	LION	SAGITTAIRE	BALANCE	BALANCE	POISSONS	LION	CANCER	1 SCORPION
4 JUILLET	GEMEAUX	LION	SAGITTAIRE	BALANCE	BALANCE	POISSONS	LION	CANCER	14 SCORPION
5 JUILLET	GEMEAUX	LION	SAGITTAIRE	BALANCE	BALANCE	POISSONS	LION	CANCER	28 SCORPION
6 JUILLET	GEMEAUX	LION	SAGITTAIRE	BALANCE	BALANCE	POISSONS	LION	CANCER	11 SAGITTAIRE
7 JUILLET	GEMEAUX	LION	SAGITTAIRE	BALANCE	BALANCE	POISSONS	LION	CANCER	25 SAGITTAIRE
8 JUILLET	GEMEAUX	LION	SAGITTAIRE	BALANCE	BALANCE	POISSONS	LION	CANCER	8 CAPRICORNE
9 JUILLET	GEMEAUX	LION	SAGITTAIRE	BALANCE	BALANCE	POISSONS	LION	CANCER	20 CAPRICORNE
10 JUILLET	GEMEAUX	LION	SAGITTAIRE	BALANCE	BALANCE	POISSONS	LION	CANCER	3 VERSEAU
11 JUILLET	GEMEAUX	LION	SAGITTAIRE	BALANCE	BALANCE	POISSONS	LION	CANCER	15 VERSEAU
12 JUILLET	GEMEAUX	LION	SAGITTAIRE	BALANCE	BALANCE	POISSONS	LION	CANCER	28 VERSEAU
13 JUILLET	GEMEAUX	LION	SAGITTAIRE	BALANCE	BALANCE	POISSONS	LION	CANCER	9 POISSONS
14 JUILLET	CANCER	LION	SAGITTAIRE	BALANCE	BALANCE	POISSONS	LION	CANCER	21 POISSONS
15 JUILLET	CANCER	VIERGE	SAGITTAIRE	BALANCE	BALANCE	POISSONS	LION	CANCER	3 BELIER
16 JUILLET	CANCER	VIERGE	SAGITTAIRE	BALANCE	BALANCE	POISSONS	LION	CANCER	15 BELIER
17 JUILLET	CANCER	VIERGE	SAGITTAIRE	BALANCE	BALANCE	POISSONS	LION	CANCER	27 BELIER
18 JUILLET	CANCER	VIERGE	SAGITTAIRE	BALANCE	BALANCE	POISSONS	LION	CANCER	9 TAUREAU
19 JUILLET	CANCER	VIERGE	SAGITTAIRE	BALANCE	BALANCE	POISSONS	LION	CANCER	21 TAUREAU
20 JUILLET	CANCER	VIERGE	SAGITTAIRE	BALANCE	BALANCE	POISSONS	LION	CANCER	4 GEMEAUX
21 JUILLET	CANCER	VIERGE	SAGITTAIRE	BALANCE	BALANCE	POISSONS	LION	CANCER	18 GEMEAUX
22 JUILLET	CANCER	VIERGE	SAGITTAIRE	BALANCE	BALANCE	POISSONS	LION	CANCER	1 CANCER
23 JUILLET	CANCER	VIERGE	SAGITTAIRE	BALANCE	BALANCE	POISSONS	LION	CANCER	16 CANCER

	ENTRE DANS LE SIGNE DU		LE 22 JUIN		A 5 h 20			
LE SOLEIL		CANCER		1922		✳ LES CHIFFRES INDIQUENT LES DEGRES		
	QUITTE LE SIGNE DU		LE 23 JUILLET		A 16 h 15			

1923	MERCURE	VENUS	MARS	JUPITER	SATURNE	URANUS	NEPTUNE	PLUTON	LUNE ✳
22 JUIN	GEMEAUX	GEMEAUX	CANCER	SCORPION	BALANCE	POISSONS	LION	CANCER	8 BALANCE
23 JUIN	GEMEAUX	GEMEAUX	CANCER	SCORPION	BALANCE	POISSONS	LION	CANCER	22 BALANCE
24 JUIN	GEMEAUX	GEMEAUX	CANCER	SCORPION	BALANCE	POISSONS	LION	CANCER	7 SCORPION
25 JUIN	GEMEAUX	GEMEAUX	CANCER	SCORPION	BALANCE	POISSONS	LION	CANCER	21 SCORPION
26 JUIN	GEMEAUX	GEMEAUX	CANCER	SCORPION	BALANCE	POISSONS	LION	CANCER	6 SAGITTAIRE
27 JUIN	GEMEAUX	GEMEAUX	CANCER	SCORPION	BALANCE	POISSONS	LION	CANCER	20 SAGITTAIRE
28 JUIN	GEMEAUX	GEMEAUX	CANCER	SCORPION	BALANCE	POISSONS	LION	CANCER	5 CAPRICORNE
29 JUIN	GEMEAUX	GEMEAUX	CANCER	SCORPION	BALANCE	POISSONS	LION	CANCER	19 CAPRICORNE
30 JUIN	GEMEAUX	GEMEAUX	CANCER	SCORPION	BALANCE	POISSONS	LION	CANCER	3 VERSEAU
1 JUILLET	GEMEAUX	GEMEAUX	CANCER	SCORPION	BALANCE	POISSONS	LION	CANCER	16 VERSEAU
2 JUILLET	GEMEAUX	GEMEAUX	CANCER	SCORPION	BALANCE	POISSONS	LION	CANCER	29 VERSEAU
3 JUILLET	GEMEAUX	GEMEAUX	CANCER	SCORPION	BALANCE	POISSONS	LION	CANCER	11 POISSONS
4 JUILLET	GEMEAUX	GEMEAUX	CANCER	SCORPION	BALANCE	POISSONS	LION	CANCER	24 POISSONS
5 JUILLET	GEMEAUX	GEMEAUX	CANCER	SCORPION	BALANCE	POISSONS	LION	CANCER	6 BELIER
6 JUILLET	GEMEAUX	GEMEAUX	CANCER	SCORPION	BALANCE	POISSONS	LION	CANCER	18 BELIER
7 JUILLET	GEMEAUX	GEMEAUX	CANCER	SCORPION	BALANCE	POISSONS	LION	CANCER	29 BELIER
8 JUILLET	GEMEAUX	GEMEAUX	CANCER	SCORPION	BALANCE	POISSONS	LION	CANCER	11 TAUREAU
9 JUILLET	CANCER	GEMEAUX	CANCER	SCORPION	BALANCE	POISSONS	LION	CANCER	23 TAUREAU
10 JUILLET	CANCER	CANCER	CANCER	SCORPION	BALANCE	POISSONS	LION	CANCER	5 GEMEAUX
11 JUILLET	CANCER	CANCER	CANCER	SCORPION	BALANCE	POISSONS	LION	CANCER	18 GEMEAUX
12 JUILLET	CANCER	CANCER	CANCER	SCORPION	BALANCE	POISSONS	LION	CANCER	0 CANCER
13 JUILLET	CANCER	CANCER	CANCER	SCORPION	BALANCE	POISSONS	LION	CANCER	13 CANCER
14 JUILLET	CANCER	CANCER	CANCER	SCORPION	BALANCE	POISSONS	LION	CANCER	26 CANCER
15 JUILLET	CANCER	CANCER	CANCER	SCORPION	BALANCE	POISSONS	LION	CANCER	10 LION
16 JUILLET	CANCER	CANCER	LION	SCORPION	BALANCE	POISSONS	LION	CANCER	23 LION
17 JUILLET	CANCER	CANCER	LION	SCORPION	BALANCE	POISSONS	LION	CANCER	7 VIERGE
18 JUILLET	CANCER	CANCER	LION	SCORPION	BALANCE	POISSONS	LION	CANCER	21 VIERGE
19 JUILLET	CANCER	CANCER	LION	SCORPION	BALANCE	POISSONS	LION	CANCER	5 BALANCE
20 JUILLET	CANCER	CANCER	LION	SCORPION	BALANCE	POISSONS	LION	CANCER	19 BALANCE
21 JUILLET	CANCER	CANCER	LION	SCORPION	BALANCE	POISSONS	LION	CANCER	3 SCORPION
22 JUILLET	CANCER	CANCER	LION	SCORPION	BALANCE	POISSONS	LION	CANCER	17 SCORPION
23 JUILLET	LION	CANCER	LION	SCORPION	BALANCE	POISSONS	LION	CANCER	2 SAGITTAIRE

	ENTRE DANS LE SIGNE DU		LE 22 JUIN		A 11 h 00			
LE SOLEIL		CANCER		1923		✳ LES CHIFFRES INDIQUENT LES DEGRES		
	QUITTE LE SIGNE DU		LE 23 JUILLET		A 21 h 50			

DECOUVREZ DANS QUEL SIGNE SE TROUVAIENT LES PLANETES A VOTRE NAISSANCE

1924	MERCURE	VENUS	MARS	JUPITER	SATURNE	URANUS	NEPTUNE	PLUTON	LUNE *
21 JUIN	GEMEAUX	CANCER	VERSEAU	SAGITTAIRE	BALANCE	POISSONS	LION	CANCER	28 VERSEAU
22 JUIN	GEMEAUX	CANCER	VERSEAU	SAGITTAIRE	BALANCE	POISSONS	LION	CANCER	11 POISSONS
23 JUIN	GEMEAUX	CANCER	VERSEAU	SAGITTAIRE	BALANCE	POISSONS	LION	CANCER	24 POISSONS
24 JUIN	GEMEAUX	CANCER	VERSEAU	SAGITTAIRE	BALANCE	POISSONS	LION	CANCER	7 BELIER
25 JUIN	GEMEAUX	CANCER	POISSONS	SAGITTAIRE	BALANCE	POISSONS	LION	CANCER	19 BELIER
26 JUIN	GEMEAUX	CANCER	POISSONS	SAGITTAIRE	BALANCE	POISSONS	LION	CANCER	1 TAUREAU
27 JUIN	GEMEAUX	CANCER	POISSONS	SAGITTAIRE	BALANCE	POISSONS	LION	CANCER	13 TAUREAU
28 JUIN	GEMEAUX	CANCER	POISSONS	SAGITTAIRE	BALANCE	POISSONS	LION	CANCER	25 TAUREAU
29 JUIN	GEMEAUX	CANCER	POISSONS	SAGITTAIRE	BALANCE	POISSONS	LION	CANCER	7 GEMEAUX
30 JUIN	CANCER	CANCER	POISSONS	SAGITTAIRE	BALANCE	POISSONS	LION	CANCER	19 GEMEAUX
1 JUILLET	CANCER	CANCER	POISSONS	SAGITTAIRE	BALANCE	POISSONS	LION	CANCER	1 CANCER
2 JUILLET	CANCER	CANCER	POISSONS	SAGITTAIRE	BALANCE	POISSONS	LION	CANCER	13 CANCER
3 JUILLET	CANCER	CANCER	POISSONS	SAGITTAIRE	BALANCE	POISSONS	LION	CANCER	25 CANCER
4 JUILLET	CANCER	CANCER	POISSONS	SAGITTAIRE	BALANCE	POISSONS	LION	CANCER	7 LION
5 JUILLET	CANCER	CANCER	POISSONS	SAGITTAIRE	BALANCE	POISSONS	LION	CANCER	20 LION
6 JUILLET	CANCER	CANCER	POISSONS	SAGITTAIRE	BALANCE	POISSONS	LION	CANCER	2 VIERGE
7 JUILLET	CANCER	CANCER	POISSONS	SAGITTAIRE	BALANCE	POISSONS	LION	CANCER	15 VIERGE
8 JUILLET	CANCER	CANCER	POISSONS	SAGITTAIRE	BALANCE	POISSONS	LION	CANCER	28 VIERGE
9 JUILLET	CANCER	CANCER	POISSONS	SAGITTAIRE	BALANCE	POISSONS	LION	CANCER	11 BALANCE
10 JUILLET	CANCER	CANCER	POISSONS	SAGITTAIRE	BALANCE	POISSONS	LION	CANCER	25 BALANCE
11 JUILLET	CANCER	CANCER	POISSONS	SAGITTAIRE	BALANCE	POISSONS	LION	CANCER	9 SCORPION
12 JUILLET	CANCER	CANCER	POISSONS	SAGITTAIRE	BALANCE	POISSONS	LION	CANCER	24 SCORPION
13 JUILLET	CANCER	CANCER	POISSONS	SAGITTAIRE	BALANCE	POISSONS	LION	CANCER	9 SAGITTAIRE
14 JUILLET	LION	CANCER	POISSONS	SAGITTAIRE	BALANCE	POISSONS	LION	CANCER	24 SAGITTAIRE
15 JUILLET	LION	CANCER	POISSONS	SAGITTAIRE	BALANCE	POISSONS	LION	CANCER	9 CAPRICORNE
16 JUILLET	LION	CANCER	POISSONS	SAGITTAIRE	BALANCE	POISSONS	LION	CANCER	23 CAPRICORNE
17 JUILLET	LION	CANCER	POISSONS	SAGITTAIRE	BALANCE	POISSONS	LION	CANCER	8 VERSEAU
18 JUILLET	LION	CANCER	POISSONS	SAGITTAIRE	BALANCE	POISSONS	LION	CANCER	22 VERSEAU
19 JUILLET	LION	CANCER	POISSONS	SAGITTAIRE	BALANCE	POISSONS	LION	CANCER	6 POISSONS
20 JUILLET	LION	CANCER	POISSONS	SAGITTAIRE	BALANCE	POISSONS	LION	CANCER	20 POISSONS
21 JUILLET	LION	CANCER	POISSONS	SAGITTAIRE	BALANCE	POISSONS	LION	CANCER	3 BELIER
22 JUILLET	LION	CANCER	POISSONS	SAGITTAIRE	BALANCE	POISSONS	LION	CANCER	15 BELIER
23 JUILLET	LION	CANCER	POISSONS	SAGITTAIRE	BALANCE	POISSONS	LION	CANCER	28 BELIER

LE SOLEIL — ENTRE DANS LE SIGNE DU CANCER LE 21 JUIN 1924 A 17 h 00 — QUITTE LE SIGNE DU CANCER LE 23 JUILLET A 3 h 50 — * LES CHIFFRES INDIQUENT LES DEGRES

1925	MERCURE	VENUS	MARS	JUPITER	SATURNE	URANUS	NEPTUNE	PLUTON	LUNE *
21 JUIN	CANCER	CANCER	CANCER	CAPRICORNE	SCORPION	POISSONS	LION	CANCER	2 CANCER
22 JUIN	CANCER	CANCER	CANCER	CAPRICORNE	SCORPION	POISSONS	LION	CANCER	14 CANCER
23 JUIN	CANCER	CANCER	CANCER	CAPRICORNE	SCORPION	POISSONS	LION	CANCER	25 CANCER
24 JUIN	CANCER	CANCER	CANCER	CAPRICORNE	SCORPION	POISSONS	LION	CANCER	7 LION
25 JUIN	CANCER	CANCER	CANCER	CAPRICORNE	SCORPION	POISSONS	LION	CANCER	19 LION
26 JUIN	CANCER	CANCER	LION	CAPRICORNE	SCORPION	POISSONS	LION	CANCER	1 VIERGE
27 JUIN	CANCER	CANCER	LION	CAPRICORNE	SCORPION	POISSONS	LION	CANCER	13 VIERGE
28 JUIN	CANCER	CANCER	LION	CAPRICORNE	SCORPION	POISSONS	LION	CANCER	25 VIERGE
29 JUIN	CANCER	CANCER	LION	CAPRICORNE	SCORPION	POISSONS	LION	CANCER	8 BALANCE
30 JUIN	CANCER	CANCER	LION	CAPRICORNE	SCORPION	POISSONS	LION	CANCER	21 BALANCE
1 JUILLET	CANCER	CANCER	LION	CAPRICORNE	SCORPION	POISSONS	LION	CANCER	4 SCORPION
2 JUILLET	CANCER	CANCER	LION	CAPRICORNE	SCORPION	POISSONS	LION	CANCER	18 SCORPION
3 JUILLET	CANCER	CANCER	LION	CAPRICORNE	SCORPION	POISSONS	LION	CANCER	3 SAGITTAIRE
4 JUILLET	CANCER	LION	LION	CAPRICORNE	SCORPION	POISSONS	LION	CANCER	18 SAGITTAIRE
5 JUILLET	CANCER	LION	LION	CAPRICORNE	SCORPION	POISSONS	LION	CANCER	3 CAPRICORNE
6 JUILLET	LION	LION	LION	CAPRICORNE	SCORPION	POISSONS	LION	CANCER	18 CAPRICORNE
7 JUILLET	LION	LION	LION	CAPRICORNE	SCORPION	POISSONS	LION	CANCER	3 VERSEAU
8 JUILLET	LION	LION	LION	CAPRICORNE	SCORPION	POISSONS	LION	CANCER	18 VERSEAU
9 JUILLET	LION	LION	LION	CAPRICORNE	SCORPION	POISSONS	LION	CANCER	3 POISSONS
10 JUILLET	LION	LION	LION	CAPRICORNE	SCORPION	POISSONS	LION	CANCER	17 POISSONS
11 JUILLET	LION	LION	LION	CAPRICORNE	SCORPION	POISSONS	LION	CANCER	1 BELIER
12 JUILLET	LION	LION	LION	CAPRICORNE	SCORPION	POISSONS	LION	CANCER	14 BELIER
13 JUILLET	LION	LION	LION	CAPRICORNE	SCORPION	POISSONS	LION	CANCER	27 BELIER
14 JUILLET	LION	LION	LION	CAPRICORNE	SCORPION	POISSONS	LION	CANCER	10 TAUREAU
15 JUILLET	LION	LION	LION	CAPRICORNE	SCORPION	POISSONS	LION	CANCER	23 TAUREAU
16 JUILLET	LION	LION	LION	CAPRICORNE	SCORPION	POISSONS	LION	CANCER	5 GEMEAUX
17 JUILLET	LION	LION	LION	CAPRICORNE	SCORPION	POISSONS	LION	CANCER	17 GEMEAUX
18 JUILLET	LION	LION	LION	CAPRICORNE	SCORPION	POISSONS	LION	CANCER	29 GEMEAUX
19 JUILLET	LION	LION	LION	CAPRICORNE	SCORPION	POISSONS	LION	CANCER	11 CANCER
20 JUILLET	LION	LION	LION	CAPRICORNE	SCORPION	POISSONS	LION	CANCER	23 CANCER
21 JUILLET	LION	LION	LION	CAPRICORNE	SCORPION	POISSONS	LION	CANCER	4 LION
22 JUILLET	LION	LION	LION	CAPRICORNE	SCORPION	POISSONS	LION	CANCER	16 LION
23 JUILLET	LION	LION	LION	CAPRICORNE	SCORPION	POISSONS	LION	CANCER	28 LION

LE SOLEIL — ENTRE DANS LE SIGNE DU CANCER LE 21 JUIN 1925 A 22 h 40 — QUITTE LE SIGNE DU CANCER LE 23 JUILLET A 9 h 30 — * LES CHIFFRES INDIQUENT LES DEGRES

DECOUVREZ DANS QUEL SIGNE SE TROUVAIENT LES PLANETES A VOTRE NAISSANCE

1926	MERCURE	VENUS	MARS	JUPITER	SATURNE	URANUS	NEPTUNE	PLUTON	LUNE ✱
22 JUIN	CANCER	TAUREAU	BELIER	VERSEAU	SCORPION	POISSONS	LION	CANCER	17 SCORPION
23 JUIN	CANCER	TAUREAU	BELIER	VERSEAU	SCORPION	POISSONS	LION	CANCER	0 SAGITTAIRE
24 JUIN	CANCER	TAUREAU	BELIER	VERSEAU	SCORPION	POISSONS	LION	CANCER	14 SAGITTAIRE
25 JUIN	CANCER	TAUREAU	BELIER	VERSEAU	SCORPION	POISSONS	LION	CANCER	28 SAGITTAIRE
26 JUIN	CANCER	TAUREAU	BELIER	VERSEAU	SCORPION	POISSONS	LION	CANCER	12 CAPRICORNE
27 JUIN	CANCER	TAUREAU	BELIER	VERSEAU	SCORPION	POISSONS	LION	CANCER	27 CAPRICORNE
28 JUIN	CANCER	TAUREAU	BELIER	VERSEAU	SCORPION	POISSONS	LION	CANCER	11 VERSEAU
29 JUIN	LION	GEMEAUX	BELIER	VERSEAU	SCORPION	POISSONS	LION	CANCER	26 VERSEAU
30 JUIN	LION	GEMEAUX	BELIER	VERSEAU	SCORPION	POISSONS	LION	CANCER	10 POISSONS
1 JUILLET	LION	GEMEAUX	BELIER	VERSEAU	SCORPION	POISSONS	LION	CANCER	25 POISSONS
2 JUILLET	LION	GEMEAUX	BELIER	VERSEAU	SCORPION	POISSONS	LION	CANCER	9 BELIER
3 JUILLET	LION	GEMEAUX	BELIER	VERSEAU	SCORPION	POISSONS	LION	CANCER	23 BELIER
4 JUILLET	LION	GEMEAUX	BELIER	VERSEAU	SCORPION	POISSONS	LION	CANCER	6 TAUREAU
5 JUILLET	LION	GEMEAUX	BELIER	VERSEAU	SCORPION	POISSONS	LION	CANCER	20 TAUREAU
6 JUILLET	LION	GEMEAUX	BELIER	VERSEAU	SCORPION	POISSONS	LION	CANCER	3 GEMEAUX
7 JUILLET	LION	GEMEAUX	BELIER	VERSEAU	SCORPION	POISSONS	LION	CANCER	16 GEMEAUX
8 JUILLET	LION	GEMEAUX	BELIER	VERSEAU	SCORPION	POISSONS	LION	CANCER	28 GEMEAUX
9 JUILLET	LION	GEMEAUX	BELIER	VERSEAU	SCORPION	POISSONS	LION	CANCER	11 CANCER
10 JUILLET	LION	GEMEAUX	BELIER	VERSEAU	SCORPION	POISSONS	LION	CANCER	23 CANCER
11 JUILLET	LION	GEMEAUX	BELIER	VERSEAU	SCORPION	POISSONS	LION	CANCER	5 LION
12 JUILLET	LION	GEMEAUX	BELIER	VERSEAU	SCORPION	POISSONS	LION	CANCER	17 LION
13 JUILLET	LION	GEMEAUX	BELIER	VERSEAU	SCORPION	POISSONS	LION	CANCER	29 LION
14 JUILLET	LION	GEMEAUX	BELIER	VERSEAU	SCORPION	POISSONS	LION	CANCER	11 VIERGE
15 JUILLET	LION	GEMEAUX	BELIER	VERSEAU	SCORPION	POISSONS	LION	CANCER	23 VIERGE
16 JUILLET	LION	GEMEAUX	BELIER	VERSEAU	SCORPION	POISSONS	LION	CANCER	5 BALANCE
17 JUILLET	LION	GEMEAUX	BELIER	VERSEAU	SCORPION	POISSONS	LION	CANCER	17 BALANCE
18 JUILLET	LION	GEMEAUX	BELIER	VERSEAU	SCORPION	POISSONS	LION	CANCER	29 BALANCE
19 JUILLET	LION	GEMEAUX	BELIER	VERSEAU	SCORPION	POISSONS	LION	CANCER	12 SCORPION
20 JUILLET	LION	GEMEAUX	BELIER	VERSEAU	SCORPION	POISSONS	LION	CANCER	25 SCORPION
21 JUILLET	LION	GEMEAUX	BELIER	VERSEAU	SCORPION	POISSONS	LION	CANCER	8 SAGITTAIRE
22 JUILLET	LION	GEMEAUX	BELIER	VERSEAU	SCORPION	POISSONS	LION	CANCER	22 SAGITTAIRE
23 JUILLET	LION	GEMEAUX	BELIER	VERSEAU	SCORPION	POISSONS	LION	CANCER	6 CAPRICORNE

	ENTRE DANS LE SIGNE DU		LE 22 JUIN	A 4 h 20	
LE SOLEIL		CANCER		1926	✱ LES CHIFFRES INDIQUENT LES DEGRES
	QUITTE LE SIGNE DU		LE 23 JUILLET	A 15 h 15	

1927	MERCURE	VENUS	MARS	JUPITER	SATURNE	URANUS	NEPTUNE	PLUTON	LUNE ✱
22 JUIN	CANCER	LION	LION	BELIER	SAGITTAIRE	BELIER	LION	CANCER	1 BELIER
23 JUIN	CANCER	LION	LION	BELIER	SAGITTAIRE	BELIER	LION	CANCER	15 BELIER
24 JUIN	CANCER	LION	LION	BELIER	SAGITTAIRE	BELIER	LION	CANCER	29 BELIER
25 JUIN	CANCER	LION	LION	BELIER	SAGITTAIRE	BELIER	LION	CANCER	13 TAUREAU
26 JUIN	CANCER	LION	LION	BELIER	SAGITTAIRE	BELIER	LION	CANCER	28 TAUREAU
27 JUIN	CANCER	LION	LION	BELIER	SAGITTAIRE	BELIER	LION	CANCER	12 GEMEAUX
28 JUIN	CANCER	LION	LION	BELIER	SAGITTAIRE	BELIER	LION	CANCER	26 GEMEAUX
29 JUIN	LION	LION	LION	BELIER	SAGITTAIRE	BELIER	LION	CANCER	9 CANCER
30 JUIN	LION	LION	LION	BELIER	SAGITTAIRE	BELIER	LION	CANCER	23 CANCER
1 JUILLET	LION	LION	LION	BELIER	SAGITTAIRE	BELIER	LION	CANCER	6 LION
2 JUILLET	LION	LION	LION	BELIER	SAGITTAIRE	BELIER	LION	CANCER	18 LION
3 JUILLET	LION	LION	LION	BELIER	SAGITTAIRE	BELIER	LION	CANCER	1 VIERGE
4 JUILLET	LION	LION	LION	BELIER	SAGITTAIRE	BELIER	LION	CANCER	13 VIERGE
5 JUILLET	LION	LION	LION	BELIER	SAGITTAIRE	BELIER	LION	CANCER	25 VIERGE
6 JUILLET	LION	LION	LION	BELIER	SAGITTAIRE	BELIER	LION	CANCER	7 BALANCE
7 JUILLET	LION	LION	LION	BELIER	SAGITTAIRE	BELIER	LION	CANCER	19 BALANCE
8 JUILLET	LION	VIERGE	LION	BELIER	SAGITTAIRE	BELIER	LION	CANCER	1 SCORPION
9 JUILLET	LION	VIERGE	LION	BELIER	SAGITTAIRE	BELIER	LION	CANCER	13 SCORPION
10 JUILLET	LION	VIERGE	LION	BELIER	SAGITTAIRE	BELIER	LION	CANCER	25 SCORPION
11 JUILLET	LION	VIERGE	LION	BELIER	SAGITTAIRE	BELIER	LION	CANCER	8 SAGITTAIRE
12 JUILLET	LION	VIERGE	LION	BELIER	SAGITTAIRE	BELIER	LION	CANCER	20 SAGITTAIRE
13 JUILLET	LION	VIERGE	LION	BELIER	SAGITTAIRE	BELIER	LION	CANCER	3 CAPRICORNE
14 JUILLET	CANCER	VIERGE	LION	BELIER	SAGITTAIRE	BELIER	LION	CANCER	17 CAPRICORNE
15 JUILLET	CANCER	VIERGE	LION	BELIER	SAGITTAIRE	BELIER	LION	CANCER	1 VERSEAU
16 JUILLET	CANCER	VIERGE	LION	BELIER	SAGITTAIRE	BELIER	LION	CANCER	14 VERSEAU
17 JUILLET	CANCER	VIERGE	LION	BELIER	SAGITTAIRE	BELIER	LION	CANCER	29 VERSEAU
18 JUILLET	CANCER	VIERGE	LION	BELIER	SAGITTAIRE	BELIER	LION	CANCER	13 POISSONS
19 JUILLET	CANCER	VIERGE	LION	BELIER	SAGITTAIRE	BELIER	LION	CANCER	27 POISSONS
20 JUILLET	CANCER	VIERGE	LION	BELIER	SAGITTAIRE	BELIER	LION	CANCER	12 BELIER
21 JUILLET	CANCER	VIERGE	LION	BELIER	SAGITTAIRE	BELIER	LION	CANCER	26 BELIER
22 JUILLET	CANCER	VIERGE	LION	BELIER	SAGITTAIRE	BELIER	LION	CANCER	10 TAUREAU
23 JUILLET	CANCER	VIERGE	LION	BELIER	SAGITTAIRE	BELIER	LION	CANCER	24 TAUREAU

	ENTRE DANS LE SIGNE DU		22 JUIN	A 10 h 10	
LE SOLEIL		CANCER		1927	✱ LES CHIFFRES INDIQUENT LES DEGRES
	QUITTE LE SIGNE DU		23 JUILLET	A 21 h 10	

DECOUVREZ DANS QUEL SIGNE SE TROUVAIENT LES PLANETES A VOTRE NAISSANCE

1928	MERCURE	VENUS	MARS	JUPITER	SATURNE	URANUS	NEPTUNE	PLUTON	LUNE ✱
21 JUIN	CANCER	GEMEAUX	BELIER	TAUREAU	SAGITTAIRE	BELIER	LION	CANCER	18 LION
22 JUIN	CANCER	GEMEAUX	BELIER	TAUREAU	SAGITTAIRE	BELIER	LION	CANCER	2 VIERGE
23 JUIN	CANCER	GEMEAUX	BELIER	TAUREAU	SAGITTAIRE	BELIER	LION	CANCER	15 VIERGE
24 JUIN	CANCER	CANCER	BELIER	TAUREAU	SAGITTAIRE	BELIER	LION	CANCER	27 VIERGE
25 JUIN	CANCER	CANCER	BELIER	TAUREAU	SAGITTAIRE	BELIER	LION	CANCER	10 BALANCE
26 JUIN	CANCER	CANCER	TAUREAU	TAUREAU	SAGITTAIRE	BELIER	LION	CANCER	22 BALANCE
27 JUIN	CANCER	CANCER	TAUREAU	TAUREAU	SAGITTAIRE	BELIER	LION	CANCER	3 SCORPION
28 JUIN	CANCER	CANCER	TAUREAU	TAUREAU	SAGITTAIRE	BELIER	LION	CANCER	15 SCORPION
29 JUIN	CANCER	CANCER	TAUREAU	TAUREAU	SAGITTAIRE	BELIER	LION	CANCER	27 SCORPION
30 JUIN	CANCER	CANCER	TAUREAU	TAUREAU	SAGITTAIRE	BELIER	LION	CANCER	9 SAGITTAIRE
1 JUILLET	CANCER	CANCER	TAUREAU	TAUREAU	SAGITTAIRE	BELIER	LION	CANCER	21 SAGITTAIRE
2 JUILLET	CANCER	CANCER	TAUREAU	TAUREAU	SAGITTAIRE	BELIER	LION	CANCER	3 CAPRICORNE
3 JUILLET	CANCER	CANCER	TAUREAU	TAUREAU	SAGITTAIRE	BELIER	LION	CANCER	15 CAPRICORNE
4 JUILLET	CANCER	CANCER	TAUREAU	TAUREAU	SAGITTAIRE	BELIER	LION	CANCER	28 CAPRICORNE
5 JUILLET	CANCER	CANCER	TAUREAU	TAUREAU	SAGITTAIRE	BELIER	LION	CANCER	11 VERSEAU
6 JUILLET	CANCER	CANCER	TAUREAU	TAUREAU	SAGITTAIRE	BELIER	LION	CANCER	23 VERSEAU
7 JUILLET	CANCER	CANCER	TAUREAU	TAUREAU	SAGITTAIRE	BELIER	LION	CANCER	7 POISSONS
8 JUILLET	CANCER	CANCER	TAUREAU	TAUREAU	SAGITTAIRE	BELIER	LION	CANCER	20 POISSONS
9 JUILLET	CANCER	CANCER	TAUREAU	TAUREAU	SAGITTAIRE	BELIER	LION	CANCER	4 BELIER
10 JUILLET	CANCER	CANCER	TAUREAU	TAUREAU	SAGITTAIRE	BELIER	LION	CANCER	17 BELIER
11 JUILLET	CANCER	CANCER	TAUREAU	TAUREAU	SAGITTAIRE	BELIER	LION	CANCER	2 TAUREAU
12 JUILLET	CANCER	CANCER	TAUREAU	TAUREAU	SAGITTAIRE	BELIER	LION	CANCER	16 TAUREAU
13 JUILLET	CANCER	CANCER	TAUREAU	TAUREAU	SAGITTAIRE	BELIER	LION	CANCER	0 GEMEAUX
14 JUILLET	CANCER	CANCER	TAUREAU	TAUREAU	SAGITTAIRE	BELIER	LION	CANCER	15 GEMEAUX
15 JUILLET	CANCER	CANCER	TAUREAU	TAUREAU	SAGITTAIRE	BELIER	LION	CANCER	29 GEMEAUX
16 JUILLET	CANCER	CANCER	TAUREAU	TAUREAU	SAGITTAIRE	BELIER	LION	CANCER	14 CANCER
17 JUILLET	CANCER	CANCER	TAUREAU	TAUREAU	SAGITTAIRE	BELIER	LION	CANCER	28 CANCER
18 JUILLET	CANCER	CANCER	TAUREAU	TAUREAU	SAGITTAIRE	BELIER	LION	CANCER	13 LION
19 JUILLET	CANCER	CANCER	TAUREAU	TAUREAU	SAGITTAIRE	BELIER	LION	CANCER	26 LION
20 JUILLET	CANCER	CANCER	TAUREAU	TAUREAU	SAGITTAIRE	BELIER	LION	CANCER	10 VIERGE
21 JUILLET	CANCER	CANCER	TAUREAU	TAUREAU	SAGITTAIRE	BELIER	LION	CANCER	23 VIERGE
22 JUILLET	CANCER	CANCER	TAUREAU	TAUREAU	SAGITTAIRE	BELIER	LION	CANCER	5 BALANCE
23 JUILLET	CANCER	CANCER	TAUREAU	TAUREAU	SAGITTAIRE	BELIER	LION	CANCER	18 BALANCE

LE SOLEIL	ENTRE DANS LE SIGNE DU	CANCER	LE 21 JUIN	1928	A 16 h 00	✱ LES CHIFFRES INDIQUENT LES DEGRES
	QUITTE LE SIGNE DU		LE 23 JUILLET		A 3 h 00	

1929	MERCURE	VENUS	MARS	JUPITER	SATURNE	JRANUS	NEPTUNE	PLUTON	LUNE ✱
21 JUIN	GEMEAUX	TAUREAU	LION	GEMEAUX	SAGITTAIRE	BELIER	LION	CANCER	22 SAGITTAIRE
22 JUIN	GEMEAUX	TAUREAU	LION	GEMEAUX	SAGITTAIRE	BELIER	LION	CANCER	4 CAPRICORNE
23 JUIN	GEMEAUX	TAUREAU	LION	GEMEAUX	SAGITTAIRE	BELIER	LION	CANCER	16 CAPRICORNE
24 JUIN	GEMEAUX	TAUREAU	LION	GEMEAUX	SAGITTAIRE	BELIER	LION	CANCER	27 CAPRICORNE
25 JUIN	GEMEAUX	TAUREAU	LION	GEMEAUX	SAGITTAIRE	BELIER	LION	CANCER	9 VERSEAU
26 JUIN	GEMEAUX	TAUREAU	LION	GEMEAUX	SAGITTAIRE	BELIER	LION	CANCER	22 VERSEAU
27 JUIN	GEMEAUX	TAUREAU	LION	GEMEAUX	SAGITTAIRE	BELIER	LION	CANCER	4 POISSONS
28 JUIN	GEMEAUX	TAUREAU	LION	GEMEAUX	SAGITTAIRE	BELIER	LION	CANCER	16 POISSONS
29 JUIN	GEMEAUX	TAUREAU	LION	GEMEAUX	SAGITTAIRE	BELIER	LION	CANCER	29 POISSONS
30 JUIN	GEMEAUX	TAUREAU	LION	GEMEAUX	SAGITTAIRE	BELIER	LION	CANCER	12 BELIER
1 JUILLET	GEMEAUX	TAUREAU	LION	GEMEAUX	SAGITTAIRE	BELIER	LION	CANCER	25 BELIER
2 JUILLET	GEMEAUX	TAUREAU	LION	GEMEAUX	SAGITTAIRE	BELIER	LION	CANCER	9 TAUREAU
3 JUILLET	GEMEAUX	TAUREAU	LION	GEMEAUX	SAGITTAIRE	BELIER	LION	CANCER	23 TAUREAU
4 JUILLET	GEMEAUX	TAUREAU	VIERGE	GEMEAUX	SAGITTAIRE	BELIER	LION	CANCER	8 GEMEAUX
5 JUILLET	GEMEAUX	TAUREAU	VIERGE	GEMEAUX	SAGITTAIRE	BELIER	LION	CANCER	23 GEMEAUX
6 JUILLET	GEMEAUX	TAUREAU	VIERGE	GEMEAUX	SAGITTAIRE	BELIER	LION	CANCER	8 CANCER
7 JUILLET	GEMEAUX	TAUREAU	VIERGE	GEMEAUX	SAGITTAIRE	BELIER	LION	CANCER	24 CANCER
8 JUILLET	GEMEAUX	GEMEAUX	VIERGE	GEMEAUX	SAGITTAIRE	BELIER	LION	CANCER	9 LION
9 JUILLET	GEMEAUX	GEMEAUX	VIERGE	GEMEAUX	SAGITTAIRE	BELIER	LION	CANCER	24 LION
10 JUILLET	GEMEAUX	GEMEAUX	VIERGE	GEMEAUX	SAGITTAIRE	BELIER	LION	CANCER	9 VIERGE
11 JUILLET	GEMEAUX	GEMEAUX	VIERGE	GEMEAUX	SAGITTAIRE	BELIER	LION	CANCER	22 VIERGE
12 JUILLET	CANCER	GEMEAUX	VIERGE	GEMEAUX	SAGITTAIRE	BELIER	LION	CANCER	5 BALANCE
13 JUILLET	CANCER	GEMEAUX	VIERGE	GEMEAUX	SAGITTAIRE	BELIER	LION	CANCER	18 BALANCE
14 JUILLET	CANCER	GEMEAUX	VIERGE	GEMEAUX	SAGITTAIRE	BELIER	LION	CANCER	1 SCORPION
15 JUILLET	CANCER	GEMEAUX	VIERGE	GEMEAUX	SAGITTAIRE	BELIER	LION	CANCER	13 SCORPION
16 JUILLET	CANCER	GEMEAUX	VIERGE	GEMEAUX	SAGITTAIRE	BELIER	LION	CANCER	25 SCORPION
17 JUILLET	CANCER	GEMEAUX	VIERGE	GEMEAUX	SAGITTAIRE	BELIER	LION	CANCER	7 SAGITTAIRE
18 JUILLET	CANCER	GEMEAUX	VIERGE	GEMEAUX	SAGITTAIRE	BELIER	LION	CANCER	19 SAGITTAIRE
19 JUILLET	CANCER	GEMEAUX	VIERGE	GEMEAUX	SAGITTAIRE	BELIER	LION	CANCER	1 CAPRICORNE
20 JUILLET	CANCER	GEMEAUX	VIERGE	GEMEAUX	SAGITTAIRE	BELIER	LION	CANCER	13 CAPRICORNE
21 JUILLET	CANCER	GEMEAUX	VIERGE	GEMEAUX	SAGITTAIRE	BELIER	LION	CANCER	25 CAPRICORNE
22 JUILLET	CANCER	GEMEAUX	VIERGE	GEMEAUX	SAGITTAIRE	BELIER	LION	CANCER	7 VERSEAU
23 JUILLET	CANCER	GEMEAUX	VIERGE	GEMEAUX	SAGITTAIRE	BELIER	LION	CANCER	19 VERSEAU

LE SOLEIL	ENTRE DANS LE SIGNE DU	CANCER	LE 21 JUIN	1929	A 22 h 00	✱ LES CHIFFRES INDIQUENT LES DEGRES
	QUITTE LE SIGNE DU		LE 23 JUILLET		A 8 h 40	

DECOUVREZ DANS QUEL SIGNE SE TROUVAIENT LES PLANETES A VOTRE NAISSANCE

1930	MERCURE	VENUS	MARS	JUPITER	SATURNE	URANUS	NEPTUNE	PLUTON	LUNE *
22 JUIN	GEMEAUX	LION	TAUREAU	GEMEAUX	CAPRICORNE	BELIER	VIERGE	CANCER	6 TAUREAU
23 JUIN	GEMEAUX	LION	TAUREAU	GEMEAUX	CAPRICORNE	BELIER	VIERGE	CANCER	20 TAUREAU
24 JUIN	GEMEAUX	LION	TAUREAU	GEMEAUX	CAPRICORNE	BELIER	VIERGE	CANCER	4 GEMEAUX
25 JUIN	GEMEAUX	LION	TAUREAU	GEMEAUX	CAPRICORNE	BELIER	VIERGE	CANCER	18 GEMEAUX
26 JUIN	GEMEAUX	LION	TAUREAU	GEMEAUX	CAPRICORNE	BELIER	VIERGE	CANCER	3 CANCER
27 JUIN	GEMEAUX	LION	TAUREAU	CANCER	CAPRICORNE	BELIER	VIERGE	CANCER	18 CANCER
28 JUIN	GEMEAUX	LION	TAUREAU	CANCER	CAPRICORNE	BELIER	VIERGE	CANCER	3 LION
29 JUIN	GEMEAUX	LION	TAUREAU	CANCER	CAPRICORNE	BELIER	VIERGE	CANCER	18 LION
30 JUIN	GEMEAUX	LION	TAUREAU	CANCER	CAPRICORNE	BELIER	VIERGE	CANCER	2 VIERGE
1 JUILLET	GEMEAUX	LION	TAUREAU	CANCER	CAPRICORNE	BELIER	VIERGE	CANCER	17 VIERGE
2 JUILLET	GEMEAUX	LION	TAUREAU	CANCER	CAPRICORNE	BELIER	VIERGE	CANCER	1 BALANCE
3 JUILLET	GEMEAUX	LION	TAUREAU	CANCER	CAPRICORNE	BELIER	VIERGE	CANCER	15 BALANCE
4 JUILLET	GEMEAUX	LION	TAUREAU	CANCER	CAPRICORNE	BELIER	VIERGE	CANCER	28 BALANCE
5 JUILLET	CANCER	LION	TAUREAU	CANCER	CAPRICORNE	BELIER	VIERGE	CANCER	11 SCORPION
6 JUILLET	CANCER	LION	TAUREAU	CANCER	CAPRICORNE	BELIER	VIERGE	CANCER	24 SCORPION
7 JUILLET	CANCER	LION	TAUREAU	CANCER	CAPRICORNE	BELIER	VIERGE	CANCER	7 SAGITTAIRE
8 JUILLET	CANCER	LION	TAUREAU	CANCER	CAPRICORNE	BELIER	VIERGE	CANCER	19 SAGITTAIRE
9 JUILLET	CANCER	LION	TAUREAU	CANCER	CAPRICORNE	BELIER	VIERGE	CANCER	1 CAPRICORNE
10 JUILLET	CANCER	LION	TAUREAU	CANCER	CAPRICORNE	BELIER	VIERGE	CANCER	13 CAPRICORNE
11 JUILLET	CANCER	LION	TAUREAU	CANCER	CAPRICORNE	BELIER	VIERGE	CANCER	25 CAPRICORNE
12 JUILLET	CANCER	LION	TAUREAU	CANCER	CAPRICORNE	BELIER	VIERGE	CANCER	7 VERSEAU
13 JUILLET	CANCER	LION	TAUREAU	CANCER	CAPRICORNE	BELIER	VIERGE	CANCER	19 VERSEAU
14 JUILLET	CANCER	LION	TAUREAU	CANCER	CAPRICORNE	BELIER	VIERGE	CANCER	1 POISSONS
15 JUILLET	CANCER	VIERGE	GEMEAUX	CANCER	CAPRICORNE	BELIER	VIERGE	CANCER	13 POISSONS
16 JUILLET	CANCER	VIERGE	GEMEAUX	CANCER	CAPRICORNE	BELIER	VIERGE	CANCER	25 POISSONS
17 JUILLET	CANCER	VIERGE	GEMEAUX	CANCER	CAPRICORNE	BELIER	VIERGE	CANCER	7 BELIER
18 JUILLET	CANCER	VIERGE	GEMEAUX	CANCER	CAPRICORNE	BELIER	VIERGE	CANCER	19 BELIER
19 JUILLET	LION	VIERGE	GEMEAUX	CANCER	CAPRICORNE	BELIER	VIERGE	CANCER	2 TAUREAU
20 JUILLET	LION	VIERGE	GEMEAUX	CANCER	CAPRICORNE	BELIER	VIERGE	CANCER	15 TAUREAU
21 JUILLET	LION	VIERGE	GEMEAUX	CANCER	CAPRICORNE	BELIER	VIERGE	CANCER	28 TAUREAU
22 JUILLET	LION	VIERGE	GEMEAUX	CANCER	CAPRICORNE	BELIER	VIERGE	CANCER	12 GEMEAUX
23 JUILLET	LION	VIERGE	GEMEAUX	CANCER	CAPRICORNE	BELIER	VIERGE	CANCER	26 GEMEAUX

	ENTRE DANS LE SIGNE DU	LE 22 JUIN	A 3 h 40	
LE SOLEIL	CANCER	1930	* LES CHIFFRES INDIQUENT LES DEGRES	
	QUITTE LE SIGNE DU	LE 23 JUILLET	A 14 h 30	

1931	MERCURE	VENUS	MARS	JUPITER	SATURNE	URANUS	NEPTUNE	PLUTON	LUNE *
22 JUIN	GEMEAUX	GEMEAUX	VIERGE	CANCER	CAPRICORNE	BELIER	VIERGE	CANCER	23 VIERGE
23 JUIN	GEMEAUX	GEMEAUX	VIERGE	CANCER	CAPRICORNE	BELIER	VIERGE	CANCER	7 BALANCE
24 JUIN	GEMEAUX	GEMEAUX	VIERGE	CANCER	CAPRICORNE	BELIER	VIERGE	CANCER	21 BALANCE
25 JUIN	GEMEAUX	GEMEAUX	VIERGE	CANCER	CAPRICORNE	BELIER	VIERGE	CANCER	5 SCORPION
26 JUIN	GEMEAUX	GEMEAUX	VIERGE	CANCER	CAPRICORNE	BELIER	VIERGE	CANCER	19 SCORPION
27 JUIN	CANCER	GEMEAUX	VIERGE	CANCER	CAPRICORNE	BELIER	VIERGE	CANCER	3 SAGITTAIRE
28 JUIN	CANCER	GEMEAUX	VIERGE	CANCER	CAPRICORNE	BELIER	VIERGE	CANCER	16 SAGITTAIRE
29 JUIN	CANCER	GEMEAUX	VIERGE	CANCER	CAPRICORNE	BELIER	VIERGE	CANCER	0 CAPRICORNE
30 JUIN	CANCER	GEMEAUX	VIERGE	CANCER	CAPRICORNE	BELIER	VIERGE	CANCER	13 CAPRICORNE
1 JUILLET	CANCER	GEMEAUX	VIERGE	CANCER	CAPRICORNE	BELIER	VIERGE	CANCER	26 CAPRICORNE
2 JUILLET	CANCER	GEMEAUX	VIERGE	CANCER	CAPRICORNE	BELIER	VIERGE	CANCER	9 VERSEAU
3 JUILLET	CANCER	GEMEAUX	VIERGE	CANCER	CAPRICORNE	BELIER	VIERGE	CANCER	21 VERSEAU
4 JUILLET	CANCER	GEMEAUX	VIERGE	CANCER	CAPRICORNE	BELIER	VIERGE	CANCER	3 POISSONS
5 JUILLET	CANCER	GEMEAUX	VIERGE	CANCER	CAPRICORNE	BELIER	VIERGE	CANCER	15 POISSONS
6 JUILLET	CANCER	GEMEAUX	VIERGE	CANCER	CAPRICORNE	BELIER	VIERGE	CANCER	27 POISSONS
7 JUILLET	CANCER	GEMEAUX	VIERGE	CANCER	CAPRICORNE	BELIER	VIERGE	CANCER	9 BELIER
8 JUILLET	CANCER	GEMEAUX	VIERGE	CANCER	CAPRICORNE	BELIER	VIERGE	CANCER	21 BELIER
9 JUILLET	CANCER	GEMEAUX	VIERGE	CANCER	CAPRICORNE	BELIER	VIERGE	CANCER	3 TAUREAU
10 JUILLET	CANCER	CANCER	VIERGE	CANCER	CAPRICORNE	BELIER	VIERGE	CANCER	15 TAUREAU
11 JUILLET	LION	CANCER	VIERGE	CANCER	CAPRICORNE	BELIER	VIERGE	CANCER	27 TAUREAU
12 JUILLET	LION	CANCER	VIERGE	CANCER	CAPRICORNE	BELIER	VIERGE	CANCER	10 GEMEAUX
13 JUILLET	LION	CANCER	VIERGE	CANCER	CAPRICORNE	BELIER	VIERGE	CANCER	24 GEMEAUX
14 JUILLET	LION	CANCER	VIERGE	CANCER	CAPRICORNE	BELIER	VIERGE	CANCER	7 CANCER
15 JUILLET	LION	CANCER	VIERGE	CANCER	CAPRICORNE	BELIER	VIERGE	CANCER	21 CANCER
16 JUILLET	LION	CANCER	VIERGE	CANCER	CAPRICORNE	BELIER	VIERGE	CANCER	6 LION
17 JUILLET	LION	CANCER	VIERGE	LION	CAPRICORNE	BELIER	VIERGE	CANCER	20 LION
18 JUILLET	LION	CANCER	VIERGE	LION	CAPRICORNE	BELIER	VIERGE	CANCER	5 VIERGE
19 JUILLET	LION	CANCER	VIERGE	LION	CAPRICORNE	BELIER	VIERGE	CANCER	19 VIERGE
20 JUILLET	LION	CANCER	VIERGE	LION	CAPRICORNE	BELIER	VIERGE	CANCER	4 BALANCE
21 JUILLET	LION	CANCER	VIERGE	LION	CAPRICORNE	BELIER	VIERGE	CANCER	18 BALANCE
22 JUILLET	LION	CANCER	VIERGE	LION	CAPRICORNE	BELIER	VIERGE	CANCER	2 SCORPION
23 JUILLET	LION	CANCER	VIERGE	LION	CAPRICORNE	BELIER	VIERGE	CANCER	16 SCORPION

	ENTRE DANS LE SIGNE DU	LE 22 JUIN	A 9 h 20	
LE SOLEIL	CANCER	1931	* LES CHIFFRES INDIQUENT LES DEGRES	
	QUITTE LE SIGNE DU	LE 23 JUILLET	A 20 h 10	

DECOUVREZ DANS QUEL SIGNE SE TROUVAIENT LES PLANETES A VOTRE NAISSANCE

1932	MERCURE	VENUS	MARS	JUPITER	SATURNE	URANUS	NEPTUNE	PLUTON	LUNE ✱
21 JUIN	CANCER	CANCER	TAUREAU	LION	VERSEAU	BELIER	VIERGE	CANCER	9 VERSEAU
22 JUIN	CANCER	CANCER	GEMEAUX	LION	VERSEAU	BELIER	VIERGE	CANCER	22 VERSEAU
23 JUIN	CANCER	CANCER	GEMEAUX	LION	VERSEAU	BELIER	VIERGE	CANCER	5 POISSONS
24 JUIN	CANCER	CANCER	GEMEAUX	LION	VERSEAU	BELIER	VIERGE	CANCER	17 POISSONS
25 JUIN	CANCER	CANCER	GEMEAUX	LION	VERSEAU	BELIER	VIERGE	CANCER	29 POISSONS
26 JUIN	CANCER	CANCER	GEMEAUX	LION	VERSEAU	BELIER	VIERGE	CANCER	11 BELIER
27 JUIN	CANCER	CANCER	GEMEAUX	LION	VERSEAU	BELIER	VIERGE	CANCER	23 BELIER
28 JUIN	CANCER	CANCER	GEMEAUX	LION	VERSEAU	BELIER	VIERGE	CANCER	5 TAUREAU
29 JUIN	CANCER	CANCER	GEMEAUX	LION	VERSEAU	BELIER	VIERGE	CANCER	17 TAUREAU
30 JUIN	CANCER	CANCER	GEMEAUX	LION	VERSEAU	BELIER	VIERGE	CANCER	29 TAUREAU
1 JUILLET	CANCER	CANCER	GEMEAUX	LION	VERSEAU	BELIER	VIERGE	CANCER	11 GEMEAUX
2 JUILLET	LION	CANCER	GEMEAUX	LION	VERSEAU	BELIER	VIERGE	CANCER	23 GEMEAUX
3 JUILLET	LION	CANCER	GEMEAUX	LION	VERSEAU	BELIER	VIERGE	CANCER	6 CANCER
4 JUILLET	LION	CANCER	GEMEAUX	LION	VERSEAU	BELIER	VIERGE	CANCER	19 CANCER
5 JUILLET	LION	CANCER	GEMEAUX	LION	VERSEAU	BELIER	VIERGE	CANCER	2 LION
6 JUILLET	LION	CANCER	GEMEAUX	LION	VERSEAU	BELIER	VIERGE	CANCER	15 LION
7 JUILLET	LION	CANCER	GEMEAUX	LION	VERSEAU	BELIER	VIERGE	CANCER	28 LION
8 JUILLET	LION	CANCER	GEMEAUX	LION	VERSEAU	BELIER	VIERGE	CANCER	12 VIERGE
9 JUILLET	LION	CANCER	GEMEAUX	LION	VERSEAU	BELIER	VIERGE	CANCER	25 VIERGE
10 JUILLET	LION	CANCER	GEMEAUX	LION	VERSEAU	BELIER	VIERGE	CANCER	9 BALANCE
11 JUILLET	LION	CANCER	GEMEAUX	LION	VERSEAU	BELIER	VIERGE	CANCER	23 BALANCE
12 JUILLET	LION	CANCER	GEMEAUX	LION	VERSEAU	BELIER	VIERGE	CANCER	8 SCORPION
13 JUILLET	LION	GEMEAUX	GEMEAUX	LION	VERSEAU	BELIER	VIERGE	CANCER	22 SCORPION
14 JUILLET	LION	GEMEAUX	GEMEAUX	LION	VERSEAU	BELIER	VIERGE	CANCER	6 SAGITTAIRE
15 JUILLET	LION	GEMEAUX	GEMEAUX	LION	VERSEAU	BELIER	VIERGE	CANCER	21 SAGITTAIRE
16 JUILLET	LION	GEMEAUX	GEMEAUX	LION	VERSEAU	BELIER	VIERGE	CANCER	5 CAPRICORNE
17 JUILLET	LION	GEMEAUX	GEMEAUX	LION	VERSEAU	BELIER	VIERGE	CANCER	19 CAPRICORNE
18 JUILLET	LION	GEMEAUX	GEMEAUX	LION	VERSEAU	BELIER	VIERGE	CANCER	3 VERSEAU
19 JUILLET	LION	GEMEAUX	GEMEAUX	LION	VERSEAU	BELIER	VIERGE	CANCER	17 VERSEAU
20 JUILLET	LION	GEMEAUX	GEMEAUX	LION	VERSEAU	BELIER	VIERGE	CANCER	0 POISSONS
21 JUILLET	LION	GEMEAUX	GEMEAUX	LION	VERSEAU	BELIER	VIERGE	CANCER	13 POISSONS
22 JUILLET	LION	GEMEAUX	GEMEAUX	LION	VERSEAU	BELIER	VIERGE	CANCER	25 POISSONS
23 JUILLET	LION	GEMEAUX	GEMEAUX	LION	VERSEAU	BELIER	VIERGE	CANCER	7 BELIER

LE SOLEIL ENTRE DANS LE SIGNE DU CANCER LE 21 JUIN 1932 A 15 h 15
QUITTE LE SIGNE DU LE 23 JUILLET A 2 h 00
✱ LES CHIFFRES INDIQUENT LES DEGRES

1933	MERCURE	VENUS	MARS	JUPITER	SATURNE	URANUS	NEPTUNE	PLUTON	LUNE ✱
21 JUIN	CANCER	CANCER	VIERGE	VIERGE	VERSEAU	BELIER	VIERGE	CANCER	12 GEMEAUX
22 JUIN	CANCER	CANCER	VIERGE	VIERGE	VERSEAU	BELIER	VIERGE	CANCER	24 GEMEAUX
23 JUIN	CANCER	CANCER	VIERGE	VIERGE	VERSEAU	BELIER	VIERGE	CANCER	6 CANCER
24 JUIN	CANCER	CANCER	VIERGE	VIERGE	VERSEAU	BELIER	VIERGE	CANCER	18 CANCER
25 JUIN	CANCER	CANCER	VIERGE	VIERGE	VERSEAU	BELIER	VIERGE	CANCER	0 LION
26 JUIN	CANCER	CANCER	VIERGE	VIERGE	VERSEAU	BELIER	VIERGE	CANCER	12 LION
27 JUIN	LION	CANCER	VIERGE	VIERGE	VERSEAU	BELIER	VIERGE	CANCER	24 LION
28 JUIN	LION	CANCER	VIERGE	VIERGE	VERSEAU	BELIER	VIERGE	CANCER	7 VIERGE
29 JUIN	LION	CANCER	VIERGE	VIERGE	VERSEAU	BELIER	VIERGE	CANCER	20 VIERGE
30 JUIN	LION	CANCER	VIERGE	VIERGE	VERSEAU	BELIER	VIERGE	CANCER	3 BALANCE
1 JUILLET	LION	CANCER	VIERGE	VIERGE	VERSEAU	BELIER	VIERGE	CANCER	16 BALANCE
2 JUILLET	LION	CANCER	VIERGE	VIERGE	VERSEAU	BELIER	VIERGE	CANCER	0 SCORPION
3 JUILLET	LION	LION	VIERGE	VIERGE	VERSEAU	BELIER	VIERGE	CANCER	15 SCORPION
4 JUILLET	LION	LION	VIERGE	VIERGE	VERSEAU	BELIER	VIERGE	CANCER	29 SCORPION
5 JUILLET	LION	LION	VIERGE	VIERGE	VERSEAU	BELIER	VIERGE	CANCER	14 SAGITTAIRE
6 JUILLET	LION	LION	VIERGE	VIERGE	VERSEAU	BELIER	VIERGE	CANCER	29 SAGITTAIRE
7 JUILLET	LION	LION	BALANCE	VIERGE	VERSEAU	BELIER	VIERGE	CANCER	15 CAPRICORNE
8 JUILLET	LION	LION	BALANCE	VIERGE	VERSEAU	BELIER	VIERGE	CANCER	0 VERSEAU
9 JUILLET	LION	LION	BALANCE	VIERGE	VERSEAU	BELIER	VIERGE	CANCER	14 VERSEAU
10 JUILLET	LION	LION	BALANCE	VIERGE	VERSEAU	BELIER	VIERGE	CANCER	28 VERSEAU
11 JUILLET	LION	LION	BALANCE	VIERGE	VERSEAU	BELIER	VIERGE	CANCER	12 POISSONS
12 JUILLET	LION	LION	BALANCE	VIERGE	VERSEAU	BELIER	VIERGE	CANCER	26 POISSONS
13 JUILLET	LION	LION	BALANCE	VIERGE	VERSEAU	BELIER	VIERGE	CANCER	8 BELIER
14 JUILLET	LION	LION	BALANCE	VIERGE	VERSEAU	BELIER	VIERGE	CANCER	21 BELIER
15 JUILLET	LION	LION	BALANCE	VIERGE	VERSEAU	BELIER	VIERGE	CANCER	3 TAUREAU
16 JUILLET	LION	LION	BALANCE	VIERGE	VERSEAU	BELIER	VIERGE	CANCER	15 TAUREAU
17 JUILLET	LION	LION	BALANCE	VIERGE	VERSEAU	BELIER	VIERGE	CANCER	27 TAUREAU
18 JUILLET	LION	LION	BALANCE	VIERGE	VERSEAU	BELIER	VIERGE	CANCER	9 GEMEAUX
19 JUILLET	LION	LION	BALANCE	VIERGE	VERSEAU	BELIER	VIERGE	CANCER	21 GEMEAUX
20 JUILLET	LION	LION	BALANCE	VIERGE	VERSEAU	BELIER	VIERGE	CANCER	3 CANCER
21 JUILLET	LION	LION	BALANCE	VIERGE	VERSEAU	BELIER	VIERGE	CANCER	15 CANCER
22 JUILLET	LION	LION	BALANCE	VIERGE	VERSEAU	BELIER	VIERGE	CANCER	27 CANCER
23 JUILLET	LION	LION	BALANCE	VIERGE	VERSEAU	BELIER	VIERGE	CANCER	9 LION

LE SOLEIL ENTRE DANS LE SIGNE DU CANCER LE 21 JUIN 1933 A 21 h 00
QUITTE LE SIGNE DU LE 23 JUILLET A 8 h 00
✱ LES CHIFFRES INDIQUENT LES DEGRES

DECOUVREZ DANS QUEL SIGNE SE TROUVAIENT LES PLANETES A VOTRE NAISSANCE

1934	MERCURE	VENUS	MARS	JUPITER	SATURNE	URANUS	NEPTUNE	PLUTON	LUNE *
22 JUIN	CANCER	TAUREAU	GEMEAUX	BALANCE	VERSEAU	TAUREAU	VIERGE	CANCER	27 BALANCE
23 JUIN	CANCER	TAUREAU	GEMEAUX	BALANCE	VERSEAU	TAUREAU	VIERGE	CANCER	10 SCORPION
24 JUIN	CANCER	TAUREAU	GEMEAUX	BALANCE	VERSEAU	TAUREAU	VIERGE	CANCER	24 SCORPION
25 JUIN	CANCER	TAUREAU	GEMEAUX	BALANCE	VERSEAU	TAUREAU	VIERGE	CANCER	9 SAGITTAIRE
26 JUIN	CANCER	TAUREAU	GEMEAUX	BALANCE	VERSEAU	TAUREAU	VIERGE	CANCER	24 SAGITTAIRE
27 JUIN	CANCER	TAUREAU	GEMEAUX	BALANCE	VERSEAU	TAUREAU	VIERGE	CANCER	9 CAPRICORNE
28 JUIN	CANCER	GEMEAUX	GEMEAUX	BALANCE	VERSEAU	TAUREAU	VIERGE	CANCER	24 CAPRICORNE
29 JUIN	CANCER	GEMEAUX	GEMEAUX	BALANCE	VERSEAU	TAUREAU	VIERGE	CANCER	9 VERSEAU
30 JUIN	CANCER	GEMEAUX	GEMEAUX	BALANCE	VERSEAU	TAUREAU	VIERGE	CANCER	24 VERSEAU
1 JUILLET	CANCER	GEMEAUX	GEMEAUX	BALANCE	VERSEAU	TAUREAU	VIERGE	CANCER	8 POISSONS
2 JUILLET	CANCER	GEMEAUX	GEMEAUX	BALANCE	VERSEAU	TAUREAU	VIERGE	CANCER	22 POISSONS
3 JUILLET	CANCER	GEMEAUX	GEMEAUX	BALANCE	VERSEAU	TAUREAU	VIERGE	CANCER	6 BELIER
4 JUILLET	CANCER	GEMEAUX	GEMEAUX	BALANCE	VERSEAU	TAUREAU	VIERGE	CANCER	19 BELIER
5 JUILLET	CANCER	GEMEAUX	GEMEAUX	BALANCE	VERSEAU	TAUREAU	VIERGE	CANCER	2 TAUREAU
6 JUILLET	CANCER	GEMEAUX	GEMEAUX	BALANCE	VERSEAU	TAUREAU	VIERGE	CANCER	15 TAUREAU
7 JUILLET	CANCER	GEMEAUX	GEMEAUX	BALANCE	VERSEAU	TAUREAU	VIERGE	CANCER	28 TAUREAU
8 JUILLET	CANCER	GEMEAUX	GEMEAUX	BALANCE	VERSEAU	TAUREAU	VIERGE	CANCER	10 GEMEAUX
9 JUILLET	CANCER	GEMEAUX	GEMEAUX	BALANCE	VERSEAU	TAUREAU	VIERGE	CANCER	22 GEMEAUX
10 JUILLET	CANCER	GEMEAUX	GEMEAUX	BALANCE	VERSEAU	TAUREAU	VIERGE	CANCER	4 CANCER
11 JUILLET	CANCER	GEMEAUX	GEMEAUX	BALANCE	VERSEAU	TAUREAU	VIERGE	CANCER	16 CANCER
12 JUILLET	CANCER	GEMEAUX	GEMEAUX	BALANCE	VERSEAU	TAUREAU	VIERGE	CANCER	28 CANCER
13 JUILLET	CANCER	GEMEAUX	GEMEAUX	BALANCE	VERSEAU	TAUREAU	VIERGE	CANCER	9 LION
14 JUILLET	CANCER	GEMEAUX	GEMEAUX	BALANCE	VERSEAU	TAUREAU	VIERGE	CANCER	21 LION
15 JUILLET	CANCER	GEMEAUX	GEMEAUX	BALANCE	VERSEAU	TAUREAU	VIERGE	CANCER	3 VIERGE
16 JUILLET	CANCER	GEMEAUX	GEMEAUX	BALANCE	VERSEAU	TAUREAU	VIERGE	CANCER	15 VIERGE
17 JUILLET	CANCER	GEMEAUX	GEMEAUX	BALANCE	VERSEAU	TAUREAU	VIERGE	CANCER	27 VIERGE
18 JUILLET	CANCER	GEMEAUX	GEMEAUX	BALANCE	VERSEAU	TAUREAU	VIERGE	CANCER	10 BALANCE
19 JUILLET	CANCER	GEMEAUX	GEMEAUX	BALANCE	VERSEAU	TAUREAU	VIERGE	CANCER	22 BALANCE
20 JUILLET	CANCER	GEMEAUX	GEMEAUX	BALANCE	VERSEAU	TAUREAU	VIERGE	CANCER	5 SCORPION
21 JUILLET	CANCER	GEMEAUX	GEMEAUX	BALANCE	VERSEAU	TAUREAU	VIERGE	CANCER	19 SCORPION
22 JUILLET	CANCER	GEMEAUX	GEMEAUX	BALANCE	VERSEAU	TAUREAU	VIERGE	CANCER	3 SAGITTAIRE
23 JUILLET	CANCER	GEMEAUX	GEMEAUX	BALANCE	VERSEAU	TAUREAU	VIERGE	CANCER	17 SAGITTAINE

	ENTRE DANS LE SIGNE DU		LE 22 JUIN	A 2 h 45	
LE SOLEIL		CANCER		1934	* LES CHIFFRES INDIQUENT LES DEGRES
	QUITTE LE SIGNE DU		LE 23 JUILLET	A 13 h 25	

1935	MERCURE	VENUS	MARS	JUPITER	SATURNE	URANUS	NEPTUNE	PLUTON	LUNE *
22 JUIN	GEMEAUX	LION	BALANCE	SCORPION	POISSONS	TAUREAU	VIERGE	CANCER	15 POISSONS
23 JUIN	GEMEAUX	LION	BALANCE	SCORPION	POISSONS	TAUREAU	VIERGE	CANCER	29 POISSONS
24 JUIN	GEMEAUX	LION	BALANCE	SCORPION	POISSONS	TAUREAU	VIERGE	CANCER	14 BELIER
25 JUIN	GEMEAUX	LION	BALANCE	SCORPION	POISSONS	TAUREAU	VIERGE	CANCER	27 BELIER
26 JUIN	GEMEAUX	LION	BALANCE	SCORPION	POISSONS	TAUREAU	VIERGE	CANCER	11 TAUREAU
27 JUIN	GEMEAUX	LION	BALANCE	SCORPION	POISSONS	TAUREAU	VIERGE	CANCER	25 TAUREAU
28 JUIN	GEMEAUX	LION	BALANCE	SCORPION	POISSONS	TAUREAU	VIERGE	CANCER	8 GEMEAUX
29 JUIN	GEMEAUX	LION	BALANCE	SCORPION	POISSONS	TAUREAU	VIERGE	CANCER	21 GEMEAUX
30 JUIN	GEMEAUX	LION	BALANCE	SCORPION	POISSONS	TAUREAU	VIERGE	CANCER	4 CANCER
1 JUILLET	GEMEAUX	LION	BALANCE	SCORPION	POISSONS	TAUREAU	VIERGE	CANCER	16 CANCER
2 JUILLET	GEMEAUX	LION	BALANCE	SCORPION	POISSONS	TAUREAU	VIERGE	CANCER	29 CANCER
3 JUILLET	GEMEAUX	LION	BALANCE	SCORPION	POISSONS	TAUREAU	VIERGE	CANCER	11 LION
4 JUILLET	GEMEAUX	LION	BALANCE	SCORPION	POISSONS	TAUREAU	VIERGE	CANCER	23 LION
5 JUILLET	GEMEAUX	LION	BALANCE	SCORPION	POISSONS	TAUREAU	VIERGE	CANCER	5 VIERGE
6 JUILLET	GEMEAUX	LION	BALANCE	SCORPION	POISSONS	TAUREAU	VIERGE	CANCER	16 VIERGE
7 JUILLET	GEMEAUX	LION	BALANCE	SCORPION	POISSONS	TAUREAU	VIERGE	CANCER	28 VIERGE
8 JUILLET	GEMEAUX	VIERGE	BALANCE	SCORPION	POISSONS	TAUREAU	VIERGE	CANCER	10 BALANCE
9 JUILLET	GEMEAUX	VIERGE	BALANCE	SCORPION	POISSONS	TAUREAU	VIERGE	CANCER	22 BALANCE
10 JUILLET	GEMEAUX	VIERGE	BALANCE	SCORPION	POISSONS	TAUREAU	VIERGE	CANCER	5 SCORPION
11 JUILLET	GEMEAUX	VIERGE	BALANCE	SCORPION	POISSONS	TAUREAU	VIERGE	CANCER	17 SCORPION
12 JUILLET	GEMEAUX	VIERGE	BALANCE	SCORPION	POISSONS	TAUREAU	VIERGE	CANCER	1 SAGITTAIRE
13 JUILLET	GEMEAUX	VIERGE	BALANCE	SCORPION	POISSONS	TAUREAU	VIERGE	CANCER	14 SAGITTAIRE
14 JUILLET	CANCER	VIERGE	BALANCE	SCORPION	POISSONS	TAUREAU	VIERGE	CANCER	28 SAGITTAIRE
15 JUILLET	CANCER	VIERGE	BALANCE	SCORPION	POISSONS	TAUREAU	VIERGE	CANCER	12 CAPRICORNE
16 JUILLET	CANCER	VIERGE	BALANCE	SCORPION	POISSONS	TAUREAU	VIERGE	CANCER	27 CAPRICORNE
17 JUILLET	CANCER	VIERGE	BALANCE	SCORPION	POISSONS	TAUREAU	VIERGE	CANCER	11 VERSEAU
18 JUILLET	CANCER	VIERGE	BALANCE	SCORPION	POISSONS	TAUREAU	VIERGE	CANCER	26 VERSEAU
19 JUILLET	CANCER	VIERGE	BALANCE	SCORPION	POISSONS	TAUREAU	VIERGE	CANCER	11 POISSONS
20 JUILLET	CANCER	VIERGE	BALANCE	SCORPION	PCISSONS	TAUREAU	VIERGE	CANCER	26 POISSONS
21 JUILLET	CANCER	VIERGE	BALANCE	SCORPION	POISSONS	TAUREAU	VIERGE	CANCER	10 BELIER
22 JUILLET	CANCER	VIERGE	BALANCE	SCORPION	POISSONS	TAUREAU	VIERGE	CANCER	24 BELIER
23 JUILLET	CANCER	VIERGE	BALANCE	SCORPION	POISSONS	TAUREAU	VIERGE	CANCER	8 TAUREAU

	ENTRE DANS LE SIGNE DU		LE 22 JUIN	A 2 h 40	
LE SOLEIL		CANCER		1935	* LES CHIFFRES INDIQUENT LES DEGRES
	QUITTE LE SIGNE DU		LE 23 JUILLET	A 13 h 30	

DECOUVREZ DANS QUEL SIGNE SE TROUVAIENT LES PLANETES A VOTRE NAISSANCE

1936	MERCURE	VENUS	MARS	JUPITER	SATURNE	URANUS	NEPTUNE	PLUTON	LUNE *
21 JUIN	GEMEAUX	GEMEAUX	GEMEAUX	SAGITTAIRE	POISSONS	TAUREAU	VIERGE	CANCER	28 CANCER
22 JUIN	GEMEAUX	GEMEAUX	GEMEAUX	SAGITTAIRE	POISSONS	TAUREAU	VIERGE	CANCER	12 LION
23 JUIN	GEMEAUX	CANCER	GEMEAUX	SAGITTAIRE	POISSONS	TAUREAU	VIERGE	CANCER	24 LION
24 JUIN	GEMEAUX	CANCER	GEMEAUX	SAGITTAIRE	POISSONS	TAUREAU	VIERGE	CANCER	7 VIERGE
25 JUIN	GEMEAUX	CANCER	GEMEAUX	SAGITTAIRE	POISSONS	TAUREAU	VIERGE	CANCER	19 VIERGE
26 JUIN	GEMEAUX	CANCER	CANCER	SAGITTAIRE	POISSONS	TAUREAU	VIERGE	CANCER	1 BALANCE
27 JUIN	GEMEAUX	CANCER	CANCER	SAGITTAIRE	POISSONS	TAUREAU	VIERGE	CANCER	13 BALANCE
28 JUIN	GEMEAUX	CANCER	CANCER	SAGITTAIRE	POISSONS	TAUREAU	VIERGE	CANCER	25 BALANCE
29 JUIN	GEMEAUX	CANCER	CANCER	SAGITTAIRE	POISSONS	TAUREAU	VIERGE	CANCER	7 SCORPION
30 JUIN	GEMEAUX	CANCER	CANCER	SAGITTAIRE	POISSONS	TAUREAU	VIERGE	CANCER	19 SCORPION
1 JUILLET	GEMEAUX	CANCER	CANCER	SAGITTAIRE	POISSONS	TAUREAU	VIERGE	CANCER	1 SAGITTAIRE
2 JUILLET	GEMEAUX	CANCER	CANCER	SAGITTAIRE	POISSONS	TAUREAU	VIERGE	CANCER	13 SAGITTAIRE
3 JUILLET	GEMEAUX	CANCER	CANCER	SAGITTAIRE	POISSONS	TAUREAU	VIERGE	CANCER	26 SAGITTAIRE
4 JUILLET	GEMEAUX	CANCER	CANCER	SAGITTAIRE	POISSONS	TAUREAU	VIERGE	CANCER	9 CAPRICORNE
5 JUILLET	GEMEAUX	CANCER	CANCER	SAGITTAIRE	POISSONS	TAUREAU	VIERGE	CANCER	22 CAPRICORNE
6 JUILLET	GEMEAUX	CANCER	CANCER	SAGITTAIRE	POISSONS	TAUREAU	VIERGE	CANCER	6 VERSEAU
7 JUILLET	GEMEAUX	CANCER	CANCER	SAGITTAIRE	POISSONS	TAUREAU	VIERGE	CANCER	20 VERSEAU
8 JUILLET	GEMEAUX	CANCER	CANCER	SAGITTAIRE	POISSONS	TAUREAU	VIERGE	CANCER	4 POISSONS
9 JUILLET	CANCER	CANCER	CANCER	SAGITTAIRE	POISSONS	TAUREAU	VIERGE	CANCER	18 POISSONS
10 JUILLET	CANCER	CANCER	CANCER	SAGITTAIRE	POISSONS	TAUREAU	VIERGE	CANCER	2 BELIER
11 JUILLET	CANCER	CANCER	CANCER	SAGITTAIRE	POISSONS	TAUREAU	VIERGE	CANCER	16 BELIER
12 JUILLET	CANCER	CANCER	CANCER	SAGITTAIRE	POISSONS	TAUREAU	VIERGE	CANCER	0 TAUREAU
13 JUILLET	CANCER	CANCER	CANCER	SAGITTAIRE	POISSONS	TAUREAU	VIERGE	CANCER	15 TAUREAU
14 JUILLET	CANCER	CANCER	CANCER	SAGITTAIRE	POISSONS	TAUREAU	VIERGE	CANCER	29 TAUREAU
15 JUILLET	CANCER	CANCER	CANCER	SAGITTAIRE	POISSONS	TAUREAU	VIERGE	CANCER	13 GEMEAUX
16 JUILLET	CANCER	CANCER	CANCER	SAGITTAIRE	POISSONS	TAUREAU	VIERGE	CANCER	27 GEMEAUX
17 JUILLET	CANCER	CANCER	CANCER	SAGITTAIRE	POISSONS	TAUREAU	VIERGE	CANCER	10 CANCER
18 JUILLET	CANCER	LION	CANCER	SAGITTAIRE	POISSONS	TAUREAU	VIERGE	CANCER	24 CANCER
19 JUILLET	CANCER	LION	CANCER	SAGITTAIRE	POISSONS	TAUREAU	VIERGE	CANCER	7 LION
20 JUILLET	CANCER	LION	CANCER	SAGITTAIRE	POISSONS	TAUREAU	VIERGE	CANCER	20 LION
21 JUILLET	CANCER	LION	CANCER	SAGITTAIRE	POISSONS	TAUREAU	VIERGE	CANCER	2 VIERGE
22 JUILLET	CANCER	LION	CANCER	SAGITTAIRE	POISSONS	TAUREAU	VIERGE	CANCER	15 VIERGE
23 JUILLET	CANCER	LION	CANCER	SAGITTAIRE	POISSONS	TAUREAU	VIERGE	CANCER	27 VIERGE

LE SOLEIL ENTRE DANS LE SIGNE DU CANCER LE 21 JUIN 1936 A 14 h 15
QUITTE LE SIGNE DU LE 23 JUILLET A 1 h 10
* LES CHIFFRES INDIQUENT LES DEGRES

1937	MERCURE	VENUS	MARS	JUPITER	SATURNE	URANUS	NEPTUNE	PLUTON	LUNE *
21 JUIN	GEMEAUX	TAUREAU	SCORPION	CAPRICORNE	BELIER	TAUREAU	VIERGE	CANCER	2 SAGITTAIRE
22 JUIN	GEMEAUX	TAUREAU	SCORPION	CAPRICORNE	BELIER	TAUREAU	VIERGE	CANCER	14 SAGITTAIRE
23 JUIN	GEMEAUX	TAUREAU	SCORPION	CAPRICORNE	BELIER	TAUREAU	VIERGE	CANCER	26 SAGITTAIRE
24 JUIN	GEMEAUX	TAUREAU	SCORPION	CAPRICORNE	BELIER	TAUREAU	VIERGE	CANCER	8 CAPRICORNE
25 JUIN	GEMEAUX	TAUREAU	SCORPION	CAPRICORNE	BELIER	TAUREAU	VIERGE	CANCER	20 CAPRICORNE
26 JUIN	GEMEAUX	TAUREAU	SCORPION	CAPRICORNE	BELIER	TAUREAU	VIERGE	CANCER	3 VERSEAU
27 JUIN	GEMEAUX	TAUREAU	SCORPION	CAPRICORNE	BELIER	TAUREAU	VIERGE	CANCER	15 VERSEAU
28 JUIN	GEMEAUX	TAUREAU	SCORPION	CAPRICORNE	BELIER	TAUREAU	VIERGE	CANCER	28 VERSEAU
29 JUIN	GEMEAUX	TAUREAU	SCORPION	CAPRICORNE	BELIER	TAUREAU	VIERGE	CANCER	11 POISSONS
30 JUIN	GEMEAUX	TAUREAU	SCORPION	CAPRICORNE	BELIER	TAUREAU	VIERGE	CANCER	25 POISSONS
1 JUILLET	CANCER	TAUREAU	SCORPION	CAPRICORNE	BELIER	TAUREAU	VIERGE	CANCER	8 BELIER
2 JUILLET	CANCER	TAUREAU	SCORPION	CAPRICORNE	BELIER	TAUREAU	VIERGE	CANCER	22 BELIER
3 JUILLET	CANCER	TAUREAU	SCORPION	CAPRICORNE	BELIER	TAUREAU	VIERGE	CANCER	6 TAUREAU
4 JUILLET	CANCER	TAUREAU	SCORPION	CAPRICORNE	BELIER	TAUREAU	VIERGE	CANCER	21 TAUREAU
5 JUILLET	CANCER	TAUREAU	SCORPION	CAPRICORNE	BELIER	TAUREAU	VIERGE	CANCER	6 GEMEAUX
6 JUILLET	CANCER	TAUREAU	SCORPION	CAPRICORNE	BELIER	TAUREAU	VIERGE	CANCER	20 GEMEAUX
7 JUILLET	CANCER	TAUREAU	SCORPION	CAPRICORNE	BELIER	TAUREAU	VIERGE	CANCER	5 CANCER
8 JUILLET	CANCER	GEMEAUX	SCORPION	CAPRICORNE	BELIER	TAUREAU	VIERGE	CANCER	20 CANCER
9 JUILLET	CANCER	GEMEAUX	SCORPION	CAPRICORNE	BELIER	TAUREAU	VIERGE	CANCER	4 LION
10 JUILLET	CANCER	GEMEAUX	SCORPION	CAPRICORNE	BELIER	TAUREAU	VIERGE	CANCER	19 LION
11 JUILLET	CANCER	GEMEAUX	SCORPION	CAPRICORNE	BELIER	TAUREAU	VIERGE	CANCER	2 VIERGE
12 JUILLET	CANCER	GEMEAUX	SCORPION	CAPRICORNE	BELIER	TAUREAU	VIERGE	CANCER	16 VIERGE
13 JUILLET	CANCER	GEMEAUX	SCORPION	CAPRICORNE	BELIER	TAUREAU	VIERGE	CANCER	28 VIERGE
14 JUILLET	CANCER	GEMEAUX	SCORPION	CAPRICORNE	BELIER	TAUREAU	VIERGE	CANCER	11 BALANCE
15 JUILLET	LION	GEMEAUX	SCORPION	CAPRICORNE	BELIER	TAUREAU	VIERGE	CANCER	23 BALANCE
16 JUILLET	LION	GEMEAUX	SCORPION	CAPRICORNE	BELIER	TAUREAU	VIERGE	CANCER	5 SCORPION
17 JUILLET	LION	GEMEAUX	SCORPION	CAPRICORNE	BELIER	TAUREAU	VIERGE	CANCER	17 SCORPION
18 JUILLET	LION	GEMEAUX	SCORPION	CAPRICORNE	BELIER	TAUREAU	VIERGE	CANCER	29 SCORPION
19 JUILLET	LION	GEMEAUX	SCORPION	CAPRICORNE	BELIER	TAUREAU	VIERGE	CANCER	11 SAGITTAIRE
20 JUILLET	LION	GEMEAUX	SCORPION	CAPRICORNE	BELIER	TAUREAU	VIERGE	CANCER	23 SAGITTAIRE
21 JUILLET	LION	GEMEAUX	SCORPION	CAPRICORNE	BELIER	TAUREAU	VIERGE	CANCER	5 CAPRICORNE
22 JUILLET	LION	GEMEAUX	SCORPION	CAPRICORNE	BELIER	TAUREAU	VIERGE	CANCER	17 CAPRICORNE
23 JUILLET	LION	GEMEAUX	SCORPION	CAPRICORNE	BELIER	TAUREAU	VIERGE	CANCER	29 CAPRICORNE

LE SOLEIL ENTRE DANS LE SIGNE DU CANCER LE 21 JUIN 1937 A 20 h 00
QUITTE LE SIGNE DU LE 23 JUILLET A 7 h 00
* LES CHIFFRES INDIQUENT LES DEGRES

DECOUVREZ DANS QUEL SIGNE SE TROUVAIENT LES PLANETES A VOTRE NAISSANCE

1938	MERCURE	VENUS	MARS	JUPITER	SATURNE	URANUS	NEPTUNE	PLUTON	LUNE ✱
22 JUIN	GEMEAUX	LION	CANCER	POISSONS	BELIER	TAUREAU	VIERGE	CANCER	17 BELIER
23 JUIN	CANCER	LION	CANCER	POISSONS	BELIER	TAUREAU	VIERGE	CANCER	1 TAUREAU
24 JUIN	CANCER	LION	CANCER	POISSONS	BELIER	TAUREAU	VIERGE	CANCER	15 TAUREAU
25 JUIN	CANCER	LION	CANCER	POISSONS	BELIER	TAUREAU	VIERGE	CANCER	29 TAUREAU
26 JUIN	CANCER	LION	CANCER	POISSONS	BELIER	TAUREAU	VIERGE	CANCER	14 GEMEAUX
27 JUIN	CANCER	LION	CANCER	POISSONS	BELIER	TAUREAU	VIERGE	CANCER	29 GEMEAUX
28 JUIN	CANCER	LION	CANCER	POISSONS	BELIER	TAUREAU	VIERGE	CANCER	15 CANCER
29 JUIN	CANCER	LION	CANCER	POISSONS	BELIER	TAUREAU	VIERGE	CANCER	0 LION
30 JUIN	CANCER	LION	CANCER	POISSONS	BELIER	TAUREAU	VIERGE	CANCER	15 LION
1 JUILLET	CANCER	LION	CANCER	POISSONS	BELIER	TAUREAU	VIERGE	CANCER	29 LION
2 JUILLET	CANCER	LION	CANCER	POISSONS	BELIER	TAUREAU	VIERGE	CANCER	14 VIERGE
3 JUILLET	CANCER	LION	CANCER	POISSONS	BELIER	TAUREAU	VIERGE	CANCER	27 VIERGE
4 JUILLET	CANCER	LION	CANCER	POISSONS	BELIER	TAUREAU	VIERGE	CANCER	11 BALANCE
5 JUILLET	CANCER	LION	CANCER	POISSONS	BELIER	TAUREAU	VIERGE	CANCER	23 BALANCE
6 JUILLET	CANCER	LION	CANCER	POISSONS	BELIER	TAUREAU	VIERGE	CANCER	6 SCORPION
7 JUILLET	LION	LION	CANCER	POISSONS	BELIER	TAUREAU	VIERGE	CANCER	18 SCORPION
8 JUILLET	LION	LION	CANCER	POISSONS	BELIER	TAUREAU	VIERGE	CANCER	0 SAGITTAIRE
9 JUILLET	LION	LION	CANCER	POISSONS	BELIER	TAUREAU	VIERGE	CANCER	12 SAGITTAIRE
10 JUILLET	LION	LION	CANCER	POISSONS	BELIER	TAUREAU	VIERGE	CANCER	24 SAGITTAIRE
11 JUILLET	LION	LION	CANCER	POISSONS	BELIER	TAUREAU	VIERGE	CANCER	6 CAPRICORNE
12 JUILLET	LION	LION	CANCER	POISSONS	BELIER	TAUREAU	VIERGE	CANCER	18 CAPRICORNE
13 JUILLET	LION	LION	CANCER	POISSONS	BELIER	TAUREAU	VIERGE	CANCER	0 VERSEAU
14 JUILLET	LION	VIERGE	CANCER	POISSONS	BELIER	TAUREAU	VIERGE	CANCER	12 VERSEAU
15 JUILLET	LION	VIERGE	CANCER	POISSONS	BELIER	TAUREAU	VIERGE	CANCER	24 VERSEAU
16 JUILLET	LION	VIERGE	CANCER	POISSONS	BELIER	TAUREAU	VIERGE	CANCER	6 POISSONS
17 JUILLET	LION	VIERGE	CANCER	POISSONS	BELIER	TAUREAU	VIERGE	CANCER	18 POISSONS
18 JUILLET	LION	VIERGE	CANCER	POISSONS	BELIER	TAUREAU	VIERGE	CANCER	1 BELIER
19 JUILLET	LION	VIERGE	CANCER	POISSONS	BELIER	TAUREAU	VIERGE	CANCER	13 BELIER
20 JUILLET	LION	VIERGE	CANCER	POISSONS	BELIER	TAUREAU	VIERGE	CANCER	27 BELIER
21 JUILLET	LION	VIERGE	CANCER	POISSONS	BELIER	TAUREAU	VIERGE	CANCER	10 TAUREAU
22 JUILLET	LION	VIERGE	CANCER	POISSONS	BELIER	TAUREAU	VIERGE	CANCER	24 TAUREAU
23 JUILLET	LION	VIERGE	LION	POISSONS	BELIER	TAUREAU	VIERGE	CANCER	8 GEMEAUX

	ENTRE DANS LE SIGNE DU		22 juin		A 2 h 00				
LE SOLEIL		CANCER		1938		✱ LES CHIFFRES INDIQUENT LES DEGRES			
	QUITTE LE SIGNE DU		23 juillet		A 12 h 50				

1939	MERCURE	VENUS	MARS	JUPITER	SATURNE	URANUS	NEPTUNE	PLUTON	LUNE ✱
22 JUIN	CANCER	GEMEAUX	VERSEAU	BELIER	BELIER	TAUREAU	VIERGE	LION	8 VIERGE
23 JUIN	CANCER	GEMEAUX	VERSEAU	BELIER	BELIER	TAUREAU	VIERGE	LION	22 VIERGE
24 JUIN	CANCER	GEMEAUX	VERSEAU	BELIER	BELIER	TAUREAU	VIERGE	LION	6 BALANCE
25 JUIN	CANCER	GEMEAUX	VERSEAU	BELIER	BELIER	TAUREAU	VIERGE	LION	19 BALANCE
26 JUIN	CANCER	GEMEAUX	VERSEAU	BELIER	BELIER	TAUREAU	VIERGE	LION	3 SCORPION
27 JUIN	CANCER	GEMEAUX	VERSEAU	BELIER	BELIER	TAUREAU	VIERGE	LION	16 SCORPION
28 JUIN	CANCER	GEMEAUX	VERSEAU	BELIER	BELIER	TAUREAU	VIERGE	LION	29 SCORPION
29 JUIN	CANCER	GEMEAUX	VERSEAU	BELIER	BELIER	TAUREAU	VIERGE	LION	11 SAGITTAIRE
30 JUIN	LION	GEMEAUX	VERSEAU	BELIER	BELIER	TAUREAU	VIERGE	LION	24 SAGITTAIRE
1 JUILLET	LION	GEMEAUX	VERSEAU	BELIER	BELIER	TAUREAU	VIERGE	LION	6 CAPRICORNE
2 JUILLET	LION	GEMEAUX	VERSEAU	BELIER	BELIER	TAUREAU	VIERGE	LION	19 CAPRICORNE
3 JUILLET	LION	GEMEAUX	VERSEAU	BELIER	BELIER	TAUREAU	VIERGE	LION	1 VERSEAU
4 JUILLET	LION	GEMEAUX	VERSEAU	BELIER	BELIER	TAUREAU	VIERGE	LION	13 VERSEAU
5 JUILLET	LION	GEMEAUX	VERSEAU	BELIER	BELIER	TAUREAU	VIERGE	LION	25 VERSEAU
6 JUILLET	LION	GEMEAUX	VERSEAU	BELIER	TAUREAU	TAUREAU	VIERGE	LION	6 POISSONS
7 JUILLET	LION	GEMEAUX	VERSEAU	BELIER	TAUREAU	TAUREAU	VIERGE	LION	18 POISSONS
8 JUILLET	LION	GEMEAUX	VERSEAU	BELIER	TAUREAU	TAUREAU	VIERGE	LION	0 BELIER
9 JUILLET	LION	CANCER	VERSEAU	BELIER	TAUREAU	TAUREAU	VIERGE	LION	12 BELIER
10 JUILLET	LION	CANCER	VERSEAU	BELIER	TAUREAU	TAUREAU	VIERGE	LION	25 BELIER
11 JUILLET	LION	CANCER	VERSEAU	BELIER	TAUREAU	TAUREAU	VIERGE	LION	7 TAUREAU
12 JUILLET	LION	CANCER	VERSEAU	BELIER	TAUREAU	TAUREAU	VIERGE	LION	20 TAUREAU
13 JUILLET	LION	CANCER	VERSEAU	BELIER	TAUREAU	TAUREAU	VIERGE	LION	4 GEMEAUX
14 JUILLET	LION	CANCER	VERSEAU	BELIER	TAUREAU	TAUREAU	VIERGE	LION	18 GEMEAUX
15 JUILLET	LION	CANCER	VERSEAU	BELIER	TAUREAU	TAUREAU	VIERGE	LION	3 CANCER
16 JUILLET	LION	CANCER	VERSEAU	BELIER	TAUREAU	TAUREAU	VIERGE	LION	17 CANCER
17 JUILLET	LION	CANCER	VERSEAU	BELIER	TAUREAU	TAUREAU	VIERGE	LION	2 LION
18 JUILLET	LION	CANCER	VERSEAU	BELIER	TAUREAU	TAUREAU	VIERGE	LION	18 LION
19 JUILLET	LION	CANCER	VERSEAU	BELIER	TAUREAU	TAUREAU	VIERGE	LION	3 VIERGE
20 JUILLET	LION	CANCER	VERSEAU	BELIER	TAUREAU	TAUREAU	VIERGE	LION	17 VIERGE
21 JUILLET	LION	CANCER	VERSEAU	BELIER	TAUREAU	TAUREAU	VIERGE	LION	2 BALANCE
22 JUILLET	LION	CANCER	CAPRICORNE	BELIER	TAUREAU	TAUREAU	VIERGE	LION	16 BALANCE
23 JUILLET	LION	CANCER	CAPRICORNE	BELIER	TAUREAU	TAUREAU	VIERGE	LION	0 SCORPION

	ENTRE DANS LE SIGNE DU		22 juin		A 7 h 30				
LE SOLEIL		CANCER		1939		✱ LES CHIFFRES INDIQUENT LES DEGRES			
	QUITTE LE SIGNE DU		23 juillet		A 18 h 30				

DECOUVREZ DANS QUEL SIGNE SE TROUVAIENT LES PLANETES A VOTRE NAISSANCE

1940	MERCURE	VENUS	MARS	JUPITER	SATURNE	URANUS	NEPTUNE	PLUTON	LUNE *
21 JUIN	CANCER	CANCER	CANCER	TAUREAU	TAUREAU	TAUREAU	VIERGE	LION	19 CAPRICORNE
22 JUIN	CANCER	CANCER	CANCER	TAUREAU	TAUREAU	TAUREAU	VIERGE	LION	2 VERSEAU
23 JUIN	CANCER	CANCER	CANCER	TAUREAU	TAUREAU	TAUREAU	VIERGE	LION	14 VERSEAU
24 JUIN	CANCER	CANCER	CANCER	TAUREAU	TAUREAU	TAUREAU	VIERGE	LION	27 VERSEAU
25 JUIN	CANCER	CANCER	CANCER	TAUREAU	TAUREAU	TAUREAU	VIERGE	LION	9 POISSONS
26 JUIN	CANCER	CANCER	CANCER	TAUREAU	TAUREAU	TAUREAU	VIERGE	LION	21 POISSONS
27 JUIN	LION	CANCER	CANCER	TAUREAU	TAUREAU	TAUREAU	VIERGE	LION	2 BELIER
28 JUIN	LION	CANCER	CANCER	TAUREAU	TAUREAU	TAUREAU	VIERGE	LION	14 BELIER
29 JUIN	LION	CANCER	CANCER	TAUREAU	TAUREAU	TAUREAU	VIERGE	LION	26 BELIER
30 JUIN	LION	CANCER	CANCER	TAUREAU	TAUREAU	TAUREAU	VIERGE	LION	8 TAUREAU
1 JUILLET	LION	CANCER	CANCER	TAUREAU	TAUREAU	TAUREAU	VIERGE	LION	21 TAUREAU
2 JUILLET	LION	CANCER	CANCER	TAUREAU	TAUREAU	TAUREAU	VIERGE	LION	3 GEMEAUX
3 JUILLET	LION	CANCER	LION	TAUREAU	TAUREAU	TAUREAU	VIERGE	LION	16 GEMEAUX
4 JUILLET	LION	CANCER	LION	TAUREAU	TAUREAU	TAUREAU	VIERGE	LION	0 CANCER
5 JUILLET	LION	GEMEAUX	LION	TAUREAU	TAUREAU	TAUREAU	VIERGE	LION	13 CANCER
6 JUILLET	LION	GEMEAUX	LION	TAUREAU	TAUREAU	TAUREAU	VIERGE	LION	27 CANCER
7 JUILLET	LION	GEMEAUX	LION	TAUREAU	TAUREAU	TAUREAU	VIERGE	LION	11 LION
8 JUILLET	LION	GEMEAUX	LION	TAUREAU	TAUREAU	TAUREAU	VIERGE	LION	26 LION
9 JUILLET	LION	GEMEAUX	LION	TAUREAU	TAUREAU	TAUREAU	VIERGE	LION	10 VIERGE
10 JUILLET	LION	GEMEAUX	LION	TAUREAU	TAUREAU	TAUREAU	VIERGE	LION	24 VIERGE
11 JUILLET	LION	GEMEAUX	LION	TAUREAU	TAUREAU	TAUREAU	VIERGE	LION	8 BALANCE
12 JUILLET	LION	GEMEAUX	LION	TAUREAU	TAUREAU	TAUREAU	VIERGE	LION	23 BALANCE
13 JUILLET	LION	GEMEAUX	LION	TAUREAU	TAUREAU	TAUREAU	VIERGE	LION	7 SCORPION
14 JUILLET	LION	GEMEAUX	LION	TAUREAU	TAUREAU	TAUREAU	VIERGE	LION	20 SCORPION
15 JUILLET	LION	GEMEAUX	LION	TAUREAU	TAUREAU	TAUREAU	VIERGE	LION	4 SAGITTAIRE
16 JUILLET	LION	GEMEAUX	LION	TAUREAU	TAUREAU	TAUREAU	VIERGE	LION	18 SAGITTAIRE
17 JUILLET	LION	GEMEAUX	LION	TAUREAU	TAUREAU	TAUREAU	VIERGE	LION	1 CAPRICORNE
18 JUILLET	LION	GEMEAUX	LION	TAUREAU	TAUREAU	TAUREAU	VIERGE	LION	14 CAPRICORNE
19 JUILLET	LION	GEMEAUX	LION	TAUREAU	TAUREAU	TAUREAU	VIERGE	LION	27 CAPRICORNE
20 JUILLET	LION	GEMEAUX	LION	TAUREAU	TAUREAU	TAUREAU	VIERGE	LION	10 VERSEAU
21 JUILLET	CANCER	GEMEAUX	LION	TAUREAU	TAUREAU	TAUREAU	VIERGE	LION	23 VERSEAU
22 JUILLET	CANCER	GEMEAUX	LION	TAUREAU	TAUREAU	TAUREAU	VIERGE	LION	5 POISSONS
23 JUILLET	CANCER	GEMEAUX	LION	TAUREAU	TAUREAU	TAUREAU	VIERGE	LION	17 POISSONS

	ENTRE DANS LE SIGNE DU		LE 21 JUIN		A 13 h 30			
LE SOLEIL		CANCER		1940		* LES CHIFFRES INDIQUENT LES DEGRES		
	QUITTE LE SIGNE DU		LE 23 JUILLET		A 0 h 25			

1941	MERCURE	VENUS	MARS	JUPITER	SATURNE	URANUS	NEPTUNE	PLUTON	LUNE *
21 JUIN	CANCER	CANCER	POISSONS	GEMEAUX	TAUREAU	TAUREAU	VIERGE	LION	22 TAUREAUX
22 JUIN	CANCER	CANCER	POISSONS	GEMEAUX	TAUREAU	TAUREAU	VIERGE	LION	4 GEMEAUX
23 JUIN	CANCER	CANCER	POISSONS	GEMEAUX	TAUREAU	TAUREAU	VIERGE	LION	16 GEMEAUX
24 JUIN	CANCER	CANCER	POISSONS	GEMEAUX	TAUREAU	TAUREAU	VIERGE	LION	29 GEMEAUX
25 JUIN	CANCER	CANCER	POISSONS	GEMEAUX	TAUREAU	TAUREAU	VIERGE	LION	11 CANCER
26 JUIN	CANCER	CANCER	POISSONS	GEMEAUX	TAUREAU	TAUREAU	VIERGE	LION	24 CANCER
27 JUIN	CANCER	CANCER	POISSONS	GEMEAUX	TAUREAU	TAUREAU	VIERGE	LION	7 LION
28 JUIN	CANCER	CANCER	POISSONS	GEMEAUX	TAUREAU	TAUREAU	VIERGE	LION	20 LION
29 JUIN	CANCER	CANCER	POISSONS	GEMEAUX	TAUREAU	TAUREAU	VIERGE	LION	3 VIERGE
30 JUIN	CANCER	CANCER	POISSONS	GEMEAUX	TAUREAU	TAUREAU	VIERGE	LION	16 VIERGE
1 JUILLET	CANCER	CANCER	POISSONS	GEMEAUX	TAUREAU	TAUREAU	VIERGE	LION	0 BALANCE
2 JUILLET	CANCER	CANCER	BELIER	GEMEAUX	TAUREAU	TAUREAU	VIERGE	LION	14 BALANCE
3 JUILLET	CANCER	LION	BELIER	GEMEAUX	TAUREAU	TAUREAU	VIERGE	LION	28 BALANCE
4 JUILLET	CANCER	LION	BELIER	GEMEAUX	TAUREAU	TAUREAU	VIERGE	LION	13 SCORPION
5 JUILLET	CANCER	LION	BELIER	GEMEAUX	TAUREAU	TAUREAU	VIERGE	LION	27 SCORPION
6 JUILLET	CANCER	LION	BELIER	GEMEAUX	TAUREAU	TAUREAU	VIERGE	LION	12 SAGITTAIRE
7 JUILLET	CANCER	LION	BELIER	GEMEAUX	TAUREAU	TAUREAU	VIERGE	LION	26 SAGITTAIRE
8 JUILLET	CANCER	LION	BELIER	GEMEAUX	TAUREAU	TAUREAU	VIERGE	LION	11 CAPRICORNE
9 JUILLET	CANCER	LION	BELIER	GEMEAUX	TAUREAU	TAUREAU	VIERGE	LION	25 CAPRICORNE
10 JUILLET	CANCER	LION	BELIER	GEMEAUX	TAUREAU	TAUREAU	VIERGE	LION	9 VERSEAU
11 JUILLET	CANCER	LION	BELIER	GEMEAUX	TAUREAU	TAUREAU	VIERGE	LION	23 VERSEAU
12 JUILLET	CANCER	LION	BELIER	GEMEAUX	TAUREAU	TAUREAU	VIERGE	LION	6 POISSONS
13 JUILLET	CANCER	LION	BELIER	GEMEAUX	TAUREAU	TAUREAU	VIERGE	LION	19 POISSONS
14 JUILLET	CANCER	LION	BELIER	GEMEAUX	TAUREAU	TAUREAU	VIERGE	LION	1 BELIER
15 JUILLET	CANCER	LION	BELIER	GEMEAUX	TAUREAU	TAUREAU	VIERGE	LION	13 BELIER
16 JUILLET	CANCER	LION	BELIER	GEMEAUX	TAUREAU	TAUREAU	VIERGE	LION	25 BELIER
17 JUILLET	CANCER	LION	BELIER	GEMEAUX	TAUREAU	TAUREAU	VIERGE	LION	7 TAUREAU
18 JUILLET	CANCER	LION	BELIER	GEMEAUX	TAUREAU	TAUREAU	VIERGE	LION	19 TAUREAU
19 JUILLET	CANCER	LION	BELIER	GEMEAUX	TAUREAU	TAUREAU	VIERGE	LION	1 GEMEAUX
20 JUILLET	CANCER	LION	BELIER	GEMEAUX	TAUREAU	TAUREAU	VIERGE	LION	13 GEMEAUX
21 JUILLET	CANCER	LION	BELIER	GEMEAUX	TAUREAU	TAUREAU	VIERGE	LION	25 GEMEAUX
22 JUILLET	CANCER	LION	BELIER	GEMEAUX	TAUREAU	TAUREAU	VIERGE	LION	7 CANCER
23 JUILLET	CANCER	LION	BELIER	GEMEAUX	TAUREAU	TAUREAU	VIERGE	LION	20 CANCER

	ENTRE DANS LE SIGNE DU		LE 21 JUIN		A 19 h 30			
LE SOLEIL		CANCER		1941		* LES CHIFFRES INDIQUENT LES DEGRES		
	QUITTE LE SIGNE DU		LE 23 JUILLET		A 6 h 20			

DECOUVREZ DANS QUEL SIGNE SE TROUVAIENT LES PLANETES A VOTRE NAISSANCE

1942	MERCURE	VENUS	MARS	JUPITER	SATURNE	URANUS	NEPTUNE	PLUTON	LUNE ✶
22 JUIN	GEMEAUX	TAUREAU	LION	CANCER	GEMEAUX	GEMEAUX	VIERGE	LION	8 BALANCE
23 JUIN	GEMEAUX	TAUREAU	LION	CANCER	GEMEAUX	GEMEAUX	VIERGE	LION	22 BALANCE
24 JUIN	GEMEAUX	TAUREAU	LION	CANCER	GEMEAUX	GEMEAUX	VIERGE	LION	6 SCORPION
25 JUIN	GEMEAUX	TAUREAU	LION	CANCER	GEMEAUX	GEMEAUX	VIERGE	LION	20 SCORPION
26 JUIN	GEMEAUX	TAUREAU	LION	CANCER	GEMEAUX	GEMEAUX	VIERGE	LION	5 SAGITTAIRE
27 JUIN	GEMEAUX	TAUREAU	LION	CANCER	GEMEAUX	GEMEAUX	VIERGE	LION	20 SAGITTAIRE
28 JUIN	GEMEAUX	GEMEAUX	LION	CANCER	GEMEAUX	GEMEAUX	VIERGE	LION	6 CAPRICORNE
29 JUIN	GEMEAUX	GEMEAUX	LION	CANCER	GEMEAUX	GEMEAUX	VIERGE	LION	21 CAPRICORNE
30 JUIN	GEMEAUX	GEMEAUX	LION	CANCER	GEMEAUX	GEMEAUX	VIERGE	LION	6 VERSEAU
1 JUILLET	GEMEAUX	GEMEAUX	LION	CANCER	GEMEAUX	GEMEAUX	VIERGE	LION	20 VERSEAU
2 JUILLET	GEMEAUX	GEMEAUX	LION	CANCER	GEMEAUX	GEMEAUX	VIERGE	LION	4 POISSONS
3 JUILLET	GEMEAUX	GEMEAUX	LION	CANCER	GEMEAUX	GEMEAUX	VIERGE	LION	18 POISSONS
4 JUILLET	GEMEAUX	GEMEAUX	LION	CANCER	GEMEAUX	GEMEAUX	VIERGE	LION	1 BELIER
5 JUILLET	GEMEAUX	GEMEAUX	LION	CANCER	GEMEAUX	GEMEAUX	VIERGE	LION	14 BELIER
6 JUILLET	GEMEAUX	GEMEAUX	LION	CANCER	GEMEAUX	GEMEAUX	VIERGE	LION	26 BELIER
7 JUILLET	GEMEAUX	GEMEAUX	LION	CANCER	GEMEAUX	GEMEAUX	VIERGE	LION	9 TAUREAU
8 JUILLET	GEMEAUX	GEMEAUX	LION	CANCER	GEMEAUX	GEMEAUX	VIERGE	LION	21 TAUREAU
9 JUILLET	GEMEAUX	GEMEAUX	LION	CANCER	GEMEAUX	GEMEAUX	VIERGE	LION	3 GEMEAUX
10 JUILLET	GEMEAUX	GEMEAUX	LION	CANCER	GEMEAUX	GEMEAUX	VIERGE	LION	14 GEMEAUX
11 JUILLET	GEMEAUX	GEMEAUX	LION	CANCER	GEMEAUX	GEMEAUX	VIERGE	LION	26 GEMEAUX
12 JUILLET	GEMEAUX	GEMEAUX	LION	CANCER	GEMEAUX	GEMEAUX	VIERGE	LION	8 CANCER
13 JUILLET	CANCER	GEMEAUX	LION	CANCER	GEMEAUX	GEMEAUX	VIERGE	LION	20 CANCER
14 JUILLET	CANCER	GEMEAUX	LION	CANCER	GEMEAUX	GEMEAUX	VIERGE	LION	2 LION
15 JUILLET	CANCER	GEMEAUX	LION	CANCER	GEMEAUX	GEMEAUX	VIERGE	LION	14 LION
16 JUILLET	CANCER	GEMEAUX	LION	CANCER	GEMEAUX	GEMEAUX	VIERGE	LION	26 LION
17 JUILLET	CANCER	GEMEAUX	LION	CANCER	GEMEAUX	GEMEAUX	VIERGE	LION	9 VIERGE
18 JUILLET	CANCER	GEMEAUX	LION	CANCER	GEMEAUX	GEMEAUX	VIERGE	LION	22 VIERGE
19 JUILLET	CANCER	GEMEAUX	LION	CANCER	GEMEAUX	GEMEAUX	VIERGE	LION	5 BALANCE
20 JUILLET	CANCER	GEMEAUX	LION	CANCER	GEMEAUX	GEMEAUX	VIERGE	LION	18 BALANCE
21 JUILLET	CANCER	GEMEAUX	LION	CANCER	GEMEAUX	GEMEAUX	VIERGE	LION	1 SCORPION
22 JUILLET	CANCER	GEMEAUX	LION	CANCER	GEMEAUX	GEMEAUX	VIERGE	LION	15 SCORPION
23 JUILLET	CANCER	CANCER	LION	CANCER	GEMEAUX	GEMEAUX	VIERGE	LION	0 SAGITTAIRE

	ENTRE DANS LE SIGNE DU	LE 22 JUIN	A 1 h 00	
LE SOLEIL	CANCER	1942	✶ LES CHIFFRES INDIQUENT LES DEGRES	
	QUITTE LE SIGNE DU	LE 23 JUILLET	A 11 h 50	

1943	MERCURE	VENUS	MARS	JUPITER	SATURNE	URANUS	NEPTUNE	PLUTON	LUNE ✶
22 JUIN	GEMEAUX	LION	BELIER	CANCER	GEMEAUX	GEMEAUX	VIERGE	LION	29 VERSEAU
23 JUIN	GEMEAUX	LION	BELIER	CANCER	GEMEAUX	GEMEAUX	VIERGE	LION	14 POSSONS
24 JUIN	GEMEAUX	LION	BELIER	CANCER	GEMEAUX	GEMEAUX	VIERGE	LION	27 POISSONS
25 JUIN	GEMEAUX	LION	BELIER	CANCER	GEMEAUX	GEMEAUX	VIERGE	LION	11 BELIER
26 JUIN	GEMEAUX	LION	BELIER	CANCER	GEMEAUX	GEMEAUX	VIERGE	LION	24 BELIER
27 JUIN	GEMEAUX	LION	BELIER	CANCER	GEMEAUX	GEMEAUX	VIERGE	LION	7 TAUREAU
28 JUIN	GEMEAUX	LION	BELIER	CANCER	GEMEAUX	GEMEAUX	VIERGE	LION	20 TAUREAU
29 JUIN	GEMEAUX	LION	BELIER	CANCER	GEMEAUX	GEMEAUX	VIERGE	LION	3 GEMEAUX
30 JUIN	GEMEAUX	LION	BELIER	CANCER	GEMEAUX	GEMEAUX	VIERGE	LION	15 GEMEAUX
1 JUILLET	GEMEAUX	LION	BELIER	LION	GEMEAUX	GEMEAUX	VIERGE	LION	27 GEMEAUX
2 JUILLET	GEMEAUX	LION	BELIER	LION	GEMEAUX	GEMEAUX	VIERGE	LION	9 CANCER
3 JUILLET	GEMEAUX	LION	BELIER	LION	GEMEAUX	GEMEAUX	VIERGE	LION	21 CANCER
4 JUILLET	GEMEAUX	LION	BELIER	LION	GEMEAUX	GEMEAUX	VIERGE	LION	3 LION
5 JUILLET	GEMEAUX	LION	BELIER	LION	GEMEAUX	GEMEAUX	VIERGE	LION	15 LION
6 JUILLET	CANCER	LION	BELIER	LION	GEMEAUX	GEMEAUX	VIERGE	LION	26 LION
7 JUILLET	CANCER	LION	BELIER	LION	GEMEAUX	GEMEAUX	VIERGE	LION	8 VIERGE
8 JUILLET	CANCER	VIERGE	TAUREAU	LION	GEMEAUX	GEMEAUX	VIERGE	LION	20 VIERGE
9 JUILLET	CANCER	VIERGE	TAUREAU	LION	GEMEAUX	GEMEAUX	VIERGE	LION	2 BALANCE
10 JUILLET	CANCER	VIERGE	TAUREAU	LION	GEMEAUX	GEMEAUX	VIERGE	LION	15 BALANCE
11 JUILLET	CANCER	VIERGE	TAUREAU	LION	GEMEAUX	GEMEAUX	VIERGE	LION	28 BALANCE
12 JUILLET	CANCER	VIERGE	TAUREAU	LION	GEMEAUX	GEMEAUX	VIERGE	LION	11 SCORPION
13 JUILLET	CANCER	VIERGE	TAUREAU	LION	GEMEAUX	GEMEAUX	VIERGE	LION	25 SCORPION
14 JUILLET	CANCER	VIERGE	TAUREAU	LION	GEMEAUX	GEMEAUX	VIERGE	LION	9 SAGITTAIRE
15 JUILLET	CANCER	VIERGE	TAUREAU	LION	GEMEAUX	GEMEAUX	VIERGE	LION	23 SAGITTAIRE
16 JUILLET	CANCER	VIERGE	TAUREAU	LION	GEMEAUX	GEMEAUX	VIERGE	LION	8 CAPRICORNE
17 JUILLET	CANCER	VIERGE	TAUREAU	LION	GEMEAUX	GEMEAUX	VIERGE	LION	23 CAPRICORNE
18 JUILLET	CANCER	VIERGE	TAUREAU	LION	GEMEAUX	GEMEAUX	VIERGE	LION	9 VERSEAU
19 JUILLET	CANCER	VIERGE	TAUREAU	LION	GEMEAUX	GEMEAUX	VIERGE	LION	24 VERSEAU
20 JUILLET	CANCER	VIERGE	TAUREAU	LION	GEMEAUX	GEMEAUX	VIERGE	LION	9 POISSONS
21 JUILLET	LION	VIERGE	TAUREAU	LION	GEMEAUX	GEMEAUX	VIERGE	LION	23 POSSONS
22 JUILLET	LION	VIERGE	TAUREAU	LION	GEMEAUX	GEMEAUX	VIERGE	LION	7 BELIER
23 JUILLET	LION	VIERGE	TAUREAU	LION	GEMEAUX	GEMEAUX	VIERGE	LION	21 BELIER

	ENTRE DANS LE SIGNE DU	LE 22 JUIN	A 7 h 00	
LE SOLEIL	CANCER	1943	✶ LES CHIFFRES INDIQUENT LES DEGRES	
	QUITTE LE SIGNE DU	LE 23 JUILLET	A 18 h 00	

DECOUVREZ DANS QUEL SIGNE SE TROUVAIENT LES PLANETES A VOTRE NAISSANCE

1944	MERCURE	VENUS	MARS	JUPITER	SATURNE	URANUS	NEPTUNE	PLUTON	LUNE ✱
21 JUIN	GEMEAUX	GEMEAUX	LION	LION	CANCER	GEMEAUX	BALANCE	LION	9 CANCER
22 JUIN	GEMEAUX	GEMEAUX	LION	LION	CANCER	GEMEAUX	BALANCE	LION	22 CANCER
23 JUIN	GEMEAUX	CANCER	LION	LION	CANCER	GEMEAUX	BALANCE	LION	4 LION
24 JUIN	GEMEAUX	CANCER	LION	LION	CANCER	GEMEAUX	BALANCE	LION	16 LION
25 JUIN	GEMEAUX	CANCER	LION	LION	CANCER	GEMEAUX	BALANCE	LION	28 LION
26 JUIN	GEMEAUX	CANCER	LION	LION	CANCER	GEMEAUX	BALANCE	LION	10 VIERGE
27 JUIN	CANCER	CANCER	LION	LION	CANCER	GEMEAUX	BALANCE	LION	22 VIERGE
28 JUIN	CANCER	CANCER	LION	LION	CANCER	GEMEAUX	BALANCE	LION	4 BALANCE
29 JUIN	CANCER	CANCER	LION	LION	CANCER	GEMEAUX	BALANCE	LION	16 BALANCE
30 JUIN	CANCER	CANCER	LION	LION	CANCER	GEMEAUX	BALANCE	LION	28 BALANCE
1 JUILLET	CANCER	CANCER	LION	LION	CANCER	GEMEAUX	BALANCE	LION	11 SCORPION
2 JUILLET	CANCER	CANCER	LION	LION	CANCER	GEMEAUX	BALANCE	LION	23 SCORPION
3 JUILLET	CANCER	CANCER	LION	LION	CANCER	GEMEAUX	BALANCE	LION	6 SAGITTAIRE
4 JUILLET	CANCER	CANCER	LION	LION	CANCER	GEMEAUX	BALANCE	LION	20 SAGITTAIRE
5 JUILLET	CANCER	CANCER	LION	LION	CANCER	GEMEAUX	BALANCE	LION	4 CAPRICORNE
6 JUILLET	CANCER	CANCER	LION	LION	CANCER	GEMEAUX	BALANCE	LION	18 CAPRICORNE
7 JUILLET	CANCER	CANCER	LION	LION	CANCER	GEMEAUX	BALANCE	LION	3 VERSEAU
8 JUILLET	CANCER	CANCER	LION	LION	CANCER	GEMEAUX	BALANCE	LION	17 VERSEAU
9 JUILLET	CANCER	CANCER	LION	LION	CANCER	GEMEAUX	BALANCE	LION	2 POISSONS
10 JUILLET	CANCER	CANCER	LION	LION	CANCER	GEMEAUX	BALANCE	LION	16 POISSONS
11 JUILLET	LION	CANCER	LION	LION	CANCER	GEMEAUX	BALANCE	LION	1 BELIER
12 JUILLET	LION	CANCER	VIERGE	LION	CANCER	GEMEAUX	BALANCE	LION	15 BELIER
13 JUILLET	LION	CANCER	VIERGE	LION	CANCER	GEMEAUX	BALANCE	LION	29 BELIER
14 JUILLET	LION	CANCER	VIERGE	LION	CANCER	GEMEAUX	BALANCE	LION	13 TAUREAU
15 JUILLET	LION	CANCER	VIERGE	LION	CANCER	GEMEAUX	BALANCE	LION	26 TAUREAU
16 JUILLET	LION	CANCER	VIERGE	LION	CANCER	GEMEAUX	BALANCE	LION	9 GEMEAUX
17 JUILLET	LION	LION	VIERGE	LION	CANCER	GEMEAUX	BALANCE	LION	23 GEMEAUX
18 JUILLET	LION	LION	VIERGE	LION	CANCER	GEMEAUX	BALANCE	LION	5 CANCER
19 JUILLET	LION	LION	VIERGE	LION	CANCER	GEMEAUX	BALANCE	LION	18 CANCER
20 JUILLET	LION	LION	VIERGE	LION	CANCER	GEMEAUX	BALANCE	LION	0 LION
21 JUILLET	LION	LION	VIERGE	LION	CANCER	GEMEAUX	BALANCE	LION	12 LION
22 JUILLET	LION	LION	VIERGE	LION	CANCER	GEMEAUX	BALANCE	LION	24 LION
23 JUILLET	LION	LION	VIERGE	LION	CANCER	GEMEAUX	BALANCE	LION	6 VIERGE

LE SOLEIL — ENTRE DANS LE SIGNE DU CANCER LE 21 JUIN 1944 A 13 h 00 — QUITTE LE SIGNE DU CANCER LE 23 JUILLET A 23 h 45 — ✱ LES CHIFFRES INDIQUENT LES DEGRES

1945	MERCURE	VENUS	MARS	JUPITER	SATURNE	URANUS	NEPTUNE	PLUTON	LUNE ✱
21 JUIN	CANCER	TAUREAU	TAUREAU	VIERGE	CANCER	GEMEAUX	BALANCE	LION	12 SCORPION
22 JUIN	CANCER	TAUREAU	TAUREAU	VIERGE	CANCER	GEMEAUX	BALANCE	LION	24 SCORPION
23 JUIN	CANCER	TAUREAU	TAUREAU	VIERGE	CANCER	GEMEAUX	BALANCE	LION	7 SAGITTAIRE
24 JUIN	CANCER	TAUREAU	TAUREAU	VIERGE	CANCER	GEMEAUX	BALANCE	LION	19 SAGITTAIRE
25 JUIN	CANCER	TAUREAU	TAUREAU	VIERGE	CANCER	GEMEAUX	BALANCE	LION	2 CAPRICORNE
26 JUIN	CANCER	TAUREAU	TAUREAU	VIERGE	CANCER	GEMEAUX	BALANCE	LION	14 CAPRICORNE
27 JUIN	CANCER	TAUREAU	TAUREAU	VIERGE	CANCER	GEMEAUX	BALANCE	LION	28 CAPRICORNE
28 JUIN	CANCER	TAUREAU	TAUREAU	VIERGE	CANCER	GEMEAUX	BALANCE	LION	11 VERSEAU
29 JUIN	CANCER	TAUREAU	TAUREAU	VIERGE	CANCER	GEMEAUX	BALANCE	LION	25 VERSEAU
30 JUIN	CANCER	TAUREAU	TAUREAU	VIERGE	CANCER	GEMEAUX	BALANCE	LION	8 POISSONS
1 JUILLET	CANCER	TAUREAU	TAUREAU	VIERGE	CANCER	GEMEAUX	BALANCE	LION	22 POISSONS
2 JUILLET	CANCER	TAUREAU	TAUREAU	VIERGE	CANCER	GEMEAUX	BALANCE	LION	6 BELIER
3 JUILLET	CANCER	TAUREAU	TAUREAU	VIERGE	CANCER	GEMEAUX	BALANCE	LION	21 BELIER
4 JUILLET	LION	TAUREAU	TAUREAU	VIERGE	CANCER	GEMEAUX	BALANCE	LION	5 TAUREAU
5 JUILLET	LION	TAUREAU	TAUREAU	VIERGE	CANCER	GEMEAUX	BALANCE	LION	19 TAUREAU
6 JUILLET	LION	TAUREAU	TAUREAU	VIERGE	CANCER	GEMEAUX	BALANCE	LION	4 GEMEAUX
7 JUILLET	LION	TAUREAU	TAUREAU	VIERGE	CANCER	GEMEAUX	BALANCE	LION	18 GEMEAUX
8 JUILLET	LION	GEMEAUX	TAUREAU	VIERGE	CANCER	GEMEAUX	BALANCE	LION	2 CANCER
9 JUILLET	LION	GEMEAUX	TAUREAU	VIERGE	CANCER	GEMEAUX	BALANCE	LION	16 CANCER
10 JUILLET	LION	GEMEAUX	TAUREAU	VIERGE	CANCER	GEMEAUX	BALANCE	LION	29 CANCER
11 JUILLET	LION	GEMEAUX	TAUREAU	VIERGE	CANCER	GEMEAUX	BALANCE	LION	12 LION
12 JUILLET	LION	GEMEAUX	TAUREAU	VIERGE	CANCER	GEMEAUX	BALANCE	LION	25 LION
13 JUILLET	LION	GEMEAUX	TAUREAU	VIERGE	CANCER	GEMEAUX	BALANCE	LION	8 VIERGE
14 JUILLET	LION	GEMEAUX	TAUREAU	VIERGE	CANCER	GEMEAUX	BALANCE	LION	20 VIERGE
15 JUILLET	LION	GEMEAUX	TAUREAU	VIERGE	CANCER	GEMEAUX	BALANCE	LION	3 BALANCE
16 JUILLET	LION	GEMEAUX	TAUREAU	VIERGE	CANCER	GEMEAUX	BALANCE	LION	15 BALANCE
17 JUILLET	LION	GEMEAUX	TAUREAU	VIERGE	CANCER	GEMEAUX	BALANCE	LION	26 BALANCE
18 JUILLET	LION	GEMEAUX	TAUREAU	VIERGE	CANCER	GEMEAUX	BALANCE	LION	8 SCORPION
19 JUILLET	LION	GEMEAUX	TAUREAU	VIERGE	CANCER	GEMEAUX	BALANCE	LION	20 SCORPION
20 JUILLET	LION	GEMEAUX	TAUREAU	VIERGE	CANCER	GEMEAUX	BALANCE	LION	2 SAGITTAIRE
21 JUILLET	LION	GEMEAUX	TAUREAU	VIERGE	CANCER	GEMEAUX	BALANCE	LION	15 SAGITTAIRE
22 JUILLET	LION	GEMEAUX	TAUREAU	VIERGE	CANCER	GEMEAUX	BALANCE	LION	27 SAGITTAIRE
23 JUILLET	LION	GEMEAUX	GEMEAUX	VIERGE	CANCER	GEMEAUX	BALANCE	LION	10 CAPRICORNE

LE SOLEIL — ENTRE DANS LE SIGNE DU CANCER LE 21 JUIN 1945 A 17 h 45 — QUITTE LE SIGNE DU CANCER LE 23 JUILLET A 5 h 30 — ✱ LES CHIFFRES INDIQUENT LES DEGRES

DECOUVREZ DANS QUEL SIGNE SE TROUVAIENT LES PLANETES
A VOTRE NAISSANCE

1946	MERCURE	VENUS	MARS	JUPITER	SATURNE	URANUS	NEPTUNE	PLUTON	LUNE *
22 JUIN	CANCER	LION	VIERGE	BALANCE	CANCER	GEMEAUX	BALANCE	LION	29 POISSONS
23 JUIN	CANCER	LION	VIERGE	BALANCE	CANCER	GEMEAUX	BALANCE	LION	13 BELIER
24 JUIN	CANCER	LION	VIERGE	BALANCE	CANCER	GEMEAUX	BALANCE	LION	27 BELIER
25 JUIN	CANCER	LION	VIERGE	BALANCE	CANCER	GEMEAUX	BALANCE	LION	12 TAUREAU
26 JUIN	CANCER	LION	VIERGE	BALANCE	CANCER	GEMEAUX	BALANCE	LION	26 TAUREAU
27 JUIN	CANCER	LION	VIERGE	BALANCE	CANCER	GEMEAUX	BALANCE	LION	11 GEMEAUX
28 JUIN	LION	LION	VIERGE	BALANCE	CANCER	GEMEAUX	BALANCE	LION	26 GEMEAUX
29 JUIN	LION	LION	VIERGE	BALANCE	CANCER	GEMEAUX	BALANCE	LION	11 CANCER
30 JUIN	LION	LION	VIERGE	BALANCE	CANCER	GEMEAUX	BALANCE	LION	26 CANCER
1 JUILLET	LION	LION	VIERGE	BALANCE	CANCER	GEMEAUX	BALANCE	LION	11 LION
2 JUILLET	LION	LION	VIERGE	BALANCE	CANCER	GEMEAUX	BALANCE	LION	25 LION
3 JUILLET	LION	LION	VIERGE	BALANCE	CANCER	GEMEAUX	BALANCE	LION	8 VIERGE
4 JUILLET	LION	LION	VIERGE	BALANCE	CANCER	GEMEAUX	BALANCE	LION	21 VIERGE
5 JUILLET	LION	LION	VIERGE	BALANCE	CANCER	GEMEAUX	BALANCE	LION	4 BALANCE
6 JUILLET	LION	LION	VIERGE	BALANCE	CANCER	GEMEAUX	BALANCE	LION	17 BALANCE
7 JUILLET	LION	LION	VIERGE	BALANCE	CANCER	GEMEAUX	BALANCE	LION	29 BALANCE
8 JUILLET	LION	LION	VIERGE	BALANCE	CANCER	GEMEAUX	BALANCE	LION	11 SCORPION
9 JUILLET	LION	LION	VIERGE	BALANCE	CANCER	GEMEAUX	BALANCE	LION	22 SCORPION
10 JUILLET	LION	LION	VIERGE	BALANCE	CANCER	GEMEAUX	BALANCE	LION	4 SAGITTAIRE
11 JUILLET	LION	LION	VIERGE	BALANCE	CANCER	GEMEAUX	BALANCE	LION	16 SAGITTAIRE
12 JUILLET	LION	LION	VIERGE	BALANCE	CANCER	GEMEAUX	BALANCE	LION	28 SAGITTAIRE
13 JUILLET	LION	LION	VIERGE	BALANCE	CANCER	GEMEAUX	BALANCE	LION	10 CAPRICORNE
14 JUILLET	LION	VIERGE	VIERGE	BALANCE	CANCER	GEMEAUX	BALANCE	LION	22 CAPRICORNE
15 JUILLET	LION	VIERGE	VIERGE	BALANCE	CANCER	GEMEAUX	BALANCE	LION	5 VERSEAU
16 JUILLET	LION	VIERGE	VIERGE	BALANCE	CANCER	GEMEAUX	BALANCE	LION	17 VERSEAU
17 JUILLET	LION	VIERGE	VIERGE	BALANCE	CANCER	GEMEAUX	BALANCE	LION	0 POISSONS
18 JUILLET	LION	VIERGE	VIERGE	BALANCE	CANCER	GEMEAUX	BALANCE	LION	13 POISSONS
19 JUILLET	LION	VIERGE	VIERGE	BALANCE	CANCER	GEMEAUX	BALANCE	LION	26 POISSONS
20 JUILLET	LION	VIERGE	VIERGE	BALANCE	CANCER	GEMEAUX	BALANCE	LION	10 BELIER
21 JUILLET	LION	VIERGE	VIERGE	BALANCE	CANCER	GEMEAUX	BALANCE	LION	24 BELIER
22 JUILLET	LION	VIERGE	VIERGE	BALANCE	CANCER	GEMEAUX	BALANCE	LION	7 TAUREAU
23 JUILLET	LION	VIERGE	VIERGE	BALANCE	CANCER	GEMEAUX	BALANCE	LION	22 TAUREAU

	ENTRE DANS LE SIGNE DU		LE 22 JUIN		A 0 h 35	
LE SOLEIL		CANCER		1946	* LES CHIFFRES INDIQUENT LES DEGRES	
	QUITTE LE SIGNE DU		LE 23 JUILLET		A 11 h 30	

1947	MERCURE	VENUS	MARS	JUPITER	SATURNE	URANUS	NEPTUNE	PLUTON	LUNE *
22 JUIN	CANCER	GEMEAUX	TAUREAU	SCORPION	LION	GEMEAUX	BALANCE	LION	21 LION
23 JUIN	CANCER	GEMEAUX	TAUREAU	SCORPION	LION	GEMEAUX	BALANCE	LION	5 VIERGE
24 JUIN	CANCER	GEMEAUX	TAUREAU	SCORPION	LION	GEMEAUX	BALANCE	LION	19 VIERGE
25 JUIN	CANCER	GEMEAUX	TAUREAU	SCORPION	LION	GEMEAUX	BALANCE	LION	3 BALANCE
26 JUIN	CANCER	GEMEAUX	TAUREAU	SCORPION	LION	GEMEAUX	BALANCE	LION	16 BALANCE
27 JUIN	CANCER	GEMEAUX	TAUREAU	SCORPION	LION	GEMEAUX	BALANCE	LION	28 BALANCE
28 JUIN	CANCER	GEMEAUX	TAUREAU	SCORPION	LION	GEMEAUX	BALANCE	LION	11 SCORPION
29 JUIN	CANCER	GEMEAUX	TAUREAU	SCORPION	LION	GEMEAUX	BALANCE	LION	23 SCORPION
30 JUIN	CANCER	GEMEAUX	TAUREAU	SCORPION	LION	GEMEAUX	BALANCE	LION	5 SAGITTAIRE
1 JUILLET	CANCER	GEMEAUX	GEMEAUX	SCORPION	LION	GEMEAUX	BALANCE	LION	17 SAGITTAIRE
2 JUILLET	CANCER	GEMEAUX	GEMEAUX	SCORPION	LION	GEMEAUX	BALANCE	LION	29 SAGITTAIRE
3 JUILLET	CANCER	GEMEAUX	GEMEAUX	SCORPION	LION	GEMEAUX	BALANCE	LION	11 CAPRICORNE
4 JUILLET	CANCER	GEMEAUX	GEMEAUX	SCORPION	LION	GEMEAUX	BALANCE	LION	23 CAPRICORNE
5 JUILLET	CANCER	GEMEAUX	GEMEAUX	SCORPION	LION	GEMEAUX	BALANCE	LION	5 VERSEAU
6 JUILLET	CANCER	GEMEAUX	GEMEAUX	SCORPION	LION	GEMEAUX	BALANCE	LION	17 VERSEAU
7 JUILLET	CANCER	GEMEAUX	GEMEAUX	SCORPION	LION	GEMEAUX	BALANCE	LION	29 VERSEAU
8 JUILLET	CANCER	GEMEAUX	GEMEAUX	SCORPION	LION	GEMEAUX	BALANCE	LION	11 POISSONS
9 JUILLET	CANCER	CANCER	GEMEAUX	SCORPION	LION	GEMEAUX	BALANCE	LION	23 POISSONS
10 JUILLET	CANCER	CANCER	GEMEAUX	SCORPION	LION	GEMEAUX	BALANCE	LION	6 BELIER
11 JUILLET	CANCER	CANCER	GEMEAUX	SCORPION	LION	GEMEAUX	BALANCE	LION	19 BELIER
12 JUILLET	CANCER	CANCER	GEMEAUX	SCORPION	LION	GEMEAUX	BALANCE	LION	2 TAUREAU
13 JUILLET	CANCER	CANCER	GEMEAUX	SCORPION	LION	GEMEAUX	BALANCE	LION	15 TAUREAU
14 JUILLET	CANCER	CANCER	GEMEAUX	SCORPION	LION	GEMEAUX	BALANCE	LION	29 TAUREAU
15 JUILLET	CANCER	CANCER	GEMEAUX	SCORPION	LION	GEMEAUX	BALANCE	LION	14 GEMEAUX
16 JUILLET	CANCER	CANCER	GEMEAUX	SCORPION	LION	GEMEAUX	BALANCE	LION	29 GEMEAUX
17 JUILLET	CANCER	CANCER	GEMEAUX	SCORPION	LION	GEMEAUX	BALANCE	LION	14 CANCER
18 JUILLET	CANCER	CANCER	GEMEAUX	SCORPION	LION	GEMEAUX	BALANCE	LION	29 CANCER
19 JUILLET	CANCER	CANCER	GEMEAUX	SCORPION	LION	GEMEAUX	BALANCE	LION	14 LION
20 JUILLET	CANCER	CANCER	GEMEAUX	SCORPION	LION	GEMEAUX	BALANCE	LION	29 LION
21 JUILLET	CANCER	CANCER	GEMEAUX	SCORPION	LION	GEMEAUX	BALANCE	LION	14 VIERGE
22 JUILLET	CANCER	CANCER	GEMEAUX	SCORPION	LION	GEMEAUX	BALANCE	LION	28 VIERGE
23 JUILLET	CANCER	CANCER	GEMEAUX	SCORPION	LION	GEMEAUX	BALANCE	LION	12 BALANCE

	ENTRE DANS LE SIGNE DU		LE 22 JUIN		A 6 h 10	
LE SOLEIL		CANCER		1947	* LES CHIFFRES INDIQUENT LES DEGRES	
	QUITTE LE SIGNE DU		LE 23 JUILLET		A 17 h 00	

200

DECOUVREZ DANS QUEL SIGNE SE TROUVAIENT LES PLANETES A VOTRE NAISSANCE

1948	MERCURE	VENUS	MARS	JUPITER	SATURNE	URANUS	NEPTUNE	PLUTON	LUNE *
21 JUIN	CANCER	CANCER	VIERGE	SAGITTAIRE	LION	GEMEAUX	BALANCE	LION	29 SAGITTAIRE
22 JUIN	CANCER	CANCER	VIERGE	SAGITTAIRE	LION	GEMEAUX	BALANCE	LION	12 CAPRICORNE
23 JUIN	CANCER	CANCER	VIERGE	SAGITTAIRE	LION	GEMEAUX	BALANCE	LION	24 CAPRICORNE
24 JUIN	CANCER	CANCER	VIERGE	SAGITTAIRE	LION	GEMEAUX	BALANCE	LION	6 VERSEAU
25 JUIN	CANCER	CANCER	VIERGE	SAGITTAIRE	LION	GEMEAUX	BALANCE	LION	18 VERSEAU
26 JUIN	CANCER	CANCER	VIERGE	SAGITTAIRE	LION	GEMEAUX	BALANCE	LION	0 POISSONS
27 JUIN	CANCER	CANCER	VIERGE	SAGITTAIRE	LION	GEMEAUX	BALANCE	LION	12 POISSONS
28 JUIN	CANCER	CANCER	VIERGE	SAGITTAIRE	LION	GEMEAUX	BALANCE	LION	24 POISSONS
29 JUIN	GEMEAUX	GEMEAUX	VIERGE	SAGITTAIRE	LION	GEMEAUX	BALANCE	LION	6 BELIER
30 JUIN	GEMEAUX	GEMEAUX	VIERGE	SAGITTAIRE	LION	GEMEAUX	BALANCE	LION	18 BELIER
1 JUILLET	GEMEAUX	GEMEAUX	VIERGE	SAGITTAIRE	LION	GEMEAUX	BALANCE	LION	0 TAUREAU
2 JUILLET	GEMEAUX	GEMEAUX	VIERGE	SAGITTAIRE	LION	GEMEAUX	BALANCE	LION	13 TAUREAU
3 JUILLET	GEMEAUX	GEMEAUX	VIERGE	SAGITTAIRE	LION	GEMEAUX	BALANCE	LION	26 TAUREAU
4 JUILLET	GEMEAUX	GEMEAUX	VIERGE	SAGITTAIRE	LION	GEMEAUX	BALANCE	LION	10 GEMEAUX
5 JUILLET	GEMEAUX	GEMEAUX	VIERGE	SAGITTAIRE	LION	GEMEAUX	BALANCE	LION	24 GEMEAUX
6 JUILLET	GEMEAUX	GEMEAUX	VIERGE	SAGITTAIRE	LION	GEMEAUX	BALANCE	LION	9 CANCER
7 JUILLET	GEMEAUX	GEMEAUX	VIERGE	SAGITTAIRE	LION	GEMEAUX	BALANCE	LION	24 CANCER
8 JUILLET	GEMEAUX	GEMEAUX	VIERGE	SAGITTAIRE	LION	GEMEAUX	BALANCE	LION	8 LION
9 JUILLET	GEMEAUX	GEMEAUX	VIERGE	SAGITTAIRE	LION	GEMEAUX	BALANCE	LION	23 LION
10 JUILLET	GEMEAUX	GEMEAUX	VIERGE	SAGITTAIRE	LION	GEMEAUX	BALANCE	LION	8 VIERGE
11 JUILLET	GEMEAUX	GEMEAUX	VIERGE	SAGITTAIRE	LION	GEMEAUX	BALANCE	LION	23 VIERGE
12 JUILLET	CANCER	GEMEAUX	VIERGE	SAGITTAIRE	LION	GEMEAUX	BALANCE	LION	7 BALANCE
13 JUILLET	CANCER	GEMEAUX	VIERGE	SAGITTAIRE	LION	GEMEAUX	BALANCE	LION	21 BALANCE
14 JUILLET	CANCER	GEMEAUX	VIERGE	SAGITTAIRE	LION	GEMEAUX	BALANCE	LION	4 SCORPION
15 JUILLET	CANCER	GEMEAUX	VIERGE	SAGITTAIRE	LION	GEMEAUX	BALANCE	LION	18 SCORPION
16 JUILLET	CANCER	GEMEAUX	VIERGE	SAGITTAIRE	LION	GEMEAUX	BALANCE	LION	1 SAGITTAIRE
17 JUILLET	CANCER	GEMEAUX	BALANCE	SAGITTAIRE	LION	GEMEAUX	BALANCE	LION	13 SAGITTAIRE
18 JUILLET	CANCER	GEMEAUX	BALANCE	SAGITTAIRE	LION	GEMEAUX	BALANCE	LION	26 SAGITTAIRE
19 JUILLET	CANCER	GEMEAUX	BALANCE	SAGITTAIRE	LION	GEMEAUX	BALANCE	LION	8 CAPRICORNE
20 JUILLET	CANCER	GEMEAUX	BALANCE	SAGITTAIRE	LION	GEMEAUX	BALANCE	LION	21 CAPRICORNE
21 JUILLET	CANCER	GEMEAUX	BALANCE	SAGITTAIRE	LION	GEMEAUX	BALANCE	LION	3 VERSEAU
22 JUILLET	CANCER	GEMEAUX	BALANCE	SAGITTAIRE	LION	GEMEAUX	BALANCE	LION	15 VERSEAU
23 JUILLET	CANCER	GEMEAUX	BALANCE	SAGITTAIRE	LION	GEMEAUX	BALANCE	LION	27 VERSEAU

LE SOLEIL ENTRE DANS LE SIGNE DU CANCER LE 21 JUIN 1948 A 12 h 00
QUITTE LE SIGNE DU CANCER LE 23 JUILLET 1948 A 23 h 00
* LES CHIFFRES INDIQUENT LES DEGRES

1949	MERCURE	VENUS	MARS	JUPITER	SATURNE	URANUS	NEPTUNE	PLUTON	LUNE *
21 JUIN	GEMEAUX	CANCER	GEMEAUX	VERSEAU	VIERGE	CANCER	BALANCE	LION	2 TAUREAU
22 JUIN	GEMEAUX	CANCER	GEMEAUX	VERSEAU	VIERGE	CANCER	BALANCE	LION	14 TAUREAU
23 JUIN	GEMEAUX	CANCER	GEMEAUX	VERSEAU	VIERGE	CANCER	BALANCE	LION	26 TAUREAU
24 JUIN	GEMEAUX	CANCER	GEMEAUX	VERSEAU	VIERGE	CANCER	BALANCE	LION	9 GEMEAUX
25 JUIN	GEMEAUX	CANCER	GEMEAUX	VERSEAU	VIERGE	CANCER	BALANCE	LION	22 GEMEAUX
26 JUIN	GEMEAUX	CANCER	GEMEAUX	VERSEAU	VIERGE	CANCER	BALANCE	LION	5 CANCER
27 JUIN	GEMEAUX	CANCER	GEMEAUX	VERSEAU	VIERGE	CANCER	BALANCE	LION	19 CANCER
28 JUIN	GEMEAUX	CANCER	GEMEAUX	CAPRICORNE	VIERGE	CANCER	BALANCE	LION	3 LION
29 JUIN	GEMEAUX	CANCER	GEMEAUX	CAPRICORNE	VIERGE	CANCER	BALANCE	LION	16 LION
30 JUIN	GEMEAUX	CANCER	GEMEAUX	CAPRICORNE	VIERGE	CANCER	BALANCE	LION	1 VIERGE
1 JUILLET	GEMEAUX	CANCER	GEMEAUX	CAPRICORNE	VIERGE	CANCER	BALANCE	LION	15 VIERGE
2 JUILLET	GEMEAUX	LION	GEMEAUX	CAPRICORNE	VIERGE	CANCER	BALANCE	LION	29 VIERGE
3 JUILLET	GEMEAUX	LION	GEMEAUX	CAPRICORNE	VIERGE	CANCER	BALANCE	LION	13 BALANCE
4 JUILLET	GEMEAUX	LION	GEMEAUX	CAPRICORNE	VIERGE	CANCER	BALANCE	LION	27 BALANCE
5 JUILLET	GEMEAUX	LION	GEMEAUX	CAPRICORNE	VIERGE	CANCER	BALANCE	LION	11 SCORPION
6 JUILLET	GEMEAUX	LION	GEMEAUX	CAPRICORNE	VIERGE	CANCER	BALANCE	LION	25 SCORPION
7 JUILLET	GEMEAUX	LION	GEMEAUX	CAPRICORNE	VIERGE	CANCER	BALANCE	LION	9 SAGITTAIRE
8 JUILLET	GEMEAUX	LION	GEMEAUX	CAPRICORNE	VIERGE	CANCER	BALANCE	LION	23 SAGITTAIRE
9 JUILLET	GEMEAUX	LION	GEMEAUX	CAPRICORNE	VIERGE	CANCER	BALANCE	LION	6 CAPRICORNE
10 JUILLET	CANCER	LION	GEMEAUX	CAPRICORNE	VIERGE	CANCER	BALANCE	LION	20 CAPRICORNE
11 JUILLET	CANCER	LION	GEMEAUX	CAPRICORNE	VIERGE	CANCER	BALANCE	LION	3 VERSEAU
12 JUILLET	CANCER	LION	GEMEAUX	CAPRICORNE	VIERGE	CANCER	BALANCE	LION	16 VERSEAU
13 JUILLET	CANCER	LION	GEMEAUX	CAPRICORNE	VIERGE	CANCER	BALANCE	LION	28 VERSEAU
14 JUILLET	CANCER	LION	GEMEAUX	CAPRICORNE	VIERGE	CANCER	BALANCE	LION	10 POISSONS
15 JUILLET	CANCER	LION	GEMEAUX	CAPRICORNE	VIERGE	CANCER	BALANCE	LION	22 POISSONS
16 JUILLET	CANCER	LION	GEMEAUX	CAPRICORNE	VIERGE	CANCER	BALANCE	LION	4 BELIER
17 JUILLET	CANCER	LION	GEMEAUX	CAPRICORNE	VIERGE	CANCER	BALANCE	LION	16 BELIER
18 JUILLET	CANCER	LION	GEMEAUX	CAPRICORNE	VIERGE	CANCER	BALANCE	LION	28 BELIER
19 JUILLET	CANCER	LION	GEMEAUX	CAPRICORNE	VIERGE	CANCER	BALANCE	LION	10 TAUREAU
20 JUILLET	CANCER	LION	GEMEAUX	CAPRICORNE	VIERGE	CANCER	BALANCE	LION	22 TAUREAU
21 JUILLET	CANCER	LION	GEMEAUX	CAPRICORNE	VIERGE	CANCER	BALANCE	LION	4 GEMEAUX
22 JUILLET	CANCER	LION	GEMEAUX	CAPRICORNE	VIERGE	CANCER	BALANCE	LION	17 GEMEAUX
23 JUILLET	CANCER	LION	CANCER	CAPRICORNE	VIERGE	CANCER	BALANCE	LION	0 CANCER

LE SOLEIL ENTRE DANS LE SIGNE DU CANCER LE 21 JUIN 1949 A 18 h 30
QUITTE LE SIGNE DU CANCER LE 23 JUILLET 1949 A 4 h 50
* LES CHIFFRES INDIQUENT LES DEGRES

201

DECOUVREZ DANS QUEL SIGNE SE TROUVAIENT LES PLANETES A VOTRE NAISSANCE

1950	MERCURE	VENUS	MARS	JUPITER	SATURNE	URANUS	NEPTUNE	PLUTON	LUNE *
21 JUIN	GEMEAUX	TAUREAU	BALANCE	POISSONS	VIERGE	CANCER	BALANCE	LION	8 VIERGE
22 JUIN	GEMEAUX	TAUREAU	BALANCE	POISSONS	VIERGE	CANCER	BALANCE	LION	21 VIERGE
23 JUIN	GEMEAUX	TAUREAU	BALANCE	POISSONS	VIERGE	CANCER	BALANCE	LION	5 BALANCE
24 JUIN	GEMEAUX	TAUREAU	BALANCE	POISSONS	VIERGE	CANCER	BALANCE	LION	19 BALANCE
25 JUIN	GEMEAUX	TAUREAU	BALANCE	POISSONS	VIERGE	CANCER	BALANCE	LION	3 SCORPION
26 JUIN	GEMEAUX	TAUREAU	BALANCE	POISSONS	VIERGE	CANCER	BALANCE	LION	18 SCORPION
27 JUIN	GEMEAUX	GEMEAUX	BALANCE	POISSONS	VIERGE	CANCER	BALANCE	LION	2 SAGITTAIRE
28 JUIN	GEMEAUX	GEMEAUX	BALANCE	POISSONS	VIERGE	CANCER	BALANCE	LION	17 SAGITTAIRE
29 JUIN	GEMEAUX	GEMEAUX	BALANCE	POISSONS	VIERGE	CANCER	BALANCE	LION	2 CAPRICORNE
30 JUIN	GEMEAUX	GEMEAUX	BALANCE	POISSONS	VIERGE	CANCER	BALANCE	LION	17 CAPRICORNE
1 JUILLET	GEMEAUX	GEMEAUX	BALANCE	POISSONS	VIERGE	CANCER	BALANCE	LION	1 VERSEAU
2 JUILLET	GEMEAUX	GEMEAUX	BALANCE	POISSONS	VIERGE	CANCER	BALANCE	LION	15 VERSEAU
3 JUILLET	CANCER	GEMEAUX	BALANCE	POISSONS	VIERGE	CANCER	BALANCE	LION	29 VERSEAU
4 JUILLET	CANCER	GEMEAUX	BALANCE	POISSONS	VIERGE	CANCER	BALANCE	LION	12 POISSONS
5 JUILLET	CANCER	GEMEAUX	BALANCE	POISSONS	VIERGE	CANCER	BALANCE	LION	24 POISSONS
6 JUILLET	CANCER	GEMEAUX	BALANCE	POISSONS	VIERGE	CANCER	BALANCE	LION	7 BELIER
7 JUILLET	CANCER	GEMEAUX	BALANCE	POISSONS	VIERGE	CANCER	BALANCE	LION	19 BELIER
8 JUILLET	CANCER	GEMEAUX	BALANCE	POISSONS	VIERGE	CANCER	BALANCE	LION	1 TAUREAU
9 JUILLET	CANCER	GEMEAUX	BALANCE	POISSONS	VIERGE	CANCER	BALANCE	LION	12 TAUREAU
10 JUILLET	CANCER	GEMEAUX	BALANCE	POISSONS	VIERGE	CANCER	BALANCE	LION	24 TAUREAU
11 JUILLET	CANCER	GEMEAUX	BALANCE	POISSONS	VIERGE	CANCER	BALANCE	LION	6 GEMEAUX
12 JUILLET	CANCER	GEMEAUX	BALANCE	POISSONS	VIERGE	CANCER	BALANCE	LION	18 GEMEAUX
13 JUILLET	CANCER	GEMEAUX	BALANCE	POISSONS	VIERGE	CANCER	BALANCE	LION	0 CANCER
14 JUILLET	CANCER	GEMEAUX	BALANCE	POISSONS	VIERGE	CANCER	BALANCE	LION	13 CANCER
15 JUILLET	CANCER	GEMEAUX	BALANCE	POISSONS	VIERGE	CANCER	BALANCE	LION	25 CANCER
16 JUILLET	CANCER	GEMEAUX	BALANCE	POISSONS	VIERGE	CANCER	BALANCE	LION	8 LION
17 JUILLET	LION	GEMEAUX	BALANCE	POISSONS	VIERGE	CANCER	BALANCE	LION	21 LION
18 JUILLET	LION	GEMEAUX	BALANCE	POISSONS	VIERGE	CANCER	BALANCE	LION	5 VIERGE
19 JUILLET	LION	GEMEAUX	BALANCE	POISSONS	VIERGE	CANCER	BALANCE	LION	18 VIERGE
20 JUILLET	LION	GEMEAUX	BALANCE	POISSONS	VIERGE	CANCER	BALANCE	LION	2 BALANCE
21 JUILLET	LION	GEMEAUX	BALANCE	POISSONS	VIERGE	CANCER	BALANCE	LION	15 BALANCE
22 JUILLET	LION	GEMEAUX	BALANCE	POISSONS	VIERGE	CANCER	BALANCE	LION	29 BALANCE
23 JUILLET	LION	CANCER	BALANCE	POISSONS	VIERGE	CANCER	BALANCE	LION	14 SCORPION

LE SOLEIL — ENTRE DANS LE SIGNE DU CANCER LE 21 JUIN 1950 A 23 h 30 — QUITTE LE SIGNE DU LE 23 JUILLET A 10 h 20

* LES CHIFFRES INDIQUENT LES DEGRES

1951	MERCURE	VENUS	MARS	JUPITER	SATURNE	URANUS	NEPTUNE	PLUTON	LUNE *
22 JUIN	GEMEAUX	LION	GEMEAUX	BELIER	VIERGE	CANCER	BALANCE	LION	12 VERSEAU
23 JUIN	GEMEAUX	LION	GEMEAUX	BELIER	VIERGE	CANCER	BALANCE	LION	26 VERSEAU
24 JUIN	CANCER	LION	GEMEAUX	BELIER	VIERGE	CANCER	BALANCE	LION	10 POISSONS
25 JUIN	CANCER	LION	GEMEAUX	BELIER	VIERGE	CANCER	BALANCE	LION	24 POISSONS
26 JUIN	CANCER	LION	GEMEAUX	BELIER	VIERGE	CANCER	BALANCE	LION	6 BELIER
27 JUIN	CANCER	LION	GEMEAUX	BELIER	VIERGE	CANCER	BALANCE	LION	19 BELIER
28 JUIN	CANCER	LION	GEMEAUX	BELIER	VIERGE	CANCER	BALANCE	LION	2 TAUREAU
29 JUIN	CANCER	LION	GEMEAUX	BELIER	VIERGE	CANCER	BALANCE	LION	14 TAUREAU
30 JUIN	CANCER	LION	GEMEAUX	BELIER	VIERGE	CANCER	BALANCE	LION	26 TAUREAU
1 JUILLET	CANCER	LION	GEMEAUX	BELIER	VIERGE	CANCER	BALANCE	LION	8 GEMEAUX
2 JUILLET	CANCER	LION	GEMEAUX	BELIER	VIERGE	CANCER	BALANCE	LION	20 GEMEAUX
3 JUILLET	CANCER	LION	GEMEAUX	BELIER	VIERGE	CANCER	BALANCE	LION	1 CANCER
4 JUILLET	CANCER	LION	CANCER	BELIER	VIERGE	CANCER	BALANCE	LION	13 CANCER
5 JUILLET	CANCER	LION	CANCER	BELIER	VIERGE	CANCER	BALANCE	LION	25 CANCER
6 JUILLET	CANCER	LION	CANCER	BELIER	VIERGE	CANCER	BALANCE	LION	7 LION
7 JUILLET	CANCER	LION	CANCER	BELIER	VIERGE	CANCER	BALANCE	LION	19 LION
8 JUILLET	CANCER	VIERGE	CANCER	BELIER	VIERGE	CANCER	BALANCE	LION	1 VIERGE
9 JUILLET	LION	VIERGE	CANCER	BELIER	VIERGE	CANCER	BALANCE	LION	14 VIERGE
10 JUILLET	LION	VIERGE	CANCER	BELIER	VIERGE	CANCER	BALANCE	LION	26 VIERGE
11 JUILLET	LION	VIERGE	CANCER	BELIER	VIERGE	CANCER	BALANCE	LION	9 BALANCE
12 JUILLET	LION	VIERGE	CANCER	BELIER	VIERGE	CANCER	BALANCE	LION	23 BALANCE
13 JUILLET	LION	VIERGE	CANCER	BELIER	VIERGE	CANCER	BALANCE	LION	6 SCORPION
14 JUILLET	LION	VIERGE	CANCER	BELIER	VIERGE	CANCER	BALANCE	LION	21 SCORPION
15 JUILLET	LION	VIERGE	CANCER	BELIER	VIERGE	CANCER	BALANCE	LION	5 SAGITTAIRE
16 JUILLET	LION	VIERGE	CANCER	BELIER	VIERGE	CANCER	BALANCE	LION	20 SAGITTAIRE
17 JUILLET	LION	VIERGE	CANCER	BELIER	VIERGE	CANCER	BALANCE	LION	5 CAPRICORNE
18 JUILLET	LION	VIERGE	CANCER	BELIER	VIERGE	CANCER	BALANCE	LION	20 CAPRICORNE
19 JUILLET	LION	VIERGE	CANCER	BELIER	VIERGE	CANCER	BALANCE	LION	5 VERSEAU
20 JUILLET	LION	VIERGE	CANCER	BELIER	VIERGE	CANCER	BALANCE	LION	20 VERSEAU
21 JUILLET	LION	VIERGE	CANCER	BELIER	VIERGE	CANCER	BALANCE	LION	5 POISSONS
22 JUILLET	LION	VIERGE	CANCER	BELIER	VIERGE	CANCER	BALANCE	LION	19 POISSONS
23 JUILLET	LION	VIERGE	CANCER	BELIER	VIERGE	CANCER	BALANCE	LION	2 BELIER

LE SOLEIL — ENTRE DANS LE SIGNE DU CANCER LE 22 JUIN 1951 A 5 h 15 — QUITTE LE SIGNE DU LE 23 JUILLET A 16 h 15

* LES CHIFFRES INDIQUENT LES DEGRES

DECOUVREZ DANS QUEL SIGNE SE TROUVAIENT LES PLANETES A VOTRE NAISSANCE

1952	MERCURE	VENUS	MARS	JUPITER	SATURNE	URANUS	NEPTUNE	PLUTON	LUNE *
21 JUIN	CANCER	GEMEAUX	SCORPION	TAUREAU	BALANCE	CANCER	BALANCE	LION	20 GEMEAUX
22 JUIN	CANCER	CANCER	SCORPION	TAUREAU	BALANCE	CANCER	BALANCE	LION	2 CANCER
23 JUIN	CANCER	CANCER	SCORPION	TAUREAU	BALANCE	CANCER	BALANCE	LION	14 CANCER
24 JUIN	CANCER	CANCER	SCORPION	TAUREAU	BALANCE	CANCER	BALANCE	LION	26 CANCER
25 JUIN	CANCER	CANCER	SCORPION	TAUREAU	BALANCE	CANCER	BALANCE	LION	8 LION
26 JUIN	CANCER	CANCER	SCORPION	TAUREAU	BALANCE	CANCER	BALANCE	LION	20 LION
27 JUIN	CANCER	CANCER	SCORPION	TAUREAU	BALANCE	CANCER	BALANCE	LION	2 VIERGE
28 JUIN	CANCER	CANCER	SCORPION	TAUREAU	BALANCE	CANCER	BALANCE	LION	13 VIERGE
29 JUIN	CANCER	CANCER	SCORPION	TAUREAU	BALANCE	CANCER	BALANCE	LION	25 VIERGE
30 JUIN	LION	CANCER	SCORPION	TAUREAU	BALANCE	CANCER	BALANCE	LION	8 BALANCE
1 JUILLET	LION	CANCER	SCORPION	TAUREAU	BALANCE	CANCER	BALANCE	LION	20 BALANCE
2 JUILLET	LION	CANCER	SCORPION	TAUREAU	BALANCE	CANCER	BALANCE	LION	3 SCORPION
3 JUILLET	LION	CANCER	SCORPION	TAUREAU	BALANCE	CANCER	BALANCE	LION	17 SCORPION
4 JUILLET	LION	CANCER	SCORPION	TAUREAU	BALANCE	CANCER	BALANCE	LION	1 SAGITTAIRE
5 JUILLET	LION	CANCER	SCORPION	TAUREAU	BALANCE	CANCER	BALANCE	LION	15 SAGITTAIRE
6 JUILLET	LION	CANCER	SCORPION	TAUREAU	BALANCE	CANCER	BALANCE	LION	0 CAPRICORNE
7 JUILLET	LION	CANCER	SCORPION	TAUREAU	BALANCE	CANCER	BALANCE	LION	15 CAPRICORNE
8 JUILLET	LION	CANCER	SCORPION	TAUREAU	BALANCE	CANCER	BALANCE	LION	0 VERSEAU
9 JUILLET	LION	CANCER	SCORPION	TAUREAU	BALANCE	CANCER	BALANCE	LION	15 VERSEAU
10 JUILLET	LION	CANCER	SCORPION	TAUREAU	BALANCE	CANCER	BALANCE	LION	0 POISSONS
11 JUILLET	LION	CANCER	SCORPION	TAUREAU	BALANCE	CANCER	BALANCE	LION	14 POISSONS
12 JUILLET	LION	CANCER	SCORPION	TAUREAU	BALANCE	CANCER	BALANCE	LION	29 POISSONS
13 JUILLET	LION	CANCER	SCORPION	TAUREAU	BALANCE	CANCER	BALANCE	LION	12 BELIER
14 JUILLET	LION	CANCER	SCORPION	TAUREAU	BALANCE	CANCER	BALANCE	LION	26 BELIER
15 JUILLET	LION	CANCER	SCORPION	TAUREAU	BALANCE	CANCER	BALANCE	LION	9 TAUREAU
16 JUILLET	LION	CANCER	SCORPION	TAUREAU	BALANCE	CANCER	BALANCE	LION	22 TAUREAU
17 JUILLET	LION	LION	SCORPION	TAUREAU	BALANCE	CANCER	BALANCE	LION	5 GEMEAUX
18 JUILLET	LION	LION	SCORPION	TAUREAU	BALANCE	CANCER	BALANCE	LION	17 GEMEAUX
19 JUILLET	LION	LION	SCORPION	TAUREAU	BALANCE	CANCER	BALANCE	LION	29 GEMEAUX
20 JUILLET	LION	LION	SCORPION	TAUREAU	BALANCE	CANCER	BALANCE	LION	11 CANCER
21 JUILLET	LION	LION	SCORPION	TAUREAU	BALANCE	CANCER	BALANCE	LION	23 CANCER
22 JUILLET	LION	LION	SCORPION	TAUREAU	BALANCE	CANCER	BALANCE	LION	5 LION

LE SOLEIL ENTRE DANS LE SIGNE DU CANCER LE 21 JUIN 1952 A 11 h 00
QUITTE LE SIGNE DU LE 23 JUILLET A 22 h 00
* LES CHIFFRES INDIQUENT LES DEGRES

1953	MERCURE	VENUS	MARS	JUPITER	SATURNE	URANUS	NEPTUNE	PLUTON	LUNE *
21 JUIN	CANCER	TAUREAU	CANCER	GEMEAUX	BALANCE	CANCER	BALANCE	LION	22 BALANCE
22 JUIN	CANCER	TAUREAU	CANCER	GEMEAUX	BALANCE	CANCER	BALANCE	LION	4 SCORPION
23 JUIN	CANCER	TAUREAU	CANCER	GEMEAUX	BALANCE	CANCER	BALANCE	LION	16 SCORPION
24 JUIN	CANCER	TAUREAU	CANCER	GEMEAUX	BALANCE	CANCER	BALANCE	LION	29 SCORPION
25 JUIN	CANCER	TAUREAU	CANCER	GEMEAUX	BALANCE	CANCER	BALANCE	LION	12 SAGITTAIRE
26 JUIN	LION	TAUREAU	CANCER	GEMEAUX	BALANCE	CANCER	BALANCE	LION	26 SAGITTAIRE
27 JUIN	LION	TAUREAU	CANCER	GEMEAUX	BALANCE	CANCER	BALANCE	LION	10 CAPRICORNE
28 JUIN	LION	TAUREAU	CANCER	GEMEAUX	BALANCE	CANCER	BALANCE	LION	24 CAPRICORNE
29 JUIN	LION	TAUREAU	CANCER	GEMEAUX	BALANCE	CANCER	BALANCE	LION	8 VERSEAU
30 JUIN	LION	TAUREAU	CANCER	GEMEAUX	BALANCE	CANCER	BALANCE	LION	22 VERSEAU
1 JUILLET	LION	LION	CANCER	GEMEAUX	BALANCE	CANCER	BALANCE	LION	7 POISSONS
2 JUILLET	LION	LION	CANCER	GEMEAUX	BALANCE	CANCER	BALANCE	LION	21 POISSONS
3 JUILLET	LION	LION	CANCER	GEMEAUX	BALANCE	CANCER	BALANCE	LION	5 BELIER
4 JUILLET	LION	LION	CANCER	GEMEAUX	BALANCE	CANCER	BALANCE	LION	20 BELIER
5 JUILLET	LION	LION	CANCER	GEMEAUX	BALANCE	CANCER	BALANCE	LION	4 TAUREAU
6 JUILLET	LION	LION	CANCER	GEMEAUX	BALANCE	CANCER	BALANCE	LION	17 TAUREAU
7 JUILLET	LION	LION	CANCER	GEMEAUX	BALANCE	CANCER	BALANCE	LION	1 GEMEAUX
8 JUILLET	LION	LION	CANCER	GEMEAUX	BALANCE	CANCER	BALANCE	LION	14 GEMEAUX
9 JUILLET	LION	LION	CANCER	GEMEAUX	BALANCE	CANCER	BALANCE	LION	28 GEMEAUX
10 JUILLET	LION	LION	CANCER	GEMEAUX	BALANCE	CANCER	BALANCE	LION	10 CANCER
11 JUILLET	LION	LION	CANCER	GEMEAUX	BALANCE	CANCER	BALANCE	LION	23 CANCER
12 JUILLET	LION	LION	CANCER	GEMEAUX	BALANCE	CANCER	BALANCE	LION	6 LION
13 JUILLET	LION	LION	CANCER	GEMEAUX	BALANCE	CANCER	BALANCE	LION	18 LION
14 JUILLET	LION	LION	CANCER	GEMEAUX	BALANCE	CANCER	BALANCE	LION	0 VIERGE
15 JUILLET	LION	LION	CANCER	GEMEAUX	BALANCE	CANCER	BALANCE	LION	12 VIERGE
16 JUILLET	LION	LION	CANCER	GEMEAUX	BALANCE	CANCER	BALANCE	LION	24 VIERGE
17 JUILLET	LION	LION	CANCER	GEMEAUX	BALANCE	CANCER	BALANCE	LION	6 BALANCE
18 JUILLET	LION	LION	CANCER	GEMEAUX	BALANCE	CANCER	BALANCE	LION	17 BALANCE
19 JUILLET	LION	LION	CANCER	GEMEAUX	BALANCE	CANCER	BALANCE	LION	0 SCORPION
20 JUILLET	LION	LION	CANCER	GEMEAUX	BALANCE	CANCER	BALANCE	LION	12 SCORPION
21 JUILLET	LION	LION	CANCER	GEMEAUX	BALANCE	CANCER	BALANCE	LION	24 SCORPION
22 JUILLET	LION	LION	CANCER	GEMEAUX	BALANCE	CANCER	BALANCE	LION	7 SAGITTAIRE
23 JUILLET	LION	LION	CANCER	GEMEAUX	BALANCE	CANCER	BALANCE	LION	21 SAGITTAIRE

LE SOLEIL ENTRE DANS LE SIGNE DU CANCER LE 21 JUIN 1953 A 17 h 00
QUITTE LE SIGNE DU LE 23 JUILLET A 3 h 50
* LES CHIFFRES INDIQUENT LES DEGRES

DECOUVREZ DANS QUEL SIGNE SE TROUVAIENT LES PLANETES A VOTRE NAISSANCE

1954	MERCURE	VENUS	MARS	JUPITER	SATURNE	URANUS	NEPTUNE	PLUTON	LUNE *
21 JUIN	CANCER	LION	CAPRICORNE	CANCER	SCORPION	CANCER	BALANCE	LION	29 VERSEAU
22 JUIN	CANCER	LION	CAPRICORNE	CANCER	SCORPION	CANCER	BALANCE	LION	13 POISSONS
23 JUIN	CANCER	LION	CAPRICORNE	CANCER	SCORPION	CANCER	BALANCE	LION	27 POISSONS
24 JUIN	CANCER	LION	CAPRICORNE	CANCER	SCORPION	CANCER	BALANCE	LION	11 BELIER
25 JUIN	CANCER	LION	CAPRICORNE	CANCER	SCORPION	CANCER	BALANCE	LION	25 BELIER
26 JUIN	CANCER	LION	CAPRICORNE	CANCER	SCORPION	CANCER	BALANCE	LION	10 TAUREAU
27 JUIN	CANCER	LION	CAPRICORNE	CANCER	SCORPION	CANCER	BALANCE	LION	24 TAUREAU
28 JUIN	CANCER	LION	CAPRICORNE	CANCER	SCORPION	CANCER	BALANCE	LION	9 GEMEAUX
29 JUIN	CANCER	LION	CAPRICORNE	CANCER	SCORPION	CANCER	BALANCE	LION	23 GEMEAUX
30 JUIN	CANCER	LION	CAPRICORNE	CANCER	SCORPION	CANCER	BALANCE	LION	8 CANCER
1 JUILLET	CANCER	LION	CAPRICORNE	CANCER	SCORPION	CANCER	BALANCE	LION	22 CANCER
2 JUILLET	CANCER	LION	CAPRICORNE	CANCER	SCORPION	CANCER	BALANCE	LION	5 LION
3 JUILLET	CANCER	LION	SAGITTAIRE	CANCER	SCORPION	CANCER	BALANCE	LION	18 LION
4 JUILLET	CANCER	LION	SAGITTAIRE	CANCER	SCORPION	CANCER	BALANCE	LION	1 VIERGE
5 JUILLET	CANCER	LION	SAGITTAIRE	CANCER	SCORPION	CANCER	BALANCE	LION	14 VIERGE
6 JUILLET	CANCER	LION	SAGITTAIRE	CANCER	SCORPION	CANCER	BALANCE	LION	26 VIERGE
7 JUILLET	CANCER	LION	SAGITTAIRE	CANCER	SCORPION	CANCER	BALANCE	LION	8 BALANCE
8 JUILLET	CANCER	LION	SAGITTAIRE	CANCER	SCORPION	CANCER	BALANCE	LION	20 BALANCE
9 JUILLET	CANCER	LION	SAGITTAIRE	CANCER	SCORPION	CANCER	BALANCE	LION	2 SCORPION
10 JUILLET	CANCER	LION	SAGITTAIRE	CANCER	SCORPION	CANCER	BALANCE	LION	14 SCORPION
11 JUILLET	CANCER	LION	SAGITTAIRE	CANCER	SCORPION	CANCER	BALANCE	LION	26 SCORPION
12 JUILLET	CANCER	LION	SAGITTAIRE	CANCER	SCORPION	CANCER	BALANCE	LION	8 SAGITTAIRE
13 JUILLET	CANCER	VIERGE	SAGITTAIRE	CANCER	SCORPION	CANCER	BALANCE	LION	20 SAGITTAIRE
14 JUILLET	CANCER	VIERGE	SAGITTAIRE	CANCER	SCORPION	CANCER	BALANCE	LION	3 CAPRICORNE
15 JUILLET	CANCER	VIERGE	SAGITTAIRE	CANCER	SCORPION	CANCER	BALANCE	LION	16 CAPRICORNE
16 JUILLET	CANCER	VIERGE	SAGITTAIRE	CANCER	SCORPION	CANCER	BALANCE	LION	29 CAPRICORNE
17 JUILLET	CANCER	VIERGE	SAGITTAIRE	CANCER	SCORPION	CANCER	BALANCE	LION	12 VERSEAU
18 JUILLET	CANCER	VIERGE	SAGITTAIRE	CANCER	SCORPION	CANCER	BALANCE	LION	26 VERSEAU
19 JUILLET	CANCER	VIERGE	SAGITTAIRE	CANCER	SCORPION	CANCER	BALANCE	LION	10 POISSONS
20 JUILLET	CANCER	VIERGE	SAGITTAIRE	CANCER	SCORPION	CANCER	BALANCE	LION	24 POISSONS
21 JUILLET	CANCER	VIERGE	SAGITTAIRE	CANCER	SCORPION	CANCER	BALANCE	LION	8 BELIER
22 JUILLET	CANCER	VIERGE	SAGITTAIRE	CANCER	SCORPION	CANCER	BALANCE	LION	22 BELIER
23 JUILLET	CANCER	VIERGE	SAGITTAIRE	CANCER	SCORPION	CANCER	BALANCE	LION	6 TAUREAU

LE SOLEIL ENTRE DANS LE SIGNE DU CANCER LE 21 JUIN 1954 A 22 h 45
QUITTE LE SIGNE DU LE 23 JUILLET A 9 h 30
* LES CHIFFRES INDIQUENT LES DEGRES

1955	MERCURE	VENUS	MARS	JUPITER	SATURNE	URANUS	NEPTUNE	PLUTON	LUNE *
22 JUIN	GEMEAUX	GEMEAUX	CANCER	LION	SCORPION	CANCER	BALANCE	LION	2 LION
23 JUIN	GEMEAUX	GEMEAUX	CANCER	LION	SCORPION	CANCER	BALANCE	LION	17 LION
24 JUIN	GEMEAUX	GEMEAUX	CANCER	LION	SCORPION	CANCER	BALANCE	LION	1 VIERGE
25 JUIN	GEMEAUX	GEMEAUX	CANCER	LION	SCORPION	CANCER	BALANCE	LION	14 VIERGE
26 JUIN	GEMEAUX	GEMEAUX	CANCER	LION	SCORPION	CANCER	BALANCE	LION	27 VIERGE
27 JUIN	GEMEAUX	GEMEAUX	CANCER	LION	SCORPION	CANCER	BALANCE	LION	10 BALANCE
28 JUIN	GEMEAUX	GEMEAUX	CANCER	LION	SCORPION	CANCER	BALANCE	LION	22 BALANCE
29 JUIN	GEMEAUX	GEMEAUX	CANCER	LION	SCORPION	CANCER	BALANCE	LION	4 SCORPION
30 JUIN	GEMEAUX	GEMEAUX	CANCER	LION	SCORPION	CANCER	BALANCE	LION	16 SCORPION
1 JUILLET	GEMEAUX	GEMEAUX	CANCER	LION	SCORPION	CANCER	BALANCE	LION	28 SCORPION
2 JUILLET	GEMEAUX	GEMEAUX	CANCER	LION	SCORPION	CANCER	BALANCE	LION	10 SAGITTAIRE
3 JUILLET	GEMEAUX	GEMEAUX	CANCER	LION	SCORPION	CANCER	BALANCE	LION	22 SAGITTAIRE
4 JUILLET	GEMEAUX	GEMEAUX	CANCER	LION	SCORPION	CANCER	BALANCE	LION	3 CAPRICORNE
5 JUILLET	GEMEAUX	GEMEAUX	CANCER	LION	SCORPION	CANCER	BALANCE	LION	15 CAPRICORNE
6 JUILLET	GEMEAUX	GEMEAUX	CANCER	LION	SCORPION	CANCER	BALANCE	LION	27 CAPRICORNE
7 JUILLET	GEMEAUX	GEMEAUX	CANCER	LION	SCORPION	CANCER	BALANCE	LION	10 VERSEAU
8 JUILLET	GEMEAUX	CANCER	CANCER	LION	SCORPION	CANCER	BALANCE	LION	22 VERSEAU
9 JUILLET	GEMEAUX	CANCER	CANCER	LION	SCORPION	CANCER	BALANCE	LION	5 POISSONS
10 JUILLET	GEMEAUX	CANCER	CANCER	LION	SCORPION	CANCER	BALANCE	LION	18 POISSONS
11 JUILLET	GEMEAUX	CANCER	LION	LION	SCORPION	CANCER	BALANCE	LION	1 BELIER
12 JUILLET	GEMEAUX	CANCER	LION	LION	SCORPION	CANCER	BALANCE	LION	15 BELIER
13 JUILLET	GEMEAUX	CANCER	LION	LION	SCORPION	CANCER	BALANCE	LION	28 BELIER
14 JUILLET	CANCER	CANCER	LION	LION	SCORPION	CANCER	BALANCE	LION	12 TAUREAU
15 JUILLET	CANCER	CANCER	LION	LION	SCORPION	CANCER	BALANCE	LION	27 TAUREAU
16 JUILLET	CANCER	CANCER	LION	LION	SCORPION	CANCER	BALANCE	LION	11 GEMEAUX
17 JUILLET	CANCER	CANCER	LION	LION	SCORPION	CANCER	BALANCE	LION	26 GEMEAUX
18 JUILLET	CANCER	CANCER	LION	LION	SCORPION	CANCER	BALANCE	LION	11 CANCER
19 JUILLET	CANCER	CANCER	LION	LION	SCORPION	CANCER	BALANCE	LION	26 CANCER
20 JUILLET	CANCER	CANCER	LION	LION	SCORPION	CANCER	BALANCE	LION	11 LION
21 JUILLET	CANCER	CANCER	LION	LION	SCORPION	CANCER	BALANCE	LION	25 LION
22 JUILLET	CANCER	CANCER	LION	LION	SCORPION	CANCER	BALANCE	LION	9 VIERGE
23 JUILLET	CANCER	CANCER	LION	LION	SCORPION	CANCER	BALANCE	LION	22 VIERGE

LE SOLEIL ENTRE DANS LE SIGNE DU CANCER LE 22 JUIN 1955 A 4 h 20
QUITTE LE SIGNE DU LE 23 JUILLET A 15 h 15
* LES CHIFFRES INDIQUENT LES DEGRES

DECOUVREZ DANS QUEL SIGNE SE TROUVAIENT LES PLANETES A VOTRE NAISSANCE

1956	MERCURE	VENUS	MARS	JUPITER	SATURNE	URANUS	NEPTUNE	PLUTON	LUNE *
21 JUIN	GEMEAUX	CANCER	POISSONS	LION	SCORPION	LION	BALANCE	LION	10 SAGITTAIRE
22 JUIN	GEMEAUX	CANCER	POISSONS	LION	SCORPION	LION	BALANCE	LION	22 SAGITTAIRE
23 JUIN	GEMEAUX	CANCER	POISSONS	LION	SCORPION	LION	BALANCE	LION	4 CAPRICORNE
24 JUIN	GEMEAUX	GEMEAUX	POISSONS	LION	SCORPION	LION	BALANCE	LION	16 CAPRICORNE
25 JUIN	GEMEAUX	GEMEAUX	POISSONS	LION	SCORPION	LION	BALANCE	LION	28 CAPRICORNE
26 JUIN	GEMEAUX	GEMEAUX	POISSONS	LION	SCORPION	LION	BALANCE	LION	10 VERSEAU
27 JUIN	GEMEAUX	GEMEAUX	POISSONS	LION	SCORPION	LION	BALANCE	LION	22 VERSEAU
28 JUIN	GEMEAUX	GEMEAUX	POISSONS	LION	SCORPION	LION	BALANCE	LION	4 POISSONS
29 JUIN	GEMEAUX	GEMEAUX	POISSONS	LION	SCORPION	LION	BALANCE	LION	16 POISSONS
30 JUIN	GEMEAUX	GEMEAUX	POISSONS	LION	SCORPION	LION	BALANCE	LION	28 POISSONS
1 JUILLET	GEMEAUX	GEMEAUX	POISSONS	LION	SCORPION	LION	BALANCE	LION	11 BELIER
2 JUILLET	GEMEAUX	GEMEAUX	POISSONS	LION	SCORPION	LION	BALANCE	LION	24 BELIER
3 JUILLET	GEMEAUX	GEMEAUX	POISSONS	LION	SCORPION	LION	BALANCE	LION	7 TAUREAU
4 JUILLET	GEMEAUX	GEMEAUX	POISSONS	LION	SCORPION	LION	BALANCE	LION	21 TAUREAU
5 JUILLET	GEMEAUX	GEMEAUX	POISSONS	LION	SCORPION	LION	BALANCE	LION	5 GEMEAUX
6 JUILLET	GEMEAUX	GEMEAUX	POISSONS	LION	SCORPION	LION	BALANCE	LION	20 GEMEAUX
7 JUILLET	CANCER	GEMEAUX	POISSONS	LION	SCORPION	LION	BALANCE	LION	5 CANCER
8 JUILLET	CANCER	GEMEAUX	POISSONS	VIERGE	SCORPION	LION	BALANCE	LION	20 CANCER
9 JUILLET	CANCER	GEMEAUX	POISSONS	VIERGE	SCORPION	LION	BALANCE	LION	6 LION
10 JUILLET	CANCER	GEMEAUX	POISSONS	VIERGE	SCORPION	LION	BALANCE	LION	21 LION
11 JUILLET	CANCER	GEMEAUX	POISSONS	VIERGE	SCORPION	LION	BALANCE	LION	5 VIERGE
12 JUILLET	CANCER	GEMEAUX	POISSONS	VIERGE	SCORPION	LION	BALANCE	LION	20 VIERGE
13 JUILLET	CANCER	GEMEAUX	POISSONS	VIERGE	SCORPION	LION	BALANCE	LION	4 BALANCE
14 JUILLET	CANCER	GEMEAUX	POISSONS	VIERGE	SCORPION	LION	BALANCE	LION	17 BALANCE
15 JUILLET	CANCER	GEMEAUX	POISSONS	VIERGE	SCORPION	LION	BALANCE	LION	0 SCORPION
16 JUILLET	CANCER	GEMEAUX	POISSONS	VIERGE	SCORPION	LION	BALANCE	LION	13 SCORPION
17 JUILLET	CANCER	GEMEAUX	POISSONS	VIERGE	SCORPION	LION	BALANCE	LION	25 SCORPION
18 JUILLET	CANCER	GEMEAUX	POISSONS	VIERGE	SCORPION	LION	BALANCE	LION	7 SAGITTAIRE
19 JUILLET	CANCER	GEMEAUX	POISSONS	VIERGE	SCORPION	LION	BALANCE	LION	19 SAGITTAIRE
20 JUILLET	CANCER	GEMEAUX	POISSONS	VIERGE	SCORPION	LION	BALANCE	LION	1 CAPRICORNE
21 JUILLET	LION	GEMEAUX	POISSONS	VIERGE	SCORPION	LION	BALANCE	LION	13 CAPRICORNE
22 JUILLET	LION	GEMEAUX	POISSONS	VIERGE	SCORPION	LION	BALANCE	LION	25 CAPRICONE

	ENTRE DANS LE SIGNE DU		LE 21 JUIN	A 10 ㄱ 15			
LE SOLEIL		CANCER		1956	* LES CHIFFRES INDIQUENT LES DEGRES
	QUITTE LE SIGNE DU		LE 23 JUILLET	A 21 ㄱ 10			

1957	MERCURE	VENUS	MARS	JUPITER	SATURNE	URANUS	NEPTUNE	PLUTON	LUNE *
21 JUIN	GEMEAUX	CANCER	CANCER	VIERGE	SAGITTAIRE	LION	BALANCE	LION	11 BELIER
22 JUIN	GEMEAUX	CANCER	LION	VIERGE	SAGITTAIRE	LION	BALANCE	LION	24 BELIER
23 JUIN	GEMEAUX	CANCER	LION	VIERGE	SAGITTAIRE	LION	BALANCE	LION	6 TAUREAU
24 JUIN	GEMEAUX	CANCER	LION	VIERGE	SAGITTAIRE	LION	BALANCE	LION	19 TAUREAU
25 JUIN	GEMEAUX	CANCER	LION	VIERGE	SAGITTAIRE	LION	BALANCE	LION	2 GEMEAUX
26 JUIN	GEMEAUX	CANCER	LION	VIERGE	SAGITTAIRE	LION	BALANCE	LION	16 GEMEAUX
27 JUIN	GEMEAUX	CANCER	LION	VIERGE	SAGITTAIRE	LION	BALANCE	LION	0 CANCER
28 JUIN	GEMEAUX	CANCER	LION	VIERGE	SAGITTAIRE	LION	BALANCE	LION	15 CANCER
29 JUIN	CANCER	CANCER	LION	VIERGE	SAGITTAIRE	LION	BALANCE	LION	29 CANCER
30 JUIN	CANCER	CANCER	LION	VIERGE	SAGITTAIRE	LION	BALANCE	LION	14 LION
1 JUILLET	CANCER	LION	LION	VIERGE	SAGITTAIRE	LION	BALANCE	LION	29 LION
2 JUILLET	CANCER	LION	LION	VIERGE	SAGITTAIRE	LION	BALANCE	LION	13 VIERGE
3 JUILLET	CANCER	LION	LION	VIERGE	SAGITTAIRE	LION	BALANCE	LION	28 VIERGE
4 JUILLET	CANCER	LION	LION	VIERGE	SAGITTAIRE	LION	BALANCE	LION	12 BALANCE
5 JUILLET	CANCER	LION	LION	VIERGE	SAGITTAIRE	LION	BALANCE	LION	26 BALANCE
6 JUILLET	CANCER	LION	LION	VIERGE	SAGITTAIRE	LION	BALANCE	LION	9 SCORPION
7 JUILLET	CANCER	LION	LION	VIERGE	SAGITTAIRE	LION	BALANCE	LION	22 SCORPION
8 JUILLET	CANCER	LION	LION	VIERGE	SAGITTAIRE	LION	BALANCE	LION	5 SAGITTAIRE
9 JUILLET	CANCER	LION	LION	VIERGE	SAGITTAIRE	LION	BALANCE	LION	18 SAGITTAIRE
10 JUILLET	CANCER	LION	LION	VIERGE	SAGITTAIRE	LION	BALANCE	LION	1 CAPRICORNE
11 JUILLET	CANCER	LION	LION	VIERGE	SAGITTAIRE	LION	BALANCE	LION	13 CAPRICORNE
12 JUILLET	CANCER	LION	LION	VIERGE	SAGITTAIRE	LION	BALANCE	LION	26 CAPRICORNE
13 JUILLET	LION	LION	LION	VIERGE	SAGITTAIRE	LION	BALANCE	LION	8 VERSEAU
14 JUILLET	LION	LION	LION	VIERGE	SAGITTAIRE	LION	BALANCE	LION	20 VERSEAU
15 JUILLET	LION	LION	LION	VIERGE	SAGITTAIRE	LION	BALANCE	LION	2 POISSONS
16 JUILLET	LION	LION	LION	VIERGE	SAGITTAIRE	LION	BALANCE	LION	14 POISSONS
17 JUILLET	LION	LION	LION	VIERGE	SAGITTAIRE	LION	BALANCE	LION	26 POISSONS
18 JUILLET	LION	LION	LION	VIERGE	SAGITTAIRE	LION	BALANCE	LION	7 BELIER
19 JUILLET	LION	LION	LION	VIERGE	SAGITTAIRE	LION	BALANCE	LION	20 BELIER
20 JUILLET	LION	LION	LION	VIERGE	SAGITTAIRE	LION	BALANCE	LION	2 TAUREAU
21 JUILLET	LION	LION	LION	VIERGE	SAGITTAIRE	LION	BALANCE	LION	14 TAUREAU
22 JUILLET	LION	LION	LION	VIERGE	SAGITTAIRE	LION	BALANCE	LION	27 TAUREAU
23 JUILLET	LION	LION	LION	VIERGE	SAGITTAIRE	LION	BALANCE	LION	10 GEMEAUX

	ENTRE DANS LE SIGNE DU		LE 21 JUIN	A 16 h 15			
LE SOLEIL		CANCER		1957	* LES CHIFFRES INDIQUENT LES DEGRES
	QUITTE LE SIGNE DU		LE 23 JUILLET	A 3 h 00			

DECOUVREZ DANS QUEL SIGNE SE TROUVAIENT LES PLANETES A VOTRE NAISSANCE

1958	MERCURE	VENUS	MARS	JUPITER	SATURNE	URANUS	NEPTUNE	PLUTON	LUNE *
21 JUIN	CANCER	TAUREAU	BELIER	BALANCE	SAGITTAIRE	LION	SCORPION	VIERGE	21 LION
22 JUIN	CANCER	TAUREAU	BELIER	BALANCE	SAGITTAIRE	LION	SCORPION	VIERGE	5 VIERGE
23 JUIN	CANCER	TAUREAU	BELIER	BALANCE	SAGITTAIRE	LION	SCORPION	VIERGE	19 VIERGE
24 JUIN	CANCER	TAUREAU	BELIER	BALANCE	SAGITTAIRE	LION	SCORPION	VIERGE	3 BALANCE
25 JUIN	CANCER	TAUREAU	BELIER	BALANCE	SAGITTAIRE	LION	SCORPION	VIERGE	18 BALANCE
26 JUIN	CANCER	TAUREAU	BELIER	BALANCE	SAGITTAIRE	LION	SCORPION	VIERGE	2 SCORPION
27 JUIN	CANCER	GEMEAUX	BELIER	BALANCE	SAGITTAIRE	LION	SCORPION	VIERGE	16 SCORPION
28 JUIN	CANCER	GEMEAUX	BELIER	BALANCE	SAGITTAIRE	LION	SCORPION	VIERGE	0 SAGITTAIRE
29 JUIN	CANCER	GEMEAUX	BELIER	BALANCE	SAGITTAIRE	LION	SCORPION	VIERGE	14 SAGITTAIRE
30 JUIN	CANCER	GEMEAUX	BELIER	BALANCE	SAGITTAIRE	LION	SCORPION	VIERGE	28 SAGITTAIRE
1 JUILLET	CANCER	GEMEAUX	BELIER	BALANCE	SAGITTAIRE	LION	SCORPION	VIERGE	12 CAPRICORNE
2 JUILLET	CANCER	GEMEAUX	BELIER	BALANCE	SAGITTAIRE	LION	SCORPION	VIERGE	25 CAPRICORNE
3 JUILLET	CANCER	GEMEAUX	BELIER	BALANCE	SAGITTAIRE	LION	SCORPION	VIERGE	9 VERSEAU
4 JUILLET	CANCER	GEMEAUX	BELIER	BALANCE	SAGITTAIRE	LION	SCORPION	VIERGE	21 VERSEAU
5 JUILLET	LION	GEMEAUX	BELIER	BALANCE	SAGITTAIRE	LION	SCORPION	VIERGE	4 POISSONS
6 JUILLET	LION	GEMEAUX	BELIER	BALANCE	SAGITTAIRE	LION	SCORPION	VIERGE	16 POISSONS
7 JUILLET	LION	GEMEAUX	BELIER	BALANCE	SAGITTAIRE	LION	SCORPION	VIERGE	28 POISSONS
8 JUILLET	LION	GEMEAUX	BELIER	BALANCE	SAGITTAIRE	LION	SCORPION	VIERGE	10 BELIER
9 JUILLET	LION	GEMEAUX	BELIER	BALANCE	SAGITTAIRE	LION	SCORPION	VIERGE	22 BELIER
10 JUILLET	LION	GEMEAUX	BELIER	BALANCE	SAGITTAIRE	LION	SCORPION	VIERGE	4 TAUREAU
11 JUILLET	LION	GEMEAUX	BELIER	BALANCE	SAGITTAIRE	LION	SCORPION	VIERGE	16 TAUREAU
12 JUILLET	LION	GEMEAUX	BELIER	BALANCE	SAGITTAIRE	LION	SCORPION	VIERGE	28 TAUREAU
13 JUILLET	LION	GEMEAUX	BELIER	BALANCE	SAGITTAIRE	LION	SCORPION	VIERGE	10 GEMEAUX
14 JUILLET	LION	GEMEAUX	BELIER	BALANCE	SAGITTAIRE	LION	SCORPION	VIERGE	23 GEMEAUX
15 JUILLET	LION	GEMEAUX	BELIER	BALANCE	SAGITTAIRE	LION	SCORPION	VIERGE	6 CANCER
16 JUILLET	LION	GEMEAUX	BELIER	BALANCE	SAGITTAIRE	LION	SCORPION	VIERGE	20 CANCER
17 JUILLET	LION	GEMEAUX	BELIER	BALANCE	SAGITTAIRE	LION	SCORPION	VIERGE	3 LION
18 JUILLET	LION	GEMEAUX	BELIER	BALANCE	SAGITTAIRE	LION	SCORPION	VIERGE	17 LION
19 JUILLET	LION	GEMEAUX	BELIER	BALANCE	SAGITTAIRE	LION	SCORPION	VIERGE	2 VIERGE
20 JUILLET	LION	GEMEAUX	BELIER	BALANCE	SAGITTAIRE	LION	SCORPION	VIERGE	16 VIERGE
21 JUILLET	LION	GEMEAUX	TAUREAU	BALANCE	SAGITTAIRE	LION	SCORPION	VIERGE	0 BALANCE
22 JUILLET	LION	CANCER	TAUREAU	BALANCE	SAGITTAIRE	LION	SCORPION	VIERGE	14 BALANCE
23 JUILLET	LION	CANCER	TAUREAU	BALANCE	SAGITTAIRE	LION	SCORPION	VIERGE	29 BALANCE

LE SOLEIL — ENTRE DANS LE SIGNE DU CANCER LE 21 JUIN 1958 A 21 h 50 — QUITTE LE SIGNE DU LE 23 JUILLET A 8 h 45
* LES CHIFFRES INDIQUENT LES DEGRES

1959	MERCURE	VENUS	MARS	JUPITER	SATURNE	URANUS	NEPTUNE	PLUTON	LUNE *
22 JUIN	CANCER	LION	LION	SCORPION	CAPRICORNE	LION	SCORPION	VIERGE	23 CAPRICORNE
23 JUIN	CANCER	LION	LION	SCORPION	CAPRICORNE	LION	SCORPION	VIERGE	7 VERSEAU
24 JUIN	CANCER	LION	LION	SCORPION	CAPRICORNE	LION	SCORPION	VIERGE	21 VERSEAU
25 JUIN	CANCER	LION	LION	SCORPION	CAPRICORNE	LION	SCORPION	VIERGE	5 POISSONS
26 JUIN	CANCER	LION	LION	SCORPION	CAPRICORNE	LION	SCORPION	VIERGE	17 POISSONS
27 JUIN	CANCER	LION	LION	SCORPION	CAPRICORNE	LION	SCORPION	VIERGE	0 BELIER
28 JUIN	CANCER	LION	LION	SCORPION	CAPRICORNE	LION	SCORPION	VIERGE	12 BELIER
29 JUIN	LION	LION	LION	SCORPION	CAPRICORNE	LION	SCORPION	VIERGE	24 BELIER
30 JUIN	LION	LION	LION	SCORPION	CAPRICORNE	LION	SCORPION	VIERGE	6 TAUREAU
1 JUILLET	LION	LION	LION	SCORPION	CAPRICORNE	LION	SCORPION	VIERGE	18 TAUREAU
2 JUILLET	LION	LION	LION	SCORPION	CAPRICORNE	LION	SCORPION	VIERGE	0 GEMEAUX
3 JUILLET	LION	LION	LION	SCORPION	CAPRICORNE	LION	SCORPION	VIERGE	12 GEMEAUX
4 JUILLET	LION	LION	LION	SCORPION	CAPRICORNE	LION	SCORPION	VIERGE	24 GEMEAUX
5 JUILLET	LION	LION	LION	SCORPION	CAPRICORNE	LION	SCORPION	VIERGE	6 CANCER
6 JUILLET	LION	LION	LION	SCORPION	CAPRICORNE	LION	SCORPION	VIERGE	18 CANCER
7 JUILLET	LION	LION	LION	SCORPION	CAPRICORNE	LION	SCORPION	VIERGE	1 LION
8 JUILLET	LION	LION	LION	SCORPION	CAPRICORNE	LION	SCORPION	VIERGE	13 LION
9 JUILLET	LION	VIERGE	LION	SCORPION	CAPRICORNE	LION	SCORPION	VIERGE	26 LION
10 JUILLET	LION	VIERGE	LION	SCORPION	CAPRICORNE	LION	SCORPION	VIERGE	9 VIERGE
11 JUILLET	LION	VIERGE	LION	SCORPION	CAPRICORNE	LION	SCORPION	VIERGE	23 VIERGE
12 JUILLET	LION	VIERGE	LION	SCORPION	CAPRICORNE	LION	SCORPION	VIERGE	6 BALANCE
13 JUILLET	LION	VIERGE	LION	SCORPION	CAPRICORNE	LION	SCORPION	VIERGE	20 BALANCE
14 JUILLET	LION	VIERGE	LION	SCORPION	CAPRICORNE	LION	SCORPION	VIERGE	4 SCORPION
15 JUILLET	LION	VIERGE	LION	SCORPION	CAPRICORNE	LION	SCORPION	VIERGE	18 SCORPION
16 JUILLET	LION	VIERGE	LION	SCORPION	CAPRICORNE	LION	SCORPION	VIERGE	3 SAGITTAIRE
17 JUILLET	LION	VIERGE	LION	SCORPION	CAPRICORNE	LION	SCORPION	VIERGE	18 SAGITTAIRE
18 JUILLET	LION	VIERGE	LION	SCORPION	CAPRICORNE	LION	SCORPION	VIERGE	2 CAPRICORNE
19 JUILLET	LION	VIERGE	LION	SCORPION	CAPRICORNE	LION	SCORPION	VIERGE	17 CAPRICORNE
20 JUILLET	LION	VIERGE	VIERGE	SCORPION	CAPRICORNE	LION	SCORPION	VIERGE	1 VERSEAU
21 JUILLET	LION	VIERGE	VIERGE	SCORPION	CAPRICORNE	LION	SCORPION	VIERGE	16 VERSEAU
22 JUILLET	LION	VIERGE	VIERGE	SCORPION	CAPRICORNE	LION	SCORPION	VIERGE	29 VERSEAU
23 JUILLET	LION	VIERGE	VIERGE	SCORPION	CAPRICORNE	LION	SCORPION	VIERGE	13 POISSONS

LE SOLEIL — ENTRE DANS LE SIGNE DU CANCER LE 22 JUIN 1959 A 3 h 40 — QUITTE LE SIGNE DU LE 23 JUILLET A 16 h 30
* LES CHIFFRES INDIQUENT LES DEGRES

DECOUVREZ DANS QUEL SIGNE SE TROUVAIENT LES PLANETES A VOTRE NAISSANCE

1960	MERCURE	VENUS	MARS	JUPITER	SATURNE	URANUS	NEPTUNE	PLUTON	LUNE *
21 JUIN	CANCER	GEMEAUX	TAUREAU	SAGITTAIRE	CAPRICORNE	LION	SCORPION	VIERGE	1 GEMEAUX
22 JUIN	CANCER	CANCER	TAUREAU	SAGITTAIRE	CAPRICORNE	LION	SCORPION	VIERGE	13 GEMEAUX
23 JUIN	CANCER	CANCER	TAUREAU	SAGITTAIRE	CAPRICORNE	LION	SCORPION	VIERGE	25 GEMEAUX
24 JUIN	CANCER	CANCER	TAUREAU	SAGITTAIRE	CAPRICORNE	LION	SCORPION	VIERGE	7 CANCER
25 JUIN	CANCER	CANCER	TAUREAU	SAGITTAIRE	CAPRICORNE	LION	SCORPION	VIERGE	18 CANCER
26 JUIN	CANCER	CANCER	TAUREAU	SAGITTAIRE	CAPRICORNE	LION	SCORPION	VIERGE	0 LION
27 JUIN	CANCER	CANCER	TAUREAU	SAGITTAIRE	CAPRICORNE	LION	SCORPION	VIERGE	12 LION
28 JUIN	CANCER	CANCER	TAUREAU	SAGITTAIRE	CAPRICORNE	LION	SCORPION	VIERGE	24 LION
29 JUIN	CANCER	CANCER	TAUREAU	SAGITTAIRE	CAPRICORNE	LION	SCORPION	VIERGE	6 VIERGE
30 JUIN	CANCER	CANCER	TAUREAU	SAGITTAIRE	CAPRICORNE	LION	SCORPION	VIERGE	19 VIERGE
1 JUILLET	LION	CANCER	TAUREAU	SAGITTAIRE	CAPRICORNE	LION	SCORPION	VIERGE	1 BALANCE
2 JUILLET	LION	CANCER	TAUREAU	SAGITTAIRE	CAPRICORNE	LION	SCORPION	VIERGE	14 BALANCE
3 JUILLET	LION	CANCER	TAUREAU	SAGITTAIRE	CAPRICORNE	LION	SCORPION	VIERGE	28 BALANCE
4 JUILLET	LION	CANCER	TAUREAU	SAGITTAIRE	CAPRICORNE	LION	SCORPION	VIERGE	12 SCORPION
5 JUILLET	LION	CANCER	TAUREAU	SAGITTAIRE	CAPRICORNE	LION	SCORPION	VIERGE	26 SCORPION
6 JUILLET	CANCER	CANCER	TAUREAU	SAGITTAIRE	CAPRICORNE	LION	SCORPION	VIERGE	11 SAGITTAIRE
7 JUILLET	CANCER	CANCER	TAUREAU	SAGITTAIRE	CAPRICORNE	LION	SCORPION	VIERGE	26 SAGITTAIRE
8 JUILLET	CANCER	CANCER	TAUREAU	SAGITTAIRE	CAPRICORNE	LION	SCORPION	VIERGE	11 CAPRICORNE
9 JUILLET	CANCER	CANCER	TAUREAU	SAGITTAIRE	CAPRICORNE	LION	SCORPION	VIERGE	27 CAPRICORNE
10 JUILLET	CANCER	CANCER	TAUREAU	SAGITTAIRE	CAPRICORNE	LION	SCORPION	VIERGE	12 VERSEAU
11 JUILLET	CANCER	CANCER	TAUREAU	SAGITTAIRE	CAPRICORNE	LION	SCORPION	VIERGE	26 VERSEAU
12 JUILLET	CANCER	CANCER	TAUREAU	SAGITTAIRE	CAPRICORNE	LION	SCORPION	VIERGE	11 POISSONS
13 JUILLET	CANCER	CANCER	TAUREAU	SAGITTAIRE	CAPRICORNE	LION	SCORPION	VIERGE	25 POISSONS
14 JUILLET	CANCER	CANCER	TAUREAU	SAGITTAIRE	CAPRICORNE	LION	SCORPION	VIERGE	8 BELIER
15 JUILLET	CANCER	CANCER	TAUREAU	SAGITTAIRE	CAPRICORNE	LION	SCORPION	VIERGE	21 BELIER
16 JUILLET	CANCER	LION	TAUREAU	SAGITTAIRE	CAPRICORNE	LION	SCORPION	VIERGE	3 TAUREAU
17 JUILLET	CANCER	LION	TAUREAU	SAGITTAIRE	CAPRICORNE	LION	SCORPION	VIERGE	16 TAUREAU
18 JUILLET	CANCER	LION	TAUREAU	SAGITTAIRE	CAPRICORNE	LION	SCORPION	VIERGE	28 TAUREAU
19 JUILLET	CANCER	LION	TAUREAU	SAGITTAIRE	CAPRICORNE	LION	SCORPION	VIERGE	10 GEMEAUX
20 JUILLET	CANCER	LION	TAUREAU	SAGITTAIRE	CAPRICORNE	LION	SCORPION	VIERGE	22 GEMEAUX
21 JUILLET	CANCER	LION	TAUREAU	SAGITTAIRE	CAPRICORNE	LION	SCORPION	VIERGE	4 CANCER
22 JUILLET	CANCER	LION	TAUREAU	SAGITTAIRE	CAPRICORNE	LION	SCORPION	VIERGE	15 CANCER

LE SOLEIL — ENTRE DANS LE SIGNE DU CANCER — LE 21 JUIN 1960 — A 9 h 30
QUITTE LE SIGNE DU — LE 22 JUILLET — A 20 h 30
* LES CHIFFRES INDIQUENT LES DEGRES

1961	MERCURE	VENUS	MARS	JUPITER	SATURNE	URANUS	NEPTUNE	PLUTON	LUNE *
21 JUIN	CANCER	TAUREAU	LION	VERSEAU	CAPRICORNE	LION	SCORPION	VIERGE	1 BALANCE
22 JUIN	CANCER	TAUREAU	LION	VERSEAU	CAPRICORNE	LION	SCORPION	VIERGE	13 BALANCE
23 JUIN	CANCER	TAUREAU	LION	VERSEAU	CAPRICORNE	LION	SCORPION	VIERGE	26 BALANCE
24 JUIN	CANCER	TAUREAU	LION	VERSEAU	CAPRICORNE	LION	SCORPION	VIERGE	9 SCORPION
25 JUIN	CANCER	TAUREAU	LION	VERSEAU	CAPRICORNE	LION	SCORPION	VIERGE	23 SCORPION
26 JUIN	CANCER	TAUREAU	LION	VERSEAU	CAPRICORNE	LION	SCORPION	VIERGE	7 SAGITTAIRE
27 JUIN	CANCER	TAUREAU	LION	VERSEAU	CAPRICORNE	LION	SCORPION	VIERGE	21 SAGITTAIRE
28 JUIN	CANCER	TAUREAU	LION	VERSEAU	CAPRICORNE	LION	SCORPION	VIERGE	6 CAPRICORNE
29 JUIN	CANCER	TAUREAU	VIERGE	VERSEAU	CAPRICORNE	LION	SCORPION	VIERGE	21 CAPRICORNE
30 JUIN	CANCER	TAUREAU	VIERGE	VERSEAU	CAPRICORNE	LION	SCORPION	VIERGE	6 VERSEAU
1 JUILLET	CANCER	TAUREAU	VIERGE	VERSEAU	CAPRICORNE	LION	SCORPION	VIERGE	21 VERSEAU
2 JUILLET	CANCER	TAUREAU	VIERGE	VERSEAU	CAPRICORNE	LION	SCORPION	VIERGE	5 POISSONS
3 JUILLET	CANCER	TAUREAU	VIERGE	VERSEAU	CAPRICORNE	LION	SCORPION	VIERGE	20 POISSONS
4 JUILLET	CANCER	TAUREAU	VIERGE	VERSEAU	CAPRICORNE	LION	SCORPION	VIERGE	4 BELIER
5 JUILLET	CANCER	TAUREAU	VIERGE	VERSEAU	CAPRICORNE	LION	SCORPION	VIERGE	17 BELIER
6 JUILLET	CANCER	TAUREAU	VIERGE	VERSEAU	CAPRICORNE	LION	SCORPION	VIERGE	1 TAUREAU
7 JUILLET	CANCER	GEMEAUX	VIERGE	VERSEAU	CAPRICORNE	LION	SCORPION	VIERGE	14 TAUREAU
8 JUILLET	CANCER	GEMEAUX	VIERGE	VERSEAU	CAPRICORNE	LION	SCORPION	VIERGE	27 TAUREAU
9 JUILLET	CANCER	GEMEAUX	VIERGE	VERSEAU	CAPRICORNE	LION	SCORPION	VIERGE	9 GEMEAUX
10 JUILLET	CANCER	GEMEAUX	VIERGE	VERSEAU	CAPRICORNE	LION	SCORPION	VIERGE	22 GEMEAUX
11 JUILLET	CANCER	GEMEAUX	VIERGE	VERSEAU	CAPRICORNE	LION	SCORPION	VIERGE	4 CANCER
12 JUILLET	CANCER	GEMEAUX	VIERGE	VERSEAU	CAPRICORNE	LION	SCORPION	VIERGE	16 CANCER
13 JUILLET	CANCER	GEMEAUX	VIERGE	VERSEAU	CAPRICORNE	LION	SCORPION	VIERGE	28 CANCER
14 JUILLET	CANCER	GEMEAUX	VIERGE	VERSEAU	CAPRICORNE	LION	SCORPION	VIERGE	10 LION
15 JUILLET	CANCER	GEMEAUX	VIERGE	VERSEAU	CAPRICORNE	LION	SCORPION	VIERGE	22 LION
16 JUILLET	CANCER	GEMEAUX	VIERGE	VERSEAU	CAPRICORNE	LION	SCORPION	VIERGE	4 VIERGE
17 JUILLET	CANCER	GEMEAUX	VIERGE	VERSEAU	CAPRICORNE	LION	SCORPION	VIERGE	15 VIERGE
18 JUILLET	CANCER	GEMEAUX	VIERGE	VERSEAU	CAPRICORNE	LION	SCORPION	VIERGE	27 VIERGE
19 JUILLET	CANCER	GEMEAUX	VIERGE	VERSEAU	CAPRICORNE	LION	SCORPION	VIERGE	9 BALANCE
20 JUILLET	CANCER	GEMEAUX	VIERGE	VERSEAU	CAPRICORNE	LION	SCORPION	VIERGE	22 BALANCE
21 JUILLET	CANCER	GEMEAUX	VIERGE	VERSEAU	CAPRICORNE	LION	SCORPION	VIERGE	4 SCORPION
22 JUILLET	CANCER	GEMEAUX	VIERGE	VERSEAU	CAPRICORNE	LION	SCORPION	VIERGE	17 SCORPION
23 JUILLET	CANCER	GEMEAUX	VIERGE	VERSEAU	CAPRICORNE	LION	SCORPION	VIERGE	1 SAGITTAIRE

LE SOLEIL — ENTRE DANS LE SIGNE DU CANCER — LE 21 JUIN 1961 — A 15 h 00
QUITTE LE SIGNE DU — LE 23 JUILLET — A 2 h 00
* LES CHIFFRES INDIQUENT LES DEGRES

DECOUVREZ DANS QUEL SIGNE SE TROUVAIENT LES PLANETES A VOTRE NAISSANCE

1962	MERCURE	VENUS	MARS	JUPITER	SATURNE	URANUS	NEPTUNE	PLUTON	LUNE ✱
21 JUIN	GEMEAUX	LION	TAUREAU	POISSONS	VERSEAU	LION	SCORPION	VIERGE	13 VERSEAU
22 JUIN	GEMEAUX	LION	TAUREAU	POISSONS	VERSEAU	LION	SCORPION	·VIERGE	27 VERSEAU
23 JUIN	GEMEAUX	LION	TAUREAU	POISSONS	VERSEAU	LION	SCORPION	VIERGE	11 POISSONS
24 JUIN	GEMEAUX	LION	TAUREAU	POISSONS	VERSEAU	LION	SCORPION	VIERGE	26 POISSONS
25 JUIN	GEMEAUX	LION	TAUREAU	POISSONS	VERSEAU	LION	SCORPION	VIERGE	10 BELIER
26 JUIN	GEMEAUX	LION	TAUREAU	POISSONS	VERSEAU	LION	SCORPION	VIERGE	24 BELIER
27 JUIN	GEMEAUX	LION	TAUREAU	POISSONS	VERSEAU	LION	SCORPION	VIERGE	8 TAUREAU
28 JUIN	GEMEAUX	LION	TAUREAU	POISSONS	VERSEAU	LION	SCORPION	VIERGE	22 TAUREAU
29 JUIN	GEMEAUX	LION	TAUREAU	POISSONS	VERSEAU	LION	SCORPION	VIERGE	6 GEMEAUX
30 JUIN	GEMEAUX	LION	TAUREAU	POISSONS	VERSEAU	LION	SCORPION	VIERGE	19 GEMEAUX
1 JUILLET	GEMEAUX	LION	TAUREAU	POISSONS	VERSEAU	LION	SCORPION	VIERGE	3 CANCER
2 JUILLET	GEMEAUX	LION	TAUREAU	POISSONS	VERSEAU	LION	SCORPION	VIERGE	16 CANCER
3 JUILLET	GEMEAUX	LION	TAUREAU	POISSONS	VERSEAU	LION	SCORPION	VIERGE	29 CANCER
4 JUILLET	GEMEAUX	LION	TAUREAU	POISSONS	VERSEAU	LION	SCORPION	VIERGE	11 LION
5 JUILLET	GEMEAUX	LION	TAUREAU	POISSONS	VERSEAU	LION	SCORPION	VIERGE	23 LION
6 JUILLET	GEMEAUX	LION	TAUREAU	POISSONS	VERSEAU	LION	SCORPION	VIERGE	5 VIERGE
7 JUILLET	GEMEAUX	LION	TAUREAU	POISSONS	VERSEAU	LION	SCORPION	VIERGE	17 VIERGE
8 JUILLET	GEMEAUX	LION	TAUREAU	POISSONS	VERSEAU	LION	SCORPION	VIERGE	29 VIERGE
9 JUILLET	GEMEAUX	LION	GEMEAUX	POISSONS	VERSEAU	LION	SCORPION	VIERGE	11 BALANCE
10 JUILLET	GEMEAUX	LION	GEMEAUX	POISSONS	VERSEAU	LION	SCORPION	VIERGE	23 BALANCE
11 JUILLET	CANCER	LION	GEMEAUX	POISSONS	VERSEAU	LION	SCORPION	VIERGE	5 SCORPION
12 JUILLET	CANCER	LION	GEMEAUX	POISSONS	VERSEAU	LION	SCORPION	VIERGE	18 SCORPION
13 JUILLET	CANCER	VIERGE	GEMEAUX	POISSONS	VERSEAU	LION	SCORPION	VIERGE	0 SAGITTAIRE
14 JUILLET	CANCER	VIERGE	GEMEAUX	POISSONS	VERSEAU	LION	SCORPION	VIERGE	13 SAGITTAIRE
15 JUILLET	CANCER	VIERGE	GEMEAUX	POISSONS	VERSEAU	LION	SCORPION	VIERGE	27 SAGITTAIRE
16 JUILLET	CANCER	VIERGE	GEMEAUX	POISSONS	VERSEAU	LION	SCORPION	VIERGE	10 CAPRICORNE
17 JUILLET	CANCER	VIERGE	GEMEAUX	POISSONS	VERSEAU	LION	SCORPION	VIERGE	24 CAPRICORNE
18 JUILLET	CANCER	VIERGE	GEMEAUX	POISSONS	VERSEAU	LION	SCORPION	VIERGE	9 VERSEAU
19 JUILLET	CANCER	VIERGE	GEMEAUX	POISSONS	VERSEAU	LION	SCORPION	VIERGE	23 VERSEAU
20 JUILLET	CANCER	VIERGE	GEMEAUX	POISSONS	VERSEAU	LION	SCORPION	VIERGE	8 POISSONS
21 JUILLET	CANCER	VIERGE	GEMEAUX	POISSONS	VERSEAU	LION	SCORPION	VIERGE	22 POISSONS
22 JUILLET	CANCER	VIERGE	GEMEAUX	POISSONS	VERSEAU	LION	SCORPION	VIERGE	7 BELIER
23 JUILLET	CANCER	VIERGE	GEMEAUX	POISSONS	VERSEAU	LION	SCORPION	VIERGE	21 BELIER

LE SOLEIL	ENTRE DANS LE SIGNE DU	CANCER	LE 21 JUIN	1962	A 21 h 15	✱ LES CHIFFRES INDIQUENT LES DEGRES
	QUITTE LE SIGNE DU		LE 23 JUILLET		A 8 h 10	

1963	MERCURE	VENUS	MARS	JUPITER	SATURNE	URANUS	NEPTUNE	PLUTON	LUNE ✱
22 JUIN	GEMEAUX	GEMEAUX	VIERGE	BELIER	VERSEAU	VIERGE	SCORPION	VIERGE	14 CANCER
23 JUIN	GEMEAUX	GEMEAUX	VIERGE	BELIER	VERSEAU	VIERGE	SCORPION	VIERGE	28 CANCER
24 JUIN	GEMEAUX	GEMEAUX	VIERGE	BELIER	VERSEAU	VIERGE	SCORPION	VIERGE	11 LION
25 JUIN	GEMEAUX	GEMEAUX	VIERGE	BELIER	VERSEAU	VIERGE	SCORPION	VIERGE	24 LION
26 JUIN	GEMEAUX	GEMEAUX	VIERGE	BELIER	VERSEAU	VIERGE	SCORPION	VIERGE	7 VIERGE
27 JUIN	GEMEAUX	GEMEAUX	VIERGE	BELIER	VERSEAU	VIERGE	SCORPION	VIERGE	20 VIERGE
28 JUIN	GEMEAUX	GEMEAUX	VIERGE	BELIER	VERSEAU·	VIERGE	SCORPION	VIERGE	2 BALANCE
29 JUIN	GEMEAUX	GEMEAUX	VIERGE	BELIER	VERSEAU	VIERGE	SCORPION	VIERGE	14 BALANCE
30 JUIN	GEMEAUX	GEMEAUX	VIERGE	BELIER	VERSEAU	VIERGE	SCORPION	VIERGE	26 BALANCE
1 JUILLET	GEMEAUX	GEMEAUX	VIERGE	BELIER	VERSEAU	VIERGE	SCORPION	VIERGE	8 SCORPION
2 JUILLET	GEMEAUX	GEMEAUX	VIERGE	BELIER	VERSEAU	VIERGE	SCORPION	VIERGE	20 SCORPION
3 JUILLET	GEMEAUX	GEMEAUX	VIERGE	BELIER	VERSEAU	VIERGE	SCORPION	VIERGE	2 SAGITTAIRE
4 JUILLET	CANCER	GEMEAUX	VIERGE	BELIER	VERSEAU	VIERGE	SCORPION	VIERGE	14 SAGITTAIRE
5 JUILLET	CANCER	GEMEAUX	VIERGE	BELIER	VERSEAU	VIERGE	SCORPION	VIERGE	26 SAGITTAIRE
6 JUILLET	CANCER	GEMEAUX	VIERGE	BELIER	VERSEAU	VIERGE	SCORPION	VIERGE	9 CAPRICORNE
7 JUILLET	CANCER	CANCER	VIERGE	BELIER	VERSEAU	VIERGE	SCORPION	VIERGE	21 CAPRICORNE
8 JUILLET	CANCER	CANCER	VIERGE	BELIER	VERSEAU	VIERGE	SCORPION	VIERGE	4 VERSEAU
9 JUILLET	CANCER	CANCER	VIERGE	BELIER	VERSEAU	VIERGE	SCORPION	VIERGE	17 VERSEAU
10 JUILLET	CANCER	CANCER	VIERGE	BELIER	VERSEAU	VIERGE	SCORPION	VIERGE	1 POISSONS
11 JUILLET	CANCER	CANCER	VIERGE	BELIER	VERSEAU	VIERGE	SCORPION	VIERGE	14 POISSONS
12 JUILLET	CANCER	CANCER	VIERGE	BELIER	VERSEAU	VIERGE	SCORPION	VIERGE	28 POISSONS
13 JUILLET	CANCER	CANCER	VIERGE	BELIER	VERSEAU	VIERGE	SCORPION	VIERGE	12 BELIER
14 JUILLET	ĆANCER	CANCER	VIERGE	BELIER	VERSEAU	VIERGE	SCORPION	VIERGE	27 BELIER
15 JUILLET	CANCER	CANCER	VIERGE	BELIER	VERSEAU	VIERGE	SCORPION	VIERGE	11 TAUREAU
16 JUILLET	CANCER	CANCER	VIERGE	BELIER	VERSEAU	VIERGE	SCORPION	VIERGE	25 TAUREAU
17 JUILLET	CANCER	CANCER	VIERGE	BELIER	VERSEAU	VIERGE	SCORPION	VIERGE	10 GEMEAUX
18 JUILLET	LION	CANCER	VIERGE	BELIER	VERSEAU	VIERGE	SCORPION	VIERGE	24 GEMEAUX
19 JUILLET	LION	CANCER	VIERGE	BELIER	VERSEAU	VIERGE	SCORPION	VIERGE	8 CANCER
20 JUILLET	LION	CANCER	VIERGE	BELIER	VERSEAU	VIERGE	SCORPION	VIERGE	22 CANCER
21 JUILLET	LION	CANCER	VIERGE	BELIER	VERSEAU	VIERGE	SCORPION	VIERGE	6 LION
22 JUILLET	LION	CANCER	VIERGE	BELIER	VERSEAU	VIERGE	SCORPION	VIERGE	19 LION
23 JUILLET	LION		VIERGE	BELIER	VERSEAU	VIERGE	SCORPION	VIERGE	2 VIERGE

LE SOLEIL	ENTRE DANS LE SIGNE DU	CANCER	LE 22 JUIN	1963	A 3 h 00	✱ LES CHIFFRES INDIQUENT LES DEGRES
	QUITTE LE SIGNE DU		LE 23 JUILLET		A 13 h 50	

DECOUVREZ DANS QUEL SIGNE SE TROUVAIENT LES PLANETES A VOTRE NAISSANCE

1964	MERCURE	VENUS	MARS	JUPITER	SATURNE	URANUS	NEPTUNE	PLUTON	LUNE *
21 JUIN	GEMEAUX	GEMEAUX	GEMEAUX	TAUREAU	POISSONS	VIERGE	SCORPION	VIERGE	21 SCORPION
22 JUIN	GEMEAUX	GEMEAUX	GEMEAUX	TAUREAU	POISSONS	VIERGE	SCORPION	VIERGE	3 SAGITTAIRE
23 JUIN	GEMEAUX	GEMEAUX	GEMEAUX	TAUREAU	POISSONS	VIERGE	SCORPION	VIERGE	15 SAGITTAIRE
24 JUIN	GEMEAUX	GEMEAUX	GEMEAUX	TAUREAU	POISSONS	VIERGE	SCORPION	VIERGE	27 SAGITTAIRE
25 JUIN	CANCER	GEMEAUX	GEMEAUX	TAUREAU	POISSONS	VIERGE	SCORPION	VIERGE	9 CAPRICORNE
26 JUIN	CANCER	GEMEAUX	GEMEAUX	TAUREAU	POISSONS	VIERGE	SCORPION	VIERGE	20 CAPRICORNE
27 JUIN	CANCER	GEMEAUX	GEMEAUX	TAUREAU	POISSONS	VIERGE	SCORPION	VIERGE	3 VERSEAU
28 JUIN	CANCER	GEMEAUX	GEMEAUX	TAUREAU	POISSONS	VIERGE	SCORPION	VIERGE	15 VERSEAU
29 JUIN	CANCER	GEMEAUX	GEMEAUX	TAUREAU	POISSONS	VIERGE	SCORPION	VIERGE	27 VERSEAU
30 JUIN	CANCER	GEMEAUX	GEMEAUX	TAUREAU	POISSONS	VIERGE	SCORPION	VIERGE	10 POISSONS
1 JUILLET	CANCER	GEMEAUX	GEMEAUX	TAUREAU	POISSONS	VIERGE	SCORPION	VIERGE	23 POISSONS
2 JUILLET	CANCER	GEMEAUX	GEMEAUX	TAUREAU	POISSONS	VIERGE	SCORPION	VIERGE	6 BELIER
3 JUILLET	CANCER	GEMEAUX	GEMEAUX	TAUREAU	POISSONS	VIERGE	SCORPION	VIERGE	19 BELIER
4 JUILLET	CANCER	GEMEAUX	GEMEAUX	TAUREAU	POISSONS	VIERGE	SCORPION	VIERGE	3 TAUREAU
5 JUILLET	CANCER	GEMEAUX	GEMEAUX	TAUREAU	POISSONS	VIERGE	SCORPION	VIERGE	18 TAUREAU
6 JUILLET	CANCER	GEMEAUX	GEMEAUX	TAUREAU	POISSONS	VIERGE	SCORPION	VIERGE	2 GEMEAUX
7 JUILLET	CANCER	GEMEAUX	GEMEAUX	TAUREAU	POISSONS	VIERGE	SCORPION	VIERGE	17 GEMEAUX
8 JUILLET	CANCER	GEMEAUX	GEMEAUX	TAUREAU	POISSONS	VIERGE	SCORPION	VIERGE	2 CANCER
9 JUILLET	LION	GEMEAUX	GEMEAUX	TAUREAU	POISSONS	VIERGE	SCORPION	VIERGE	17 CANCER
10 JUILLET	LION	GEMEAUX	GEMEAUX	TAUREAU	POISSONS	VIERGE	SCORPION	VIERGE	2 LION
11 JUILLET	LION	GEMEAUX	GEMEAUX	TAUREAU	POISSONS	VIERGE	SCORPION	VIERGE	17 LION
12 JUILLET	LION	GEMEAUX	GEMEAUX	TAUREAU	POISSONS	VIERGE	SCORPION	VIERGE	1 VIERGE
13 JUILLET	LION	GEMEAUX	GEMEAUX	TAUREAU	POISSONS	VIERGE	SCORPION	VIERGE	15 VIERGE
14 JUILLET	LION	GEMEAUX	GEMEAUX	TAUREAU	POISSONS	VIERGE	SCORPION	VIERGE	28 VIERGE
15 JUILLET	LION	GEMEAUX	GEMEAUX	TAUREAU	POISSONS	VIERGE	SCORPION	VIERGE	11 BALANCE
16 JUILLET	LION	GEMEAUX	GEMEAUX	TAUREAU	POISSONS	VIERGE	SCORPION	VIERGE	24 BALANCE
17 JUILLET	LION	GEMEAUX	GEMEAUX	TAUREAU	POISSONS	VIERGE	SCORPION	VIERGE	6 SCORPION
18 JUILLET	LION	GEMEAUX	GEMEAUX	TAUREAU	POISSONS	VIERGE	SCORPION	VIERGE	18 SCORPION
19 JUILLET	LION	GEMEAUX	GEMEAUX	TAUREAU	POISSONS	VIERGE	SCORPION	VIERGE	0 SAGITTAIRE
20 JUILLET	LION	GEMEAUX	GEMEAUX	TAUREAU	POISSONS	VIERGE	SCORPION	VIERGE	12 SAGITTAIRE
21 JUILLET	LION	GEMEAUX	GEMEAUX	TAUREAU	POISSONS	VIERGE	SCORPION	VIERGE	24 SAGITTAIRE
22 JUILLET	LION	GEMEAUX	GEMEAUX	TAUREAU	POISSONS	VIERGE	SCORPION	VIERGE	5 CAPRICORNE

LE SOLEIL — ENTRE DANS LE SIGNE DU CANCER LE 21 JUIN A 9 h 30 — 1964
QUITTE LE SIGNE DU CANCER LE 22 JUILLET A 20 h 30
* LES CHIFFRES INDIQUENT LES DEGRES

1965	MERCURE	VENUS	MARS	JUPITER	SATURNE	URANUS	NEPTUNE	PLUTON	LUNE *
21 JUIN	CANCER	CANCER	VIERGE	GEMEAUX	POISSONS	VIERGE	SCORPION	VIERGE	21 POISSONS
22 JUIN	CANCER	CANCER	VIERGE	GEMEAUX	POISSONS	VIERGE	SCORPION	VIERGE	4 BELIER
23 JUIN	CANCER	CANCER	VIERGE	GEMEAUX	POISSONS	VIERGE	SCORPION	VIERGE	16 BELIER
24 JUIN	CANCER	CANCER	VIERGE	GEMEAUX	POISSONS	VIERGE	SCORPION	VIERGE	0 TAUREAU
25 JUIN	CANCER	CANCER	VIERGE	GEMEAUX	POISSONS	VIERGE	SCORPION	VIERGE	13 TAUREAU
26 JUIN	CANCER	CANCER	VIERGE	GEMEAUX	POISSONS	VIERGE	SCORPION	VIERGE	27 TAUREAU
27 JUIN	CANCER	CANCER	VIERGE	GEMEAUX	POISSONS	VIERGE	SCORPION	VIERGE	12 GEMEAUX
28 JUIN	CANCER	CANCER	VIERGE	GEMEAUX	POISSONS	VIERGE	SCORPION	VIERGE	26 GEMEAUX
29 JUIN	CANCER	CANCER	BALANCE	GEMEAUX	POISSONS	VIERGE	SCORPION	VIERGE	11 CANCER
30 JUIN	CANCER	CANCER	BALANCE	GEMEAUX	POISSONS	VIERGE	SCORPION	VIERGE	27 CANCER
1 JUILLET	CANCER	LION	BALANCE	GEMEAUX	POISSONS	VIERGE	SCORPION	VIERGE	12 LION
2 JUILLET	LION	LION	BALANCE	GEMEAUX	POISSONS	VIERGE	SCORPION	VIERGE	26 LION
3 JUILLET	LION	LION	BALANCE	GEMEAUX	POISSONS	VIERGE	SCORPION	VIERGE	11 VIERGE
4 JUILLET	LION	LION	BALANCE	GEMEAUX	POISSONS	VIERGE	SCORPION	VIERGE	25 VIERGE
5 JUILLET	LION	LION	BALANCE	GEMEAUX	POISSONS	VIERGE	SCORPION	VIERGE	9 BALANCE
6 JUILLET	LION	LION	BALANCE	GEMEAUX	POISSONS	VIERGE	SCORPION	VIERGE	22 BALANCE
7 JUILLET	LION	LION	BALANCE	GEMEAUX	POISSONS	VIERGE	SCORPION	VIERGE	5 SCORPION
8 JUILLET	LION	LION	BALANCE	GEMEAUX	POISSONS	VIERGE	SCORPION	VIERGE	18 SCORPION
9 JUILLET	LION	LION	BALANCE	GEMEAUX	POISSONS	VIERGE	SCORPION	VIERGE	0 SAGITTAIRE
10 JUILLET	LION	LION	BALANCE	GEMEAUX	POISSONS	VIERGE	SCORPION	VIERGE	12 SAGITTAIRE
11 JUILLET	LION	LION	BALANCE	GEMEAUX	POISSONS	VIERGE	SCORPION	VIERGE	24 SAGITTAIRE
12 JUILLET	LION	LION	BALANCE	GEMEAUX	POISSONS	VIERGE	SCORPION	VIERGE	6 CAPRICORNE
13 JUILLET	LION	LION	BALANCE	GEMEAUX	POISSONS	VIERGE	SCORPION	VIERGE	18 CAPRICORNE
14 JUILLET	LION	LION	BALANCE	GEMEAUX	POISSONS	VIERGE	SCORPION	VIERGE	0 VERSEAU
15 JUILLET	LION	LION	BALANCE	GEMEAUX	POISSONS	VIERGE	SCORPION	VIERGE	12 VERSEAU
16 JUILLET	LION	LION	BALANCE	GEMEAUX	POISSONS	VIERGE	SCORPION	VIERGE	24 VERSEAU
17 JUILLET	LION	LION	BALANCE	GEMEAUX	POISSONS	VIERGE	SCORPION	VIERGE	6 POISSONS
18 JUILLET	LION	LION	BALANCE	GEMEAUX	POISSONS	VIERGE	SCORPION	VIERGE	18 POISSONS
19 JUILLET	LION	LION	BALANCE	GEMEAUX	POISSONS	VIERGE	SCORPION	VIERGE	0 BELIER
20 JUILLET	LION	LION	BALANCE	GEMEAUX	POISSONS	VIERGE	SCORPION	VIERGE	13 BELIER
21 JUILLET	LION	LION	BALANCE	GEMEAUX	POISSONS	VIERGE	SCORPION	VIERGE	25 BELIER
22 JUILLET	LION	LION	BALANCE	GEMEAUX	POISSONS	VIERGE	SCORPION	VIERGE	8 TAUREAU
23 JUILLET	LION	LION	BALANCE	GEMEAUX	POISSONS	VIERGE	SCORPION	VIERGE	22 TAUREAU

LE SOLEIL — ENTRE DANS LE SIGNE DU CANCER LE 21 JUIN A 14 h 50 — 1965
QUITTE LE SIGNE DU CANCER LE 23 JUILLET A 1 h 30
* LES CHIFFRES INDIQUENT LES DEGRES

DECOUVREZ DANS QUEL SIGNE SE TROUVAIENT LES PLANETES A VOTRE NAISSANCE

1966	MERCURE	VENUS	MARS	JUPITER	SATURNE	URANUS	NEPTUNE	PLUTON	LUNE ✱
21 JUIN	CANCER	TAUREAU	GEMEAUX	CANCER	POISSONS	VIERGE	SCORPION	VIERGE	5 LION
22 JUIN	CANCER	TAUREAU	GEMEAUX	CANCER	POISSONS	VIERGE	SCORPION	VIERGE	19 LION
23 JUIN	CANCER	TAUREAU	GEMEAUX	CANCER	POISSONS	VIERGE	SCORPION	VIERGE	4 VIERGE
24 JUIN	CANCER	TAUREAU	GEMEAUX	CANCER	POISSONS	VIERGE	SCORPION	VIERGE	18 VIERGE
25 JUIN	CANCER	TAUREAU	GEMEAUX	CANCER	POISSONS	VIERGE	SCORPION	VIERGE	2 BALANCE
26 JUIN	CANCER	GEMEAUX	GEMEAUX	CANCER	POISSONS	VIERGE	SCORPION	VIERGE	16 BALANCE
27 JUIN	LION	GEMEAUX	GEMEAUX	CANCER	POISSONS	VIERGE	SCORPION	VIERGE	0 SCORPION
28 JUIN	LION	GEMEAUX	GEMEAUX	CANCER	POISSONS	VIERGE	SCORPION	VIERGE	14 SCORPION
29 JUIN	LION	GEMEAUX	GEMEAUX	CANCER	POISSONS	VIERGE	SCORPION	VIERGE	27 SCORPION
30 JUIN	LION	GEMEAUX	GEMEAUX	CANCER	POISSONS	VIERGE	SCORPION	VIERGE	10 SAGITTAIRE
1 JUILLET	LION	GEMEAUX	GEMEAUX	CANCER	POISSONS	VIERGE	SCORPION	VIERGE	23 SAGITTAIRE
2 JUILLET	LION	GEMEAUX	GEMEAUX	CANCER	POISSONS	VIERGE	SCORPION	VIERGE	6 CAPRICORNE
3 JUILLET	LION	GEMEAUX	GEMEAUX	CANCER	POISSONS	VIERGE	SCORPION	VIERGE	19 CAPRICORNE
4 JUILLET	LION	GEMEAUX	GEMEAUX	CANCER	POISSONS	VIERGE	SCORPION	VIERGE	1 VERSEAU
5 JUILLET	LION	GEMEAUX	GEMEAUX	CANCER	POISSONS	VIERGE	SCORPION	VIERGE	13 VERSEAU
6 JUILLET	LION	GEMEAUX	GEMEAUX	CANCER	POISSONS	VIERGE	SCORPION	VIERGE	25 VERSEAU
7 JUILLET	LION	GEMEAUX	GEMEAUX	CANCER	POISSONS	VIERGE	SCORPION	VIERGE	7 POISSONS
8 JUILLET	LION	GEMEAUX	GEMEAUX	CANCER	POISSONS	VIERGE	SCORPION	VIERGE	19 POISSONS
9 JUILLET	LION	GEMEAUX	GEMEAUX	CANCER	POISSONS	VIERGE	SCORPION	VIERGE	1 BELIER
10 JUILLET	LION	GEMEAUX	GEMEAUX	CANCER	POISSONS	VIERGE	SCORPION	VIERGE	13 BELIER
11 JUILLET	LION	GEMEAUX	CANCER	CANCER	POISSONS	VIERGE	SCORPION	VIERGE	25 BELIER
12 JUILLET	LION	GEMEAUX	CANCER	CANCER	POISSONS	VIERGE	SCORPION	VIERGE	7 TAUREAU
13 JUILLET	LION	GEMEAUX	CANCER	CANCER	POISSONS	VIERGE	SCORPION	VIERGE	20 TAUREAU
14 JUILLET	LION	GEMEAUX	CANCER	CANCER	POISSONS	VIERGE	SCORPION	VIERGE	3 GEMEAUX
15 JUILLET	LION	GEMEAUX	CANCER	CANCER	POISSONS	VIERGE	SCORPION	VIERGE	16 GEMEAUX
16 JUILLET	LION	GEMEAUX	CANCER	CANCER	POISSONS	VIERGE	SCORPION	VIERGE	0 CANCER
17 JUILLET	LION	GEMEAUX	CANCER	CANCER	POISSONS	VIERGE	SCORPION	VIERGE	15 CANCER
18 JUILLET	LION	GEMEAUX	CANCER	CANCER	POISSONS	VIERGE	SCORPION	VIERGE	29 CANCER
19 JUILLET	LION	GEMEAUX	CANCER	CANCER	POISSONS	VIERGE	SCORPION	VIERGE	14 LION
20 JUILLET	LION	GEMEAUX	CANCER	CANCER	POISSONS	VIERGE	SCORPION	VIERGE	29 LION
21 JUILLET	LION	GEMEAUX	CANCER	CANCER	POISSONS	VIERGE	SCORPION	VIERGE	14 VIERGE
22 JUILLET	LION	CANCER	CANCER	CANCER	POISSONS	VIERGE	SCORPION	VIERGE	29 VIERGE
23 JUILLET	LION	CANCER	CANCER	CANCER	POISSONS	VIERGE	SCORPION	VIERGE	13 BALANCE

	ENTRE DANS LE SIGNE DU		LE 21 JUIN		A 20 h 20				
LE SOLEIL		CANCER		1966		✱ LES CHIFFRES INDIQUENT LES DEGRES			
	QUITTE LE SIGNE DU		LE 23 JUILLET		A 7 h 15				

1967	MERCURE	VENUS	MARS	JUPITER	SATURNE	URANUS	NEPTUNE	PLUTON	LUNE ✱
22 JUIN	CANCER	LION	BALANCE	LION	BELIER	VIERGE	SCORPION	VIERGE	4 CAPRICORNE
23 JUIN	CANCER	LION	BALANCE	LION	BELIER	VIERGE	SCORPION	VIERGE	18 CAPRICORNE
24 JUIN	CANCER	LION	BALANCE	LION	BELIER	VIERGE	SCORPION	VIERGE	1 VERSEAU
25 JUIN	CANCER	LION	BALANCE	LION	BELIER	VIERGE	SCORPION	VIERGE	14 VERSEAU
26 JUIN	CANCER	LION	BALANCE	LION	BELIER	VIERGE	SCORPION	VIERGE	27 VERSEAU
27 JUIN	CANCER	LION	BALANCE	LION	BELIER	VIERGE	SCORPION	VIERGE	10 POISSONS
28 JUIN	CANCER	LION	BALANCE	LION	BELIER	VIERGE	SCORPION	VIERGE	22 POISSONS
29 JUIN	CANCER	LION	BALANCE	LION	BELIER	VIERGE	SCORPION	VIERGE	4 BELIER
30 JUIN	CANCER	LION	BALANCE	LION	BELIER	VIERGE	SCORPION	VIERGE	16 BELIER
1 JUILLET	CANCER	LION	BALANCE	LION	BELIER	VIERGE	SCORPION	VIERGE	27 BELIER
2 JUILLET	CANCER	LION	BALANCE	LION	BELIER	VIERGE	SCORPION	VIERGE	9 TAUREAU
3 JUILLET	CANCER	LION	BALANCE	LION	BELIER	VIERGE	SCORPION	VIERGE	21 TAUREAU
4 JUILLET	CANCER	LION	BALANCE	LION	BELIER	VIERGE	SCORPION	VIERGE	3 GEMEAUX
5 JUILLET	CANCER	LION	BALANCE	LION	BELIER	VIERGE	SCORPION	VIERGE	16 GEMEAUX
6 JUILLET	CANCER	LION	BALANCE	LION	BELIER	VIERGE	SCORPION	VIERGE	29 GEMEAUX
7 JUILLET	CANCER	LION	BALANCE	LION	BELIER	VIERGE	SCORPION	VIERGE	12 CANCER
8 JUILLET	CANCER	LION	BALANCE	LION	BELIER	VIERGE	SCORPION	VIERGE	25 CANCER
9 JUILLET	CANCER	VIERGE	BALANCE	LION	BELIER	VIERGE	SCORPION	VIERGE	9 LION
10 JUILLET	CANCER	VIERGE	BALANCE	LION	BELIER	VIERGE	SCORPION	VIERGE	23 LION
11 JUILLET	CANCER	VIERGE	BALANCE	LION	BELIER	VIERGE	SCORPION	VIERGE	7 VIERGE
12 JUILLET	CANCER	VIERGE	BALANCE	LION	BELIER	VIERGE	SCORPION	VIERGE	21 VIERGE
13 JUILLET	CANCER	VIERGE	BALANCE	LION	BELIER	VIERGE	SCORPION	VIERGE	5 BALANCE
14 JUILLET	CANCER	VIERGE	BALANCE	LION	BELIER	VIERGE	SCORPION	VIERGE	19 BALANCE
15 JUILLET	CANCER	VIERGE	BALANCE	LION	BELIER	VIERGE	SCORPION	VIERGE	3 SCORPION
16 JUILLET	CANCER	VIERGE	BALANCE	LION	BELIER	VIERGE	SCORPION	VIERGE	17 SCORPION
17 JUILLET	CANCER	VIERGE	BALANCE	LION	BELIER	VIERGE	SCORPION	VIERGE	1 SAGITTAIRE
18 JUILLET	CANCER	VIERGE	BALANCE	LION	BELIER	VIERGE	SCORPION	VIERGE	15 SAGITTAIRE
19 JUILLET	CANCER	VIERGE	BALANCE	LION	BELIER	VIERGE	SCORPION	VIERGE	29 SAGITTAIRE
20 JUILLET	CANCER	VIERGE	SCORPION	LION	BELIER	VIERGE	SCORPION	VIERGE	13 CAPRICORNE
21 JUILLET	CANCER	VIERGE	SCORPION	LION	BELIER	VIERGE	SCORPION	VIERGE	26 CAPRICORNE
22 JUILLET	CANCER	VIERGE	SCORPION	LION	BELIER	VIERGE	SCORPION	VIERGE	10 VERSEAU
23 JUILLET	CANCER	VIERGE	SCORPION	LION	BELIER	VIERGE	SCORPION	VIERGE	23 VERSEAU

	ENTRE DANS LE SIGNE DU		LE 22 JUIN		A 2 h 15				
LE SOLEIL		CANCER		1967		✱ LES CHIFFRES INDIQUENT LES DEGRES			
	QUITTE LE SIGNE DU		LE 23 JUILLET		A 13 h 00				

DECOUVREZ DANS QUEL SIGNE SE TROUVAIENT LES PLANETES A VOTRE NAISSANCE

1968	MERCURE	VENUS	MARS	JUPITER	SATURNE	URANUS	NEPTUNE	PLUTON	LUNE ✳
21 JUIN	GEMEAUX	CANCER	CANCER	VIERGE	BELIER	VIERGE	SCORPION	VIERGE	11 TAUREAU
22 JUIN	GEMEAUX	CANCER	CANCER	VIERGE	BELIER	VIERGE	SCORPION	VIERGE	23 TAUREAU
23 JUIN	GEMEAUX	CANCER	CANCER	VIERGE	BELIER	VIERGE	SCORPION	VIERGE	5 GEMEAUX
24 JUIN	GEMEAUX	CANCER	CANCER	VIERGE	BELIER	VIERGE	SCORPION	VIERGE	17 GEMEAUX
25 JUIN	GEMEAUX	CANCER	CANCER	VIERGE	BELIER	VIERGE	SCORPION	VIERGE	29 GEMEAUX
26 JUIN	GEMEAUX	CANCER	CANCER	VIERGE	BELIER	VIERGE	SCORPION	VIERGE	11 CANCER
27 JUIN	GEMEAUX	CANCER	CANCER	VIERGE	BELIER	VIERGE	SCORPION	VIERGE	23 CANCER
28 JUIN	GEMEAUX	CANCER	CANCER	VIERGE	BELIER	VIERGE	SCORPION	VIERGE	6 LION
29 JUIN	GEMEAUX	CANCER	CANCER	VIERGE	BELIER	VIERGE	SCORPION	VIERGE	18 LION
30 JUIN	GEMEAUX	CANCER	CANCER	VIERGE	BELIER	VIERGE	SCORPION	VIERGE	1 VIERGE
1 JUILLET	GEMEAUX	CANCER	CANCER	VIERGE	BELIER	VIERGE	SCORPION	VIERGE	14 VIERGE
2 JUILLET	GEMEAUX	CANCER	CANCER	VIERGE	BELIER	VIERGE	SCORPION	VIERGE	27 VIERGE
3 JUILLET	GEMEAUX	CANCER	CANCER	VIERGE	BELIER	VIERGE	SCORPION	VIERGE	11 BALANCE
4 JUILLET	GEMEAUX	CANCER	CANCER	VIERGE	BELIER	VIERGE	SCORPION	VIERGE	25 BALANCE
5 JUILLET	GEMEAUX	CANCER	CANCER	VIERGE	BELIER	VIERGE	SCORPION	VIERGE	9 SCORPION
6 JUILLET	GEMEAUX	CANCER	CANCER	VIERGE	BELIER	VIERGE	SCORPION	VIERGE	23 SCORPION
7 JUILLET	GEMEAUX	CANCER	CANCER	VIERGE	BELIER	VIERGE	SCORPION	VIERGE	8 SAGITTAIRE
8 JUILLET	GEMEAUX	CANCER	CANCER	VIERGE	BELIER	VIERGE	SCORPION	VIERGE	23 SAGITTAIRE
9 JUILLET	GEMEAUX	CANCER	CANCER	VIERGE	BELIER	VIERGE	SCORPION	VIERGE	8 CAPRICORNE
10 JUILLET	GEMEAUX	CANCER	CANCER	VIERGE	BELIER	VIERGE	SCORPION	VIERGE	23 CAPRICORNE
11 JUILLET	GEMEAUX	CANCER	CANCER	VIERGE	BELIER	VIERGE	SCORPION	VIERGE	7 VERSEAU
12 JUILLET	GEMEAUX	CANCER	CANCER	VIERGE	BELIER	VIERGE	SCORPION	VIERGE	22 VERSEAU
13 JUILLET	CANCER	CANCER	CANCER	VIERGE	BELIER	VIERGE	SCORPION	VIERGE	5 POISSONS
14 JUILLET	CANCER	CANCER	CANCER	VIERGE	BELIER	VIERGE	SCORPION	VIERGE	19 POISSONS
15 JUILLET	CANCER	CANCER	CANCER	VIERGE	BELIER	VIERGE	SCORPION	VIERGE	1 BELIER
16 JUILLET	CANCER	LION	CANCER	VIERGE	BELIER	VIERGE	SCORPION	VIERGE	14 BELIER
17 JUILLET	CANCER	LION	CANCER	VIERGE	BELIER	VIERGE	SCORPION	VIERGE	26 BELIER
18 JUILLET	CANCER	LION	CANCER	VIERGE	BELIER	VIERGE	SCORPION	VIERGE	8 TAUREAU
19 JUILLET	CANCER	LION	CANCER	VIERGE	BELIER	VIERGE	SCORPION	VIERGE	20 TAUREAU
20 JUILLET	CANCER	LION	CANCER	VIERGE	BELIER	VIERGE	SCORPION	VIERGE	2 GEMEAUX
21 JUILLET	CANCER	LION	CANCER	VIERGE	BELIER	VIERGE	SCORPION	VIERGE	13 GEMEAUX
22 JUILLET	CANCER	LION	CANCER	VIERGE	BELIER	VIERGE	SCORPION	VIERGE	25 GEMEAUX

	ENTRE DANS LE SIGNE DU		LE 21 JUIN	A 8 h 00	
LE SOLEIL		CANCER		1968	✳ LES CHIFFRES INDIQUENT LES DEGRES
	QUITTE LE SIGNE DU		LE 22 JUILLET	A 19 h 00	

1969	MERCURE	VENUS	MARS	JUPITER	SATURNE	URANUS	NEPTUNE	PLUTON	LUNE ✳
21 JUIN	GEMEAUX	TAUREAU	SAGITTAIRE	VIERGE	TAUREAU	VIERGE	SCORPION	VIERGE	11 VIERGE
22 JUIN	GEMEAUX	TAUREAU	SAGITTAIRE	VIERGE	TAUREAU	VIERGE	SCORPION	VIERGE	24 VIERGE
23 JUIN	GEMEAUX	TAUREAU	SAGITTAIRE	VIERGE	TAUREAU	VIERGE	SCORPION	VIERGE	7 BALANCE
24 JUIN	GEMEAUX	TAUREAU	SAGITTAIRE	VIERGE	TAUREAU	BALANCE	SCORPION	VIERGE	20 BALANCE
25 JUIN	GEMEAUX	TAUREAU	SAGITTAIRE	VIERGE	TAUREAU	BALANCE	SCORPION	VIERGE	3 SCORPION
26 JUIN	GEMEAUX	TAUREAU	SAGITTAIRE	VIERGE	TAUREAU	BALANCE	SCORPION	VIERGE	18 SCORPION
27 JUIN	GEMEAUX	TAUREAU	SAGITTAIRE	VIERGE	TAUREAU	BALANCE	SCORPION	VIERGE	2 SAGITTAIRE
28 JUIN	GEMEAUX	TAUREAU	SAGITTAIRE	VIERGE	TAUREAU	BALANCE	SCORPION	VIERGE	17 SAGITTAIRE
29 JUIN	GEMEAUX	TAUREAU	SAGITTAIRE	VIERGE	TAUREAU	BALANCE	SCORPION	VIERGE	2 CAPRICORNE
30 JUIN	GEMEAUX	TAUREAU	SAGITTAIRE	VIERGE	TAUREAU	BALANCE	SCORPION	VIERGE	18 CAPRICORNE
1 JUILLET	GEMEAUX	TAUREAU	SAGITTAIRE	VIERGE	TAUREAU	BALANCE	SCORPION	VIERGE	3 VERSEAU
2 JUILLET	GEMEAUX	TAUREAU	SAGITTAIRE	VIERGE	TAUREAU	BALANCE	SCORPION	VIERGE	18 VERSEAU
3 JUILLET	GEMEAUX	TAUREAU	SAGITTAIRE	VIERGE	TAUREAU	BALANCE	SCORPION	VIERGE	2 POISSONS
4 JUILLET	GEMEAUX	TAUREAU	SAGITTAIRE	VIERGE	TAUREAU	BALANCE	SCORPION	VIERGE	16 POISSONS
5 JUILLET	GEMEAUX	TAUREAU	SAGITTAIRE	VIERGE	TAUREAU	BALANCE	SCORPION	VIERGE	0 BELIER
6 JUILLET	GEMEAUX	TAUREAU	SAGITTAIRE	VIERGE	TAUREAU	BALANCE	SCORPION	VIERGE	13 BELIER
7 JUILLET	GEMEAUX	GEMEAUX	SAGITTAIRE	VIERGE	TAUREAU	BALANCE	SCORPION	VIERGE	26 BELIER
8 JUILLET	CANCER	GEMEAUX	SAGITTAIRE	VIERGE	TAUREAU	BALANCE	SCORPION	VIERGE	9 TAUREAU
9 JUILLET	CANCER	GEMEAUX	SAGITTAIRE	VIERGE	TAUREAU	BALANCE	SCORPION	VIERGE	21 TAUREAU
10 JUILLET	CANCER	GEMEAUX	SAGITTAIRE	VIERGE	TAUREAU	BALANCE	SCORPION	VIERGE	3 GEMEAUX
11 JUILLET	CANCER	GEMEAUX	SAGITTAIRE	VIERGE	TAUREAU	BALANCE	SCORPION	VIERGE	15 GEMEAUX
12 JUILLET	CANCER	GEMEAUX	SAGITTAIRE	VIERGE	TAUREAU	BALANCE	SCORPION	VIERGE	27 GEMEAUX
13 JUILLET	CANCER	GEMEAUX	SAGITTAIRE	VIERGE	TAUREAU	BALANCE	SCORPION	VIERGE	9 CANCER
14 JUILLET	CANCER	GEMEAUX	SAGITTAIRE	VIERGE	TAUREAU	BALANCE	SCORPION	VIERGE	21 CANCER
15 JUILLET	CANCER	GEMEAUX	SAGITTAIRE	VIERGE	TAUREAU	BALANCE	SCORPION	VIERGE	2 LION
16 JUILLET	CANCER	GEMEAUX	SAGITTAIRE	BALANCE	TAUREAU	BALANCE	SCORPION	VIERGE	14 LION
17 JUILLET	CANCER	GEMEAUX	SAGITTAIRE	BALANCE	TAUREAU	BALANCE	SCORPION	VIERGE	26 LION
18 JUILLET	CANCER	GEMEAUX	SAGITTAIRE	BALANCE	TAUREAU	BALANCE	SCORPION	VIERGE	8 VIERGE
19 JUILLET	CANCER	GEMEAUX	SAGITTAIRE	BALANCE	TAUREAU	BALANCE	SCORPION	VIERGE	21 VIERGE
20 JUILLET	CANCER	GEMEAUX	SAGITTAIRE	BALANCE	TAUREAU	BALANCE	SCORPION	VIERGE	3 BALANCE
21 JUILLET	CANCER	GEMEAUX	SAGITTAIRE	BALANCE	TAUREAU	BALANCE	SCORPION	VIERGE	16 BALANCE
22 JUILLET	CANCER	GEMEAUX	SAGITTAIRE	BALANCE	TAUREAU	BALANCE	SCORPION	VIERGE	29 BALANCE
23 JUILLET	LION	GEMEAUX	SAGITTAIRE	BALANCE	TAUREAU	BALANCE	SCORPION	VIERGE	13 SCORPION

	ENTRE DANS LE SIGNE DU		LE 21 JUIN	A 13 h 45	
LE SOLEIL		CANCER		1969	✳ LES CHIFFRES INDIQUENT LES DEGRES
	QUITTE LE SIGNE DU		LE 23 JUILLET	A 1 h 00	

211

DECOUVREZ DANS QUEL SIGNE SE TROUVAIENT LES PLANETES
A VOTRE NAISSANCE

1970	MERCURE	VENUS	MARS	JUPITER	SATURNE	URANUS	NEPTUNE	PLUTON	LUNE ✱
21 JUIN	GEMEAUX	LION	CANCER	BALANCE	TAUREAU	BALANCE	SCORPION	VIERGE	27 CAPRICORNE
22 JUIN	GEMEAUX	LION	CANCER	BALANCE	TAUREAU	BALANCE	SCORPION	VIERGE	11 VERSEAU
23 JUIN	GEMEAUX	LION	CANCER	BALANCE	TAUREAU	BALANCE	SCORPION	VIERGE	26 VERSEAU
24 JUIN	GEMEAUX	LION	CANCER	BALANCE	TAUREAU	BALANCE	SCORPION	VIERGE	10 POISSONS
25 JUIN	GEMEAUX	LION	CANCER	BALANCE	TAUREAU	BALANCE	SCORPION	VIERGE	24 POISSONS
26 JUIN	GEMEAUX	LION	CANCER	BALANCE	TAUREAU	BALANCE	SCORPION	VIERGE	8 BELIER
27 JUIN	GEMEAUX	LION	CANCER	BALANCE	TAUREAU	BALANCE	SCORPION	VIERGE	22 BELIER
28 JUIN	GEMEAUX	LION	CANCER	BALANCE	TAUREAU	BALANCE	SCORPION	VIERGE	5 TAUREAU
29 JUIN	GEMEAUX	LION	CANCER	BALANCE	TAUREAU	BALANCE	SCORPION	VIERGE	19 TAUREAU
30 JUIN	CANCER	LION	CANCER	BALANCE	TAUREAU	BALANCE	SCORPION	VIERGE	2 GEMEAUX
1 JUILLET	CANCER	LION	CANCER	BALANCE	TAUREAU	BALANCE	SCORPION	VIERGE	14 GEMEAUX
2 JUILLET	CANCER	LION	CANCER	BALANCE	TAUREAU	BALANCE	SCORPION	VIERGE	27 GEMEAUX
3 JUILLET	CANCER	LION	CANCER	BALANCE	TAUREAU	BALANCE	SCORPION	VIERGE	9 CANCER
4 JUILLET	CANCER	LION	CANCER	BALANCE	TAUREAU	BALANCE	SCORPION	VIERGE	21 CANCER
5 JUILLET	CANCER	LION	CANCER	BALANCE	TAUREAU	BALANCE	SCORPION	VIERGE	3 LION
6 JUILLET	CANCER	LION	CANCER	BALANCE	TAUREAU	BALANCE	SCORPION	VIERGE	15 LION
7 JUILLET	CANCER	LION	CANCER	BALANCE	TAUREAU	BALANCE	SCORPION	VIERGE	27 LION
8 JUILLET	CANCER	LION	CANCER	BALANCE	TAUREAU	BALANCE	SCORPION	VIERGE	9 VIERGE
9 JUILLET	CANCER	LION	CANCER	BALANCE	TAUREAU	BALANCE	SCORPION	VIERGE	21 VIERGE
10 JUILLET	CANCER	LION	CANCER	BALANCE	TAUREAU	BALANCE	SCORPION	VIERGE	3 BALANCE
11 JUILLET	CANCER	LION	CANCER	BALANCE	TAUREAU	BALANCE	SCORPION	VIERGE	15 BALANCE
12 JUILLET	CANCER	LION	CANCER	BALANCE	TAUREAU	BALANCE	SCORPION	VIERGE	27 BALANCE
13 JUILLET	CANCER	VIERGE	CANCER	BALANCE	TAUREAU	BALANCE	SCORPION	VIERGE	10 SCORPION
14 JUILLET	LION	VIERGE	CANCER	BALANCE	TAUREAU	BALANCE	SCORPION	VIERGE	23 SCORPION
15 JUILLET	LION	VIERGE	CANCER	BALANCE	TAUREAU	BALANCE	SCORPION	VIERGE	7 SAGITTAIRE
16 JUILLET	LION	VIERGE	CANCER	BALANCE	TAUREAU	BALANCE	SCORPION	VIERGE	21 SAGITTAIRE
17 JUILLET	LION	VIERGE	CANCER	BALANCE	TAUREAU	BALANCE	SCORPION	VIERGE	6 CAPRICORNE
18 JUILLET	LION	VIERGE	LION	BALANCE	TAUREAU	BALANCE	SCORPION	VIERGE	20 CAPRICORNE
19 JUILLET	LION	VIERGE	LION	BALANCE	TAUREAU	BALANCE	SCORPION	VIERGE	5 VERSEAU
20 JUILLET	LION	VIERGE	LION	BALANCE	TAUREAU	BALANCE	SCORPION	VIERGE	21 VERSEAU
21 JUILLET	LION	VIERGE	LION	BALANCE	TAUREAU	BALANCE	SCORPION	VIERGE	5 POISSONS
22 JUILLET	LION	VIERGE	LION	BALANCE	TAUREAU	BALANCE	SCORPION	VIERGE	20 POISSONS
23 JUILLET	LION	VIERGE	LION	BALANCE	TAUREAU	BALANCE	SCORPION	VIERGE	5 BELIER

LE SOLEIL — ENTRE DANS LE SIGNE DU CANCER LE 21 JUIN 1970 A 19 h 30 — QUITTE LE SIGNE DU CANCER LE 23 JUILLET A 6 h 30 — ✱ LES CHIFFRES INDIQUENT LES DEGRES

1971	MERCURE	VENUS	MARS	JUPITER	SATURNE	URANUS	NEPTUNE	PLUTON	LUNE ✱
22 JUIN	CANCER	GEMEAUX	VERSEAU	SCORPION	GEMEAUX	BALANCE	SAGITTAIRE	VIERGE	25 GEMEAUX
23 JUIN	CANCER	GEMEAUX	VERSEAU	SCORPION	GEMEAUX	BALANCE	SAGITTAIRE	VIERGE	8 CANCER
24 JUIN	CANCER	GEMEAUX	VERSEAU	SCORPION	GEMEAUX	BALANCE	SAGITTAIRE	VIERGE	21 CANCER
25 JUIN	CANCER	GEMEAUX	VERSEAU	SCORPION	GEMEAUX	BALANCE	SAGITTAIRE	VIERGE	4 LION
26 JUIN	CANCER	GEMEAUX	VERSEAU	SCORPION	GEMEAUX	BALANCE	SAGITTAIRE	VIERGE	17 LION
27 JUIN	CANCER	GEMEAUX	VERSEAU	SCORPION	GEMEAUX	BALANCE	SAGITTAIRE	VIERGE	29 LION
28 JUIN	CANCER	GEMEAUX	VERSEAU	SCORPION	GEMEAUX	BALANCE	SAGITTAIRE	VIERGE	11 VIERGE
29 JUIN	CANCER	GEMEAUX	VERSEAU	SCORPION	GEMEAUX	BALANCE	SAGITTAIRE	VIERGE	23 VIERGE
30 JUIN	CANCER	GEMEAUX	VERSEAU	SCORPION	GEMEAUX	BALANCE	SAGITTAIRE	VIERGE	5 BALANCE
1 JUILLET	CANCER	GEMEAUX	VERSEAU	SCORPION	GEMEAUX	BALANCE	SAGITTAIRE	VIERGE	17 BALANCE
2 JUILLET	CANCER	GEMEAUX	VERSEAU	SCORPION	GEMEAUX	BALANCE	SAGITTAIRE	VIERGE	29 BALANCE
3 JUILLET	CANCER	GEMEAUX	VERSEAU	SCORPION	GEMEAUX	BALANCE	SAGITTAIRE	VIERGE	11 SCORPION
4 JUILLET	CANCER	GEMEAUX	VERSEAU	SCORPION	GEMEAUX	BALANCE	SAGITTAIRE	VIERGE	23 SCORPION
5 JUILLET	CANCER	GEMEAUX	VERSEAU	SCORPION	GEMEAUX	BALANCE	SAGITTAIRE	VIERGE	6 SAGITTAIRE
6 JUILLET	LION	GEMEAUX	VERSEAU	SCORPION	GEMEAUX	BALANCE	SAGITTAIRE	VIERGE	19 SAGITTAIRE
7 JUILLET	LION	CANCER	VERSEAU	SCORPION	GEMEAUX	BALANCE	SAGITTAIRE	VIERGE	2 CAPRICORNE
8 JUILLET	LION	CANCER	VERSEAU	SCORPION	GEMEAUX	BALANCE	SAGITTAIRE	VIERGE	16 CAPRICORNE
9 JUILLET	LION	CANCER	VERSEAU	SCORPION	GEMEAUX	BALANCE	SAGITTAIRE	VIERGE	0 VERSEAU
10 JUILLET	LION	CANCER	VERSEAU	SCORPION	GEMEAUX	BALANCE	SAGITTAIRE	VIERGE	14 VERSEAU
11 JUILLET	LION	CANCER	VERSEAU	SCORPION	GEMEAUX	BALANCE	SAGITTAIRE	VIERGE	28 VERSEAU
12 JUILLET	LION	CANCER	VERSEAU	SCORPION	GEMEAUX	BALANCE	SAGITTAIRE	VIERGE	13 POISSONS
13 JUILLET	LION	CANCER	VERSEAU	SCORPION	GEMEAUX	BALANCE	SAGITTAIRE	VIERGE	27 POISSONS
14 JUILLET	LION	CANCER	VERSEAU	SCORPION	GEMEAUX	BALANCE	SAGITTAIRE	VIERGE	11 BELIER
15 JUILLET	LION	CANCER	VERSEAU	SCORPION	GEMEAUX	BALANCE	SAGITTAIRE	VIERGE	25 BELIER
16 JUILLET	LION	CANCER	VERSEAU	SCORPION	GEMEAUX	BALANCE	SAGITTAIRE	VIERGE	10 TAUREAU
17 JUILLET	LION	CANCER	VERSEAU	SCORPION	GEMEAUX	BALANCE	SAGITTAIRE	VIERGE	23 TAUREAU
18 JUILLET	LION	CANCER	VERSEAU	SCORPION	GEMEAUX	BALANCE	SAGITTAIRE	VIERGE	7 GEMEAUX
19 JUILLET	LION	CANCER	VERSEAU	SCORPION	GEMEAUX	BALANCE	SAGITTAIRE	VIERGE	21 GEMEAUX
20 JUILLET	LION	CANCER	VERSEAU	SCORPION	GEMEAUX	BALANCE	SAGITTAIRE	VIERGE	4 CANCER
21 JUILLET	LION	CANCER	VERSEAU	SCORPION	GEMEAUX	BALANCE	SAGITTAIRE	VIERGE	17 CANCER
22 JUILLET	LION	CANCER	VERSEAU	SCORPION	GEMEAUX	BALANCE	SAGITTAIRE	VIERGE	0 LION
23 JUILLET	LION	CANCER	VERSEAU	SCORPION	GEMEAUX	BALANCE	SAGITTAIRE	VIERGE	13 LION

LE SOLEIL — ENTRE DANS LE SIGNE DU CANCER LE 22 JUIN 1971 A 1 h 15 — QUITTE LE SIGNE DU CANCER LE 23 JUILLET A 12 h 00 — ✱ LES CHIFFRES INDIQUENT LES DEGRES

DECOUVREZ DANS QUEL SIGNE SE TROUVAIENT LES PLANETES A VOTRE NAISSANCE

1972	MERCURE	VENUS	MARS	JUPITER	SATURNE	URANUS	NEPTUNE	PLUTON	LUNE *
21 JUIN	CANCER	GEMEAUX	CANCER	CAPRICORNE	GEMEAUX	BALANCE	SAGITTAIRE	VIERGE	1 SCORPION
22 JUIN	CANCER	GEMEAUX	CANCER	CAPRICORNE	GEMEAUX	BALANCE	SAGITTAIRE	VIERGE	13 SCORPION
23 JUIN	CANCER	GEMEAUX	CANCER	CAPRICORNE	GEMEAUX	BALANCE	SAGITTAIRE	VIERGE	25 SCORPION
24 JUIN	CANCER	GEMEAUX	CANCER	CAPRICORNE	GEMEAUX	BALANCE	SAGITTAIRE	VIERGE	7 SAGITTAIRE
25 JUIN	CANCER	GEMEAUX	CANCER	CAPRICORNE	GEMEAUX	BALANCE	SAGITTAIRE	VIERGE	19 SAGITTAIRE
26 JUIN	CANCER	GEMEAUX	CANCER	CAPRICORNE	GEMEAUX	BALANCE	SAGITTAIRE	VIERGE	1 CAPRICORNE
27 JUIN	CANCER	GEMEAUX	CANCER	CAPRICORNE	GEMEAUX	BALANCE	SAGITTAIRE	VIERGE	14 CAPRICORNE
28 JUIN	CANCER	GEMEAUX	CANCER	CAPRICORNE	GEMEAUX	BALANCE	SAGITTAIRE	VIERGE	26 CAPRICORNE
29 JUIN	LION	GEMEAUX	LION	CAPRICORNE	GEMEAUX	BALANCE	SAGITTAIRE	VIERGE	9 VERSEAU
30 JUIN	LION	GEMEAUX	LION	CAPRICORNE	GEMEAUX	BALANCE	SAGITTAIRE	VIERGE	22 VERSEAU
1 JUILLET	LION	GEMEAUX	LION	CAPRICORNE	GEMEAUX	BALANCE	SAGITTAIRE	VIERGE	6 POISSONS
2 JUILLET	LION	GEMEAUX	LION	CAPRICORNE	GEMEAUX	BALANCE	SAGITTAIRE	VIERGE	19 POISSONS
3 JUILLET	LION	GEMEAUX	LION	CAPRICORNE	GEMEAUX	BALANCE	SAGITTAIRE	VIERGE	3 BELIER
4 JUILLET	LION	GEMEAUX	LION	CAPRICORNE	GEMEAUX	BALANCE	SAGITTAIRE	VIERGE	17 BELIER
5 JUILLET	LION	GEMEAUX	LION	CAPRICORNE	GEMEAUX	BALANCE	SAGITTAIRE	VIERGE	1 TAUREAU
6 JUILLET	LION	GEMEAUX	LION	CAPRICORNE	GEMEAUX	BALANCE	SAGITTAIRE	VIERGE	16 TAUREAU
7 JUILLET	LION	GEMEAUX	LION	CAPRICORNE	GEMEAUX	BALANCE	SAGITTAIRE	VIERGE	0 GEMEAUX
8 JUILLET	LION	GEMEAUX	LION	CAPRICORNE	GEMEAUX	BALANCE	SAGITTAIRE	VIERGE	15 GEMEAUX
9 JUILLET	LION	GEMEAUX	LION	CAPRICORNE	GEMEAUX	BALANCE	SAGITTAIRE	VIERGE	29 GEMEAUX
10 JUILLET	LION	GEMEAUX	LION	CAPRICORNE	GEMEAUX	BALANCE	SAGITTAIRE	VIERGE	14 CANCER
11 JUILLET	LION	GEMEAUX	LION	CAPRICORNE	GEMEAUX	BALANCE	SAGITTAIRE	VIERGE	28 CANCER
12 JUILLET	LION	GEMEAUX	LION	CAPRICORNE	GEMEAUX	BALANCE	SAGITTAIRE	VIERGE	12 LION
13 JUILLET	LION	GEMEAUX	LION	CAPRICORNE	GEMEAUX	BALANCE	SAGITTAIRE	VIERGE	25 LION
14 JUILLET	LION	GEMEAUX	LION	CAPRICORNE	GEMEAUX	BALANCE	SAGITTAIRE	VIERGE	8 VIERGE
15 JUILLET	LION	GEMEAUX	LION	CAPRICORNE	GEMEAUX	BALANCE	SAGITTAIRE	VIERGE	21 VIERGE
16 JUILLET	LION	GEMEAUX	LION	CAPRICORNE	GEMEAUX	BALANCE	SAGITTAIRE	VIERGE	3 BALANCE
17 JUILLET	LION	GEMEAUX	LION	CAPRICORNE	GEMEAUX	BALANCE	SAGITTAIRE	VIERGE	16 BALANCE
18 JUILLET	LION	GEMEAUX	LION	CAPRICORNE	GEMEAUX	BALANCE	SAGITTAIRE	VIERGE	28 BALANCE
19 JUILLET	LION	GEMEAUX	LION	CAPRICORNE	GEMEAUX	BALANCE	SAGITTAIRE	VIERGE	9 SCORPION
20 JUILLET	LION	GEMEAUX	LION	CAPRICORNE	GEMEAUX	BALANCE	SAGITTAIRE	VIERGE	21 SCORPION
21 JUILLET	LION	GEMEAUX	LION	CAPRICORNE	GEMEAUX	BALANCE	SAGITTAIRE	VIERGE	3 SAGITTAIRE
22 JUILLET	LION	GEMEAUX	LION	CAPRICORNE	GEMEAUX	BALANCE	SAGITTAIRE	VIERGE	15 SAGITTAIRE

	ENTRE DANS LE SIGNE DU	LE 21 JUIN	A 7 h 00	
LE SOLEIL	CANCER	1972	* LES CHIFFRES INDIQUENT LES DEGRES	
	QUITTE LE SIGNE DU	LE 22 JUILLET	A 18 h 00	

1973	MERCURE	VENUS	MARS	JUPITER	SATURNE	URANUS	NEPTUNE	PLUTON	LUNE *
21 JUIN	CANCER	CANCER	BELIER	VERSEAU	GEMEAUX	BALANCE	SAGITTAIRE	BALANCE	2 POISSONS
22 JUIN	CANCER	CANCER	BELIER	VERSEAU	GEMEAUX	BALANCE	SAGITTAIRE	BALANCE	15 POISSONS
23 JUIN	CANCER	CANCER	BELIER	VERSEAU	GEMEAUX	BALANCE	SAGITTAIRE	BALANCE	28 POISSONS
24 JUIN	CANCER	CANCER	BELIER	VERSEAU	GEMEAUX	BALANCE	SAGITTAIRE	BALANCE	11 BELIER
25 JUIN	CANCER	CANCER	BELIER	VERSEAU	GEMEAUX	BALANCE	SAGITTAIRE	BALANCE	25 BELIER
26 JUIN	CANCER	CANCER	BELIER	VERSEAU	GEMEAUX	BALANCE	SAGITTAIRE	BALANCE	9 TAUREAU
27 JUIN	LION	CANCER	BELIER	VERSEAU	GEMEAUX	BALANCE	SAGITTAIRE	BALANCE	23 TAUREAU
28 JUIN	LION	CANCER	BELIER	VERSEAU	GEMEAUX	BALANCE	SAGITTAIRE	BALANCE	8 GEMEAUX
29 JUIN	LION	CANCER	BELIER	VERSEAU	GEMEAUX	BALANCE	SAGITTAIRE	BALANCE	23 GEMEAUX
30 JUIN	LION	LION	BELIER	VERSEAU	GEMEAUX	BALANCE	SAGITTAIRE	BALANCE	8 CANCER
1 JUILLET	LION	LION	BELIER	VERSEAU	GEMEAUX	BALANCE	SAGITTAIRE	BALANCE	23 CANCER
2 JUILLET	LION	LION	BELIER	VERSEAU	GEMEAUX	BALANCE	SAGITTAIRE	BALANCE	8 LION
3 JUILLET	LION	LION	BELIER	VERSEAU	GEMEAUX	BALANCE	SAGITTAIRE	BALANCE	23 LION
4 JUILLET	LION	LION	BELIER	VERSEAU	GEMEAUX	BALANCE	SAGITTAIRE	BALANCE	7 VIERGE
5 JUILLET	LION	LION	BELIER	VERSEAU	GEMEAUX	BALANCE	SAGITTAIRE	BALANCE	21 VIERGE
6 JUILLET	LION	LION	BELIER	VERSEAU	GEMEAUX	BALANCE	SAGITTAIRE	BALANCE	4 BALANCE
7 JUILLET	LION	LION	BELIER	VERSEAU	GEMEAUX	BALANCE	SAGITTAIRE	BALANCE	17 BALANCE
8 JUILLET	LION	LION	BELIER	VERSEAU	GEMEAUX	BALANCE	SAGITTAIRE	BALANCE	29 BALANCE
9 JUILLET	LION	LION	BELIER	VERSEAU	GEMEAUX	BALANCE	SAGITTAIRE	BALANCE	11 SCORPION
10 JUILLET	LION	LION	BELIER	VERSEAU	GEMEAUX	BALANCE	SAGITTAIRE	BALANCE	23 SCORPION
11 JUILLET	LION	LION	BELIER	VERSEAU	GEMEAUX	BALANCE	SAGITTAIRE	BALANCE	5 SAGITTAIRE
12 JUILLET	LION	LION	BELIER	VERSEAU	GEMEAUX	BALANCE	SAGITTAIRE	BALANCE	17 SAGITTAIRE
13 JUILLET	LION	LION	BELIER	VERSEAU	GEMEAUX	BALANCE	SAGITTAIRE	BALANCE	29 SAGITTAIRE
14 JUILLET	LION	LION	BELIER	VERSEAU	GEMEAUX	BALANCE	SAGITTAIRE	BALANCE	11 CAPRICORNE
15 JUILLET	LION	LION	BELIER	VERSEAU	GEMEAUX	BALANCE	SAGITTAIRE	BALANCE	23 CAPRICORNE
16 JUILLET	CANCER	LION	BELIER	VERSEAU	GEMEAUX	BALANCE	SAGITTAIRE	BALANCE	5 VERSEAU
17 JUILLET	CANCER	LION	BELIER	VERSEAU	GEMEAUX	BALANCE	SAGITTAIRE	BALANCE	17 VERSEAU
18 JUILLET	CANCER	LION	BELIER	VERSEAU	GEMEAUX	BALANCE	SAGITTAIRE	BALANCE	29 VERSEAU
19 JUILLET	CANCER	LION	BELIER	VERSEAU	GEMEAUX	BALANCE	SAGITTAIRE	BALANCE	12 POISSONS
20 JUILLET	CANCER	LION	BELIER	VERSEAU	GEMEAUX	BALANCE	SAGITTAIRE	BALANCE	24 POISSONS
21 JUILLET	CANCER	LION	BELIER	VERSEAU	GEMEAUX	BALANCE	SAGITTAIRE	BALANCE	7 BELIER
22 JUILLET	CANCER	LION	BELIER	VERSEAU	GEMEAUX	BALANCE	SAGITTAIRE	BALANCE	21 BELIER

	ENTRE DANS LE SIGNE DU	LE 21 JUIN	A 12 h 50	
LE SOLEIL	CANCER	1973	* LES CHIFFRES INDIQUENT LES DEGRES	
	QUITTE LE SIGNE DU	LE 22 JUILLET	A 23 h 45	

DECOUVREZ DANS QUEL SIGNE SE TROUVAIENT LES PLANETES A VOTRE NAISSANCE

1974	MERCURE	VENUS	MARS	JUPITER	SATURNE	URANUS	NEPTUNE	PLUTON	LUNE *
21 JUIN	CANCER	TAUREAU	LION	POISSONS	CANCER	BALANCE	SAGITTAIRE	BALANCE	17 CANCER
22 JUIN	CANCER	TAUREAU	LION	POISSONS	CANCER	BALANCE	SAGITTAIRE	BALANCE	2 LION
23 JUIN	CANCER	TAUREAU	LION	POISSONS	CANCER	BALANCE	SAGITTAIRE	BALANCE	17 LION
24 JUIN	CANCER	TAUREAU	LION	POISSONS	CANCER	BALANCE	SAGITTAIRE	BALANCE	2 VIERGE
25 JUIN	CANCER	TAUREAU	LION	POISSONS	CANCER	BALANCE	SAGITTAIRE	BALANCE	16 VIERGE
26 JUIN	CANCER	GEMEAUX	LION	POISSONS	CANCER	BALANCE	SAGITTAIRE	BALANCE	0 BALANCE
27 JUIN	CANCER	GEMEAUX	LION	POISSONS	CANCER	BALANCE	SAGITTAIRE	BALANCE	14 BALANCE
28 JUIN	CANCER	GEMEAUX	LION	POISSONS	CANCER	BALANCE	SAGITTAIRE	BALANCE	27 BALANCE
29 JUIN	CANCER	GEMEAUX	LION	POISSONS	CANCER	BALANCE	SAGITTAIRE	BALANCE	10 SCORPION
30 JUIN	CANCER	GEMEAUX	LION	POISSONS	CANCER	BALANCE	SAGITTAIRE	BALANCE	23 SCORPION
1 JUILLET	CANCER	GEMEAUX	LION	POISSONS	CANCER	BALANCE	SAGITTAIRE	BALANCE	5 SAGITTAIRE
2 JUILLET	CANCER	GEMEAUX	LION	POISSONS	CANCER	BALANCE	SAGITTAIRE	BALANCE	17 SAGITTAIRE
3 JUILLET	CANCER	GEMEAUX	LION	POISSONS	CANCER	BALANCE	SAGITTAIRE	BALANCE	0 CAPRICORNE
4 JUILLET	CANCER	GEMEAUX	LION	POISSONS	CANCER	BALANCE	SAGITTAIRE	BALANCE	11 CAPRICORNE
5 JUILLET	CANCER	GEMEAUX	LION	POISSONS	CANCER	BALANCE	SAGITTAIRE	BALANCE	23 CAPRICORNE
6 JUILLET	CANCER	GEMEAUX	LION	POISSONS	CANCER	BALANCE	SAGITTAIRE	BALANCE	5 VERSEAU
7 JUILLET	CANCER	GEMEAUX	LION	POISSONS	CANCER	BALANCE	SAGITTAIRE	BALANCE	17 VERSEAU
8 JUILLET	CANCER	GEMEAUX	LION	POISSONS	CANCER	BALANCE	SAGITTAIRE	BALANCE	29 VERSEAU
9 JUILLET	CANCER	GEMEAUX	LION	POISSONS	CANCER	BALANCE	SAGITTAIRE	BALANCE	11 POISSONS
10 JUILLET	CANCER	GEMEAUX	LION	POISSONS	CANCER	BALANCE	SAGITTAIRE	BALANCE	23 POISSONS
11 JUILLET	CANCER	GEMEAUX	LION	POISSONS	CANCER	BALANCE	SAGITTAIRE	BALANCE	5 BELIER
12 JUILLET	CANCER	GEMEAUX	LION	POISSONS	CANCER	BALANCE	SAGITTAIRE	BALANCE	18 BELIER
13 JUILLET	CANCER	GEMEAUX	LION	POISSONS	CANCER	BALANCE	SAGITTAIRE	BALANCE	1 TAUREAU
14 JUILLET	CANCER	GEMEAUX	LION	POISSONS	CANCER	BALANCE	SAGITTAIRE	BALANCE	14 TAUREAU
15 JUILLET	CANCER	GEMEAUX	LION	POISSONS	CANCER	BALANCE	SAGITTAIRE	BALANCE	27 TAUREAU
16 JUILLET	CANCER	GEMEAUX	LION	POISSONS	CANCER	BALANCE	SAGITTAIRE	BALANCE	11 GEMEAUX
17 JUILLET	CANCER	GEMEAUX	LION	POISSONS	CANCER	BALANCE	SAGITTAIRE	BALANCE	26 GEMEAUX
18 JUILLET	CANCER	GEMEAUX	LION	POISSONS	CANCER	BALANCE	SAGITTAIRE	BALANCE	11 CANCER
19 JUILLET	CANCER	GEMEAUX	LION	POISSONS	CANCER	BALANCE	SAGITTAIRE	BALANCE	26 CANCER
20 JUILLET	CANCER	GEMEAUX	LION	POISSONS	CANCER	BALANCE	SAGITTAIRE	BALANCE	11 LION
21 JUILLET	CANCER	CANCER	LION	POISSONS	CANCER	BALANCE	SAGITTAIRE	BALANCE	26 LION
22 JUILLET	CANCER	CANCER	LION	POISSONS	CANCER	BALANCE	SAGITTAIRE	BALANCE	11 VIERGE
23 JUILLET	CANCER	CANCER	LION	POISSONS	CANCER	BALANCE	SAGITTAIRE	BALANCE	26 VIERGE

	ENTRE DANS LE SIGNE DU		LE 21 JUIN		A 18 h 30	
LE SOLEIL		CANCER		1974		* LES CHIFFRES INDIQUENT LES DEGRES
	QUITTE LE SIGNE DU		LE 23 JUILLET		A 5 h 20	

1975	MERCURE	VENUS	MARS	JUPITER	SATURNE	URANUS	NEPTUNE	PLUTON	LUNE *
22 JUIN	GEMEAUX	LION	BELIER	BELIER	CANCER	BALANCE	SAGITTAIRE	BALANCE	15 SAGITTAIRE
23 JUIN	GEMEAUX	LION	BELIER	BELIER	CANCER	BALANCE	SAGITTAIRE	BALANCE	29 SAGITTAIRE
24 JUIN	GEMEAUX	LION	BELIER	BELIER	CANCER	BALANCE	SAGITTAIRE	BALANCE	12 CAPRICORNE
25 JUIN	GEMEAUX	LION	BELIER	BELIER	CANCER	BALANCE	SAGITTAIRE	BALANCE	24 CAPRICORNE
26 JUIN	GEMEAUX	LION	BELIER	BELIER	CANCER	BALANCE	SAGITTAIRE	BALANCE	7 VERSEAU
27 JUIN	GEMEAUX	LION	BELIER	BELIER	CANCER	BALANCE	SAGITTAIRE	BALANCE	19 VERSEAU
28 JUIN	GEMEAUX	LION	BELIER	BELIER	CANCER	BALANCE	SAGITTAIRE	BALANCE	1 POISSONS
29 JUIN	GEMEAUX	LION	BELIER	BELIER	CANCER	BALANCE	SAGITTAIRE	BALANCE	13 POISSONS
30 JUIN	GEMEAUX	LION	BELIER	BELIER	CANCER	BALANCE	SAGITTAIRE	BALANCE	25 POISSONS
1 JUILLET	GEMEAUX	LION	TAUREAU	BELIER	CANCER	BALANCE	SAGITTAIRE	BALANCE	7 BELIER
2 JUILLET	GEMEAUX	LION	TAUREAU	BELIER	CANCER	BALANCE	SAGITTAIRE	BALANCE	19 BELIER
3 JUILLET	GEMEAUX	LION	TAUREAU	BELIER	CANCER	BALANCE	SAGITTAIRE	BALANCE	1 TAUREAU
4 JUILLET	GEMEAUX	LION	TAUREAU	BELIER	CANCER	BALANCE	SAGITTAIRE	BALANCE	13 TAUREAU
5 JUILLET	GEMEAUX	LION	TAUREAU	BELIER	CANCER	BALANCE	SAGITTAIRE	BALANCE	26 TAUREAU
6 JUILLET	GEMEAUX	LION	TAUREAU	BELIER	CANCER	BALANCE	SAGITTAIRE	BALANCE	9 GEMEAUX
7 JUILLET	GEMEAUX	LION	TAUREAU	BELIER	CANCER	BALANCE	SAGITTAIRE	BALANCE	23 GEMEAUX
8 JUILLET	GEMEAUX	LION	TAUREAU	BELIER	CANCER	BALANCE	SAGITTAIRE	BALANCE	6 CANCER
9 JUILLET	GEMEAUX	VIERGE	TAUREAU	BELIER	CANCER	BALANCE	SAGITTAIRE	BALANCE	21 CANCER
10 JUILLET	GEMEAUX	VIERGE	TAUREAU	BELIER	CANCER	BALANCE	SAGITTAIRE	BALANCE	5 LION
11 JUILLET	GEMEAUX	VIERGE	TAUREAU	BELIER	CANCER	BALANCE	SAGITTAIRE	BALANCE	20 LION
12 JUILLET	CANCER	VIERGE	TAUREAU	BELIER	CANCER	BALANCE	SAGITTAIRE	BALANCE	5 VIERGE
13 JUILLET	CANCER	VIERGE	TAUREAU	BELIER	CANCER	BALANCE	SAGITTAIRE	BALANCE	19 VIERGE
14 JUILLET	CANCER	VIERGE	TAUREAU	BELIER	CANCER	BALANCE	SAGITTAIRE	BALANCE	4 BALANCE
15 JUILLET	CANCER	VIERGE	TAUREAU	BELIER	CANCER	BALANCE	SAGITTAIRE	BALANCE	18 BALANCE
16 JUILLET	CANCER	VIERGE	TAUREAU	BELIER	CANCER	BALANCE	SAGITTAIRE	BALANCE	2 SCORPION
17 JUILLET	CANCER	VIERGE	TAUREAU	BELIER	CANCER	BALANCE	SAGITTAIRE	BALANCE	15 SCORPION
18 JUILLET	CANCER	VIERGE	TAUREAU	BELIER	CANCER	BALANCE	SAGITTAIRE	BALANCE	29 SCORPION
19 JUILLET	CANCER	VIERGE	TAUREAU	BELIER	CANCER	BALANCE	SAGITTAIRE	BALANCE	12 SAGITTAIRE
20 JUILLET	CANCER	VIERGE	TAUREAU	BELIER	CANCER	BALANCE	SAGITTAIRE	BALANCE	25 SAGITTAIRE
21 JUILLET	CANCER	VIERGE	TAUREAU	BELIER	CANCER	BALANCE	SAGITTAIRE	BALANCE	8 CAPRICORNE
22 JUILLET	CANCER	VIERGE	TAUREAU	BELIER	CANCER	BALANCE	SAGITTAIRE	BALANCE	20 CAPRICONE
23 JUILLET	CANCER	VIERGE	TAUREAU	BELIER	CANCER	BALANCE	SAGITTAIRE	BALANCE	3 VERSEAU

	ENTRE DANS LE SIGNE DU		LE 22 JUIN		A 0 h 15	
LE SOLEIL		CANCER		1975		* LES CHIFFRES INDIQUENT LES DEGRES
	QUITTE LE SIGNE DU		LE 23 JUILLET		A 11 h 15	

DECOUVREZ DANS QUEL SIGNE SE TROUVAIENT LES PLANETES A VOTRE NAISSANCE

1976	MERCURE	VENUS	MARS	JUPITER	SATURNE	URANUS	NEPTUNE	PLUTON	LUNE *
21 JUIN	GEMEAUX	CANCER	LION	TAUREAU	LION	SCORPION	SAGITTAIRE	BALANCE	21 BELIER
22 JUIN	GEMEAUX	CANCER	LION	TAUREAU	LION	SCORPION	SAGITTAIRE	BALANCE	3 TAUREAU
23 JUIN	GEMEAUX	CANCER	LION	TAUREAU	LION	SCORPION	SAGITTAIRE	BALANCE	15 TAUREAU
24 JUIN	GEMEAUX	CANCER	LION	TAUREAU	LION	SCORPION	SAGITTAIRE	BALANCE	27 TAUREAU
25 JUIN	GEMEAUX	CANCER	LION	TAUREAU	LION	SCORPION	SAGITTAIRE	BALANCE	9 GEMEAUX
26 JUIN	GEMEAUX	CANCER	LION	TAUREAU	LION	SCORPION	SAGITTAIRE	BALANCE	21 GEMEAUX
27 JUIN	GEMEAUX	CANCER	LION	TAUREAU	LION	SCORPION	SAGITTAIRE	BALANCE	4 CANCER
28 JUIN	GEMEAUX	CANCER	LION	TAUREAU	LION	SCORPION	SAGITTAIRE	BALANCE	17 CANCER
29 JUIN	GEMEAUX	CANCER	LION	TAUREAU	LION	SCORPION	SAGITTAIRE	BALANCE	0 LION
30 JUIN	GEMEAUX	CANCER	LION	TAUREAU	LION	SCORPION	SAGITTAIRE	BALANCE	14 LION
1 JUILLET	GEMEAUX	CANCER	LION	TAUREAU	LION	SCORPION	SAGITTAIRE	BALANCE	28 LION
2 JUILLET	GEMEAUX	CANCER	LION	TAUREAU	LION	SCORPION	SAGITTAIRE	BALANCE	11 VIERGE
3 JUILLET	GEMEAUX	CANCER	LION	TAUREAU	LION	SCORPION	SAGITTAIRE	BALANCE	25 VIERGE
4 JUILLET	GEMEAUX	CANCER	LION	TAUREAU	LION	SCORPION	SAGITTAIRE	BALANCE	9 BALANCE
5 JUILLET	CANCER	CANCER	LION	TAUREAU	LION	SCORPION	SAGITTAIRE	BALANCE	23 BALANCE
6 JUILLET	CANCER	CANCER	LION	TAUREAU	LION	SCORPION	SAGITTAIRE	BALANCE	8 SCORPION
7 JUILLET	CANCER	CANCER	VIERGE	TAUREAU	LION	SCORPION	SAGITTAIRE	BALANCE	22 SCORPION
8 JUILLET	CANCER	CANCER	VIERGE	TAUREAU	LION	SCORPION	SAGITTAIRE	BALANCE	6 SAGITTAIRE
9 JUILLET	CANCER	CANCER	VIERGE	TAUREAU	LION	SCORPION	SAGITTAIRE	BALANCE	20 SAGITTAIRE
10 JUILLET	CANCER	CANCER	VIERGE	TAUREAU	LION	SCORPION	SAGITTAIRE	BALANCE	4 CAPRICORNE
11 JUILLET	CANCER	CANCER	VIERGE	TAUREAU	LION	SCORPION	SAGITTAIRE	BALANCE	18 CAPRICORNE
12 JUILLET	CANCER	CANCER	VIERGE	TAUREAU	LION	SCORPION	SAGITTAIRE	BALANCE	2 VERSEAU
13 JUILLET	CANCER	CANCER	VIERGE	TAUREAU	LION	SCORPION	SAGITTAIRE	BALANCE	15 VERSEAU
14 JUILLET	CANCER	CANCER	VIERGE	TAUREAU	LION	SCORPION	SAGITTAIRE	BALANCE	28 VERSEAU
15 JUILLET	CANCER	LION	VIERGE	TAUREAU	LION	SCORPION	SAGITTAIRE	BALANCE	11 POISSONS
16 JUILLET	CANCER	LION	VIERGE	TAUREAU	LION	SCORPION	SAGITTAIRE	BALANCE	23 POISSONS
17 JUILLET	CANCER	LION	VIERGE	TAUREAU	LION	SCORPION	SAGITTAIRE	BALANCE	5 BELIER
18 JUILLET	CANCER	LION	VIERGE	TAUREAU	LION	SCORPION	SAGITTAIRE	BALANCE	17 BELIER
19 JUILLET	LION	LION	VIERGE	TAUREAU	LION	SCORPION	SAGITTAIRE	BALANCE	29 BELIER
20 JUILLET	LION	LION	VIERGE	TAUREAU	LION	SCORPION	SAGITTAIRE	BALANCE	11 TAUREAU
21 JUILLET	LION	LION	VIERGE	TAUREAU	LION	SCORPION	SAGITTAIRE	BALANCE	23 TAUREAU
22 JUILLET	LION	LION	VIERGE	TAUREAU	LION	SCORPION	SAGITTAIRE	BALANCE	5 GEMEAUX

	ENTRE DANS LE SIGNE DU	LE 21 JUIN	A 6 h 20	
LE SOLEIL	CANCER	1976	* LES CHIFFRES INDIQUENT LES DEGRES	
	QUITTE LE SIGNE DU	LE 22 JUILLET	A 16 h 50	

1977	MERCURE	VENUS	MARS	JUPITER	SATURNE	URANUS	NEPTUNE	PLUTON	LUNE *
21 JUIN	GEMEAUX	TAUREAU	TAUREAU	GEMEAUX	LION	SCORPION	SAGITTAIRE	BALANCE	23 LION
22 JUIN	GEMEAUX	TAUREAU	TAUREAU	GEMEAUX	LION	SCORPION	SAGITTAIRE	BALANCE	6 VIERGE
23 JUIN	GEMEAUX	TAUREAU	TAUREAU	GEMEAUX	LION	SCORPION	SAGITTAIRE	BALANCE	19 VIERGE
24 JUIN	GEMEAUX	TAUREAU	TAUREAU	GEMEAUX	LION	SCORPION	SAGITTAIRE	BALANCE	2 BALANCE
25 JUIN	GEMEAUX	TAUREAU	TAUREAU	GEMEAUX	LION	SCORPION	SAGITTAIRE	BALANCE	16 BALANCE
26 JUIN	CANCER	TAUREAU	TAUREAU	GEMEAUX	LION	SCORPION	SAGITTAIRE	BALANCE	0 SCORPION
27 JUIN	CANCER	TAUREAU	TAUREAU	GEMEAUX	LION	SCORPION	SAGITTAIRE	BALANCE	14 SCORPION
28 JUIN	CANCER	TAUREAU	TAUREAU	GEMEAUX	LION	SCORPION	SAGITTAIRE	BALANCE	29 SCORPION
29 JUIN	CANCER	TAUREAU	TAUREAU	GEMEAUX	LION	SCORPION	SAGITTAIRE	BALANCE	14 SAGITTAIRE
30 JUIN	CANCER	TAUREAU	TAUREAU	GEMEAUX	LION	SCORPION	SAGITTAIRE	BALANCE	29 SAGITTAIRE
1 JUILLET	CANCER	TAUREAU	TAUREAU	GEMEAUX	LION	SCORPION	SAGITTAIRE	BALANCE	14 CAPRICORNE
2 JUILLET	CANCER	TAUREAU	TAUREAU	GEMEAUX	LION	SCORPION	SAGITTAIRE	BALANCE	29 CAPRICORNE
3 JUILLET	CANCER	TAUREAU	TAUREAU	GEMEAUX	LION	SCORPION	SAGITTAIRE	BALANCE	14 VERSEAU
4 JUILLET	CANCER	TAUREAU	TAUREAU	GEMEAUX	LION	SCORPION	SAGITTAIRE	BALANCE	28 VERSEAU
5 JUILLET	CANCER	TAUREAU	TAUREAU	GEMEAUX	LION	SCORPION	SAGITTAIRE	BALANCE	11 POISSONS
6 JUILLET	CANCER	TAUREAU	TAUREAU	GEMEAUX	LION	SCORPION	SAGITTAIRE	BALANCE	24 POISSONS
7 JUILLET	CANCER	GEMEAUX	TAUREAU	GEMEAUX	LION	SCORPION	SAGITTAIRE	BALANCE	7 BELIER
8 JUILLET	CANCER	GEMEAUX	TAUREAU	GEMEAUX	LION	SCORPION	SAGITTAIRE	BALANCE	19 BELIER
9 JUILLET	CANCER	GEMEAUX	TAUREAU	GEMEAUX	LION	SCORPION	SAGITTAIRE	BALANCE	1 TAUREAU
10 JUILLET	LION	GEMEAUX	TAUREAU	GEMEAUX	LION	SCORPION	SAGITTAIRE	BALANCE	13 TAUREAU
11 JUILLET	LION	GEMEAUX	TAUREAU	GEMEAUX	LION	SCORPION	SAGITTAIRE	BALANCE	25 TAUREAU
12 JUILLET	LION	GEMEAUX	TAUREAU	GEMEAUX	LION	SCORPION	SAGITTAIRE	BALANCE	7 GEMEAUX
13 JUILLET	LION	GEMEAUX	TAUREAU	GEMEAUX	LION	SCORPION	SAGITTAIRE	BALANCE	19 GEMEAUX
14 JUILLET	LION	GEMEAUX	TAUREAU	GEMEAUX	LION	SCORPION	SAGITTAIRE	BALANCE	1 CANCER
15 JUILLET	LION	GEMEAUX	TAUREAU	GEMEAUX	LION	SCORPION	SAGITTAIRE	BALANCE	13 CANCER
16 JUILLET	LION	GEMEAUX	TAUREAU	GEMEAUX	LION	SCORPION	SAGITTAIRE	BALANCE	25 CANCER
17 JUILLET	LION	GEMEAUX	TAUREAU	GEMEAUX	LION	SCORPION	SAGITTAIRE	BALANCE	8 LION
18 JUILLET	LION	GEMEAUX	GEMEAUX	GEMEAUX	LION	SCORPION	SAGITTAIRE	BALANCE	20 LION
19 JUILLET	LION	GEMEAUX	GEMEAUX	GEMEAUX	LION	SCORPION	SAGITTAIRE	BALANCE	3 VIERGE
20 JUILLET	LION	GEMEAUX	GEMEAUX	GEMEAUX	LION	SCORPION	SAGITTAIRE	BALANCE	16 VIERGE
21 JUILLET	LION	GEMEAUX	GEMEAUX	GEMEAUX	LION	SCORPION	SAGITTAIRE	BALANCE	29 VIERGE
22 JUILLET	LION	GEMEAUX	GEMEAUX	GEMEAUX	LION	SCORPION	SAGITTAIRE	BALANCE	12 BALANCE

	ENTRE DANS LE SIGNE DU	LE 21 JUIN	A 11 h 50	
LE SOLEIL	CANCER	1977	* LES CHIFFRES INDIQUENT LES DEGRES	
	QUITTE LE SIGNE DU	LE 22 JUILLET	A 22 h 50	

DECOUVREZ DANS QUEL SIGNE SE TROUVAIENT LES PLANETES A VOTRE NAISSANCE

1978	MERCURE	VENUS	MARS	JUPITER	SATURNE	URANUS	NEPTUNE	PLUTON	LUNE *
21 JUIN	CANCER	LION	VIERGE	CANCER	LION	SCORPION	SAGITTAIRE	BALANCE	9 CAPRICORNE
22 JUIN	CANCER	LION	VIERGE	CANCER	LION	SCORPION	SAGITTAIRE	BALANCE	24 CAPRICORNE
23 JUIN	CANCER	LION	VIERGE	CANCER	LION	SCORPION	SAGITTAIRE	BALANCE	9 VERSEAU
24 JUIN	CANCER	LION	VIERGE	CANCER	LION	SCORPION	SAGITTAIRE	BALANCE	24 VERSEAU
25 JUIN	CANCER	LION	VIERGE	CANCER	LION	SCORPION	SAGITTAIRE	BALANCE	8 POISSONS
26 JUIN	CANCER	LION	VIERGE	CANCER	LION	SCORPION	SAGITTAIRE	BALANCE	22 POISSONS
27 JUIN	CANCER	LION	VIERGE	CANCER	LION	SCORPION	SAGITTAIRE	BALANCE	5 BELIER
28 JUIN	CANCER	LION	VIERGE	CANCER	LION	SCORPION	SAGITTAIRE	BALANCE	18 BELIER
29 JUIN	CANCER	LION	VIERGE	CANCER	LION	SCORPION	SAGITTAIRE	BALANCE	1 TAUREAU
30 JUIN	CANCER	LION	VIERGE	CANCER	LION	SCORPION	SAGITTAIRE	BALANCE	14 TAUREAU
1 JUILLET	CANCER	LION	VIERGE	CANCER	LION	SCORPION	SAGITTAIRE	BALANCE	26 TAUREAU
2 JUILLET	CANCER	LION	VIERGE	CANCER	LION	SCORPION	SAGITTAIRE	BALANCE	8 GEMEAUX
3 JUILLET	LION	LION	VIERGE	CANCER	LION	SCORPION	SAGITTAIRE	BALANCE	20 GEMEAUX
4 JUILLET	LION	LION	VIERGE	CANCER	LION	SCORPION	SAGITTAIRE	BALANCE	2 CANCER
5 JUILLET	LION	LION	VIERGE	CANCER	LION	SCORPION	SAGITTAIRE	BALANCE	14 CANCER
6 JUILLET	LION	LION	VIERGE	CANCER	LION	SCORPION	SAGITTAIRE	BALANCE	26 CANCER
7 JUILLET	LION	LION	VIERGE	CANCER	LION	SCORPION	SAGITTAIRE	BALANCE	7 LION
8 JUILLET	LION	LION	VIERGE	CANCER	LION	SCORPION	SAGITTAIRE	BALANCE	19 LION
9 JUILLET	LION	LION	VIERGE	CANCER	LION	SCORPION	SAGITTAIRE	BALANCE	1 VIERGE
10 JUILLET	LION	LION	VIERGE	CANCER	LION	SCORPION	SAGITTAIRE	BALANCE	13 VIERGE
11 JUILLET	LION	LION	VIERGE	CANCER	LION	SCORPION	SAGITTAIRE	BALANCE	26 VIERGE
12 JUILLET	LION	VIERGE	VIERGE	CANCER	LION	SCORPION	SAGITTAIRE	BALANCE	8 BALANCE
13 JUILLET	LION	VIERGE	VIERGE	CANCER	LION	SCORPION	SAGITTAIRE	BALANCE	21 BALANCE
14 JUILLET	LION	VIERGE	VIERGE	CANCER	LION	SCORPION	SAGITTAIRE	BALANCE	4 SCORPION
15 JUILLET	LION	VIERGE	VIERGE	CANCER	LION	SCORPION	SAGITTAIRE	BALANCE	18 SCORPION
16 JUILLET	LION	VIERGE	VIERGE	CANCER	LION	SCORPION	SAGITTAIRE	BALANCE	2 SAGITTAIRE
17 JUILLET	LION	VIERGE	VIERGE	CANCER	LION	SCORPION	SAGITTAIRE	BALANCE	17 SAGITTAIRE
18 JUILLET	LION	VIERGE	VIERGE	CANCER	LION	SCORPION	SAGITTAIRE	BALANCE	2 CAPRICORNE
19 JUILLET	LION	VIERGE	VIERGE	CANCER	LION	SCORPION	SAGITTAIRE	BALANCE	17 CAPRICORNE
20 JUILLET	LION	VIERGE	VIERGE	CANCER	LION	SCORPION	SAGITTAIRE	BALANCE	2 VERSEAU
21 JUILLET	LION	VIERGE	VIERGE	CANCER	LION	SCORPION	SAGITTAIRE	BALANCE	18 VERSEAU
22 JUILLET	LION	VIERGE	VIERGE	CANCER	LION	SCORPION	SAGITTAIRE	BALANCE	2 POISONS
23 JUILLET	LION	VIERGE	VIERGE	CANCER	LION	SCORPION	SAGITTAIRE	BALANCE	17 POISSONS

	ENTRE DANS LE SIGNE DU		LE 21 JUIN	A 17 h 50	
LE SOLEIL		CANCER		1978	* LES CHIFFRES INDIQUENT LES DEGRES
	QUITTE LE SIGNE DU		LE 23 JUILLET	A 4 h 40	

1979	MERCURE	VENUS	MARS	JUPITER	SATURNE	URANUS	NEPTUNE	PLUTON	LUNE *
22 JUIN	CANCER	GEMEAUX	TAUREAU	LION	VIERGE	SCORPION	SAGITTAIRE	BALANCE	7 GEMEAUX
23 JUIN	CANCER	GEMEAUX	TAUREAU	LION	VIERGE	SCORPION	SAGITTAIRE	BALANCE	19 GEMEAUX
24 JUIN	CANCER	GEMEAUX	TAUREAU	LION	VIERGE	SCORPION	SAGITTAIRE	BALANCE	2 CANCER
25 JUIN	CANCER	GEMEAUX	TAUREAU	LION	VIERGE	SCORPION	SAGITTAIRE	BALANCE	15 CANCER
26 JUIN	CANCER	GEMEAUX	GEMEAUX	LION	VIERGE	SCORPION	SAGITTAIRE	BALANCE	27 CANCER
27 JUIN	LION	GEMEAUX	GEMEAUX	LION	VIERGE	SCORPION	SAGITTAIRE	BALANCE	9 LION
28 JUIN	LION	GEMEAUX	GEMEAUX	LION	VIERGE	SCORPION	SAGITTAIRE	BALANCE	21 LION
29 JUIN	LION	GEMEAUX	GEMEAUX	LION	VIERGE	SCORPION	SAGITTAIRE	BALANCE	2 VIERGE
30 JUIN	LION	GEMEAUX	GEMEAUX	LION	VIERGE	SCORPION	SAGITTAIRE	BALANCE	14 VIERGE
1 JUILLET	LION	GEMEAUX	GEMEAUX	LION	VIERGE	SCORPION	SAGITTAIRE	BALANCE	26 VIERGE
2 JUILLET	LION	GEMEAUX	GEMEAUX	LION	VIERGE	SCORPION	SAGITTAIRE	BALANCE	8 BALANCE
3 JUILLET	LION	GEMEAUX	GEMEAUX	LION	VIERGE	SCORPION	SAGITTAIRE	BALANCE	20 BALANCE
4 JUILLET	LION	GEMEAUX	GEMEAUX	LION	VIERGE	SCORPION	SAGITTAIRE	BALANCE	3 SCORPION
5 JUILLET	LION	GEMEAUX	GEMEAUX	LION	VIERGE	SCORPION	SAGITTAIRE	BALANCE	16 SCORPION
6 JUILLET	LION	CANCER	GEMEAUX	LION	VIERGE	SCORPION	SAGITTAIRE	BALANCE	29 SCORPION
7 JUILLET	LION	CANCER	GEMEAUX	LION	VIERGE	SCORPION	SAGITTAIRE	BALANCE	13 SAGITTAIRE
8 JUILLET	LION	CANCER	GEMEAUX	LION	VIERGE	SCORPION	SAGITTAIRE	BALANCE	27 SAGITTAIRE
9 JUILLET	LION	CANCER	GEMEAUX	LION	VIERGE	SCORPION	SAGITTAIRE	BALANCE	12 CAPRICORNE
10 JUILLET	LION	CANCER	GEMEAUX	LION	VIERGE	SCORPION	SAGITTAIRE	BALANCE	27 CAPRICORNE
11 JUILLET	LION	CANCER	GEMEAUX	LION	VIERGE	SCORPION	SAGITTAIRE	BALANCE	11 VERSEAU
12 JUILLET	LION	CANCER	GEMEAUX	LION	VIERGE	SCORPION	SAGITTAIRE	BALANCE	26 VERSEAU
13 JUILLET	LION	CANCER	GEMEAUX	LION	VIERGE	SCORPION	SAGITTAIRE	BALANCE	11 POISSONS
14 JUILLET	LION	CANCER	GEMEAUX	LION	VIERGE	SCORPION	SAGITTAIRE	BALANCE	26 POISSONS
15 JUILLET	LION	CANCER	GEMEAUX	LION	VIERGE	SCORPION	SAGITTAIRE	BALANCE	10 BELIER
16 JUILLET	LION	CANCER	GEMEAUX	LION	VIERGE	SCORPION	SAGITTAIRE	BALANCE	24 BELIER
17 JUILLET	LION	CANCER	GEMEAUX	LION	VIERGE	SCORPION	SAGITTAIRE	BALANCE	7 TAUREAU
18 JUILLET	LION	CANCER	GEMEAUX	LION	VIERGE	SCORPION	SAGITTAIRE	BALANCE	20 TAUREAU
19 JUILLET	LION	CANCER	GEMEAUX	LION	VIERGE	SCORPION	SAGITTAIRE	BALANCE	3 GEMEAUX
20 JUILLET	LION	CANCER	GEMEAUX	LION	VIERGE	SCORPION	SAGITTAIRE	BALANCE	16 GEMEAUX
21 JUILLET	LION	CANCER	GEMEAUX	LION	VIERGE	SCORPION	SAGITTAIRE	BALANCE	29 GEMEAUX
22 JUILLET	LION	CANCER	GEMEAUX	LION	VIERGE	SCORPION	SAGITTAIRE	BALANCE	11 CANCER
23 JUILLET	LION	CANCER	GEMEAUX	LION	VIERGE	SCORPION	SAGITTAIRE	BALANCE	23 CANCER

	ENTRE DANS LE SIGNE DU		LE 22 JUIN	A 23 h 45	
LE SOLEIL		CANCER		1979	* LES CHIFFRES INDIQUENT LES DEGRES
	QUITTE LE SIGNE DU		LE 23 JUILLET	A 10 h 30	

216

DECOUVREZ DANS QUEL SIGNE SE TROUVAIENT LES PLANETES A VOTRE NAISSANCE

1980	MERCURE	VENUS	MARS	JUPITER	SATURNE	URANUS	NEPTUNE	PLUTON	LUNE *
21 JUIN	CANCER	GEMEAUX	VIERGE	VIERGE	VIERGE	SCORPION	SAGITTAIRE	BALANCE	11 BALANCE
22 JUIN	CANCER	GEMEAUX	VIERGE	VIERGE	VIERGE	SCORPION	SAGITTAIRE	BALANCE	23 BAMLANCE
23 JUIN	CANCER	GEMEAUX	VIERGE	VIERGE	VIERGE	SCORPION	SAGITTAIRE	BALANCE	4 SCORPION
24 JUIN	CANCER	GEMEAUX	VIERGE	VIERGE	VIERGE	SCORPION	SAGITTAIRE	BALANCE	17 SCORPION
25 JUIN	CANCER	GEMEAUX	VIERGE	VIERGE	VIERGE	SCORPION	SAGITTAIRE	BALANCE	29 SCORPION
26 JUIN	CANCER	GEMEAUX	VIERGE	VIERGE	VIERGE	SCORPION	SAGITTAIRE	BALANCE	12 SAGITTAIRE
27 JUIN	CANCER	GEMEAUX	VIERGE	VIERGE	VIERGE	SCORPION	SAGITTAIRE	BALANCE	25 SAGITTAIRE
28 JUIN	CANCER	GEMEAUX	VIERGE	VIERGE	VIERGE	SCORPION	SAGITTAIRE	BALANCE	8 CAPRICORNE
29 JUIN	CANCER	GEMEAUX	VIERGE	VIERGE	VIERGE	SCORPION	SAGITTAIRE	BALANCE	22 CAPRICORNE
30 JUIN	CANCER	GEMEAUX	VIERGE	VIERGE	VIERGE	SCORPION	SAGITTAIRE	BALANCE	5 VERSEAU
1 JUILLET	CANCER	GEMEAUX	VIERGE	VIERGE	VIERGE	SCORPION	SAGITTAIRE	BALANCE	19 VERSEAU
2 JUILLET	CANCER	GEMEAUX	VIERGE	VIERGE	VIERGE	SCORPION	SAGITTAIRE	BALANCE	3 POISSONS
3 JUILLET	CANCER	GEMEAUX	VIERGE	VIERGE	VIERGE	SCORPION	SAGITTAIRE	BALANCE	17 POISSONS
4 JUILLET	CANCER	GEMEAUX	VIERGE	VIERGE	VIERGE	SCORPION	SAGITTAIRE	BALANCE	2 BELIER
5 JUILLET	CANCER	GEMEAUX	VIERGE	VIERGE	VIERGE	SCORPION	SAGITTAIRE	BALANCE	16 BELIER
6 JUILLET	CANCER	GEMEAUX	VIERGE	VIERGE	VIERGE	SCORPION	SAGITTAIRE	BALANCE	0 TAUREAU
7 JUILLET	CANCER	GEMEAUX	VIERGE	VIERGE	VIERGE	SCORPION	SAGITTAIRE	BALANCE	14 TAUREAU
8 JUILLET	CANCER	GEMEAUX	VIERGE	VIERGE	VIERGE	SCORPION	SAGITTAIRE	BALANCE	28 TAUREAU
9 JUILLET	CANCER	GEMEAUX	VIERGE	VIERGE	VIERGE	SCORPION	SAGITTAIRE	BALANCE	12 GEMEAUX
10 JUILLET	CANCER	GEMEAUX	VIERGE	VIERGE	VIERGE	SCORPION	SAGITTAIRE	BALANCE	26 GEMEAUX
11 JUILLET	CANCER	GEMEAUX	BALANCE	VIERGE	VIERGE	SCORPION	SAGITTAIRE	BALANCE	9 CANCER
12 JUILLET	CANCER	GEMEAUX	BALANCE	VIERGE	VIERGE	SCORPION	SAGITTAIRE	BALANCE	23 CANCER
13 JUILLET	CANCER	GEMEAUX	BALANCE	VIERGE	VIERGE	SCORPION	SAGITTAIRE	BALANCE	6 LION
14 JUILLET	CANCER	GEMEAUX	BALANCE	VIERGE	VIERGE	SCORPION	SAGITTAIRE	BALANCE	18 LION
15 JUILLET	CANCER	GEMEAUX	BALANCE	VIERGE	VIERGE	SCORPION	SAGITTAIRE	BALANCE	1 VIERGE
16 JUILLET	CANCER	GEMEAUX	BALANCE	VIERGE	VIERGE	SCORPION	SAGITTAIRE	BALANCE	13 VIERGE
17 JUILLET	CANCER	GEMEAUX	BALANCE	VIERGE	VIERGE	SCORPION	SAGITTAIRE	BALANCE	25 VIERGE
18 JUILLET	CANCER	GEMEAUX	BALANCE	VIERGE	VIERGE	SCORPION	SAGITTAIRE	BALANCE	7 BALANCE
19 JUILLET	CANCER	GEMEAUX	BALANCE	VIERGE	VIERGE	SCORPION	SAGITTAIRE	BALANCE	18 BALANCE
20 JUILLET	CANCER	GEMEAUX	BALANCE	VIERGE	VIERGE	SCORPION	SAGITTAIRE	BALANCE	0 SCORPION
21 JUILLET	CANCER	GEMEAUX	BALANCE	VIERGE	VIERGE	SCORPION	SAGITTAIRE	BALANCE	12 SCORPION
22 JUILLET	CANCER	GEMEAUX	BALANCE	VIERGE	VIERGE	SCORPION	SAGITTAIRE	BALANCE	25 SCORPION

	ENTRE DANS LE SIGNE DU		LE 21 JUIN		A 5 h 30				
LE SOLEIL		CANCER		1980		* LES CHIFFRES INDIQUENT LES DEGRES			
	QUITTE LE SIGNE DU		LE 22 JUILLET		A 16 h 20				

1981	MERCURE	VENUS	MARS	JUPITER	SATURNE	URANUS	NEPTUNE	PLUTON	LUNE *
21 JUIN	CANCER	CANCER	GEMEAUX	BALANCE	BALANCE	SCORPION	SAGITTAIRE	BALANCE	14 VERSEAU
22 JUIN	CANCER	CANCER	GEMEAUX	BALANCE	BALANCE	SCORPION	SAGITTAIRE	BALANCE	27 VERSEAU
23 JUIN	GEMEAUX	CANCER	GEMEAUX	BALANCE	BALANCE	SCORPION	SAGITTAIRE	BALANCE	10 POISSONS
24 JUIN	GEMEAUX	CANCER	GEMEAUX	BALANCE	BALANCE	SCORPION	SAGITTAIRE	BALANCE	24 POISSONS
25 JUIN	GEMEAUX	CANCER	GEMEAUX	BALANCE	BALANCE	SCORPION	SAGITTAIRE	BALANCE	8 BELIER
26 JUIN	GEMEAUX	CANCER	GEMEAUX	BALANCE	BALANCE	SCORPION	SAGITTAIRE	BALANCE	22 BELIER
27 JUIN	GEMEAUX	CANCER	GEMEAUX	BALANCE	BALANCE	SCORPION	SAGITTAIRE	BALANCE	6 TAUREAU
28 JUIN	GEMEAUX	CANCER	GEMEAUX	BALANCE	BALANCE	SCORPION	SAGITTAIRE	BALANCE	21 TAUREAU
29 JUIN	GEMEAUX	CANCER	GEMEAUX	BALANCE	BALANCE	SCORPION	SAGITTAIRE	BALANCE	6 GEMEAUX
30 JUIN	GEMEAUX	LION	GEMEAUX	BALANCE	BALANCE	SCORPION	SAGITTAIRE	BALANCE	20 GEMEAUX
1 JUILLET	GEMEAUX	LION	GEMEAUX	BALANCE	BALANCE	SCORPION	SAGITTAIRE	BALANCE	5 CANCER
2 JUILLET	GEMEAUX	LION	GEMEAUX	BALANCE	BALANCE	SCORPION	SAGITTAIRE	BALANCE	20 CANCER
3 JUILLET	GEMEAUX	LION	GEMEAUX	BALANCE	BALANCE	SCORPION	SAGITTAIRE	BALANCE	4 LION
4 JUILLET	GEMEAUX	LION	GEMEAUX	BALANCE	BALANCE	SCORPION	SAGITTAIRE	BALANCE	18 LION
5 JUILLET	GEMEAUX	LION	GEMEAUX	BALANCE	BALANCE	SCORPION	SAGITTAIRE	BALANCE	1 VIERGE
6 JUILLET	GEMEAUX	LION	GEMEAUX	BALANCE	BALANCE	SCORPION	SAGITTAIRE	BALANCE	14 VIERGE
7 JUILLET	GEMEAUX	LION	GEMEAUX	BALANCE	BALANCE	SCORPION	SAGITTAIRE	BALANCE	27 VIERGE
8 JUILLET	GEMEAUX	LION	GEMEAUX	BALANCE	BALANCE	SCORPION	SAGITTAIRE	BALANCE	9 BALANCE
9 JUILLET	GEMEAUX	LION	GEMEAUX	BALANCE	BALANCE	SCORPION	SAGITTAIRE	BALANCE	21 BALANCE
10 JUILLET	GEMEAUX	LION	GEMEAUX	BALANCE	BALANCE	SCORPION	SAGITTAIRE	BALANCE	3 SCORPION
11 JUILLET	GEMEAUX	LION	GEMEAUX	BALANCE	BALANCE	SCORPION	SAGITTAIRE	BALANCE	15 SCORPION
12 JUILLET	GEMEAUX	LION	GEMEAUX	BALANCE	BALANCE	SCORPION	SAGITTAIRE	BALANCE	27 SCORPION
13 JUILLET	CANCER	LION	GEMEAUX	BALANCE	BALANCE	SCORPION	SAGITTAIRE	BALANCE	9 SAGITTAIRE
14 JUILLET	CANCER	LION	GEMEAUX	BALANCE	BALANCE	SCORPION	SAGITTAIRE	BALANCE	21 SAGITTAIRE
15 JUILLET	CANCER	LION	GEMEAUX	BALANCE	BALANCE	SCORPION	SAGITTAIRE	BALANCE	3 CAPRICORNE
16 JUILLET	CANCER	LION	GEMEAUX	BALANCE	BALANCE	SCORPION	SAGITTAIRE	BALANCE	15 CAPRICORNE
17 JUILLET	CANCER	LION	GEMEAUX	BALANCE	BALANCE	SCORPION	SAGITTAIRE	BALANCE	28 CAPRICORNE
18 JUILLET	CANCER	LION	CANCER	BALANCE	BALANCE	SCORPION	SAGITTAIRE	BALANCE	11 VERSEAU
19 JUILLET	CANCER	LION	CANCER	BALANCE	BALANCE	SCORPION	SAGITTAIRE	BALANCE	24 VERSEAU
20 JUILLET	CANCER	LION	CANCER	BALANCE	BALANCE	SCORPION	SAGITTAIRE	BALANCE	7 POISSONS
21 JUILLET	CANCER	LION	CANCER	BALANCE	BALANCE	SCORPION	SAGITTAIRE	BALANCE	21 POISSONS
22 JUILLET	CANCER	LION	CANCER	BALANCE	BALANCE	SCORPION	SAGITTAIRE	BALANCE	4 BELIER

	ENTRE DANS LE SIGNE DU		LE 21 JUIN		A 11 h 50				
LE SOLEIL		CANCER		1981		* LES CHIFFRES INDIQUENT LES DEGRES			
	QUITTE LE SIGNE DU		LE 22 JUILLET		A 22 h 15				

DECOUVREZ DANS QUEL SIGNE SE TROUVAIENT LES PLANETES A VOTRE NAISSANCE

1982	MERCURE	VENUS	MARS	JUPITER	SATURNE	URANUS	NEPTUNE	PLUTON	LUNE *
21 JUIN	GEMEAUX	TAUREAU	BALANCE	SCORPION	BALANCE	SAGITTAIRE	SAGITTAIRE	BALANCE	0 CANCER
22 JUIN	GEMEAUX	TAUREAU	BALANCE	SCORPION	BALANCE	SAGITTAIRE	SAGITTAIRE	BALANCE	15 CANCER
23 JUIN	GEMEAUX	TAUREAU	BALANCE	SCORPION	BALANCE	SAGITTAIRE	SAGITTAIRE	BALANCE	0 LION
24 JUIN	GEMEAUX	TAUREAU	BALANCE	SCORPION	BALANCE	SAGITTAIRE	SAGITTAIRE	BALANCE	14 LION
25 JUIN	GEMEAUX	TAUREAU	BALANCE	SCORPION	BALANCE	SAGITTAIRE	SAGITTAIRE	BALANCE	29 LION
26 JUIN	GEMEAUX	GEMEAUX	BALANCE	SCORPION	BALANCE	SAGITTAIRE	SAGITTAIRE	BALANCE	13 VIERGE
27 JUIN	GEMEAUX	GEMEAUX	BALANCE	SCORPION	BALANCE	SAGITTAIRE	SAGITTAIRE	BALANCE	26 VIERGE
28 JUIN	GEMEAUX	GEMEAUX	BALANCE	SCORPION	BALANCE	SAGITTAIRE	SAGITTAIRE	BALANCE	9 BALANCE
29 JUIN	GEMEAUX	GEMEAUX	BALANCE	SCORPION	BALANCE	SAGITTAIRE	SAGITTAIRE	BALANCE	22 BALANCE
30 JUIN	GEMEAUX	GEMEAUX	BALANCE	SCORPION	BALANCE	SAGITTAIRE	SAGITTAIRE	BALANCE	4 SCORPION
1 JUILLET	GEMEAUX	GEMEAUX	BALANCE	SCORPION	BALANCE	SAGITTAIRE	SAGITTAIRE	BALANCE	16 SCORPION
2 JUILLET	GEMEAUX	GEMEAUX	BALANCE	SCORPION	BALANCE	SAGITTAIRE	SAGITTAIRE	BALANCE	28 SCORPION
3 JUILLET	GEMEAUX	GEMEAUX	BALANCE	SCORPION	BALANCE	SAGITTAIRE	SAGITTAIRE	BALANCE	10 SAGITTAIRE
4 JUILLET	GEMEAUX	GEMEAUX	BALANCE	SCORPION	BALANCE	SAGITTAIRE	SAGITTAIRE	BALANCE	22 SAGITTAIRE
5 JUILLET	GEMEAUX	GEMEAUX	BALANCE	SCORPION	BALANCE	SAGITTAIRE	SAGITTAIRE	BALANCE	4 CAPRICORNE
6 JUILLET	GEMEAUX	GEMEAUX	BALANCE	SCORPION	BALANCE	SAGITTAIRE	SAGITTAIRE	BALANCE	16 CAPRICORNE
7 JUILLET	GEMEAUX	GEMEAUX	BALANCE	SCORPION	BALANCE	SAGITTAIRE	SAGITTAIRE	BALANCE	28 CAPRICORNE
8 JUILLET	GEMEAUX	GEMEAUX	BALANCE	SCORPION	BALANCE	SAGITTAIRE	SAGITTAIRE	BALANCE	10 VERSEAU
9 JUILLET	CANCER	GEMEAUX	BALANCE	SCORPION	BALANCE	SAGITTAIRE	SAGITTAIRE	BALANCE	22 VERSEAU
10 JUILLET	CANCER	GEMEAUX	BALANCE	SCORPION	BALANCE	SAGITTAIRE	SAGITTAIRE	BALANCE	4 POISSONS
11 JUILLET	CANCER	GEMEAUX	BALANCE	SCORPION	BALANCE	SAGITTAIRE	SAGITTAIRE	BALANCE	16 POISSONS
12 JUILLET	CANCER	GEMEAUX	BALANCE	SCORPION	BALANCE	SAGITTAIRE	SAGITTAIRE	BALANCE	29 POISSONS
13 JUILLET	CANCER	GEMEAUX	BALANCE	SCORPION	BALANCE	SAGITTAIRE	SAGITTAIRE	BALANCE	12 BELIER
14 JUILLET	CANCER	GEMEAUX	BALANCE	SCORPION	BALANCE	SAGITTAIRE	SAGITTAIRE	BALANCE	26 BELIER
15 JUILLET	CANCER	GEMEAUX	BALANCE	SCORPION	BALANCE	SAGITTAIRE	SAGITTAIRE	BALANCE	9 TAUREAU
16 JUILLET	CANCER	GEMEAUX	BALANCE	SCORPION	BALANCE	SAGITTAIRE	SAGITTAIRE	BALANCE	24 TAUREAU
17 JUILLET	CANCER	GEMEAUX	BALANCE	SCORPION	BALANCE	SAGITTAIRE	SAGITTAIRE	BALANCE	8 GEMEAUX
18 JUILLET	CANCER	GEMEAUX	BALANCE	SCORPION	BALANCE	SAGITTAIRE	SAGITTAIRE	BALANCE	23 GEMEAUX
19 JUILLET	CANCER	GEMEAUX	BALANCE	SCORPION	BALANCE	SAGITTAIRE	SAGITTAIRE	BALANCE	8 CANCER
20 JUILLET	CANCER	GEMEAUX	BALANCE	SCORPION	BALANCE	SAGITTAIRE	SAGITTAIRE	BALANCE	23 CANCER
21 JUILLET	CANCER	GEMEAUX	BALANCE	SCORPION	BALANCE	SAGITTAIRE	SAGITTAIRE	BALANCE	8 LION
22 JUILLET	CANCER	GEMEAUX	BALANCE	SCORPION	BALANCE	SAGITTAIRE	SAGITTAIRE	BALANCE	23 LION
23 JUILLET	CANCER	GEMEAUX	BALANCE	SCORPION	BALANCE	SAGITTAIRE	SAGITTAIRE	BALANCE	7 VIERGE

	ENTRE DANS LE SIGNE DU		LE 21 JUIN		A 17 h 10		
LE SOLEIL		CANCER		1982		* LES CHIFFRES INDIQUENT LES DEGRES	
	QUITTE LE SIGNE DU		LE 23 JUILLET		A 4 h 00		

1983	MERCURE	VENUS	MARS	JUPITER	SATURNE	URANUS	NEPTUNE	PLUTON	LUNE *
21 JUIN	GEMEAUX	LION	GEMEAUX	SAGITTAIRE	BALANCE	SAGITTAIRE	SAGITTAIRE	BALANCE	15 SCORPION
22 JUIN	GEMEAUX	LION	GEMEAUX	SAGITTAIRE	BALANCE	SAGITTAIRE	SAGITTAIRE	BALANCE	28 SCORPION
23 JUIN	GEMEAUX	LION	GEMEAUX	SAGITTAIRE	BALANCE	SAGITTAIRE	SAGITTAIRE	BALANCE	10 SAGITTAIRE
24 JUIN	GEMEAUX	LION	GEMEAUX	SAGITTAIRE	BALANCE	SAGITTAIRE	SAGITTAIRE	BALANCE	22 SAGITTAIRE
25 JUIN	GEMEAUX	LION	GEMEAUX	SAGITTAIRE	BALANCE	SAGITTAIRE	SAGITTAIRE	BALANCE	5 CAPRICORNE
26 JUIN	GEMEAUX	LION	GEMEAUX	SAGITTAIRE	BALANCE	SAGITTAIRE	SAGITTAIRE	BALANCE	17 CAPRICORNE
27 JUIN	GEMEAUX	LION	GEMEAUX	SAGITTAIRE	BALANCE	SAGITTAIRE	SAGITTAIRE	BALANCE	29 CAPRICORNE
28 JUIN	GEMEAUX	LION	GEMEAUX	SAGITTAIRE	BALANCE	SAGITTAIRE	SAGITTAIRE	BALANCE	10 VERSEAU
29 JUIN	GEMEAUX	LION	CANCER	SAGITTAIRE	BALANCE	SAGITTAIRE	SAGITTAIRE	BALANCE	22 VERSEAU
30 JUIN	GEMEAUX	LION	CANCER	SAGITTAIRE	BALANCE	SAGITTAIRE	SAGITTAIRE	BALANCE	4 POISSONS
1 JUILLET	GEMEAUX	LION	CANCER	SAGITTAIRE	BALANCE	SAGITTAIRE	SAGITTAIRE	BALANCE	16 POISSONS
2 JUILLET	CANCER	LION	CANCER	SAGITTAIRE	BALANCE	SAGITTAIRE	SAGITTAIRE	BALANCE	28 POISSONS
3 JUILLET	CANCER	LION	CANCER	SAGITTAIRE	BALANCE	SAGITTAIRE	SAGITTAIRE	BALANCE	11 BELIER
4 JUILLET	CANCER	LION	CANCER	SAGITTAIRE	BALANCE	SAGITTAIRE	SAGITTAIRE	BALANCE	23 BELIER
5 JUILLET	CANCER	LION	CANCER	SAGITTAIRE	BALANCE	SAGITTAIRE	SAGITTAIRE	BALANCE	6 TAUREAU
6 JUILLET	CANCER	LION	CANCER	SAGITTAIRE	BALANCE	SAGITTAIRE	SAGITTAIRE	BALANCE	20 TAUREAU
7 JUILLET	CANCER	LION	CANCER	SAGITTAIRE	BALANCE	SAGITTAIRE	SAGITTAIRE	BALANCE	3 GEMEAUX
8 JUILLET	CANCER	LION	CANCER	SAGITTAIRE	BALANCE	SAGITTAIRE	SAGITTAIRE	BALANCE	18 GEMEAUX
9 JUILLET	CANCER	LION	CANCER	SAGITTAIRE	BALANCE	SAGITTAIRE	SAGITTAIRE	BALANCE	2 CANCER
10 JUILLET	CANCER	VIERGE	CANCER	SAGITTAIRE	BALANCE	SAGITTAIRE	SAGITTAIRE	BALANCE	17 CANCER
11 JUILLET	CANCER	VIERGE	CANCER	SAGITTAIRE	BALANCE	SAGITTAIRE	SAGITTAIRE	BALANCE	2 LION
12 JUILLET	CANCER	VIERGE	CANCER	SAGITTAIRE	BALANCE	SAGITTAIRE	SAGITTAIRE	BALANCE	17 LION
13 JUILLET	CANCER	VIERGE	CANCER	SAGITTAIRE	BALANCE	SAGITTAIRE	SAGITTAIRE	BALANCE	2 VIERGE
14 JUILLET	CANCER	VIERGE	CANCER	SAGITTAIRE	BALANCE	SAGITTAIRE	SAGITTAIRE	BALANCE	17 VIERGE
15 JUILLET	CANCER	VIERGE	CANCER	SAGITTAIRE	BALANCE	SAGITTAIRE	SAGITTAIRE	BALANCE	1 BALANCE
16 JUILLET	LION	VIERGE	CANCER	SAGITTAIRE	BALANCE	SAGITTAIRE	SAGITTAIRE	BALANCE	15 BALANCE
17 JUILLET	LION	VIERGE	CANCER	SAGITTAIRE	BALANCE	SAGITTAIRE	SAGITTAIRE	BALANCE	29 BALANCE
18 JUILLET	LION	VIERGE	CANCER	SAGITTAIRE	BALANCE	SAGITTAIRE	SAGITTAIRE	BALANCE	12 SCORPION
19 JUILLET	LION	VIERGE	CANCER	SAGITTAIRE	BALANCE	SAGITTAIRE	SAGITTAIRE	BALANCE	25 SCORPION
20 JUILLET	LION	VIERGE	CANCER	SAGITTAIRE	BALANCE	SAGITTAIRE	SAGITTAIRE	BALANCE	7 SAGITTAIRE
21 JUILLET	LION	VIERGE	CANCER	SAGITTAIRE	BALANCE	SAGITTAIRE	SAGITTAIRE	BALANCE	19 SAGITTAIRE
22 JUILLET	LION	VIERGE	CANCER	SAGITTAIRE	BALANCE	SAGITTAIRE	SAGITTAIRE	BALANCE	2 CAPRICORNE
23 JUILLET	LION	VIERGE	CANCER	SAGITTAIRE	BALANCE	SAGITTAIRE	SAGITTAIRE	BALANCE	14 CAPRICORNE

	ENTRE DANS LE SIGNE DU		LE 21 JUIN		A 22 h 45		
LE SOLEIL		CANCER		1983		* LES CHIFFRES INDIQUENT LES DEGRES	
	QUITTE LE SIGNE DU		LE 23 JUILLET		A 9 h 45		

DECOUVREZ DANS QUEL SIGNE SE TROUVAIENT LES PLANETES A VOTRE NAISSANCE

1984	MERCURE	VENUS	MARS	JUPITER	SATURNE	URANUS	NEPTUNE	PLUTON	LUNE *
21 JUIN	GEMEAUX	CANCER	SCORPION	CAPRICORNE	SCORPION	SAGITTAIRE	CAPRICORNE	BALANCE	0 BELIER
22 JUIN	CANCER	CANCER	SCORPION	CAPRICORNE	SCORPION	SAGITTAIRE	CAPRICORNE	BALANCE	12 BELIER
23 JUIN	CANCER	CANCER	SCORPION	CAPRICORNE	SCORPION	SAGITTAIRE	SAGITTAIRE	BALANCE	24 BELIER
24 JUIN	CANCER	CANCER	SCORPION	CAPRICORNE	SCORPION	SAGITTAIRE	SAGITTAIRE	BALANCE	6 TAUREAU
25 JUIN	CANCER	CANCER	SCORPION	CAPRICORNE	SCORPION	SAGITTAIRE	SAGITTAIRE	BALANCE	19 TAUREAU
26 JUIN	CANCER	CANCER	SCORPION	CAPRICORNE	SCORPION	SAGITTAIRE	SAGITTAIRE	BALANCE	2 GEMEAUX
27 JUIN	CANCER	CANCER	SCORPION	CAPRICORNE	SCORPION	SAGITTAIRE	SAGITTAIRE	BALANCE	15 GEMEAUX
28 JUIN	CANCER	CANCER	SCORPION	CAPRICORNE	SCORPION	SAGITTAIRE	SAGITTAIRE	BALANCE	28 GEMEAUX
29 JUIN	CANCER	CANCER	SCORPION	CAPRICORNE	SCORPION	SAGITTAIRE	SAGITTAIRE	BALANCE	12 CANCER
30 JUIN	CANCER	CANCER	SCORPION	CAPRICORNE	SCORPION	SAGITTAIRE	SAGITTAIRE	BALANCE	26 CANCER
1 JUILLET	CANCER	CANCER	SCORPION	CAPRICORNE	SCORPION	SAGITTAIRE	SAGITTAIRE	BALANCE	11 LION
2 JUILLET	CANCER	CANCER	SCORPION	CAPRICORNE	SCORPION	SAGITTAIRE	SAGITTAIRE	BALANCE	25 LION
3 JUILLET	CANCER	CANCER	SCORPION	CAPRICORNE	SCORPION	SAGITTAIRE	SAGITTAIRE	BALANCE	10 VIERGE
4 JUILLET	CANCER	CANCER	SCORPION	CAPRICORNE	SCORPION	SAGITTAIRE	SAGITTAIRE	BALANCE	24 VIERGE
5 JUILLET	CANCER	CANCER	SCORPION	CAPRICORNE	SCORPION	SAGITTAIRE	SAGITTAIRE	BALANCE	8 BALANCE
6 JUILLET	CANCER	CANCER	SCORPION	CAPRICORNE	SCORPION	SAGITTAIRE	SAGITTAIRE	BALANCE	22 BALANCE
7 JUILLET	LION	CANCER	SCORPION	CAPRICORNE	SCORPION	SAGITTAIRE	SAGITTAIRE	BALANCE	6 SCORPION
8 JUILLET	LION	CANCER	SCORPION	CAPRICORNE	SCORPION	SAGITTAIRE	SAGITTAIRE	BALANCE	20 SCORPION
9 JUILLET	LION	CANCER	SCORPION	CAPRICORNE	SCORPION	SAGITTAIRE	SAGITTAIRE	BALANCE	4 SAGITTAIRE
10 JUILLET	LION	CANCER	SCORPION	CAPRICORNE	SCORPION	SAGITTAIRE	SAGITTAIRE	BALANCE	17 SAGITTAIRE
11 JUILLET	LION	CANCER	SCORPION	CAPRICORNE	SCORPION	SAGITTAIRE	SAGITTAIRE	BALANCE	0 CAPRICORNE
12 JUILLET	LION	CANCER	SCORPION	CAPRICORNE	SCORPION	SAGITTAIRE	SAGITTAIRE	BALANCE	13 CAPRICORNE
13 JUILLET	LION	CANCER	SCORPION	CAPRICORNE	SCORPION	SAGITTAIRE	SAGITTAIRE	BALANCE	26 CAPRICORNE
14 JUILLET	LION	LION	SCORPION	CAPRICORNE	SCORPION	SAGITTAIRE	SAGITTAIRE	BALANCE	8 VERSEAU
15 JUILLET	LION	LION	SCORPION	CAPRICORNE	SCORPION	SAGITTAIRE	SAGITTAIRE	BALANCE	20 VERSEAU
16 JUILLET	LION	LION	SCORPION	CAPRICORNE	SCORPION	SAGITTAIRE	SAGITTAIRE	BALANCE	3 POISSONS
17 JUILLET	LION	LION	SCORPION	CAPRICORNE	SCORPION	SAGITTAIRE	SAGITTAIRE	BALANCE	15 POISSONS
18 JUILLET	LION	LION	SCORPION	CAPRICORNE	SCORPION	SAGITTAIRE	SAGITTAIRE	BALANCE	26 POISSONS
19 JUILLET	LION	LION	SCORPION	CAPRICORNE	SCORPION	SAGITTAIRE	SAGITTAIRE	BALANCE	8 BELIER
20 JUILLET	LION	LION	SCORPION	CAPRICORNE	SCORPION	SAGITTAIRE	SAGITTAIRE	BALANCE	20 BELIER
21 JUILLET	LION	LION	SCORPION	CAPRICORNE	SCORPION	SAGITTAIRE	SAGITTAIRE	BALANCE	2 TAUREAU
22 JUILLET	LION	LION	SCORPION	CAPRICORNE	SCORPION	SAGITTAIRE	SAGITTAIRE	BALANCE	14 TAUREAU

	ENTRE DANS LE SIGNE DU		LE 21 JUIN	A 4 h 40	
LE SOLEIL		CANCER		1984	* LES CHIFFRES INDIQUENT LES DEGRES
	QUITTE LE SIGNE DU		LE 22 JUILLET	A 15 h 50	

1985	MERCURE	VENUS	MARS	JUPITER	SATURNE	URANUS	NEPTUNE	PLUTON	LUNE *
21 JUIN	CANCER	TAUREAU	CANCER	VERSEAU	SCORPION	SAGITTAIRE	CAPRICORNE	SCORPION	5 LION
22 JUIN	CANCER	TAUREAU	CANCER	VERSEAU	SCORPION	SAGITTAIRE	CAPRICORNE	SCORPION	19 LION
23 JUIN	CANCER	TAUREAU	CANCER	VERSEAU	SCORPION	SAGITTAIRE	CAPRICORNE	SCORPION	2 VIERGE
24 JUIN	CANCER	TAUREAU	CANCER	VERSEAU	SCORPION	SAGITTAIRE	CAPRICORNE	SCORPION	16 VIERGE
25 JUIN	CANCER	TAUREAU	CANCER	VERSEAU	SCORPION	SAGITTAIRE	CAPRICORNE	SCORPION	0 BALANCE
26 JUIN	CANCER	TAUREAU	CANCER	VERSEAU	SCORPION	SAGITTAIRE	CAPRICORNE	SCORPION	14 BALANCE
27 JUIN	CANCER	TAUREAU	CANCER	VERSEAU	SCORPION	SAGITTAIRE	CAPRICORNE	SCORPION	28 BALANCE
28 JUIN	CANCER	TAUREAU	CANCER	VERSEAU	SCORPION	SAGITTAIRE	CAPRICORNE	SCORPION	12 SCORPION
29 JUIN	CANCER	TAUREAU	CANCER	VERSEAU	SCORPION	SAGITTAIRE	CAPRICORNE	SCORPION	27 SCORPION
30 JUIN	LION	TAUREAU	CANCER	VERSEAU	SCORPION	SAGITTAIRE	CAPRICORNE	SCORPION	11 SAGITTAIRE
1 JUILLET	LION	TAUREAU	CANCER	VERSEAU	SCORPION	SAGITTAIRE	CAPRICORNE	SCORPION	26 SAGITTAIRE
2 JUILLET	LION	TAUREAU	CANCER	VERSEAU	SCORPION	SAGITTAIRE	CAPRICORNE	SCORPION	10 CAPRICORNE
3 JUILLET	LION	TAUREAU	CANCER	VERSEAU	SCORPION	SAGITTAIRE	CAPRICORNE	SCORPION	24 CAPRICORNE
4 JUILLET	LION	TAUREAU	CANCER	VERSEAU	SCORPION	SAGITTAIRE	CAPRICORNE	SCORPION	8 VERSEAU
5 JUILLET	LION	TAUREAU	CANCER	VERSEAU	SCORPION	SAGITTAIRE	CAPRICORNE	SCORPION	21 VERSEAU
6 JUILLET	LION	GEMEAUX	CANCER	VERSEAU	SCORPION	SAGITTAIRE	CAPRICORNE	SCORPION	4 POISSONS
7 JUILLET	LION	GEMEAUX	CANCER	VERSEAU	SCORPION	SAGITTAIRE	CAPRICORNE	SCORPION	17 POISSONS
8 JUILLET	LION	GEMEAUX	CANCER	VERSEAU	SCORPION	SAGITTAIRE	CAPRICORNE	SCORPION	29 POISSONS
9 JUILLET	LION	GEMEAUX	CANCER	VERSEAU	SCORPION	SAGITTAIRE	CAPRICORNE	SCORPION	11 BELIER
10 JUILLET	LION	GEMEAUX	CANCER	VERSEAU	SCORPION	SAGITTAIRE	CAPRICORNE	SCORPION	23 BELIER
11 JUILLET	LION	GEMEAUX	CANCER	VERSEAU	SCORPION	SAGITTAIRE	CAPRICORNE	SCORPION	5 TAUREAU
12 JUILLET	LION	GEMEAUX	CANCER	VERSEAU	SCORPION	SAGITTAIRE	CAPRICORNE	SCORPION	17 TAUREAU
13 JUILLET	LION	GEMEAUX	CANCER	VERSEAU	SCORPION	SAGITTAIRE	CAPRICORNE	SCORPION	28 TAUREAU
14 JUILLET	LION	GEMEAUX	CANCER	VERSEAU	SCORPION	SAGITTAIRE	CAPRICORNE	SCORPION	11 GEMEAUX
15 JUILLET	LION	GEMEAUX	CANCER	VERSEAU	SCORPION	SAGITTAIRE	CAPRICORNE	SCORPION	23 GEMEAUX
16 JUILLET	LION	GEMEAUX	CANCER	VERSEAU	SCORPION	SAGITTAIRE	CAPRICORNE	SCORPION	6 CANCER
17 JUILLET	LION	GEMEAUX	CANCER	VERSEAU	SCORPION	SAGITTAIRE	CAPRICORNE	SCORPION	18 CANCER
18 JUILLET	LION	GEMEAUX	CANCER	VERSEAU	SCORPION	SAGITTAIRE	CAPRICORNE	SCORPION	2 LION
19 JUILLET	LION	GEMEAUX	CANCER	VERSEAU	SCORPION	SAGITTAIRE	CAPRICORNE	SCORPION	15 LION
20 JUILLET	LION	GEMEAUX	CANCER	VERSEAU	SCORPION	SAGITTAIRE	CAPRICORNE	SCORPION	29 LION
21 JUILLET	LION	GEMEAUX	CANCER	VERSEAU	SCORPION	SAGITTAIRE	CAPRICORNE	SCORPION	13 VIERGE
22 JUILLET	LION	GEMEAUX	CANCER	VERSEAU	SCORPION	SAGITTAIRE	CAPRICORNE	SCORPION	27 VIERGE

	ENTRE DANS LE SIGNE DU		LE 21 JUIN	A 10 h 20	
LE SOLEIL		CANCER		1985	* LES CHIFFRES INDIQUENT LES DEGRES
	QUITTE LE SIGNE DU		LE 22 JUILLET	A 21 h 15	

219

DECOUVREZ DANS QUEL SIGNE SE TROUVAIENT LES PLANETES
A VOTRE NAISSANCE

1986	MERCURE	VENUS	MARS	JUPITER	SATURNE	URANUS	NEPTUNE	PLUTON	LUNE *
21 JUIN	CANCER	LION	CAPRICORNE	POISSONS	SAGITTAIRE	SAGITTAIRE	CAPRICORNE	SCORPION	20 SAGITTAIRE
22 JUIN	CANCER	LION	CAPRICORNE	POISSONS	SAGITTAIRE	SAGITTAIRE	CAPRICORNE	SCORPION	5 CAPRICORNE
23 JUIN	CANCER	LION	CAPRICORNE	POISSONS	SAGITTAIRE	SAGITTAIRE	CAPRICORNE	SCORPION	20 CAPRICORNE
24 JUIN	CANCER	LION	CAPRICORNE	POISSONS	SAGITTAIRE	SAGITTAIRE	CAPRICORNE	SCORPION	5 VERSEAU
25 JUIN	CANCER	LION	CAPRICORNE	POISSONS	SAGITTAIRE	SAGITTAIRE	CAPRICORNE	SCORPION	20 VERSEAU
26 JUIN	CANCER	LION	CAPRICORNE	POISSONS	SAGITTAIRE	SAGITTAIRE	CAPRICORNE	SCORPION	4 POISSONS
27 JUIN	LION	LION	CAPRICORNE	POISSONS	SAGITTAIRE	SAGITTAIRE	CAPRICORNE	SCORPION	17 POISSONS
28 JUIN	LION	LION	CAPRICORNE	POISSONS	SAGITTAIRE	SAGITTAIRE	CAPRICORNE	SCORPION	0 BELIER
29 JUIN	LION	LION	CAPRICORNE	POISSONS	SAGITTAIRE	SAGITTAIRE	CAPRICORNE	SCORPION	12 BELIER
30 JUIN	LION	LION	CAPRICORNE	POISSONS	SAGITTAIRE	SAGITTAIRE	CAPRICORNE	SCORPION	25 BELIER
1 JUILLET	LION	LION	CAPRICORNE	POISSONS	SAGITTAIRE	SAGITTAIRE	CAPRICORNE	SCORPION	7 TAUREAU
2 JUILLET	LION	LION	CAPRICORNE	POISSONS	SAGITTAIRE	SAGITTAIRE	CAPRICORNE	SCORPION	19 TAUREAU
3 JUILLET	LION	LION	CAPRICORNE	POISSONS	SAGITTAIRE	SAGITTAIRE	CAPRICORNE	SCORPION	0 GEMEAUX
4 JUILLET	LION	LION	CAPRICORNE	POISSONS	SAGITTAIRE	SAGITTAIRE	CAPRICORNE	SCORPION	12 GEMEAUX
5 JUILLET	LION	LION	CAPRICORNE	POISSONS	SAGITTAIRE	SAGITTAIRE	CAPRICORNE	SCORPION	24 GEMEAUX
6 JUILLET	LION	LION	CAPRICORNE	POISSONS	SAGITTAIRE	SAGITTAIRE	CAPRICORNE	SCORPION	6 CANCER
7 JUILLET	LION	LION	CAPRICORNE	POISSONS	SAGITTAIRE	SAGITTAIRE	CAPRICORNE	SCORPION	18 CANCER
8 JUILLET	LION	LION	CAPRICORNE	POISSONS	SAGITTAIRE	SAGITTAIRE	CAPRICORNE	SCORPION	0 LION
9 JUILLET	LION	LION	CAPRICORNE	POISSONS	SAGITTAIRE	SAGITTAIRE	CAPRICORNE	SCORPION	13 LION
10 JUILLET	LION	LION	CAPRICORNE	POISSONS	SAGITTAIRE	SAGITTAIRE	CAPRICORNE	SCORPION	25 LION
11 JUILLET	LION	LION	CAPRICORNE	POISSONS	SAGITTAIRE	SAGITTAIRE	CAPRICORNE	SCORPION	8 VIERGE
12 JUILLET	LION	VIERGE	CAPRICORNE	POISSONS	SAGITTAIRE	SAGITTAIRE	CAPRICORNE	SCORPION	21 VIERGE
13 JUILLET	LION	VIERGE	CAPRICORNE	POISSONS	SAGITTAIRE	SAGITTAIRE	CAPRICORNE	SCORPION	4 BALANCE
14 JUILLET	LION	VIERGE	CAPRICORNE	POISSONS	SAGITTAIRE	SAGITTAIRE	CAPRICORNE	SCORPION	17 BALANCE
15 JUILLET	LION	VIERGE	CAPRICORNE	POISSONS	SAGITTAIRE	SAGITTAIRE	CAPRICORNE	SCORPION	1 SCORPION
16 JUILLET	LION	VIERGE	CAPRICORNE	POISSONS	SAGITTAIRE	SAGITTAIRE	CAPRICORNE	SCORPION	15 SCORPION
17 JUILLET	LION	VIERGE	CAPRICORNE	POISSONS	SAGITTAIRE	SAGITTAIRE	CAPRICORNE	SCORPION	29 SCORPION
18 JUILLET	LION	VIERGE	CAPRICORNE	POISSONS	SAGITTAIRE	SAGITTAIRE	CAPRICORNE	SCORPION	14 SAGITTAIRE
19 JUILLET	LION	VIERGE	CAPRICORNE	POISSONS	SAGITTAIRE	SAGITTAIRE	CAPRICORNE	SCORPION	29 SAGITTAIRE
20 JUILLET	LION	VIERGE	CAPRICORNE	POISSONS	SAGITTAIRE	SAGITTAIRE	CAPRICORNE	SCORPION	14 CAPRICORNE
21 JUILLET	LION	VIERGE	CAPRICORNE	POISSONS	SAGITTAIRE	SAGITTAIRE	CAPRICORNE	SCORPION	29 CAPRICORNE
22 JUILLET	LION	VIERGE	CAPRICORNE	POISSONS	SAGITTAIRE	SAGITTAIRE	CAPRICORNE	SCORPION	14 VERSEAU
23 JUILLET	LION	VIERGE	CAPRICORNE	POISSONS	SAGITTAIRE	SAGITTAIRE	CAPRICORNE	SCORPION	28 VERSEAU

LE SOLEIL — ENTRE DANS LE SIGNE DU CANCER LE 21 JUIN 1986 A 16 h 10 — QUITTE LE SIGNE DU CANCER LE 23 JUILLET A 3 h 00

* LES CHIFFRES INDIQUENT LES DEGRES

1987	MERCURE	VENUS	MARS	JUPITER	SATURNE	URANUS	NEPTUNE	PLUTON	LUNE *
21 JUIN	CANCER	GEMEAUX	CANCER	BELIER	SAGITTAIRE	SAGITTAIRE	CAPRICORNE	SCORPION	6 TAUREAU
22 JUIN	CANCER	GEMEAUX	CANCER	BELIER	SAGITTAIRE	SAGITTAIRE	CAPRICORNE	SCORPION	18 TAUREAU
23 JUIN	CANCER	GEMEAUX	CANCER	BELIER	SAGITTAIRE	SAGITTAIRE	CAPRICORNE	SCORPION	1 GEMEAUX
24 JUIN	CANCER	GEMEAUX	CANCER	BELIER	SAGITTAIRE	SAGITTAIRE	CAPRICORNE	SCORPION	13 GEMEAUX
25 JUIN	CANCER	GEMEAUX	CANCER	BELIER	SAGITTAIRE	SAGITTAIRE	CAPRICORNE	SCORPION	25 GEMEAUX
26 JUIN	CANCER	GEMEAUX	CANCER	BELIER	SAGITTAIRE	SAGITTAIRE	CAPRICORNE	SCORPION	7 CANCER
27 JUIN	CANCER	GEMEAUX	CANCER	BELIER	SAGITTAIRE	SAGITTAIRE	CAPRICORNE	SCORPION	19 CANCER
28 JUIN	CANCER	GEMEAUX	CANCER	BELIER	SAGITTAIRE	SAGITTAIRE	CAPRICORNE	SCORPION	1 LION
29 JUIN	CANCER	GEMEAUX	CANCER	BELIER	SAGITTAIRE	SAGITTAIRE	CAPRICORNE	SCORPION	13 LION
30 JUIN	CANCER	GEMEAUX	CANCER	BELIER	SAGITTAIRE	SAGITTAIRE	CAPRICORNE	SCORPION	24 LIPON
1 JUILLET	CANCER	GEMEAUX	CANCER	BELIER	SAGITTAIRE	SAGITTAIRE	CAPRICORNE	SCORPION	6 VIERGE
2 JUILLET	CANCER	GEMEAUX	CANCER	BELIER	SAGITTAIRE	SAGITTAIRE	CAPRICORNE	SCORPION	18 VIERGE
3 JUILLET	CANCER	GEMEAUX	CANCER	BELIER	SAGITTAIRE	SAGITTAIRE	CAPRICORNE	SCORPION	1 BALANCE
4 JUILLET	CANCER	GEMEAUX	CANCER	BELIER	SAGITTAIRE	SAGITTAIRE	CAPRICORNE	SCORPION	13 BALANCE
5 JUILLET	CANCER	GEMEAUX	CANCER	BELIER	SAGITTAIRE	SAGITTAIRE	CAPRICORNE	SCORPION	26 BALANCE
6 JUILLET	CANCER	CANCER	CANCER	BELIER	SAGITTAIRE	SAGITTAIRE	CAPRICORNE	SCORPION	10 SCORPION
7 JUILLET	CANCER	CANCER	LION	BELIER	SAGITTAIRE	SAGITTAIRE	CAPRICORNE	SCORPION	24 SCORPION
8 JUILLET	CANCER	CANCER	LION	BELIER	SAGITTAIRE	SAGITTAIRE	CAPRICORNE	SCORPION	8 SAGITTAIRE
9 JUILLET	CANCER	CANCER	LION	BELIER	SAGITTAIRE	SAGITTAIRE	CAPRICORNE	SCORPION	23 SAGITTAIRE
10 JUILLET	CANCER	CANCER	LION	BELIER	SAGITTAIRE	SAGITTAIRE	CAPRICORNE	SCORPION	8 CAPRICORNE
11 JUILLET	CANCER	CANCER	LION	BELIER	SAGITTAIRE	SAGITTAIRE	CAPRICORNE	SCORPION	23 CAPRICORNE
12 JUILLET	CANCER	CANCER	LION	BELIER	SAGITTAIRE	SAGITTAIRE	CAPRICORNE	SCORPION	9 VERSEAU
13 JUILLET	CANCER	CANCER	LION	BELIER	SAGITTAIRE	SAGITTAIRE	CAPRICORNE	SCORPION	24 VERSEAU
14 JUILLET	CANCER	CANCER	LION	BELIER	SAGITTAIRE	SAGITTAIRE	CAPRICORNE	SCORPION	8 POISSONS
15 JUILLET	CANCER	CANCER	LION	BELIER	SAGITTAIRE	SAGITTAIRE	CAPRICORNE	SCORPION	23 POISSONS
16 JUILLET	CANCER	CANCER	LION	BELIER	SAGITTAIRE	SAGITTAIRE	CAPRICORNE	SCORPION	6 NELIER
17 JUILLET	CANCER	CANCER	LION	BELIER	SAGITTAIRE	SAGITTAIRE	CAPRICORNE	SCORPION	20 BELIER
18 JUILLET	CANCER	CANCER	LION	BELIER	SAGITTAIRE	SAGITTAIRE	CAPRICORNE	SCORPION	3 TAUREAU
19 JUILLET	CANCER	CANCER	LION	BELIER	SAGITTAIRE	SAGITTAIRE	CAPRICORNE	SCORPION	15 TAUREAU
20 JUILLET	CANCER	CANCER	LION	BELIER	SAGITTAIRE	SAGITTAIRE	CAPRICORNE	SCORPION	28 TAUREAU
21 JUILLET	CANCER	CANCER	LION	BELIER	SAGITTAIRE	SAGITTAIRE	CAPRICORNE	SCORPION	10 GEMEAUX
22 JUILLET	CANCER	CANCER	LION	BELIER	SAGITTAIRE	SAGITTAIRE	CAPRICORNE	SCORPION	22 GEMEAUX
23 JUILLET	CANCER	CANCER	LION	BELIER	SAGITTAIRE	SAGITTAIRE	CAPRICORNE	SCORPION	4 CANCER

LE SOLEIL — ENTRE DANS LE SIGNE DU CANCER LE 21 JUIN 1987 A 21 h 45 — QUITTE LE SIGNE DU CANCER LE 23 JUILLET A 8 h 45

* LES CHIFFRES INDIQUENT LES DEGRES

DECOUVREZ DANS QUEL SIGNE SE TROUVAIENT LES PLANETES
A VOTRE NAISSANCE

1988	MERCURE	VENUS	MARS	JUPITER	SATURNE	URANUS	NEPTUNE	PLUTON	LUNE *
21 JUIN	GEMEAUX	GEMEAUX	POISSONS	TAUREAU	SAGITTAIRE	SAGITTAIRE	CAPRICORNE	SCORPION	20 VIERGE
22 JUIN	GEMEAUX	GEMEAUX	POISSONS	TAUREAU	SAGITTAIRE	SAGITTAIRE	CAPRICORNE	SCORPION	2 BALANCE
23 JUIN	GEMEAUX	GEMEAUX	POISSONS	TAUREAU	SAGITTAIRE	SAGITTAIRE	CAPRICORNE	SCORPION	14 BALANCE
24 JUIN	GEMEAUX	GEMEAUX	POISSONS	TAUREAU	SAGITTAIRE	SAGITTAIRE	CAPRICORNE	SCORPION	26 BALANCE
25 JUIN	GEMEAUX	GEMEAUX	POISSONS	TAUREAU	SAGITTAIRE	SAGITTAIRE	CAPRICORNE	SCORPION	9 SCORPION
26 JUIN	GEMEAUX	GEMEAUX	POISSONS	TAUREAU	SAGITTAIRE	SAGITTAIRE	CAPRICORNE	SCORPION	22 SCORPION
27 JUIN	GEMEAUX	GEMEAUX	POISSONS	TAUREAU	SAGITTAIRE	SAGITTAIRE	CAPRICORNE	SCORPION	5 SAGITTAIRE
28 JUIN	GEMEAUX	GEMEAUX	POISSONS	TAUREAU	SAGITTAIRE	SAGITTAIRE	CAPRICORNE	SCORPION	19 SAGITTAIRE
29 JUIN	GEMEAUX	GEMEAUX	POISSONS	TAUREAU	SAGITTAIRE	SAGITTAIRE	CAPRICORNE	SCORPION	3 CAPRICORNE
30 JUIN	GEMEAUX	GEMEAUX	POISSONS	TAUREAU	SAGITTAIRE	SAGITTAIRE	CAPRICORNE	SCORPION	18 CAPRICORNE
1 JUILLET	GEMEAUX	GEMEAUX	POISSONS	TAUREAU	SAGITTAIRE	SAGITTAIRE	CAPRICORNE	SCORPION	2 VERSEAU
2 JUILLET	GEMEAUX	GEMEAUX	POISSONS	TAUREAU	SAGITTAIRE	SAGITTAIRE	CAPRICORNE	SCORPION	17 VERSEAU
3 JUILLET	GEMEAUX	GEMEAUX	POISSONS	TAUREAU	SAGITTAIRE	SAGITTAIRE	CAPRICORNE	SCORPION	2 POISSONS
4 JUILLET	GEMEAUX	GEMEAUX	POISSONS	TAUREAU	SAGITTAIRE	SAGITTAIRE	CAPRICORNE	SCORPION	16 POISSONS
5 JUILLET	GEMEAUX	GEMEAUX	POISSONS	TAUREAU	SAGITTAIRE	SAGITTAIRE	CAPRICORNE	SCORPION	0 BELIER
6 JUILLET	GEMEAUX	GEMEAUX	POISSONS	TAUREAU	SAGITTAIRE	SAGITTAIRE	CAPRICORNE	SCORPION	14 BELIER
7 JUILLET	GEMEAUX	GEMEAUX	POISSONS	TAUREAU	SAGITTAIRE	SAGITTAIRE	CAPRICORNE	SCORPION	28 BELIER
8 JUILLET	GEMEAUX	GEMEAUX	POISSONS	TAUREAU	SAGITTAIRE	SAGITTAIRE	CAPRICORNE	SCORPION	12 TAUREAU
9 JUILLET	GEMEAUX	GEMEAUX	POISSONS	TAUREAU	SAGITTAIRE	SAGITTAIRE	CAPRICORNE	SCORPION	25 TAUREAU
10 JUILLET	GEMEAUX	GEMEAUX	POISSONS	TAUREAU	SAGITTAIRE	SAGITTAIRE	CAPRICORNE	SCORPION	8 GEMEAUX
11 JUILLET	GEMEAUX	GEMEAUX	POISSONS	TAUREAU	SAGITTAIRE	SAGITTAIRE	CAPRICORNE	SCORPION	21 GEMEAUX
12 JUILLET	CANCER	GEMEAUX	POISSONS	TAUREAU	SAGITTAIRE	SAGITTAIRE	CAPRICORNE	SCORPION	4 CANCER
13 JUILLET	CANCER	GEMEAUX	POISSONS	TAUREAU	SAGITTAIRE	SAGITTAIRE	CAPRICORNE	SCORPION	16 CANCER
14 JUILLET	CANCER	GEMEAUX	BELIER	TAUREAU	SAGITTAIRE	SAGITTAIRE	CAPRICORNE	SCORPION	29 CANCER
15 JUILLET	CANCER	GEMEAUX	BELIER	TAUREAU	SAGITTAIRE	SAGITTAIRE	CAPRICORNE	SCORPION	11 LION
16 JUILLET	CANCER	GEMEAUX	BELIER	TAUREAU	SAGITTAIRE	SAGITTAIRE	CAPRICORNE	SCORPION	23 LION
17 JUILLET	CANCER	GEMEAUX	BELIER	TAUREAU	SAGITTAIRE	SAGITTAIRE	CAPRICORNE	SCORPION	4 VIERGE
18 JUILLET	CANCER	GEMEAUX	BELIER	TAUREAU	SAGITTAIRE	SAGITTAIRE	CAPRICORNE	SCORPION	16 VIERGE
19 JUILLET	CANCER	GEMEAUX	BELIER	TAUREAU	SAGITTAIRE	SAGITTAIRE	CAPRICORNE	SCORPION	28 VIERGE
20 JUILLET	CANCER	GEMEAUX	BELIER	TAUREAU	SAGITTAIRE	SAGITTAIRE	CAPRICORNE	SCORPION	10 BALANCE
21 JUILLET	CANCER	GEMEAUX	BELIER	TAUREAU	SAGITTAIRE	SAGITTAIRE	CAPRICORNE	SCORPION	22 BALANCE
22 JUILLET	CANCER	GEMEAUX	BELIER	GEMEAUX	SAGITTAIRE	SAGITTAIRE	CAPRICORNE	SCORPION	4 SCORPION

	ENTRE DANS LE SIGNE DU		LE 21 JUIN	A 3 h 30	
LE SOLEIL		CANCER	1988	* LES CHIFFRES INDIQUENT LES DEGRES	
	QUITTE LE SIGNE DU		LE 22 JUILLET	A 14 h 30	

1989	MERCURE	VENUS	MARS	JUPITER	SATURNE	URANUS	NEPTUNE	PLUTON	LUNE *
21 JUIN	GEMEAUX	CANCER	LION	GEMEAUX	CAPRICORNE	CAPRICORNE	CAPRICORNE	SCORPION	27 CAPRICORNE
22 JUIN	GEMEAUX	CANCER	LION	GEMEAUX	CAPRICORNE	CAPRICORNE	CAPRICORNE	SCORPION	10 VERSEAU
23 JUIN	GEMEAUX	CANCER	LION	GEMEAUX	CAPRICORNE	CAPRICORNE	CAPRICORNE	SCORPION	24 VERSEAU
24 JUIN	GEMEAUX	CANCER	LION	GEMEAUX	CAPRICORNE	CAPRICORNE	CAPRICORNE	SCORPION	8 POISSONS
25 JUIN	GEMEAUX	CANCER	LION	GEMEAUX	CAPRICORNE	CAPRICORNE	CAPRICORNE	SCORPION	22 POISSONS
26 JUIN	GEMEAUX	CANCER	LION	GEMEAUX	CAPRICORNE	CAPRICORNE	CAPRICORNE	SCORPION	6 BELIER
27 JUIN	GEMEAUX	CANCER	LION	GEMEAUX	CAPRICORNE	CAPRICORNE	CAPRICORNE	SCORPION	20 BELIER
28 JUIN	GEMEAUX	CANCER	LION	GEMEAUX	CAPRICORNE	CAPRICORNE	CAPRICORNE	SCORPION	5 TAUREAU
29 JUIN	GEMEAUX	LION	LION	GEMEAUX	CAPRICORNE	CAPRICORNE	CAPRICORNE	SCORPION	19 TAUREAU
30 JUIN	GEMEAUX	LION	LION	GEMEAUX	CAPRICORNE	CAPRICORNE	CAPRICORNE	SCORPION	3 GEMEAUX
1 JUILLET	GEMEAUX	LION	LION	GEMEAUX	CAPRICORNE	CAPRICORNE	CAPRICORNE	SCORPION	17 GEMEAUX
2 JUILLET	GEMEAUX	LION	LION	GEMEAUX	CAPRICORNE	CAPRICORNE	CAPRICORNE	SCORPION	1 CANCER
3 JUILLET	GEMEAUX	LION	LION	GEMEAUX	CAPRICORNE	CAPRICORNE	CAPRICORNE	SCORPION	15 CANCER
4 JUILLET	GEMEAUX	LION	LION	GEMEAUX	CAPRICORNE	CAPRICORNE	CAPRICORNE	SCORPION	28 CANCER
5 JUILLET	GEMEAUX	LION	LION	GEMEAUX	CAPRICORNE	CAPRICORNE	CAPRICORNE	SCORPION	11 LION
6 JUILLET	CANCER	LION	LION	GEMEAUX	CAPRICORNE	CAPRICORNE	CAPRICORNE	SCORPION	24 LION
7 JUILLET	CANCER	LION	LION	GEMEAUX	CAPRICORNE	CAPRICORNE	CAPRICORNE	SCORPION	6 VIERGE
8 JUILLET	CANCER	LION	LION	GEMEAUX	CAPRICORNE	CAPRICORNE	CAPRICORNE	SCORPION	18 VIERGE
9 JUILLET	CANCER	LION	LION	GEMEAUX	CAPRICORNE	CAPRICORNE	CAPRICORNE	SCORPION	0 BALANCE
10 JUILLET	CANCER	LION	LION	GEMEAUX	CAPRICORNE	CAPRICORNE	CAPRICORNE	SCORPION	12 BALANCE
11 JUILLET	CANCER	LION	LION	GEMEAUX	CAPRICORNE	CAPRICORNE	CAPRICORNE	SCORPION	24 BALANCE
12 JUILLET	CANCER	LION	LION	GEMEAUX	CAPRICORNE	CAPRICORNE	CAPRICORNE	SCORPION	6 SCORPION
13 JUILLET	CANCER	LION	LION	GEMEAUX	CAPRICORNE	CAPRICORNE	CAPRICORNE	SCORPION	18 SCORPION
14 JUILLET	CANCER	LION	LION	GEMEAUX	CAPRICORNE	CAPRICORNE	CAPRICORNE	SCORPION	0 SAGITTAIRE
15 JUILLET	CANCER	LION	LION	GEMEAUX	CAPRICORNE	CAPRICORNE	CAPRICORNE	SCORPION	13 SAGITTAIRE
16 JUILLET	CANCER	LION	LION	GEMEAUX	CAPRICORNE	CAPRICORNE	CAPRICORNE	SCORPION	26 SAGITTAIRE
17 JUILLET	CANCER	LION	LION	GEMEAUX	CAPRICORNE	CAPRICORNE	CAPRICORNE	SCORPION	9 CAPRICORNE
18 JUILLET	CANCER	LION	LION	GEMEAUX	CAPRICORNE	CAPRICORNE	CAPRICORNE	SCORPION	22 CAPRICORNE
19 JUILLET	CANCER	LION	LION	GEMEAUX	CAPRICORNE	CAPRICORNE	CAPRICORNE	SCORPION	6 VERSEAU
20 JUILLET	LION	LION	LION	GEMEAUX	CAPRICORNE	CAPRICORNE	CAPRICORNE	SCORPION	20 VERSEAU
21 JUILLET	LION	LION	LION	GEMEAUX	CAPRICORNE	CAPRICORNE	CAPRICORNE	SCORPION	4 POISSONS
22 JUILLET	LION	LION	LION	GEMEAUX	CAPRICORNE	CAPRICORNE	CAPRICORNE	SCORPION	19 POISSONS

	ENTRE DANS LE SIGNE DU		LE 21 JUIN	A 9 h 30	
LE SOLEIL		CANCER	1989	* LES CHIFFRES INDIQUENT LES DEGRES	
	QUITTE LE SIGNE DU		LE 22 JUILLET	A 20 h 30	

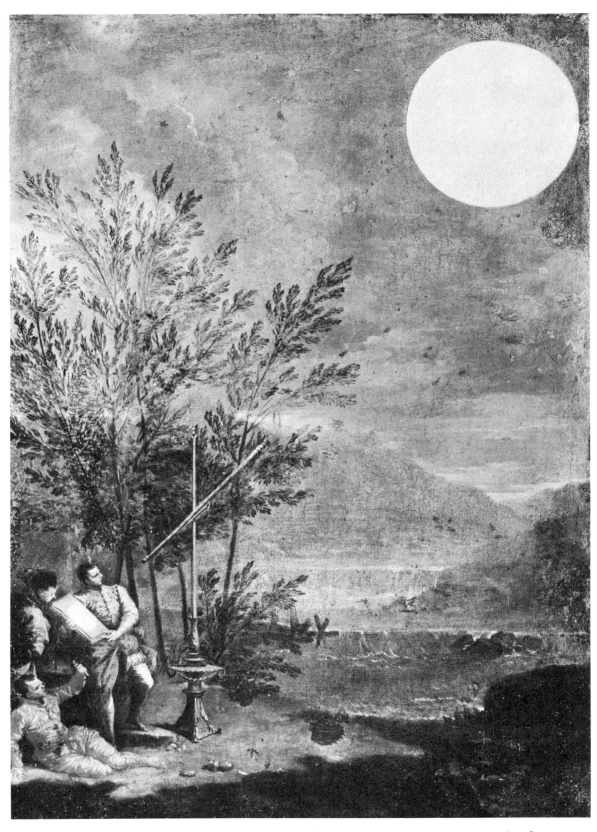

Observation astronomique. *Hommes essayant de capter, apparemment en vain, les secrets de la Lune : elle reste lisse, éclatante, impénétrable au-dessus de leurs têtes (par Donato Creti, XVIIᵉ s., Pinacothèque du Vatican, Rome.).*

La Lune dans les signes

La Lune est significative de l'être intérieur, subjectif, inconscient. Autant le Soleil démontre l'action consciente, voulue, recherchée du natif, autant la Lune signale sa « réception », le lieu où il est sensible, disponible, affectivement vulnérable. Si le Soleil représente dans un thème le pôle émetteur, la Lune y désigne le pôle récepteur. Certains astrologues, à juste titre d'ailleurs, voient dans la Lune les tendances féminines d'un être (le *yin* chinois), tandis que le Soleil indique ses tendances masculines (le *yang*). Il faut savoir que l'endroit où se trouve la Lune révèle celui où l'être est le plus fantasque, imprévisible, changeant, inquiet, impressionnable et sensitif. « Elle représente les réactions changeantes du moi, face aux diverses situations mais également le changement des situations elles-mêmes ». (Lisa Morpurgo) [1]

Lune en Bélier

C'est l'eau qui essaie d'éteindre le feu. Impossible. L'incendie s'est déclaré. En général, la Lune en Bélier donne des personnalités profondément impulsives, passionnelles, aux réactions sensibles, immédiates et instinctives.

Chez une femme, la Lune en Bélier fait rechercher des hommes à protéger. Elle donne un côté tête brûlée, risque-tout, trompe-la-mort, avec un goût pour la bagarre, dans tous les domaines affectifs, professionnels ou sociaux. C'est aussi le corps à corps avec la matière (style escalade du mont Everest), à la limite de la témérité. Mais plus pour se prouver à soi-même que pour prouver aux autres.

Chez un homme, les mêmes caractéristiques se retrouvent, beaucoup plus intériorisées. Il recherchera des femmes du genre Bélier ou assimilé (Mars dominant), c'est-à-dire frondeuses, directes, impulsives et passionnées.

---

1. Lisa Morpurgo, *Introduction à la nouvelle astrologie,* Hachette Littérature, 1976.

Le Grand Livre du Cancer

Lune en Taureau

Fait rechercher intérieurement la stabilité matérielle, affective, sociale, professionnelle. Acquiert laborieusement sa terre, sa maison, ses meubles en bois massif, ses cuivres, ses objets de valeur, son confort. Cette Lune est possessive, jalouse, exclusive, dépendante de son univers matériel. Donne un grand sens du *toucher* : le sens par lequel le natif reconnaît ses choses, ses êtres à lui.

Philosophie plutôt matérialiste : j'ai, donc je suis. Se préserve de l'ingérence d'autrui avec une grande fermeté. L'imagination, peu développée, est tributaire des conditions pratiques dans lesquelles le sujet évolue. La sensualité, en revanche, triomphe par tous ses pores.

Chez un homme, fait rechercher une femme d'intérieur, fidèle, présente, naturelle (pas de maquillage ni d'artifices), gastronome et attentive, par-dessus tout, à son confort.

Chez une femme, donne un besoin inné de la légalité (par confort) ; attribue un certain sens de la jouissance (femmes « bien dans leur peau »), de la nature, des fleurs, des arbres, des saisons.

Excellente position pour l'équilibre intérieur.

Lune en Gémeaux

Dédouble profondément la personnalité. Les femmes comme les hommes ont des tendances inconscientes à l'homosexualité (attirance pour son double, son frère jumeau ou sa sœur jumelle).

L'émotion, très présente lorsque la Lune était en Bélier et en Taureau, s'amoindrit chez les Gémeaux en faveur de la cérébralité. Refus de l'affectivité, sens de la dérision froide ; parfois, cette Lune rend calculateur, mais d'un calcul sans envergure.

L'intelligence, l'humour, la gaieté, l'entrain sont vifs ; l'enthousiasme se renouvelle constamment et l'optimisme ne faiblit jamais. Il manque seulement, dans cet aspect, une certaine cohésion entre la pensée (très raffinée, rapide, pleine de virtuosité) et les actes, assez velléitaires.

Donne aux hommes une attirance pour les adolescentes, les Lolita un peu perverses, juvéniles et froides.

Les femmes, elles, sont attirées par les hommes « éphèbes », jeunes ou un peu féminisés, avec qui elles entretiennent des rapports légèrement empreints de sadomasochisme (fascination du Mercurien pour ce qui lui glisse entre les doigts).

Lune en Cancer

Elle est ici en domicile, chez elle ; c'est donc une Lune au carré qui multiplie par deux ses caractéristiques : réceptivité très grande, amenant parfois à des dons extra-sensoriels, comme la télépathie, la précognition, les rêves prémonitoires. Des changements de tous ordres interviennent dans la vie du natif et plus particulièrement dans le secteur où la Lune se trouve.

Si le Soleil n'est pas en position forte ou soutenu par des aspects forts, cette Lune en Cancer touche la personnalité profonde de l'être en lui attribuant une sensibilité à vif, sans grande défense, une tendance à l'inertie contemplative et au désordre, au fatalisme superstitieux. La poésie, heureusement, est grande, le sens créateur très intense, et la confiance innée dans les événements entraîne finalement à un certain bonheur de vivre.

Comment interpréter la Lune dans les Signes

Lune en Lion

Fait des êtres généreux, authentiquement magnanimes, chaleureux et dominateurs. Donne la possibilité de se dépasser, de se magnifier, de s'élever par la carrière.

La Lune dans ce signe suggère une vocation brillante, solaire, reconnue. Le natif aime réussir, mais par lui-même, par sa propre valeur et non en écrasant les autres : on ne peut attendre que de la noblesse et même un certain sens de la grandeur d'une telle position lunaire.

Les objectifs sont essentiellement d'ordre social : le sujet a de l'ambition et veut réussir, quel que soit le domaine qu'il a choisi. Mais sa réussite n'est pas fondée sur des critères matériels, c'est une réussite où l'estime, l'admiration des autres, la popularité sont infiniment plus importantes que l'argent.

Chez les hommes, donne un goût pour les femmes sophistiquées, qui ont ce qu'on appelle de l'allure, de la classe, qui savent s'imposer. Il faut qu'elles aient du brio et une certaine indépendance, qu'elles éblouissent leur monde.

Pour les femmes, la réussite est quelquefois recherchée par l'intermédiaire de leur époux : cette Lune fait de parfaites « pygmalionnes » qui valorisent, exposent, développent le talent ou les dons de leur conjoint. Elle ont besoin, plus que tout, de l'admirer. La plupart du temps, elles réussissent elles-mêmes avant de rencontrer le conjoint dont elles feront briller l'image.

Lune en Vierge

Concentre les caractéristiques lunaires, les canalise, les adapte au réel. C'est une assez bonne position dans le thème féminin car elle met en accord une planète et un signe qui ont des affinités entre eux. La Lune, toute en débordements fantaisistes et enfantins, se rationalise, prend de la distance par rapport aux rêves, à la sensibilité, à l'imagination, à l'emballement dans le signe de la Vierge. Certes, elle perd ici de son sens créateur, mais elle gagne en maîtrise de ses dons, en utilisation méthodique de ses capacités, en ordre, en discipline. Elle ôte au sujet la confiance qu'elle lui donnait en Cancer (confiance dans la vie plus qu'en soi), elle le rend plus méfiant, plus intéressé (la Vierge est le signe de l'acquisition par économie), plus calculateur. Il se sous-estime facilement, fait preuve en tout cas d'humilité.

Cette position donne des idées, de l'invention dans le domaine pratique et quotidien : toutes les astuces, les « trucs » des femmes d'intérieur ont dû être trouvés par des Lune en Vierge. Les appareils électro-ménagers, ce qui améliore le rendement, facilite le travail dans la vie de tous les jours, aussi.

Les femmes ayant cette position de la Lune recherchent des hommes très organisés, méticuleux, contrôlés, intellectuels et responsables.

Les hommes, eux, sont attirés par des femmes effacées, réservées, parfaites épouses, parfaites maîtresses d'intérieur, qui sachent gérer leur budget au centime près, prévoir toutes seules le réglement des impôts, des factures diverses, et à l'occasion, remplacer n'importe quel corps de métier à la maison.

Lune en Balance

Exige la beauté, le raffinement, l'esthétique en toute chose. Extrême sensibilité à toute forme de dysharmonie : dans les couleurs, dans les voix, dans le choix des mots, dans le déroulement du programme d'une festivité ou d'un événement. Les natifs ayant la Lune

225

Le Grand Livre du Cancer

en Balance sont les seuls qui ressentiront une blessure esthétique profonde en s'apercevant que les bougies du salon ne sont pas vraiment noires, mais bleu très foncé.

La Lune en Balance veut vivre dans l'aisance, la volupté, l'harmonie feutrée, le superflu soyeux. Elle est bien au-delà de ce que l'argent tout brut peut offrir : ce qu'elle veut, c'est le monde sur mesures. Non seulement sa maison et ses vêtements, mais aussi ses invités, ses associés, ses collègues, ses amis, ses parents. Heureusement, elle est adaptable et adaptée, sinon ce serait quelqu'un d'impossible à vivre.

Cette Lune, par goût excessif de l'harmonie, donne une nature conciliante, prête à toutes les concessions, complaisante et facile à vivre. Elle a besoin d'être socialement reçue, acceptée, entourée, appréciée, sollicitée, voire exigée. Ses points forts se trouvent principalement dans l'association, la conciliation (ou la réconciliation), le concordat et l'arrêt des hostilités. Elles se sent intimement dépendante de ceux qui peuplent son univers (conjoint, collègues, associés, etc). Elle module ses comportements en fonction de cette dépendance, mais de toute façon elle cherche l'alliance avec autrui.

Les hommes ayant la Lune en Balance rechercheront une femme dont l'aisance ou la position sociale prime tout le reste.

Les femmes seront attirées par un type d'homme délicat, doux, peut-être même un peu fragile, mais dont l'éducation, la culture et la conversation seront irréprochables.

Lune en Scorpion

Ces êtres-là sont tourmentés intérieurement, assiégés par une sensualité puissante qu'ils combattent, et obsédés par la mort. Souvent, dans un thème équilibré, cette Lune angoissée parvient à détourner ses attirances vers la sexualité et la mort pour devenir créatrice. Son intuition est alors très forte, son flair absolument remarquable, à la limite de la voyance. Cette perception double est rare, elle est réceptrice en même temps qu'émettrice. C'est un véritable talkie-walkie humain qui capte la moindre vibration cinq sur cinq. Il n'y a pas de silence pour une Lune en Scorpion, toute pensée est déjà émise et enregistrée. Le propriétaire de cette Lune clairvoyante sait d'ailleurs utiliser ses dons à bon escient : le Scorpion, ne l'oublions pas, aime acquérir les pleins pouvoirs sur autrui. Il devient alors volontiers dominateur dans l'intimité (Lune) avec, quelquefois, une pointe de sadisme plutonien.

La femme — « plutonisée » par la Lune — tend à se passionner, à prendre feu pour des hommes à la sensualité dominante, sans véritable chaleur affective, mais agresseurs et violents.

Quant aux hommes, ils vont instinctivement vers la femme fatale, plus amante qu'épouse ou mère, plus érotique que belle, plus diaboliquement intelligente qu'affectueuse ou tendre.

Lune en Sagittaire

Dispose le sujet au respect absolu des lois et des conventions, aux égards pour tous les usages et toutes les coutumes. Intérieurement, le goût bien connu du Sagittaire pour l'aventure et les grands espaces se bat en duel sans merci contre la nécessité d'obéir aux traditions, aux protocoles, aux arrêtés du savoir-vivre.

Le choix est dur. Souvent, cette Lune assez généreuse qui vole au secours de la veuve et de l'orphelin voit ses réacteurs stoppés en plein essor par une question toute bête mais qui a son importance : qu'en dira-t-on ? Elle peut alors renoncer à son besoin de protéger, de réchauffer, d'accueillir, par souci de ce qui se fait dans le monde (entendez le beau) et ce qui ne se fait pas.

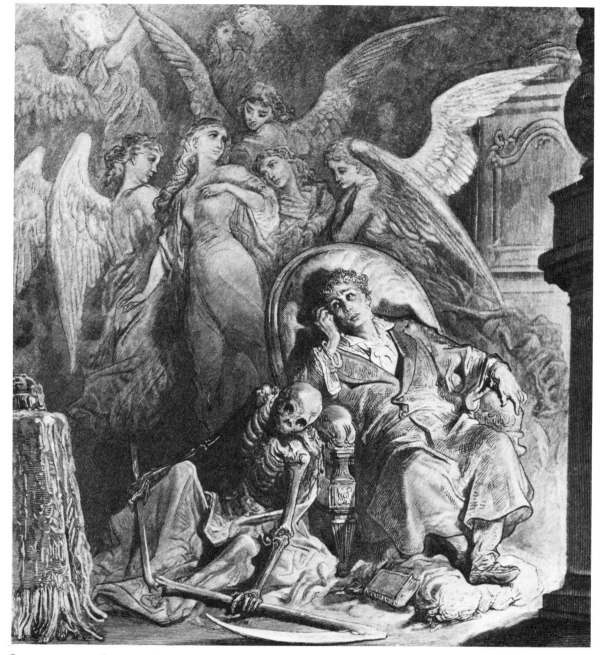

La mort, *par Gustave Doré. Les sujets ayant la Lune en Scorpion sont souvent obsédés par la mort (in* Le Corbeau, *d'après E. Poe, illust. 1884, Bibl. des Arts Décoratifs, Paris.).*

Cette contradiction posée, le sujet ne rentre jamais vraiment chez lui. C'est un aventurier du foyer : il ramène des tas d'amis à l'improviste, ou il téléphone pour avertir qu'il ne sera pas là avant deux heures du matin, ou il rêve constamment de contrées lointaines... Parfois, il transforme son désir d'aventure géographique en aventure spirituelle : ses voyages mystiques ou religieux ne l'éloignent qu'en esprit. Ou bien c'est l'aventure amoureuse (un certain donjuanisme) dans laquelle il recherche la sensation forte, la nouveauté piquante, l'anecdote singulière ou étrange.

L'homme de cette Lune va vers la femme ayant un côté aventurier, sportif, de grands projets (et de grandes enjambées). Il aime qu'elle soit son égale.

Les femmes dont la Lune se trouve au Sagittaire, plutôt dominatrices, font souvent carrière dans des professions dites d'homme, qui requièrent le sens du risque, le goût du danger et de l'incertain. Elles sont marquées par l'étranger, la plupart du temps.

Le Grand Livre du Cancer

Lune en Capricorne

Cet astre, ainsi « saturnisé » à l'opposé du Cancer, perd la moitié au moins de ses caractéristiques : peu ou pas d'imagination, sens créateur amoindri, sensibilité rare et peu démonstrative, tendance à l'enfermement psychologique, avec schémas de pensée, actions répétitives, erreurs obstinément renouvelées.

Grâce aux étoiles, les qualités du signe viennent occuper positivement un territoire un peu à l'abandon : la logique, l'intelligence profonde et disciplinée, la classification organisée de tout élément nouveau, le sens politique du temps, la perception des limites qui lui sont imparties, l'absence d'émotivité, la prise de conscience et de responsabilités, l'ambition secrète à long terme. Voilà quelqu'un sur qui l'on peut compter.

Il n'est pas spontanément généreux mais son sens du devoir supplée au manque de faste. Il ne téléphone jamais, ne manifeste jamais la moindre émotion et ignore l'élan, mais il est toujours là si l'on a besoin de lui.

Cette Lune en Capricorne convient peut-être plus aux hommes qu'aux femmes qui s'y sentent mal à leur aise, détachées sans être indépendantes, froides sans être indifférentes.

Les hommes vont d'instinct vers des femmes anti-féminines qui réservent leur charme à quelques rares privilégiés, distantes, froides, à prendre ou à laisser.

Les femmes portent souvent en elles un élément de frustration (affective ou amoureuse). Elles ont besoin de stabilité, de vie régulière et bien ordonnée. Leur très grande rigidité morale les rend parfois intransigeantes.

Lune en Verseau

C'est une Lune novatrice, inspirée, indépendante et libre de tout préjugé. Elle est tournée vers l'avenir, adaptée, en constante progression. C'est aussi une Lune séductrice, électrisante (Uranus), aventurière ou tout au moins « précurseuse ».

Les hommes modifient constamment la forme — ou le fond — de leurs désirs, de leur fantaisie, de leurs créations. C'est une Lune « anti-train-train », pleine de nouveauté, de feux d'artifices, d'imprévus. Les femmes sont souvent des ravageuses, mais par l'intelligence et la pénétrante compréhension des êtres plus que par leurs qualités physiques. Pleines d'enthousiasme, de liberté, de poésie et de chaleur dans le contact, elles se distinguent immédiatement dans une assemblée par leur singularité, leur anticonformisme élégant, sans familiarité, l'éclectisme de leur culture et la virtuosité avec laquelle elles passent d'un sujet à l'autre. Les hommes sont attirés par des femmes imprévisibles, autonomes, brillamment intelligentes, adaptées à toutes les situations et généreuses. Les femmes, elles, aimeront un type d'homme uranien, qui bouleverse constamment leur vie. Pas de repos, pas de confort affectif ou de sécurité amoureuse, surtout, pour cette Lune en Verseau.

Lune en Poissons

Attribue au sujet porteur de cette équation une imagination poétique, variée, active, dense : océanique, en un mot.

La créativité peut s'y noyer, si des aspects forts ne viennent pas soutenir cette position. Ses caractéristiques se rapprochent de celles que donne la Lune en Cancer : hypersensibilité, extrasensorialité, superféminité. Mais aux Poissons, cette Lune s'imprègne de léger masochisme sentimental (recherche de ce qui fait souffrir, peut-être par goût ancestral pour la mortification, la purification par la douleur) et absorbe absolument toutes les vibrations — bonnes ou mauvaises — comme une éponge. Cette incapacité à faire barrage à

228

Comment interpréter la Lune dans les Signes

l'environnement ambiant, aux flux et aux influx, rend le sujet fragile, réceptif à l'ascendant qu'autrui exerce sur lui. S'il réagit en surface, il est secrètement impressionné, sous influence.

La femme d'une Lune en Poissons attend qu'un homme la domine, la soumette, la « mate » même, parfois (par goût de la souffrance). L'homme est fasciné par la femme-femme, aux dédales psychologiques inquiétants et mystérieux (il aime avoir un peu peur).

Comment utiliser votre heure et lieu de naissance pour déterminer le signe zodiacal de la Lune

Votre heure solaire de naissance .... H

Rectification de cette heure d'après la carte de géographie
mondiale et en fonction de votre lieu de naissance .... H *

_____

Soit heure de GREENWICH correspondant à votre heure
solaire de naissance (HG) .... H **

* si cette valeur est supérieure à votre heure solaire de naissance et que vous devez la retrancher, il vous suffit d'ajouter d'abord 24 heures à votre heure solaire de naissance :
4 h 30 — 6 h soit 4 h 30 + 24 h = 28 h 30 — 6 h = **22 h 30**

** si ce total est supérieur à 24 heures, vous retranchez simplement 24 heures :
19 h + 7 h = 26 h — 24 h = **2 h**

Par simple lecture du tableau ci-dessous vous trouvez alors le nombre de degrés zodiacaux à ajouter ou à retrancher du nombre indiqué par la Table pour trouver le signe zodiacal final de la Lune à votre naissance.

Si l'heure de Greenwich (HG) est comprise		Voici l'opération que vous effectuez	
entre ▼	et ▼	▼	
0 h	1 h 30	Vous retranchez	6 degrés
1 h 31	3 h 30	Vous retranchez	5 degrés
3 h 31	5 h 30	Vous retranchez	4 degrés
5 h 31	7 h 30	Vous retranchez	3 degrés
7 h 31	9 h 30	Vous retranchez	2 degrés
9 h 31	11 h 30	Vous retranchez	1 degré
11 h 31	12 h 30	Aucun changement	
12 h 31	14 h 30	Vous ajoutez	1 degré
14 h 31	16 h 30	Vous ajoutez	2 degrés
16 h 31	18 h 30	Vous ajoutez	3 degrés
18 h 31	20 h 30	Vous ajoutez	4 degrés
20 h 31	22 h 30	Vous ajoutez	5 degrés
22 h 31	0 h 00	Vous ajoutez	6 degrés

Exemple : Lune 27 Capricorne pour une naissance à Mexico à 15 heures solaires. L'heure Greenwich correspondante est égale à 15 h + 6 h 30 = 21 h 30 qui se situent entre 20 h 31 et 22 h 30 et je dois ajouter 5 degrés zodiacaux soit 27 Capricorne + 5 = 32 et 32 = 30 + 2 soit Lune à 2 degrés du Verseau = Lune en Verseau.

229

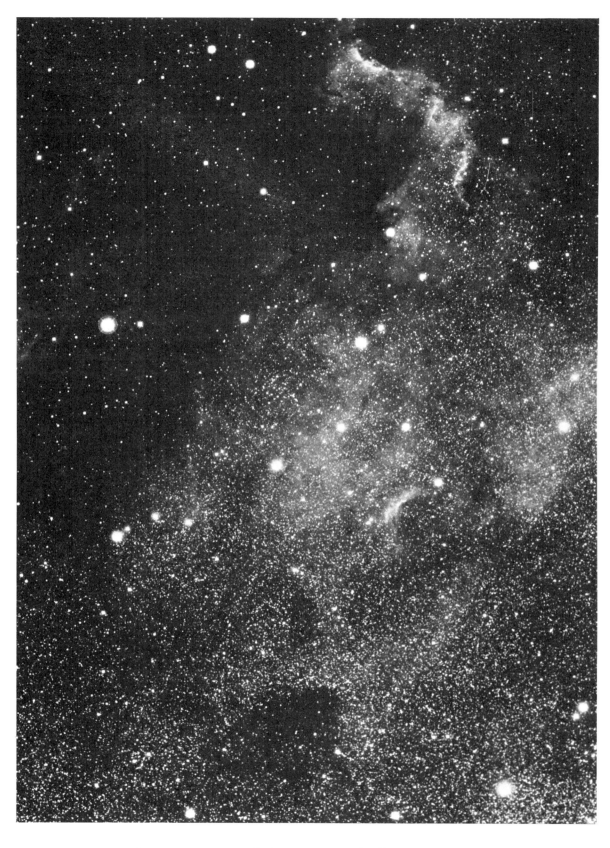

La Constellation de Monoceros se distingue par sa brillance inaccoutumée dans la Voie Lactée.

Généralités sur les aspects planétaires

Dans leur mouvement autour du Soleil, les planètes occupent des positions différentes les unes par rapport aux autres.

Les aspects planétaires correspondent à certaines de ces positions vues de la Terre c'est-à-dire en fonction du signe zodiacal occupé par chaque planète.

Certains écarts entre deux planètes constituent des aspects harmoniques.

Dans ce cas les énergies des deux planètes se combinent aisément et s'enrichissent mutuellement ; il existe une heureuse possibilité de développement des facultés physiques et psychologiques correspondant à ces deux planètes.

D'autres écarts entre planètes constituent des aspects dissonants.

Dans ce cas les énergies des deux planètes entrent en conflit et ne parviennent pas à s'associer positivement ; il se produit un excès ou une carence des facultés planétaires correspondantes.

Vous trouverez dans les tableaux d'aspects ci-après la nature harmonique (H) ou dissonante (D) des aspects que formaient, à votre naissance, les différentes planètes entre elles.

Dans certains cas les planètes ne forment aucun aspect ce qui correspond aux zones grisées des tableaux.

Si, par exemple, vous désirez connaître la nature de l'aspect éventuel que formait Jupiter en Cancer avec Mars en Poissons, vous utilisez le tableau « Si vous avez une planète dans le Cancer ».

Vous cherchez la ligne Mars dans ce tableau et à la colonne Poissons vous lisez H ce qui signifie que Jupiter et Mars ont entre eux un aspect harmonique.

Au cas où les deux planètes sont dans le même signe, vous utilisez le tableau spécial dont l'emploi se passe de commentaire.

La recherche de la signification des aspects constitue une exploration nouvelle et enrichissante de votre personnalité.

Vous pouvez en retirer une connaissance très utile des forces qui en vous se complètent ou s'opposent, ce qui vous donne la possibilité de les exprimer encore mieux.

QUALITÉ DES ASPECTS LORSQUE DEUX PLANÈTES SE TROUVENT DANS LE MÊME SIGNE ZODIACAL

AUTRES PLANÈTES DANS LE MÊME SIGNE	PLANÈTE DANS LE SIGNE ZODIACAL									
	SOLEIL	LUNE	MERCURE	VÉNUS	MARS	JUPITER	SATURNE	URANUS	NEPTUNE	PLUTON
SOLEIL		H	H	H	D	H	D	D	H	D
LUNE	H		H	H	D	H	D	D	H	D
MERCURE	H	H		H	D	H	D	D	H	D
VÉNUS	H	H	H		D	H	D	D	H	D
MARS	D	D	D	D		D	D	D	D	D
JUPITER	H	H	H	H	D		D	D	H	D
SATURNE	D	D	D	D	D	D		D	D	D
URANUS	D	D	D	D	D	D	D		D	D
NEPTUNE	H	H	H	H	D	H	D	D		D
PLUTON	D	D	D	D	D	D	D	D		

SI VOUS AVEZ UNE PLANÈTE DANS LE BÉLIER

Elle a les aspects suivants avec les autres Planètes dans les autres signes	BÉLIER	TAUREAU	GÉMEAUX	CANCER	LION	VIERGE	BALANCE	SCORPION	SAGITTAIRE	CAPRICORNE	VERSEAU	POISSONS
SOLEIL		VOIR TABLEAU SPÉCIAL	H	D	H		D		H	D	H	
LUNE			H	D	H		D		H	D	H	
MERCURE			H	D	H		D		H	D	H	
VÉNUS			H	D	H		D		H	D	H	
MARS			H	D	H		D		H	D	H	
JUPITER			H	D	H		D		H	D	H	
SATURNE			H	D	H		D		H	D	H	
URANUS			H	D	H		D		H	D	H	
NEPTUNE			H	D	H		D		H	D	H	
PLUTON			H	D	H		D		H	D	H	

SI VOUS AVEZ UNE PLANETE DANS LE TAUREAU

Elle a les aspects suivants avec les autres Planètes dans les autres signes	BÉLIER	TAUREAU	GÉMEAUX	CANCER	LION	VIERGE	BALANCE	SCORPION	SAGITTAIRE	CAPRICORNE	VERSEAU	POISSONS
SOLEIL			VOIR TABLEAU SPÉCIAL	H	D	H		D		H	D	H
LUNE				H	D	H		D		H	D	H
MERCURE				H	D	H		D		H	D	H
VÉNUS				H	D	H		D		H	D	H
MARS				H	D	H		D		H	D	H
JUPITER				H	D	H		D		H	D	H
SATURNE				H	D	H		D		H	D	H
URANUS				H	D	H		D		H	D	H
NEPTUNE				H	D	H		D		H	D	H
PLUTON				H	D	H		D		H	D	H

SI VOUS AVEZ UNE PLANÈTE DANS LES GÉMEAUX

Elle a les aspects suivants avec les autres Planètes dans les autres signes	BÉLIER	TAUREAU	GÉMEAUX	CANCER	LION	VIERGE	BALANCE	SCORPION	SAGITTAIRE	CAPRICORNE	VERSEAU	POISSONS
SOLEIL	H			VOIR TABLEAU SPÉCIAL	H	D	H		D		H	D
LUNE	H				H	D	H		D		H	D
MERCURE	H				H	D	H		D		H	D
VÉNUS	H				H	D	H		D		H	D
MARS	H				H	D	H		D		H	D
JUPITER	H				H	D	H		D		H	D
SATURNE	H				H	D	H		D		H	D
URANUS	H				H	D	H		D		H	D
NEPTUNE	H				H	D	H		D		H	D
PLUTON	H				H	D	H		D		H	D

Généralités sur les aspects planétaires

SI VOUS AVEZ UNE PLANÈTE DANS LE CANCER

Elle a les aspects suivants avec les autres Planètes dans les autres signes	BÉLIER	TAUREAU	GÉMEAUX	CANCER	LION	VIERGE	BALANCE	SCORPION	SAGITTAIRE	CAPRICORNE	VERSEAU	POISSONS
SOLEIL	D	H				H	D	H		D		H
LUNE	D	H				H	D	H		D		H
MERCURE	D	H				H	D	H		D		H
VÉNUS	D	H		VOIR TABLEAU SPÉCIAL		H	D	H		D		H
MARS	D	H				H	D	H		D		H
JUPITER	D	H				H	D	H		D		H
SATURNE	D	H				H	D	H		D		H
URANUS	D	H				H	D	H		D		H
NEPTUNE	D	H				H	D	H		D		H
PLUTON	D	H				H	D	H		D		H

SI VOUS AVEZ UNE PLANÈTE DANS LE LION

Elle a les aspects suivants avec les autres Planètes dans les autres signes	BÉLIER	TAUREAU	GÉMEAUX	CANCER	LION	VIERGE	BALANCE	SCORPION	SAGITTAIRE	CAPRICORNE	VERSEAU	POISSONS
SOLEIL	H	D	H				H	D	H		D	
LUNE	H	D	H				H	D	H		D	
MERCURE	H	D	H				H	D	H		D	
VÉNUS	H	D	H	VOIR TABLEAU SPÉCIAL			H	D	H		D	
MARS	H	D	H				H	D	H		D	
JUPITER	H	D	H				H	D	H		D	
SATURNE	H	D	H				H	D	H		D	
URANUS	H	D	H				H	D	H		D	
NEPTUNE	H	D	H				H	D	H		D	
PLUTON	H	D	H				H	D	H		D	

SI VOUS AVEZ UNE PLANÈTE DANS LA VIERGE

Elle a les aspects suivants avec les autres Planètes dans les autres signes	BÉLIER	TAUREAU	GÉMEAUX	CANCER	LION	VIERGE	BALANCE	SCORPION	SAGITTAIRE	CAPRICORNE	VERSEAU	POISSONS
SOLEIL		H	D	H				H	D	H		D
LUNE		H	D	H				H	D	H		D
MERCURE		H	D	H				H	D	H		D
VÉNUS		H	D	H		VOIR TABLEAU SPÉCIAL		H	D	H		D
MARS		H	D	H				H	D	H		D
JUPITER		H	D	H				H	D	H		D
SATURNE		H	D	H				H	D	H		D
URANUS		H	D	H				H	D	H		D
NEPTUNE		H	D	H				H	D	H		D
PLUTON		H	D	H				H	D	H		D

233

SI VOUS AVEZ UNE PLANÈTE DANS LA BALANCE

Elle a les aspects suivants avec les autres Planètes dans les autres signes	BÉLIER	TAUREAU	GÉMEAUX	CANCER	LION	VIERGE	BALANCE	SCORPION	SAGITTAIRE	CAPRICORNE	VERSEAU	POISSONS
SOLEIL	D		H	D	H				H	D	H	
LUNE	D		H	D	H		VOIR TABLEAU SPÉCIAL		H	D	H	
MERCURE	D		H	D	H				H	D	H	
VÉNUS	D		H	D	H				H	D	H	
MARS	D		H	D	H				H	D	H	
JUPITER	D		H	D	H				H	D	H	
SATURNE	D		H	D	H				H	D	H	
URANUS	D		H	D	H				H	D	H	
NEPTUNE	D		H	D	H				H	D	H	
PLUTON	D		H	D	H				H	D	H	

SI VOUS AVEZ UNE PLANÈTE DANS LE SCORPION

Elle a les aspects suivants avec les autres Planètes dans les autres signes	BÉLIER	TAUREAU	GÉMEAUX	CANCER	LION	VIERGE	BALANCE	SCORPION	SAGITTAIRE	CAPRICORNE	VERSEAU	POISSONS
SOLEIL		D		H	D	H				H	D	H
LUNE		D		H	D	H		VOIR TABLEAU SPÉCIAL		H	D	H
MERCURE		D		H	D	H				H	D	H
VÉNUS		D		H	D	H				H	D	H
MARS		D		H	D	H				H	D	H
JUPITER		D		H	D	H				H	D	H
SATURNE		D		H	D	H				H	D	H
URANUS		D		H	D	H				H	D	H
NEPTUNE		D		H	D	H				H	D	H
PLUTON		D		H	D	H				H	D	H

SI VOUS AVEZ UNE PLANÈTE DANS LE SAGITTAIRE

Elle a les aspects suivants avec les autres Planètes dans les autres signes	BÉLIER	TAUREAU	GÉMEAUX	CANCER	LION	VIERGE	BALANCE	SCORPION	SAGITTAIRE	CAPRICORNE	VERSEAU	POISSONS
SOLEIL	H		D		H	D	H				H	D
LUNE	H		D		H	D	H		VOIR TABLEAU SPÉCIAL		H	D
MERCURE	H		D		H	D	H				H	D
VÉNUS	H		D		H	D	H				H	D
MARS	H		D		H	D	H				H	D
JUPITER	H		D		H	D	H				H	D
SATURNE	H		D		H	D	H				H	D
URANUS	H		D		H	D	H				H	D
NEPTUNE	H		D		H	D	H				H	D
PLUTON	H		D		H	D	H				H	D

Généralités sur les aspects planétaires

SI VOUS AVEZ UNE PLANÈTE DANS LE CAPRICORNE

Elle a les aspects suivants avec les autres Planètes dans les autres signes	BÉLIER	TAUREAU	GÉMEAUX	CANCER	LION	VIERGE	BALANCE	SCORPION	SAGITTAIRE	CAPRICORNE	VERSEAU	POISSONS
SOLEIL	D	H		D		H	D	H				H
LUNE	D	H		D		H	D	H				H
MERCURE	D	H		D		H	D	H		VOIR TABLEAU SPÉCIAL		H
VÉNUS	D	H		D		H	D	H				H
MARS	D	H		D		H	D	H				H
JUPITER	D	H		D		H	D	H				H
SATURNE	D	H		D		H	D	H				H
URANUS	D	H		D		H	D	H				H
NEPTUNE	D	H		D		H	D	H				H
PLUTON	D	H		D		H	D	H				H

SI VOUS AVEZ UNE PLANÈTE DANS LE VERSEAU

Elle a les aspects suivants avec les autres Planètes dans les autres signes	BÉLIER	TAUREAU	GÉMEAUX	CANCER	LION	VIERGE	BALANCE	SCORPION	SAGITTAIRE	CAPRICORNE	VERSEAU	POISSONS
SOLEIL	H	D	H		D		H	D	H			
LUNE	H	D	H		D		H	D	H			
MERCURE	H	D	H		D		H	D	H		VOIR TABLEAU SPÉCIAL	
VÉNUS	H	D	H		D		H	D	H			
MARS	H	D	H		D		H	D	H			
JUPITER	H	D	H		D		H	D	H			
SATURNE	H	D	H		D		H	D	H			
URANUS	H	D	H		D		H	D	H			
NEPTUNE	H	D	H		D		H	D	H			
PLUTON	H	D	H		D		H	D	H			

SI VOUS AVEZ UNE PLANÈTE DANS LES POISSONS

Elle a les aspects suivants avec les autres Planètes dans les autres signes	BÉLIER	TAUREAU	GÉMEAUX	CANCER	LION	VIERGE	BALANCE	SCORPION	SAGITTAIRE	CAPRICORNE	VERSEAU	POISSONS
SOLEIL		H	D	H		D		H	D	H		
LUNE		H	D	H		D		H	D	H		
MERCURE		H	D	H		D		H	D	H		VOIR TABLEAU SPÉCIAL
VÉNUS		H	D	H		D		H	D	H		
MARS		H	D	H		D		H	D	H		
JUPITER		H	D	H		D		H	D	H		
SATURNE		H	D	H		D		H	D	H		
URANUS		H	D	H		D		H	D	H		
NEPTUNE		H	D	H		D		H	D	H		
PLUTON		H	D	H		D		H	D	H		

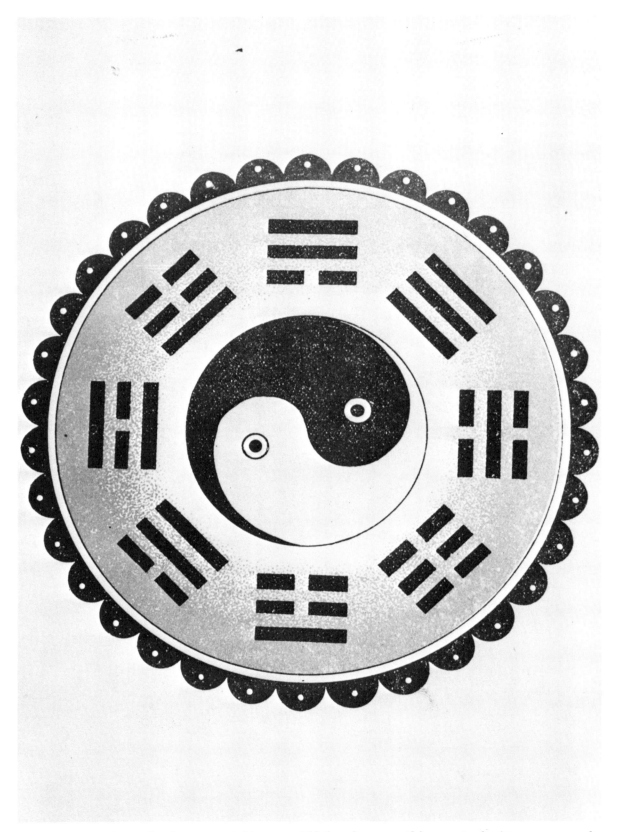

Le Yin et le Yang. La Lune peut être considérée, dans un thème astrologique, comme la partie féminine de l'être (correspondant au Yin chinois) et le Soleil comme le Yang. (Bibl. Nationale, Paris)

Comment interpréter les aspects de la Lune avec les autres Planètes

Harmonique : conjonctions, trigones, sextiles.
Dissonant : carrés, oppositions.

Lune-Soleil

Harmonique : pour une femme, c'est un Cancer au cube, hyperféminin (à la fois par sa volonté et par sa nature), si fragile qu'elle peut en devenir agressive, recherchant la protection à tout prix ; chez un homme, les tendances à l'offensive sont toujours refoulées, par besoin de protéger son univers personnel, ce qui peut donner une impression de faiblesse. En fait, la force est intérieure.

Dissonant : signale un conflit entre la sensibilité et la volonté. L'être ne parvient pas à concilier les valeurs *yin* (féminines) et les valeurs *yang* (masculines) à l'intérieur de lui-même. Il est tantôt violent, tantôt soumis. Le tout avec excès. Ce conflit apparaît dans ses rapports avec son conjoint que, tour à tour, il méprise ou admire.

Lune-Mercure

Harmonique : excellent tandem. L'intuition magique de la Lune en Cancer s'allie la finesse intellectuelle de Mercure. Bon pour toute œuvre de l'esprit où l'écriture, la communication, l'imagination sont trois valeurs requises.

Dissonant : bagarre entre sensitivité et logique. La Lune en Cancer, dont la sensualité est souvent cérébralisée, souffre de l'influx négatif de Mercure : elle bloque ses perceptions affectives en faveur de l'ironie froide, distanciée et logique de Mercure ou, inversement, c'est la logique Mercure qui est battue en brèche par l'imagination délirante de la Lune. Contradiction apparente dans toute manifestation de l'affectivité.

Lune-Vénus

Harmonique : le monde intérieur de la sensibilité, des rêves, de ce que l'on *reçoit* comme impressions et sensations, se trouve exalté par l'action vénusienne sur tout ce qui est beau. Vénus absorbe le beau pour s'en faire du bonheur. Elle donne corps (par vécu sensoriel) à ses impressions. D'où harmonie profonde entre l'être intérieur et l'être accapareur.

Dissonant : Vénus, la chair, le corps, le bien-être, blesse la Lune, le rêve, l'au-delà, l'insolite, le caché. Dissociation entre plaisir physique et plaisir imaginé. Décalage entre accueil sensoriel intense et intériorisé de la Lune et manifestation voyante, sans pudeur, spirituelle et légère de Vénus.
Plus difficile à vivre chez une femme que chez un homme.

Le Grand Livre du Cancer

Lune-Mars

Harmonique : l'inconscient réceptif et l'instinct actif s'unissent, dans la réalité, pour donner un sens rapide et immédiat à l'extra-sensorialité lunaire, à ses idées singulières, à ses secrets. Bon pour les réalisations rapides et à court terme, mauvais pour les entreprises de longue haleine : Mars se fatigue vite.

Dissonant : le réel et l'imaginaire s'affrontent dans une même personnalité. L'énergie de l'être s'épuise vite, ainsi que sa résistance physique, son endurance. Le désir d'activité martienne, son impulsivité, sa démarche instinctive blessent l'inquiétude irrationnelle et poétique de la Lune.

Lune-Jupiter

Harmonique : le goût de l'harmonie extérieure est renforcé chez le natif, par le goût lunaire de l'harmonie intérieure. Jupiter donne confiance à la Lune, la réchauffe, la fait rayonner. L'imagination, la sensibilité, la sensorialité s'extériorisent, entrent en communication chaleureuse avec le monde social et professionnel. Cet aspect donne le goût d'un certain confort matériel, social et psychologique.

Dissonant : met en conflit l'être intime avec le besoin qu'il a de s'accorder à son entourage socio-professionnel, amical, relationnel. Il se sent intérieurement mal à l'aise dans cet environnement aussi bien que dans le confort ou le luxe qu'il a souvent lui-même recherché. Ce malaise se traduit quelquefois par une agressivité à l'égard de tout ce qui représente le confort matériel mais aussi moral, psychologique, intellectuel. Renforce l'inquiétude lunaire. retire au natif une grande part de sa stabilité intérieure.

Lune-Saturne

Harmonique : « Indice de comportement sage et avisé : maîtrise de soi, pouvoir de concentration. Cet aspect peut, cependant, limiter la fantaisie et la capacité de tendresse en enfermant la sensibilité dans une enveloppe de lucidité et d'intuition critique. » (Lisa Morpurgo.) [1] La superbe analyse de cet aspect mérite tout de même un ajout : Saturne vieillit la Lune en Cancer, lui ôte de sa libre fraîcheur, de sa spontanéité sensitive, de ses capacités exceptionnelles de création.

Dissonant : le natif est tenté d'agir tantôt de façon lunaire (fantaisie désordonnée, primaire, qui se conforme à l'inspiration du moment), tantôt de façon saturnienne : (austérité maniaque, calculatrice, blocage de la sensibilité en faveur du raisonnement, restrictions de toutes sortes). Donne quelque chose d'incohérent dans le comportement, avec élans et replis, accueil chaleureux et exclusion distante, froide.

Lune-Uranus

Harmonique : accord somptueux entre les forces psychiques intimes et le dégagement des valeurs « opérationnelles ». C'est un attelage magnifique : Uranus distingue, élague,

---

1. *Op. cit.*

238

Comment interpréter les aspects de la Lune avec les autres Planètes

nettoie l'inutile et le flou, la Lune lui fournit son matériau de base, sans se lasser. L'esprit est à la fois riche et simplifié, le comportement attentif et décidé, la relation à autrui réceptive et conductrice.

Dissonant : tout ce qui crée à profusion, renouvelle, enrichit avec la Lune se trouve électriquement secoué par Uranus ; il se concentre sauvagement sur un détail sans importance, laisse échapper l'idée ou le projet essentiel. Il donne à l'être intime — dans sa façon de ressentir son environnement — quelque chose d'anarchique et de bloqué.

Lune-Neptune

Harmonique : allie les courants de mer et d'outre-mer, les flots et les houles, les vagues de surface et les mouvements de fond dans une harmonie parfaite. Tout ce qui a trait au caché — à ce qui se perçoit par antennes spéciales, systèmes *sonar* invisibles à l'œil nu — se rassemble dans cet aspect. L'intuition lunaire s'élargit pour devenir perception sociale, historique, philosophique ou religieuse. Le natif sent les êtres autant que les courants de pensée, il saisit le singulier et l'universel, capte toutes les longueurs d'ondes. Attention, c'est un radar à l'état pur, un détecteur de vibrations, quelle que soit leur intensité.

Dissonant : brise ce flair proprement inhumain. La Lune n'a plus le secours de l'intemporel Neptune et Neptune perd de la sélectivité affective de la Lune. Mais ce n'est pas un mauvais aspect car les deux planètes sont de même nature. Si elles se contredisent, ce n'est donc pas trop grave ; elles inclinent, dans ce cas, au désordre pratique et parfois affectif — on ne sait plus trop qui l'on aime, qui l'on va aimer, qui il faut aimer, qui l'on doit cesser d'aimer.

Le jugement n'est plus très sûr. Mais intellectuellement, cet aspect encourage à la rationalisation.

Lune-Pluton

Harmonique : donne une très grande puissance à la personnalité intime de l'être, celle de détruire ou de brûler ses cellules « mauvaises » pour en recommencer de neuves, d'actives, de fortes et vives. C'est un aspect générateur de modifications profondes. Pluton, par l'énergie souterraine qu'elle attribue, par l'ambition — complètement masquée — de gagner l'éternité, l'immortalité, de l'âme et non du corps (souvent, cet aspect « stérilise » le sujet par rapport à la reproduction de l'espèce), Pluton, donc, par la force monstrueuse et occulte qu'elle dispense, favorise la *sublimation*. Elle canalise les pulsions de vie et de mort, les transforme en création. Mais à la différence de la Lune qui crée par juxtaposition des impressions, Pluton crée en approfondissant, en creusant vers le noyau de la Terre. Cette Lune est capable de tout : qu'est-ce que la morale humaine en regard de la mort ?

Fait des êtres sexuellement très attirants. Mais la séduction se trouve bien au-delà de l'aspect physique.

Dissonant : entrave la puissance ténébreuse de Pluton. L'instinct peut être totalement inhibé, interdit, refusé. Les violentes forces psychiques de l'ombre et du rêve s'amenuisent pour laisser place à un comportement réaliste, adapté, serein par ignorance. Ou bien l'être obéit totalement à ses pulsions primaires, à ses désirs pragmatiques, à son instinct : dans ce cas, la sublimation est impossible, il ne parvient pas à canaliser ses forces créatives vers un but défini et il n'a plus le sens du temps, de la maturation lente et profonde des choses que lui donnait l'aspect harmonique.

239

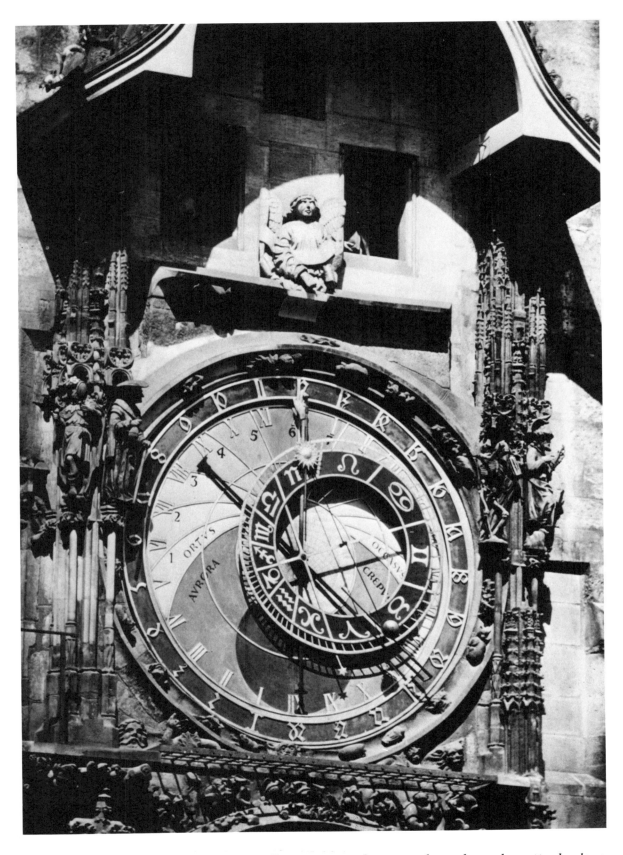

Heure officielle et heure solaire se lisent toutes deux sur le cadran de cette horloge astronomique.

Comment interpréter les Planètes dans les signes

Les Planètes dans le Cancer

Soleil en Cancer

Donne des indications sur la personnalité extérieure du sujet : grande sensibilité, à l'écoute du non-dit, du non-visible, beaucoup d'intuition : cette intuition se fait parfois devineresse, pressent des événements et des situations à venir. Les rêves prémonitoires sont fréquents chez le Cancer hyperréceptif. « Idéalisation du passé, attachement à la tradition, qui sert de point d'appui contre l'insécurité du futur [...] Manque d'initiative, défaut d'agressivité et d'esprit compétitif [...] compensés par la souplesse intuitive de l'intelligence. *L'équilibre ainsi créé permet d'atteindre avec autant d'efficacité l'objectif recherché [1]* ».

Lune en Cancer

Accentue toutes les tendances extérieures du signe en leur donnant quelquefois une exaltation excessive : douceur extrême, intense réceptivité qui peut aller jusqu'à la médiumnité. La voyance, la précognition, les phénomènes extra-sensoriels sont tout à fait courants avec la Lune dans ce signe. Elle donne également des dons artistiques réels que la timidité du Cancer ne sait pas toujours faire valoir. Besoin immense de tendresse, de protection. Forte sensualité réceptive.

Mercure en Cancer

La planète de l'intelligence se teinte ici de finesse analytique, de sensitivité, d'irrationnel. L'intuition s'affine, se laisse diriger par une perception subjective des problèmes, et les résout grâce au « flair », au doigté, à l'instinct beaucoup plus que par raisonnement. Mercure en Cancer fait des êtres qui écoutent plus qu'ils ne parlent, qui enregistrent et mémorisent les moindres faits et gestes pour s'en servir plus tard dans des circonstances appropriées. L'esprit, à la démarche lente et sûre, donne du poids aux synthèses. C'est un esprit qui allie des qualités inventives aux déductions logiques.

Vénus en Cancer

La planète de l'amour et de l'art se trouve en affinité avec le signe d'eau. Vénus en Cancer s'intériorise, gagne en pudeur et en réserve ce qu'elle perdait en extraversion, elle devient plus artiste, plus profonde et plus douce. Sa recherche de l'amour sensuel se transforme en quête de tendresse, de protection, de sécurité affective. C'est une Vénus mouvante mais fidèle, capricieuse mais sage. Sensualité « sensorielle ».

---

1. Lisa Morpurgo, *op. cité.*

Le Grand Livre du Cancer

Mars en Cancer

L'activité impatiente, brusque, agressive, de Mars s'émousse en Cancer. L'action devient plus mesurée, plus flottante, plus fragile extérieurement. Mais elle se concentre, grâce à la profondeur que lui donne le signe, elle acquiert une plus longue portée. Elle devient plus durable, plus obstinée, moins spectaculaire mais peut-être plus efficace, en s'exerçant sur des registres qui lui conviennent, soutenus par l'intuition que confère le signe : l'art, le commerce sont ses terrains d'élection. Le dynamisme, l'énergie vitale, n'apparaissent pas : il faut se rappeler que le Cancer n'est pas un signe de grande santé. En revanche, la sagesse, l'économie de moyens dans l'objectif à atteindre, l'instinct très puissant remplacent avantageusement une extériorisation chaleureuse de la personnalité.

Jupiter en Cancer

Jupiter, qui aime tant son confort, ses aises, le luxe en toute chose, exalte la sensualité du Cancer, la matérialise. La philosophie d'un Jupiter en Cancer est dans la jouissance pure et le confort personnel. La réussite professionnelle se fait dans le respect de la tradition des lois hiérarchiques, dans le culte de la famille et des ancêtres. Que de bienveillances, que de concessions, que de souplesse dans cet alliage ! Rien ne doit freiner ou entraver le désir qu'a le natif de jouir de la vie par tous ses pores. S'il gagne facilement de l'argent, il le dépense encore plus facilement, pour le plaisir de dépenser. Il a besoin d'abondance et de richesse, de beaux objets, de bijoux, de fourrures, de luxueuses voitures. Cet être est, en général, extrêmement séduisant.

Saturne en Cancer

C'est la logique, le raisonnement, la rigueur froide et calculatrice de Saturne dans l'univers fantasque, imaginatif et sensuel du Cancer. Résultat : ou bien Saturne canalise la fantaisie du Cancer et lui donne du poids, de la mesure, de l'ambition et de la discipline, auquel cas le sujet perd beaucoup des caractéristiques lunaires (réactions imprévisibles, tempérament secret et changeant, parfois un peu versatile), ou bien Saturne broie le Cancer. A ce moment-là, il crée toutes sortes de frustrations dans les domaines régis par la Lune : la créativité est freinée, l'élan vital s'amenuise, l'affectivité n'est jamais comblée, la sensibilité reste à vif sans parvenir à s'épanouir dans une activité inventive et riche.

Uranus en Cancer

Le goût d'Uranus pour les bouleversements, les changements radicaux, les décisions rapides et irrévocables se trouve singulièrement étouffé par le Cancer. En effet, le Cancer est le signe des petits changements, des petites modifications, mais pas des hautes tensions familières à Uranus. D'où affaiblissement des valeurs proprement uraniennes dans ce signe : individualisme moyen, esprit de décision plus flou, activité créatrice moins volontaire et ambitieuse. La vitalité uranienne devient un peu aquatique, c'est la foudre dans l'eau. En revanche, le Cancer accentue la réceptivité d'Uranus, d'où une réelle générosité à l'égard d'autrui, la volonté d'emporter une certaine adhésion de son entourage.

Neptune en Cancer

La planète double son inspiration intuitive dans le Cancer, elle devient très fortement sensible à toute vibration sensorielle. Elle capte les moindres ondes de son entourage et plonge dans les eaux sans fond de la sensation, du délire artistique (musical, visuel, auditif) avec un goût prononcé pour tout ce qui a trait à l'eau, à l'élément liquide.

Pluton en Cancer

Les forces souterraines et créatives de Pluton prennent de la sensibilité et de la fragilité cancériennes. Elles deviennent moins ambitieuses sans retirer d'invention, ni de profondeur. Mais le sujet risque de se sentir limité dans sa créativité par son respect des valeurs familiales, traditionnelles, parfois même conservatrices.

Les Planètes dans le Lion

Soleil en Lion

En vérité, dans votre cas, la fonction solaire, qui sensibilise aux modèles culturels en usage, vous a fait percevoir avec une acuité particulière tout ce qui, dans ces modèles, participe des fonctions de base du Lion. Vous avez retenu en priorité les leçons et les principes qui mettaient l'accent sur l'autonomie personnelle, la volonté de surpassement, l'extension de la puissance. Vos premiers héros, vous les avez choisis spontanément parmi ceux qui incarnaient le mieux ces facultés. Notez bien que cela ne veut pas forcément dire que vous suiviez ces exemples-là en permanence : les premières et fortes impressions qui ont marqué votre esprit peuvent subir bien des avatars. On peut cependant affirmer que tous ces grands dadas léoniens demeureront vos points de référence essentiels. Sujets de vos discours, thèmes de vos œuvres, mobiles de vos actes, objets de vos recherches, motifs de vos craintes ou cibles de vos sarcasmes, ils seront ici les fermes pivots de votre conscience lucide. Tout cela, d'ailleurs, va dans le même sens que votre prédilection pour les grandes idées, les forces qui orientent toute une existence dans une direction privilégiée.

Lune en Lion

Les interprétations classiques insistent sur l'effervescence des instincts, leur générosité, leur noblesse et leur panache. On vous accorde en outre une imagination tournée vers le grandiose, le prestigieux, le magnifique, et la faveur publique vous est paraît-il acquise si vous abordez la carrière artistique. Parmi les travers qui vous sont le plus souvent reprochés, on note une certaine fatuité, un côté snob épris de luxe, un penchant aux caprices voyants et à la paresse dorée.

Quelques « Lune en Lion » assez connus : Louis XIV, Churchill, Trotsky, Mao, Rocard, Rosa Luxembourg, Willy Brandt... Parmi les poètes, citons Verlaine, Jules Laforgue, Charles Cros et Schiller.

Mercure en Lion

Vous pouvez par exemple connaître la sensation grisante de pouvoir venir à bout de toutes les énigmes, d'affronter comme en vous jouant les problèmes filandreux où s'entortillent les esprits moins alertes. Pour vous, les discours choc, les idées fortes et les images frappantes, pour peu qu'on les répande suffisamment, recèlent une efficacité redoutable, un pouvoir libérateur hors pair. Nulle muraille ne s'avise de résister à un trompettiste assez constant et malicieux, tous les rescapés de Jéricho vous le diront.

Vénus en Lion

Vous savez jouer au maximum de l'efficacité des apparences, de l'impact affectif des paroles. Votre moi en représentation s'affirme par le canal de l'émotion ainsi produite sur les autres. Vous vous efforcez de susciter la sympathie admirative par les moyens les plus extérieurs — d'aucuns diraient les plus superficiels — tels que la beauté physique, le

Le Grand Livre du Cancer

vêtement, la parure, le maintien, la qualité du langage et le respect de l'étiquette. Selon votre orientation générale extravertie ou introvertie, vous viserez par ces biais à donner une impression de force, d'aisance souveraine, de liberté superbe, ou bien de noblesse, de générosité, d'élégance morale.

Mars en Lion

La force d'excitation débloquante joue ici sur le mode d'une confrontation directe et immédiate avec le monde environnant. Elle n'a rien d'un fantasme, d'une simple spéculation théorique ou d'une évocation évanescente. Elle acquiert une présence telle qu'il est impossible à autrui de l'ignorer ou de n'en point constater les effets percutants. Dans le combat quotidien pour la survie personnelle, vous refusez absolument toute entrave à vos initiatives. Vous ne vous préoccupez guère des implications philosophiques de vos actes ou de ce que l'on va penser de vous : l'essentiel est de vaincre l'obstacle par les moyens les plus rapides et les plus indiscutablement efficaces. Vous n'êtes pas une personne à vous décourager facilement. Non pas tellement par le fait d'une patience obstinée, mais surtout parce que vous savez surmonter vos fatigues, recharger à bloc vos batteries au moment où l'on vous croit épuisé.

Jupiter en Lion

Voilà encore une rencontre qui a eu de tout temps fort bonne réputation. Comment d'ailleurs pourrait-il en être autrement ? Aux yeux de la tradition, l'alliance du signe royal par excellence et de l'astre qualifié de Grand Bénéfique ne saurait enfanter qu'une avalanche de bienfaits : honneurs, célébrités, succès, triomphe et autorité indiscutée vous sont octroyés sans lésiner par les célestes cornes d'abondance.

Quant aux seuls inconvénients évoqués, ils découlent des risques de démesure et de surabondance. L'astro-psychologie descriptive, tout en étant moins catégorique sur les événements promis, ne dément pas la tonalité générale du tableau. L'astre et le signe se rejoignent par leur côté extraverti, optimiste, théâtral et ambitieux, le tout saupoudré de ce paternalisme pontifiant qui est, paraît-il, l'apanage enviable de la maturité bien assise.

Saturne en Lion

Là, ce n'est pas tellement la fête. De toute manière, dès que Saturne est en cause, les astrologues traditionnels éteignent leur beau sourire commercial et vous prennent des airs gravement constipés. Comme, par-dessus le marché, ils considèrent le Lion comme le lieu d'exil de la planète — c'est-à-dire le signe avec lequel elle présente le moins d'affinités — vous voyez d'ici le tableau engageant. Dans le meilleur des cas, ils évoquent une autorité froide, une implacable ambition, des buts politiques à long terme, le sens de l'organisation. La plupart du temps, il est surtout question de despotisme, d'avidité insatiable, d'orgueil égocentrique et misanthrope, de dureté, de cruauté, de lâcheté.

Uranus en Lion

Le point commun fondamental entre Uranus et le Lion, c'est un processus de concentration, de réduction extrême à un pôle unique dans un but d'efficacité maximale. Imposer son point de vue aux autres, se sentir invulnérable, être sûr de son bon droit, ne pas concéder la moindre miette de son pouvoir et de son autorité. Uranus exacerbe ces tendances, les radicalise, les assortit d'un impact et d'un tranchant tels qu'elles ont bien peu de chances de passer inaperçues. Vous visez toujours les sommets, qu'il s'agisse de ceux du pouvoir, de l'intensité d'expression de votre personnalité, de l'acuité de votre conscience lucide ou de la rigueur concise de vos formulations. Vous dissipez le brouillard à coups d'éclairs soudains, vous localisez les lueurs éparses en faisceau aveuglant, vous rassemblez les forces les plus diluées en un seul invincible fer de lance. Vos irruptions sur le devant de

244

la scène sont souvent plus provocantes que celles du Lion jupitérien. Vous ne prenez pas comme lui votre élan à partir de données familières, de réalités que chacun peut voir et palper. Vous vous appuyez sur vos pulsions les plus intimes, vos tendances les plus inaliénables.

Neptune en Lion

Énigmatique et problématique alliage. Les affinités entre la planète et le signe sont nettement moins évidentes que dans le cas d'Uranus ou de Jupiter, et la coopération ne sera vraiment effective que si Neptune reçoit par ailleurs de forts aspects dynamisants. Dans le cas contraire, les fonctions dominantes du Lion sont passablement altérées. Les manuels traditionnels parlent d'exaltation lyrique, idéaliste, mystique ou romanesque, de sens esthétique noble et raffiné, avec forte propension aux illusions et déceptions sentimentales, dans l'hypothèse d'un Neptune très dissoné.

Pluton en Lion

A priori, la cohabitation avec le Lion s'annonce plutôt malaisée. Le désir de surclasser les autres et le goût de la parade tonitruante, notamment, en prennent un sacré coup. Un Lion plutonien bon teint, vu de l'extérieur, a fort peu de chance de cadrer avec le portrait-robot du signe. Avec Pluton, on aurait cependant bien tort de se fier aux apparences, l'essentiel se passant au niveau de votre inaliénable for intérieur. En fait, Pluton, tout comme le Lion, refuse les limites. Il les refuse même de la façon la plus radicale qui soit. Le temps et l'espace n'ont pas de bornes, l'éternel et l'infini sont ses domaines. Il n'a de compte à rendre à personne, il ne se soumet à aucune autorité humaine. Il engendre lui-même sa propre loi et sa propre vérité. C'est un réfractaire, un irréductible, un pur, un authentique. On pourrait croire que Pluton, éloigné de tout personnalisme, désintègre le narcissisme du Lion. En fait, il remplace un narcissisme superficiel par un narcissisme beaucoup plus profond : la contemplation inexprimable, intégrale et perpétuelle de vos rouages les plus secrets, de vos mobiles les plus intimes. Vous vous retrouvez seul avec vous-même pour assumer l'angoissante étendue des possibles qui vous habitent.

Les Planètes dans la Vierge

Soleil en Vierge

Dire que vous êtes natif de la Vierge signifie qu'à votre naissance le Soleil occupait ce signe. Dans ce cas, la planète ne fait donc que souligner les valeurs du signe. En Vierge, le Soleil est dit pérégrin, c'est-à-dire neutre, son Domicile étant en Lion et son lieu d'exaltation en Bélier.

Lune en Vierge

Les valeurs lunaires de sensibilité, d'émotivité, de réceptivité, sont brimées et ne trouvent guère de possibilité d'épanouissement. La Lune, symbole de l'inconscient (le « ça » en termes psychanalytiques) n'est certes pas à son aise dans un signe répressif, qui s'acharne à contrôler les pulsions instinctives. Il en résulte un risque de refoulement, surtout en cas de dissonances de la Lune (avec Saturne ou Uranus notamment).

La difficulté d'extériorisation entraîne un malaise, un sentiment diffus de culpabilité qui se traduit par une attitude déroutante, déconcertante, même pour les proches. Inquiet, souvent affligé d'un complexe d'infériorité, le sujet se livre à une introspection poussée, qui ne fait qu'aggraver ses problèmes.

Le Grand Livre du Cancer

Mercure en Vierge

Mercure donne une insatiable curiosité, vierge de tout a priori, libre de toute entrave. Le monde est un passionnant champ d'investigation pour le Mercurien, qui engage un dialogue permanent avec son entourage. C'est un libre penseur, toujours prêt à jeter un regard neuf sur les êtres et les choses, d'autant plus qu'il a l'art de changer les angles de vues.

Mercure en Vierge souligne les qualités de mémoire et d'observation. Le sujet excelle dans les domaines où il faut fidèlement retranscrire une réalité plutôt que l'interpréter ou l'intellectualiser.

Vénus en Vierge

Vénus s'adresse au cœur. La Vierge (associée en mythologie à Athéna, déesse de l'intelligence) n'écoute que la raison.

Cette problématique peut se vivre de différentes manières. Il est certain, en tout cas, que la position de Vénus dans ce signe donne souvent au sujet un comportement amoureux comparable à celui du Virginien. On retrouve le même refus de perdre la tête, de se laisser aller. La passion est tenue en bride, dissimulée sous un masque d'ironie, de scepticisme, de froideur.

Les instincts amoureux ne sont pas nécessairement inhibés, mais leur expression est freinée, sans cesse contrôlée. Parfois, cependant, les sentiments sont tièdes, les effusions rares, les unions raisonnables.

Mars en Vierge

Pour qui se contente de voir en Mars la manifestation des instincts agressifs, la position de cette planète dans le signe de la Vierge présente plus d'inconvénients que d'avantages. La violence, l'agressivité étant rentrées, elles se retournent contre le sujet et aboutissent à une lente autodestruction. Ou bien, ces forces s'extériorisent par poussées brutales.

Concret, réaliste... voilà des termes qui s'accordent bien avec les caractéristiques de la Vierge. Cette configuration (surtout si Mars est harmonieusement aspecté) donne une grande puissance de travail (Jean-Louis Barrault, conjonction Soleil-Mars en Vierge). Le sujet est un perfectionniste qui « fignole » sa tâche dans les moindres détails.

La planète « dynamise » le signe, le pousse à l'action, décuple son efficacité en coupant court à ses hésitations.

Quant au signe, il modère l'impulsivité conférée par la planète, évite certaines erreurs.

Jupiter en Vierge

Les relations entre la planète et le signe sont assez complexes. Selon la tradition, Jupiter est en exil en Vierge. La définition suivante permet de comprendre pourquoi : « Jupiter est une force de développement de l'être humain, par assimilation de ce qui lui vient du monde extérieur [1] ».

Au principe d'expansion, d'ampleur de Jupiter, s'oppose le principe de rétraction de la Vierge. La planète s'ouvre et s'intègre au monde. Le signe s'entoure d'une écorce imperméable aux suggestions extérieures. Cette antinomie, loin de faciliter l'osmose, provoque des « tiraillements » intérieurs éprouvants.

Le problème est particulièrement épineux si les facteurs d'affirmation du moi sont très puissants dans le thème, si Jupiter est valorisé (conjonction Soleil-Jupiter, par exemple), ou si la Vierge occupe la Maison I (personnalité profonde). Car c'est toute la puissance vitale du sujet qui est contrainte, étouffée dans les limites strictes imposées par le signe. L'extraversion jupitérienne se heurte à l'introversion virginienne.

---

1. Claire Santagostini, *Assimil astrologique.*

Comment interpréter les Planètes dans les signes

Saturne en Vierge

Si elle reçoit la puissance intellectuelle et favorise la résolution des questions pratiques, cette position de Saturne est plutôt critique dans le domaine de la vie affective. La planète et le signe se renforcent dans leur tendance à l'inhibition et à l'introversion, entraînant une répression impitoyable des instincts.

Sous le coup de frein de Saturne, les risques de refoulement sont accentués. Par son attitude constamment « en retrait », le sujet se coupe des autres. Il méprise les relations sociales, trop superficielles à son gré. Le goût de la solitude devient facilement de la misanthropie. Il n'y a aucune fantaisie dans cette vie réglée, ordonnée, programmée à l'avance. Toutes les précautions sont prises contre un déferlement de l'imprévu dans l'existence.

Uranus en Vierge

Comme Saturne, Uranus conduit le sujet à adopter une attitude de rigueur, de discipline, de dépouillement. La planète et le signe sont tous deux marqués par l'étroitesse du champ de conscience. L'Uranien tend à «l'unité de l'être ». Il se veut essentiellement lui-même, affranchi des idées en usage, des coutumes. La Vierge, de son côté, cherche à ne compter que sur soi. Aussi, le sujet risque-t-il, d'une façon ou d'une autre, de « faire le vide » autour de lui, d'autant plus qu'il a besoin, sur le plan professionnel notamment, de liberté et d'indépendance.

Uranus en Vierge peut aussi donner la solitude du créateur, souvent révolutionnaire et difficilement compris par son entourage. Cette configuration se retrouve dans les thèmes de Picasso, de Modigliani (Uranus puissant par sa conjonction à Mars, lui-même conjoint à l'Ascendant), de Coco Chanel (Uranus conjoint à Mercure opposé à la Lune, sextile à Jupiter).

Neptune en Vierge

Neptune, maître des Poissons, est en exil dans le signe opposé, la Vierge. Tout, en effet, oppose le signe et la planète. Neptune est caractérisé par l'extrême ampleur du champ de conscience, d'où une très forte intuition, une façon d'appréhender les choses et les situations sans passer par le canal de la logique, de la raison. Quel décalage avec la Vierge, dont les mécanismes de pensée s'appuient précisément sur ces deux facultés !

De ce perpétuel affrontement entre rêve et réalité, entre plasticité psychique et rigidité mentale, entre désordre et ordre, naît une sorte d'inadaptation permanente.

Neptune en Vierge risque de perturber la vie quotidienne, mais le sujet conserve néanmoins une dimension imaginative, une « inspiration » très favorable sur le plan artistique (Annie Girardot, Neptune conjoint à l'Ascendant en Vierge). Cette position peut aussi accentuer l'idéalisme et le dévouement à une cause humanitaire (Arlette Laguiller, Neptune, conjoint à l'Ascendant en Vierge, opposé à la conjonction Soleil-Mercure en Poissons).

Pluton en Vierge

Pluton a été « découvert » en 1930 seulement par les astronomes. C'est pourquoi les indications astrologiques sur cette planète diffèrent encore sensiblement. Il est prématuré de donner des indications détaillées sur l'influence de Pluton en Vierge. Par contre, il est intéressant de connaître le « climat général » qui a prévalu durant son transit dans le signe, de novembre 1956 à septembre 1971. C'est, par exemple, pendant cette période que s'est produite la révolte de la jeunesse contre les modèles reçus et les principes inculqués par les parents et les éducateurs, révolte ayant abouti, en France, aux événements de Mai 1968.

La maîtrise du Scorpion a été attribuée à Pluton. Sa position en Vierge donne donc, comme pour Mars, des tendances Scorpion au sujet.

247

Le Grand Livre du Cancer

Les Planètes dans la Balance

Soleil en Balance

Nous savons que le Soleil a son domicile dans le Lion où ses significations essentielles sont : noblesse et loyauté, ambition et autorité, confiance en soi et fermeté, générosité et fidélité, ardeur et magnanimité, réussite et stabilité.

Dans la Balance qui est reliée au Lion par un sextile, aspect d'union et d'harmonie, le Soleil est dans son 3e signe par rapport à son domicile, de sorte que le sujet manifeste ses qualités solaires surtout envers ses proches (Maison III) et, éventuellement, envers sa maîtresse ou son amant, autre signification de la Maison III. Il a plus d'ambition pour les autres que pour lui-même. Son entourage immédiat a une grande influence sur lui, au point d'être bien souvent l'artisan de sa chance.

Lune en Balance

La Lune, c'est avant tout le monde de l'âme. C'est évidemment un concept aux contours assez flous, et donner une définition de l'âme n'est pas chose aisée, car le mot n'a pas le même sens pour tout le monde. On pourrait dire que la Lune correspond à la nature inconsciente et instinctive de l'être humain. Elle représente donc la vie sensible, l'affectivité, l'imagination et toute une série de significations dérivées, telles que la femme, la mère, le foyer, la mémoire, etc. Il nous faut donc combiner toutes ces significations avec celles de la Balance que nous avons développées dans les pages précédentes.

Si la Balance ne donne pas nécessairement l'équilibre, elle en donne le goût, de sorte que le sujet ayant la Lune en Balance tend à réaliser l'équilibre et l'harmonie dans sa vie psychique. Toute injustice, qui n'est rien d'autre finalement qu'un déséquilibre, lui est insupportable et le blesse au plus profond de lui-même.

Mercure en Balance

Mercure est la planète du mouvement, de la pensée, de l'expression, qu'il s'agisse, comme dans la plupart des cas, de l'expression orale, écrite et mimique ou des différentes formes d'expression artistique (dessin, peinture, sculpture, musique, etc.). Toutes ces significations se combinant avec celles de la Balance, le sujet qui a Mercure dans ce signe, s'exprime avec élégance et délicatesse. Ses paroles comme ses écrits sont animés par le désir de créer la paix et l'harmonie. Il s'efforce d'éviter tout ce qui pourrait déplaire ou heurter ses interlocuteurs. Ce n'est pas lui qui se livrerait à des plaisanteries d'un goût douteux ou qui se permettrait des écarts de langage. D'ailleurs, la grossièreté des autres le met mal à l'aise et, dans sa bouche, elle paraîtrait tout à fait déplacée. Il n'est pas doué pour la vulgarité.

Vénus en Balance

La tradition astrologique fait une distinction entre les domiciles diurne et nocturne des planètes. Or, la Balance est le domicile diurne de Vénus. C'est donc à travers ce signe qu'elle manifestera ses qualités « actives », par opposition à ses qualités « passives » qui passeront mieux à travers le Taureau.

Venons-en aux effets qui accompagnent la présence de Vénus en Balance. Le comportement du sujet, fait de douceur, de délicatesse et de charme, lui attire sans effort la sympathie de son entourage et, dans le cas où il la sollicite, celle du public. Il faut dire qu'il rayonne lui-même la sympathie, et que rien n'attire mieux la sympathie que la sympathie elle-même. Gai, insouciant, optimiste, il jouit pleinement des plaisirs de l'existence qu'il sait apprécier à leur juste valeur. Mais il recherche surtout les plaisirs délicats. Son sens esthétique est suffisamment développé pour qu'il sache imposer à ses désirs des limites qui l'empêchent de tomber dans la vulgarité ou la débauche. Il est plus gourmet que gourmand.

Comment interpréter les Planètes dans les signes

Mars en Balance

C'est un des principes de l'astrologie traditionnelle qu'une planète dans un signe qui n'est pas son domicile, agit comme si elle était en conjonction avec le maître de ce signe. Mars dans le signe de la Balance équivaut donc à une conjonction Mars-Vénus. C'est un couple que nous avons déjà rencontré, le couple de la passion.

Cependant, il ne faut pas oublier que Mars est en exil dans la Balance. Cela veut dire qu'il ne s'y montre pas sous son jour le plus favorable. Il a tendance à pécher par excès, suivant ainsi la pente de sa nature ardente. Et le plus souvent, hélas, les résultats ne sont pas très heureux.

Comme il dépend du bon vouloir de Vénus, puisqu'il bénéficie de son hospitalité, il est indispensable de connaître la situation de celle-ci dans l'horoscope pour savoir si elle est en mesure grâce à son état céleste et terrestre, de tempérer la fougue martienne.

Mars, c'est la planète de l'énergie, de l'action, de la volonté. Il faut donc combiner ces significations avec celles de la Balance, toujours en supposant que l'énergie martienne est contenue par Vénus dans des limites raisonnables.

Jupiter en Balance

Il suffit d'énumérer quelques-unes des significations attachées au symbole de Jupiter : l'harmonie, la justice, le sens social pour comprendre combien elles coïncident avec celles de la Balance.

Selon les règles de l'astrologie traditionnelle, Jupiter dans la Balance équivaut à une conjonction Vénus-Jupiter. Or, ces deux planètes sont considérées comme les deux « bénéfiques », la petite et la grande Fortune. Nulle rencontre ne pourrait donc être plus heureuse, sous réserve évidemment que les deux planètes ne soient pas dissonantes dans l'horoscope.

Le sujet rayonne de sympathie (Jupiter représente le principe de l'énergie centrifuge en expansion permanente). Il a donc des contacts faciles et heureux avec les autres, que ce soit dans son mariage, ses associations ou ses relations. Les qualités de la planète et du signe se renforcent mutuellement, et les conditions semblent réunies pour que le sujet trouve le bonheur, en particulier dans le mariage, car il a l'esprit large et il est tout prêt à faire des concessions au nom de l'harmonie. Non seulement il peut faire un mariage heureux, mais ce mariage peut être pour lui l'occasion de trouver le bonheur. Le bonheur et parfois l'élévation sociale et un accroissement de fortune.

Saturne en Balance

En fait, dans son mode « féminin », qui correspond à sa manifestation à travers le Capricorne, son domicile nocturne, Saturne montre de remarquables dispositions pour entreprendre et mener à bien des travaux de recherche scientifique qui exigent de la méthode, de la réflexion et beaucoup de persévérance.

Dans son mode masculin, qui correspond à sa manifestation à travers le Verseau, son domicile diurne, Saturne fait preuve dans ses recherches de la même concentration et de la même objectivité, mais il est capable de s'élever au-dessus de la matière qu'il étudie pour formuler à son propos des théories nouvelles que leur nouveauté même fera peut-être passer pour révolutionnaires. Saturne, ici, se libère de la matière qui lui sert de tremplin.

Uranus en Balance

Dans tous les domaines propres à la Balance, Uranus apporte ses bons et ses mauvais côtés : indépendance, originalité, progrès, invention, intuition, mais aussi impatience, irascibilité, violence et révolution.

La Balance est un signe d'air qui favorise l'épanouissement des facultés intellectuelles. La présence d'Uranus dans ce signe donne à la pensée du sujet une originalité qui le pousse à chercher sa voie en dehors des sentiers battus, quel que soit le domaine dans lequel elle se

249

Le Grand Livre du Cancer

manifeste. Ses théories ont pour effet de bouleverser les idées reçues, ce qui leur vaut de susciter des réactions violentes, partisans et adversaires étant également passionnés.

Uranus, planète de l'intuition, dans le signe d'art qu'est la Balance, peut renforcer l'inspiration du sujet dans ce domaine. Soutenu par une vive imagination, il développe une expression artistique originale qui est bien souvent en avance sur les idées et les goûts de son temps.

La Balance est encore le signe des associations et du mariage. Dans ce dernier domaine, les idées modernes tendant à l'instauration de l'union libre s'accordent parfaitement avec le besoin d'indépendance et de liberté qui caractérise Uranus.

Neptune en Balance

L'expérience montre que cette planète a une influence beaucoup plus heureuse dans le domaine spirituel que dans le domaine matériel où ce qu'elle apporte n'a jamais de contours bien nets. C'est le propre de la nuée d'être inconsistante.

Les valeurs attachées à Neptune ressortissent essentiellement au domaine de l'âme. Neptune, c'est le mysticisme, la contemplation, la réceptivité, la médiumnité, l'idéal, la tendresse, la sensibilité, la douceur, l'imagination, la rêverie, le lyrisme, mais c'est aussi la passivité, la faiblesse, le doute, le scepticisme, la susceptibilité, l'hypocrisie, la fraude.

La sensibilité, la tendresse, la douceur neptuniennes tranforment l'amour de la Balance en un sentiment idéal qui se porte naturellement sur le conjoint ou les partenaires, puisque la Balance est le signe des associations. Le mariage lui-même peut évoluer vers une union platonique qui trouvera sa finalité dans une recherche commune des valeurs spirituelles.

Son art, raffiné, est marqué par le flou et la légèreté neptuniens qui lui donnent quelque chose d'irréel. La musique, le cinéma, la poésie sont des supports particulièrement bien adaptés à cette inspiration.

Neptune qui a son domicile dans les Poissons, est en Balance dans son 8e signe, analogue au Scorpion et à la Maison VIII. C'est le secteur de la vie sexuelle (le serpent) et de l'illumination (l'aigle). Cette rencontre avec le 8e signe va renforcer les bons comme les mauvais côtés de Neptune. Le sujet peut sombrer dans les perversions sexuelles ou sublimer sa force sexuelle pour parcourir les étapes de la quête spirituelle.

Pluton en Balance

Il faut déplorer qu'aucune recherche systématique, portant sur des milliers de thèmes, n'ait été entreprise pour essayer de déterminer la nature bénéfique ou maléfique (ou neutre) de Pluton, ainsi que le signe qui pourrait être son domicile. Dans ces conditions, il nous paraît plus sage de renoncer à donner pour Pluton dans la Balance des significations qui seraient pour le moins incertaines.

Les Planètes dans le Scorpion

Soleil en Scorpion

Le Soleil en Scorpion met en vedette les valeurs du signe, à des degrés divers : on peut être très ou très peu Scorpion, cela dépend du nombre de planètes qui se trouvent dans le signe, de leur force, des aspects qu'elles reçoivent, de leur position en maisons angulaires, etc. J'ai vu des Scorpions qui n'avaient dans le signe qu'un pauvre petit Soleil très peu aspecté, il est évident que ceux-là n'ont qu'un minimum de traits de caractère du signe. Aussi toutes les indications données ci-dessous sont-elles à prendre, non pas au pied de la lettre, mais en regardant l'ensemble du thème.

Comment interpréter les Planètes dans les signes

Symboliquement, le Soleil règne sur le jour, le Scorpion sur la nuit. Aussi le Soleil dans le signe du Scorpion peut-il s'interpréter comme une grande lumière éclairant les ténèbres (du subconscient ou des enfers).

Lune en Scorpion

Mauvaise position pour cette planète dont la tendresse ne peut pas s'exprimer. Sous cette configuration, les rapports humains sont difficiles pour le natif, qui, tourmenté par des conflits intérieurs, extériorise mal ses sentiments. Attitudes coupantes, propos caustiques, jalousies blessent l'entourage. Sa franchise trop brutale est mal comprise. Les procès sont fréquents, les échanges de paroles cinglantes amènent des inimitiés. Le natif est foncièrement maladroit dans ses rapports avec les autres ; même sous de bons aspects, sa courtoisie est... à éclipses. En thème masculin, longues rancunes, et mort éventuelle de l'épouse (Goebbels, par exemple, qui avait la Lune en Scorpion en Maison XII), de la mère ou de la sœur.

Mercure en Scorpion

Bonne position pour l'astre, que l'on interprète suivant le symbolisme suivant : Mercure = intelligence, Scorpion = les Enfers, les choses cachées, le subconscient.

Est-ce que vous avez remarqué l'œil en vrille de certains Scorpions ? Oeil d'aigle, œil en laser, qui vous perce à jour jusqu'au fond de l'âme, œil auquel rien n'échappe, et surtout pas vos désirs secrets... Mercure en Scorpion devine tout ! Dans ce signe, l'esprit a toutes les audaces. L'intuition est non seulement très fine dans ses relations avec autrui mais encore elle porte le natif jusqu'à des vues cosmiques, des visions prophétiques ou mystiques. Doué pour la divination, perspicace, incisif, ne craignant ni Dieu ni Diable dans sa quête de la connaissance, le mercurien du Scorpion s'aventure aux frontières des enfers. Son intelligence est attirée par les interdits à violer : elle veut tout savoir, tout connaître, quoi qu'il en coûte. C'est Eve devant l'arbre défendu, qui lui ouvrait la connaissance du bien et du mal. Mercure en Scorpion est plus puissant encore lorsqu'il est en aspect harmonique avec Pluton. Il donne au sujet une grande discrétion, un grand discernement, une prudence qui lui évite de tomber dans bien des pièges.

Vénus en Scorpion

La tradition estime que Vénus est « en exil » dans le Scorpion. Entendons-nous bien : cela ne veut pas dire qu'elle y est absente. Le Scorpion, au contraire, est hanté par l'amour, il ne rêve au fond que de cela... mais ses exigences ne sont pas de ce monde. Il y met soit des tendances sadiques, une violence qui dénature la relation amoureuse, soit un masochisme qui lui attire les pires ennuis, la violence étant subie, cette fois.

Vénus en Scorpion signifie souvent pour le natif l'exil ou la perte de la personne aimée, et cette séparation est intensément douloureuse puisque le Scorpion aime profondément et passionnément (Marie-Antoinette). Sur le plan matrimonial, destruction de l'union assez fréquente, puis reconstruction d'un autre foyer, suivant le symbolisme de Pluton, qui est « mort et résurrection ». Dans un thème féminin Vénus en Scorpion signe quelquefois la prostitution avec un enchaînement de situations marginales et dramatiques dont la native ne réussit pas à sortir. De façon générale, c'est une position de la planète qui apporte des passions violentes et dramatiques : *une saison en enfer*. Vénus en Scorpion accorde au natif un magnétisme sexuel intense, un grand charme et une séduction irrésistible — si les aspects à Neptune sont bons ou si Vénus est valorisée par une angularité importante, Milieu-du-Ciel ou Ascendant. L'entourage perçoit chez lui un certain malaise intérieur, un fond de tristesse qui lui donne un mystère, une aura parfois un peu trouble.

251

Le Grand Livre du Cancer

Mars en Scorpion

Excellente position pour la « planète rouge » : elle est ici en domicile. Mars = l'énergie, le Scorpion = le feu des enfers. L'énergie de Mars est beaucoup plus puissante en Scorpion qu'en Bélier. Dans ce dernier la fougue irrésistible de Mars manquait de persévérance et de profondeur, en Scorpion l'énergie devient souterraine, implacablement efficace. Elle est capable de se contenir, de se maîtriser, de se canaliser en vue d'un objectif lointain et précis. Mars en Scorpion est extraordinairement opérationnel. Il réunit à la fois les qualités du Bélier et celles du Capricorne. Comme le premier, il peut être impulsif, rapide, mobilisé en quelques secondes, capable d'une attaque foudroyante ou d'une contre-attaque qui met définitivement l'ennemi K.O... En somme, la guerre des Six Jours, la campagne du Sinaï ou la guerre du Kippour, c'est tout à fait cela ! Et pas par hasard, puisqu'Israël est traditionnellement sous le signe du Scorpion !

Jupiter en Scorpion

Jupiter, c'est Zeus olympien, le big boss des dieux. Paternel et bienveillant, chaleureux et bénéfique : la planète symbole du dieu a un peu les effets réconfortants du Soleil ! Elle illumine les ténèbres du Scorpion, comme un guide qui vous fait traverser un souterrain angoissant. Dans la mythologie grecque, Jupiter-Zeus était le frère de Pluton-Hadès d'où l'affinité entre les deux planètes. L'ambivalence « destruction-reconstruction », les valeurs plutoniennes du signe sont ici axées sur l'aspect positif : renouvellement, reconstruction, surtout si Pluton forme avec Jupiter de bons aspects.

Nature courageuse, puissante, très intuitive et inventive. Confiance en soi, aptitudes réalisatrices : Jupiter, pratique, organise les forces bouillonnantes du Scorpion. Dans la lutte pour la vie, le Jupitérien du Scorpion est bien armé. Il a de l'autorité, du bon sens, le sens stratégique aussi. Il ne lâche jamais son morceau. Parfois, ses entreprises semblent d'une audace insensée, marquées au coin d'un optimisme délirant. Eh bien, à la surprise générale, il ne se casse pas la figure, il réussit ! (Christine de Suède, Napoléon, Louis XIV.) Son fabuleux optimisme attire la chance. Tout seul, perdu au milieu des tempêtes de la vie, les yeux fixés sur sa bonne étoile, il ne voit qu'elle...

Saturne en Scorpion

Puissante position pour cette planète... Saturne, c'est Chronos, le temps. Et le Scorpion sait comme personne apprivoiser les anneaux du temps. Il attend patiemment son heure.
Voici ce que donne Saturne en Scorpion :
- Persévérance et ténacité. Discipline des instincts.
- Sens stratégique, sagacité, ruse, prévoyance.
- Dons d'invention, aptitudes scientifiques.

Saturne est un frein qui oblige le natif à canaliser son énergie. Le Saturnien du Scorpion est un ambitieux, jaloux de son pouvoir et de son indépendance (Valéry Giscard d'Estaing, Jean-Jacques Servan-Schreiber, Mazarin). Il sait parfaitement se défendre et attaquer quand il faut, en visant bien. Ce n'est pas quelqu'un de passif, mais d'énergique et d'actif, dont l'existence, pleine de luttes, progresse régulièrement grâce à des efforts persistants. Il surmonte avec courage des conditions de vie difficiles (le commandant Charcot), et la réussite peut venir assez tard (Adenauer et Mazarin avaient tous deux Saturne en Scorpion au Milieu-du-Ciel). Lorsque la Lune et Mercure l'indiquent, les dons occultes sont certains (voir aussi, plus loin, *Neptune en Scorpion).*

Saturne dans le signe est un indice de longévité et retarde la mort.

Uranus en Scorpion

Que d'écrivains, de penseurs, de novateurs, sous cette configuration ! Pétrarque, Poe, Giono, Hemingway, Henry Miller, Kant, Racine, Musset, L.-F. Céline, Drieu La Rochelle,

252

Comment interpréter les Planètes dans les signes

André Breton, Georges Bataille, Louis Aragon, Barbey d'Aurevilly... Comme si Uranus en Scorpion poussait vers une célébrité éclatante.

Et des grands astronomes : Copernic, Newton, Le Verrier... Et des aventuriers du ciel : Nungesser, Didier Daurat, Guynemer... Les yeux fixés sur leur étoile, ce sont des gens qui avancent avec détermination en suivant une idée novatrice. Ils ont le sentiment de devoir lutter pour le progrès. Dans ce but généreux, la révolution ne leur fait pas peur : Uranus détruit l'ordre ancien pour permettre à Pluton de reconstruire le nouveau.

L'Uranien du Scorpion est souvent amené, dans son existence, à se révolter contre la pesanteur des institutions de son temps, contre la dureté des contraintes sociales qui pèsent sur ses contemporains.

Neptune en Scorpion

Affinité entre cette planète de rêve et d'imagination et notre Scorpion naturellement attiré par l'étrange, le fantastique, le mystère.

Les Neptuniens du Scorpion sont médiums, clairvoyants, ils ont des dons occultes, s'intéressent aux problèmes de l'au-delà. Mystiques, artistes, sensibles, intelligents, ils devinent tout ce qu'on leur cache. Ils travaillent dans le secret, s'enfermant à double tour dans leur chambre ou leur bureau, sans confier à personne leurs projets et leurs travaux.

Dans cette configuration, les forces invisibles se mettent au service de la création (Balzac : Neptune en Scorpion conjoint au Fond-du-Ciel ; Ferdinand de Lesseps : Neptune conjoint au Soleil !). Le natif porte en lui tout un monde de rêves, une inspiration très forte qui se concrétise, débouche sur une création grâce à l'énergie du Scorpion (surtout lorsque Pluton vient appuyer Neptune). La planète, puissante dans ce signe, pousse le natif dans des voies extraordinaires, en très bien ou en très mal, en ange ou en démon... Le mystère caché derrière cette personnalité fascine autrui. Du né se dégage une « aura » souvent très perceptible. La sexualité du Scorpion prend avec Neptune une grande séduction, et un grande importance. Le natif n'est pas toujours conscient de la puissance des forces qu'il porte en lui. Tout dépend de la façon dont il les utilisera... (Louis XIV avait Neptune conjoint à l'Ascendant en Scorpion !).

Pluton en Scorpion

La plus lointaine de nos grandes planètes transitera en Scorpion de 1984 à 1995 : on se demande ce qu'elle va apporter. En principe, elle est bien placée dans le signe dont elle est la maîtresse.

En astrologie mondiale, on pense que cette position plutonienne donnera naissance à une civilisation tout à fait nouvelle, totalement différente de celle que nous connaissons actuellement. Au prix de quels bouleversements ? Verrons-nous le triomphe de l'énergie atomique (l'ère du Plutonium, ce n'est pas un hasard si cet élément tire son nom du Dieu des enfers... !).

Auparavant, d'ici 1984, le transit de Pluton en Balance risque d'être très mauvais. Pluton déséquilibre la Balance. Certains astrologues, partant du fait que le signe de la Balance est le XIIe à partir du Scorpion (Technique des Maisons dérivées, en prenant le Scorpion comme Maison I), pensent que l'action de Pluton en Balance sera désastreuse, violente et néfaste. Les prévisions astrales s'appuyant sur l'indice de concentration des planètes lentes donnent également de très mauvais pronostics pour la période 1980-1984.

Pluton a le sexe dans ses attributions, et l'on peut penser que ses transits en Balance (signe vénusien) et en Scorpion (Vénus en exil) amèneront une révolution dans les mœurs sexuelles.

Le Grand Livre du Cancer

Les Planètes dans le Sagittaire

Soleil en Sagittaire

C'est la position qui, traditionnellement, fait que l'on se dit né sous le signe du Sagittaire. Exalte les tendances naturelles du signe : courage, esprit d'aventure, projets de grande envergure, intelligence, réussite professionnelle. Souvent, carrière brillante.

Lune en Sagittaire

La Lune est épanouie dans ce signe. Elle confère de la spontanéité, une certaine bonhomie, bref une relation cordiale et détendue avec l'entourage. Avec le Sagittaire, on n'a pas de mal à briser la glace. Certes, il attend de l'autre un certain respect mais il n'hésite pas à parler, sur un pied d'égalité, d'homme à homme.

C'est un signe d'amitié plus que d'amour et l'on aime retrouver les copains de naguère, rappeler les souvenirs, faire un petit flash-back qui permet de voir le chemin parcouru depuis.

Mercure en Sagittaire

Celui qui craint d'être dépassé par les événements, prend la peine de tout prévoir, de fixer dans les moindres détails le calendrier et l'ordre du jour. Le Sagittaire, lui, n'a pas besoin de se reposer sur un Mercure très actif et minutieux. Il se fie à ses dons d'improvisateur, qui fait flèche de tout bois. Il compte sur sa chance pour achever ce qu'il n'a qu'esquissé. Il se méfie des plans dressés sur la comète et des pronostics toujours bafoués par la réalité.

Vénus en Sagittaire

La conception artistique du Sagittaire s'incarne à merveille dans le jazz. Cette musique à chaud qui se joue en équipe où l'on est entraîné par un rythme endiablé, où la dépense nerveuse est intense, où l'on n'a pas à déchiffrer une partition ou à se souvenir de bien respecter telle ou telle règle, où l'on danse de tout son corps, est la meilleure détente du signe.

Le Sagittaire aime le mouvement, il se plaît entre deux destinations. Il ne sait guère passer des vacances calmes et casanières. Il lui faut un défi, une gageure comme d'aller dans un pays dont il ne connaît rien, sans passer bien entendu par les voyages organisés.

Mars en Sagittaire

Le Sagittaire n'aime guère le travail trop régulier et quotidien. Cette position planétaire, dans un thème, n'indique donc pas un employé modèle mais bien plutôt un représentant qui court sur les routes, quelqu'un qui doit prendre des initiatives, s'adapter à des situations imprévues, faire preuve d'esprit d'à-propos.

L'énergie est mobilisée dès lors que le jeu en vaut la chandelle, excitée par l'épreuve, par l'obstacle. A certains moments, on est prêt à se dépenser intensivement comme dans les charrettes des architectes. On peut aussi trouver là un stakhanoviste, avide de records.

Jupiter en Sagittaire

C'est une position qui annonce une capacité certaine à organiser, à rassembler. Non pas tant à étudier une affaire dans tous ses détails qu'à faire se rencontrer des gens, à leur donner le sentiment d'un destin commun. C'est ainsi que se forment les sociétés humaines, autour de ces chefs qui, à partir d'une situation confuse et disparate parviennent à instituer un ordre, à faire apparaître des horizons, à cimenter des réseaux encore fragiles.

Celui qui a cette indication dans son thème laissera souvent le souvenir de quelqu'un qui a modifié sensiblement le paysage social et humain, « là où son cheval est passé ».

Saturne en Sagittaire

Les entreprises sagittariennes font parfois long feu, elles ne durent qu'autant que leur instigateur brandit le flambeau. Dès que celui-ci disparaît, c'est la guerre entre les héritiers et l'on s'aperçoit bien vite que tout l'édifice ne reposait que sur le dynamisme d'un seul. Le Sagittaire va de l'avant et a du mal à choisir ses lieutenants et ses dauphins tant il agit par inspiration. C'est l'homme des grandes épopées que seule la mémoire d'un chroniqueur sauvera de l'oubli.

Uranus en Sagittaire

Le Sagittaire, signe de feu, n'est pas très favorable à Uranus qui s'épanouit dans les signes d'air. C'est pourquoi le signe peut décevoir en ce qui concerne sa capacité à faire passer des réformes en profondeur. En effet, à force de se soucier de réunir autour de soi les courants les plus divers, on peut dire que le Sagittaire « gouverne au centre », qu'il est prisonnier de sa propre stratégie et tiraillé entre plusieurs tendances, quelle que soit sa volonté personnelle de changer le monde.

Neptune en Sagittaire

Le Sagittaire a le sens de l'idéologie ! Il sait que pour entraîner le grand nombre, il convient de lancer un certain nombre de slogans, de proposer des modèles d'explication, à la façon dont on parle de la Lutte des Classes par exemple. Cette position de Neptune est donc favorable, elle révèle quelqu'un qui saisit les vagues de fond, qui prophétise les grands bouleversements mais qui ne sait pas toujours faire les choix qui s'imposent quand il est trop entraîné par la politique politicienne.

Pluton en Sagittaire

Ce n'est pas une très bonne position pour Pluton. On n'aime guère la contestation et la satire lorsqu'on est en train de développer de grands principes et que l'on se prend plutôt au sérieux. On sait ce qu'on entend par « raison d'état », c'est-à-dire une sorte d'oukaze sans réplique. Par ailleurs, l'homme politique doit souvent faire taire sa conscience et ses scrupules s'il désire rester à son poste. L'usure du pouvoir rend méfiant à l'égard des fervents de la vérité.

Les Planètes dans le Capricorne

Soleil en Capricorne

L'astre de l'expansion, du rayonnement de l'été brûlant se trouve nécessairement refroidi par ce signe d'hiver, d'hibernation, de grand frimas. La personnalité est donc réservée, distante, froide et concentrée. N'oublions pas, en outre, que l'attente du printemps donne à ce signe un sens du temps particulièrement intense : si tout se fige sous la glace c'est pour mieux éclore dès que la tiédeur revient.

Lune en Capricorne

La planète des sentiments, de la vie intérieure, de la sensibilité et du climat affectif n'est pas non plus fort à son aise dans ce signe. Rend défiant à l'égard de toute manifestation amoureuse, peu expansif et aussi peu généreux. En revanche, donne une stabilité, une profondeur, une fidélité et une grande persévérance dans les attachements.

Mercure en Capricorne

Attribue au sujet une intelligence pénétrante et profonde, lente et logique, inexorable dans sa recherche et sa découverte de la vérité, en toute chose.

La pensée se dégage de l'affectivité pour juger froidement les situations et en tirer parti.

Vénus en Capricorne

Cette Vénus est possessive, obstinée, très rigoriste. Elle retire de la passion à la relation amoureuse — la raison, le scepticisme du signe interdisant les grands élans — et lui attribue en compensation de la solidité, de l'endurance, de la ténacité : cette Vénus se contente de peu (à la limite, elle vit d'amour platonique) ou alors, mais c'est plus rare, elle multiplie les expériences « utilitaires ».

Mars en Capricorne

Magnifique position de la planète dans un signe qui la fait aller droit à l'essentiel, avec dépouillement, esprit de synthèse, profondeur et sens de l'analyse. Sur le plan de l'intelligence, c'est une des plus fortes et des plus belles configurations. Elle confère au sujet de la dureté, de l'ambition, de l'agressivité et beaucoup de calcul en même temps qu'un sens politique aigu. Mais absence totale de subjectivité et de sensibilité en ce qui concerne les affaires, les négociations, les rapports avec autrui en général.

Jupiter en Capricorne

Mêmes effets que le Soleil dans ce signe, légèrement atténués. Les valeurs protectrices, chaleureuses, bienfaitrices de Jupiter se sentent fort diminuées, amoindries par le signe concentré et réservé du Capricorne. La réussite professionnelle est pourtant certaine, grâce à l'ambition tenace du signe.

Saturne en Capricorne

Refus de l'artifice, du jeu, du maquillage. Une sorte de Capricorne au carré. Il peut dissimuler ses frustrations infinies derrière un ricanement sceptique ou l'attitude souveraine de l'ermite replié dans sa tour d'ivoire. Cet orgueilleux est d'abord un grand blessé de l'âme qui ne s'est jamais consolé des rejets qu'il a subis. C'est le vrai misanthrope, lucide sur le monde et sur lui-même, qui s'interdit tout mensonge et sanctionne tout manquement à la vérité.

Uranus en Capricorne

Dur signe pour Uranus qui symbolise la force, la volonté, la résolution ici et maintenant : en Capricorne, la résolution devient cruellement efficace, l'organisation méthodique des objectifs s'élabore avec une perfection presque maniaque. Goût pour toutes les techniques avancées, pour la politique et les sciences.

Neptune en Capricorne

La planète de la sensibilité artistique, de la douceur, de la souplesse et de la mobilité psychique n'est pas spécialement confortée par le Capricorne qui lui interdit les vraies intuitions ou les soumet au crible d'une raison moralisatrice très refroidissante. La sensibilité et la rigueur de la pensée se trouvent en contradiction.

Pluton en Capricorne

Pluton qui symbolise les forces obscures de création, la lenteur et la puissance dans les grands bouleversements, est admirablement servie par le signe ambitieux, sévère et patient du Capricorne. Cette position renforce l'ambition et lui donne une portée mondiale.

Les Planètes dans le Verseau

Soleil en Verseau

Dynamisme électrisant, chaleur communicative, sympathie spontanée et active pour autrui : telles sont les caractéristiques du Soleil en Verseau.

Lune en Verseau

Si vous avez la Lune en Verseau, elle vous permettra de cultiver des valeurs personnelles, de canaliser vos pulsions au profit d'un idéal et de décrire vos états d'âme avec les mots qui conviennent. Dans le couple ou le groupe, vous tenez à garder votre personnalité, mais vous respectez celle d'autrui ; on vous y remarque, car vous aimez y tenir un rôle.

La Lune en Verseau, c'est aussi réagir quand le vent se lève et profiter du zéphyr pour naviguer en douceur. C'est parfois s'oublier pour aider à transformer le monde, ou se recréer soi-même quand on s'est perdu. C'est notre dépendance envers nos amis, notre besoin d'originalité ou notre soif de changement, c'est une mémoire qui oublie tout, sauf l'essentiel : ce qui est riche en potentialités nouvelles, ce qui est positif, utile, et qui débloque les situations.

Mercure en Verseau

Dans le cas où rien, dans le thème, ne vient contrecarrer la tendance, Mercure en Verseau signe une intelligence intuitive mais rigoureuse, à condition que le sujet soit motivé. Dans le cas contraire, il se laisse plutôt envahir passivement par les informations qu'il emmagasine et qui resteront latentes, en attendant de ressortir un jour sous forme créative.

En Verseau, Mercure est souvent distrait. Il n'établit le contact avec autrui que si l'ambiance est mobilisatrice, l'interlocuteur plaisant ou si la discussion porte sur ses convictions.

Vénus en Verseau

Le Verseau est spontanément doué pour le bonheur parce qu'il fait crédit à la nature humaine, mais qu'il est sans illusions sur ses imperfections. Il refuse donc toute complaisance envers le chagrin. Pour les sujets évolués, point de lyrisme romantique : on analyse le mal d'amour et, pour le dompter, on fait appel à la raison ou à l'oubli.

Que ce soit dans le choix d'un objet ou dans les rapports humains, si vous êtes Verseau bon teint, une grande indifférence vous habite jusqu'à ce que quelque chose ou quelqu'un mobilise votre attention : vous réagissez alors par une attirance extrême ou une répulsion spontanée que vous essayez de modérer en compensant, par un compliment, la rigueur d'une attitude et en éteignant provisoirement l'emballement d'un moment.

Mars en Verseau

Si vous avez Mars en Verseau, vous avez de la chance, car il ne s'attarde guère dans votre signe, étant proche de sa « périhélie » (4° Poissons). Ce mot barbare veut dire que, dans sa course autour du Soleil, il s'approche dangereusement de celui-ci et qu'il va le plus vite possible pour s'en échapper. A ce moment, les faits l'emportent sur les idées, mais, comme nous sommes encore en Verseau où les choix sont réfléchis afin de ne choquer personne, idées et faits vont donc se mêler adroitement.

Jupiter en Verseau

En Verseau, à condition que ses tendances soient convenablement mûries, le sujet peut se faire apprécier par des sentiments humanitaires ou de larges conceptions. Il s'agit de « mettre la main à la pâte », de « relever vos manches » pour que le monde, le pays, votre groupe professionnel ou votre famille sortent de leur enlisement, de leurs

Le Grand Livre du Cancer

difficultés ou de leur routine. Vous comptez bien que l'on vous en saura gré et vous vous y employez utilement.

Saturne en Verseau

Saturne en Verseau n'échappe pas à la règle : il fait le point sur soi-même et les autres, prend conscience de la nécessité d'évoluer et de dégager, des événements, leur inconnu libérateur. Il cherche à communiquer pour atténuer le doute que l'isolement amplifie.

Saturne en Verseau pondère votre réactivité ou votre enthousiasme, vous fait prendre conscience que l'on s'use parfois à défendre des causes perdues d'avance et qu'il faut se méfier de l'illusoire, au profit d'une connaissance plus approfondie des choses.

Si vous échouez à faire coexister planète et signe dans un contexte cohérent, vous risquez de vous isoler dans un silence rempli du mépris des conventions, d'inventer des voies tortueuses et compliquées pour refaire le monde et de refuser tout contact qui ne serait pas intellectuel.

Uranus en Verseau

Avec les planètes précédentes, l'homme s'est intégré avec plus ou moins de bonheur, au monde extérieur et à la société de son temps ; les aptitudes à acquérir sont les mêmes pour tous. Avec Uranus, nous entrons dans l'analyse des valeurs qui sont propres à chaque individu. Indépendantes du milieu, elles font de lui un être unique.

Uranus en Verseau, s'il choisit la nouveauté en tout, sait la vulgariser, la transmettre avec le maximum d'efficacité et des mots simples, accessibles à tous ; mais il lui est parfois difficile de donner un exemple concret.

Neptune en Verseau

Si Neptune engage l'homme à s'intéresser aux mouvements collectifs, il façonne des conduites et signe des personnalités. Si vous êtes neptunien, vous vous dégagez facilement des conditionnements sociaux pour tenter de vivre votre réalité intérieure. Vous êtes intuitif, généreux et crédule, parfois naïf. Vous projetez souvent vos impressions et présentez parfois des vérités que vous avez du mal à formuler. Si vous transformez la réalité, c'est qu'un fait brutal vous émeut et que vous désirez prendre des distances pour amortir le choc.

En Verseau, Neptune s'ouvre sur l'avenir. Ses expériences prennent des formes idéalistes et il croit à ce « quelque chose en lui » qui ne se réalisera que grâce à l'effacement de sa subjectivité. Dans l'inadaptation, on peut craindre le désir de recréer la vie à la lumière de ses propres fantasmes, et à cause de l'ambiguïté qui existe entre le réel et l'imaginaire, le sujet risque de se croire le saint ou le prophète chargé de révéler au monde ce que l'homme détient d'éternel et de profond.

Prenez garde, toutefois, en vous laissant aller au flou et aux remarques sibyllines difficiles à décrypter, d'acquérir une réputation de messie réformateur, qui vous valoriserait à bon compte, aux dépens des « gogos » !

Pluton en Verseau

Si l'on veut donner à Pluton une dimension humaine, on s'aperçoit qu'il est un signal difficilement intégrable car sa connaissance se heurte à ce que nous pouvons savoir de l'inconnu. C'est la force profonde de nos pulsions informulées, cette immensité refoulée parce qu'elle fait peur ou honte et qui ne nous laisse en paix que si l'on accepte de la vivre.

Ceux chez qui Pluton domine recherchent une authenticité qu'ils ne trouvent qu'en eux-mêmes, car elle est rebelle à toute assimilation par le milieu et difficilement communicable. Ils auraient besoin de plusieurs vies, mais, comme ils n'en ont qu'une, ils accumulent les expériences et leurs contradictions sont source de fécondité.

258

Comment interpréter les Planètes dans les signes

Les Planètes dans les Poissons

Soleil en Poissons

Il va vous « identifier » totalement aux autres. Vous n'imposerez pas. Vous entrerez dans le jeu d'autrui : cette identification sera, selon votre évolution intérieure, bonne ou mauvaise. Dans ce signe « double » la gamme des « possibles » est infinie...

Vous pourriez avoir tendance à vous immiscer un peu trop dans ses affaires et dans sa vie. Vous n'utiliserez ce don à votre profit que si d'autres aspects vont dans ce sens, l'Ascendant notamment. Votre comportement ne sera en aucun cas cynique, sauf si une note scorpionne apparaît. Vous pourrez incontestablement, par votre attitude, gagner à votre cause vos adversaires ; et les réduire à néant.

Lune en Poissons

Si le Soleil est l'*animus,* partie volontaire, active, masculine qui est en chacun de nous, principe *yang,* la Lune est le reflet de notre *anima* partie réceptive, passive, féminine, *yin.* C'est la face inconsciente de notre personnalité. Elle est le rêve, l'imaginaire, la sensibilité.

En fait, elle donne une sorte d'irréalité à cet être « lunaire » des Poissons. Il a du mal à s'intégrer dans la vie réelle. En effet, toutes les qualités, tous les défauts d'expansion, d'inflation envahissantes propres aux Poissons sont exacerbés. Le potentiel imaginatif est fabuleux, donnant une véritable vision fantasmagorique des choses, mais aussi des fantasmes : grand est le risque de dissolution morbide, sous les vagues de l'inconscient, qui tend à submerger l'être. Le côté mystique, assoiffé de sacrifices et de vie spirituelle, est amplifié. Il y a une certaine démesure dans le rêve. Par ailleurs, des facultés psychiques, parapsychiques, para-normales peuvent être très développées.

Mercure en Poissons

Cette planète est en exil dans les Poissons. Dans ce signe d'eau, elle donne un fort potentiel de sensibilité intuitive. Elle représente, en effet, le filtre intellectuel à travers lequel vous vous exprimez, en tant que Poissons. Ce n'est pas seulement votre forme d'intelligence, mais la direction qu'elle va prendre. C'est votre faculté d'adaptation qu'elle définit, et vos relations avec l'entourage. Cette direction sera, dans le sens de Neptune, infinie. La perception des choses sera beaucoup plus intuitive, immédiate, que déductive. C'est une perception sans détails. Rien de précis, mais une vision *globale,* instantanée. La compréhension est « affective ». Elle n'est pas logique. Le climat émotionnel est ressenti intensément, immédiatement.

Vénus en Poissons

Avec Vénus en Poissons, le partenaire est idéalisé ; l'amour est vécu comme un rêve. On peut reprendre ici l'expression de Gaston Bachelard dans *l'eau et les rêves :* « Le fait imaginé est plus important que le fait réel », exalté dans le signe des Poissons, l'amour prend une ampleur lyrique. L'affectivité est débordante. Toutes les motivations sensorielles et affectives se manifestent, en effet, sur un mode Poissons : c'est-à-dire sans mesure et sans caractère logique... Les amours sont sans frontières. *Amours souvent impossibles, chimériques, utopiques,* dans lesquelles on se jette à corps perdu. L'élu est mis sur un piédestal. Si le rêve s'effondre, le « château de sable » est emporté par la vague... Les chimères évanouies, il ne reste plus rien. Mais un nouveau rêve emportera tôt ou tard le Poissons, vers un nouvel amour. L'être, alors, retrouve sa capacité d'émerveillement intacte, et s'embarque à nouveau, pour Cythère... L'amour est bien, pour le Poissons, un véritable *état de grâce...*

Mars en Poissons

Dans le signe des Poissons, l'action diffuse se perd dans l'immensité des désirs qui restent inassouvis. Si cette action est souvent incapable de viser droit au but immédiat, l'énergie n'en est pas moins mordante. Mais elle demeure souvent intermittente.

Il faut toutefois se méfier de « l'eau qui dort ». L'on songe à ces tempêtes qui se lèvent sous les tropiques, dans cet océan que d'aucuns avaient nommé Pacifique ! La fureur de la vague peut être mortelle. La tempête est soudaine, elle n'en est que plus violente. L'action de Mars en Poissons est souvent illogique. On agit par « à-coups ». Elle manque, en tout cas, d'organisation. On fonce au moment où il ne le faut pas. Et l'on se fatigue inutilement.

Jupiter en Poissons

Jupiter, planète féconde, planète d'expansion, indique dans un thème les qualités *d'extraversion, d'extériorisation* de la personne. L'expansion de ce signe des Poissons donne à Jupiter un grand amour de la vie et un magnétisme personnel qu'il utilise à bon escient. En effet, le jupitérien des Poissons a une grande confiance dans son étoile. Sa chance peut d'ailleurs être insolente. Elle reste néanmoins fluctuante. Pourtant, au dernier moment, alors que tout paraît perdu, notre jupitérien « refera surface ». Il s'en sort, souvent « miraculeusement ». Un certain goût du faste, un côté un peu ostentatoire n'excluent nullement une générosité réelle.

Saturne en Poissons

Bien vécue, cette planète représente *l'influence « contractive »* dans le ciel ; elle affecte la capacité de l'individu à rassembler les choses pour les concentrer. Elle indique une *auto-discipline.* Elle est la conscience « morale » dans ce qu'elle a parfois de rigide. L'être se construit un *système de défense.* Mal vécue, nous avons, alors, l'isolement ; l'être s'enferme. Il perd ses qualités d'adaptation. Il ne sait plus se rendre aussi ouvert. Il ne cherche pas la sympathie. Il s'isole et se laisse gagner par le découragement. C'est le « *saturnien* » « découragé », renfermé, qui refuse de s'adapter à la vie.

Uranus en Poissons

Avec Uranus, l'être va dans une seule direction. Cette planète s'accorde mal avec la sensibilité et l'émotivité vibrante du Poissons. Le refus des contraintes donne dans ce ciel une certaine incapacité à dominer les problèmes de la vie quotidienne, Le Poissons *uranien* s'individualise. Il s'affirme avec originalité. Il *va dans une direction, et s'y tient.* Contradiction profonde de l'être entre ce côté « ultra » et les perspectives neptuniennes. Uranus évolue mal dans le monde de la subtilité et des nuances, dans le monde de l'évasif, de l'imprécis, de l'indécis.

Neptune en Poissons

Le Neptunien entre en communion avec l'invisible, parce qu'il fait corps avec lui. Il est plus « à l'aise » dans un tel monde que dans celui du « commun de mortels », disons : que dans celui de la plupart des gens.

Il vit dans un monde sans frontières (le « citoyen du monde » : Camille Flammarion). Antenne captatrice, Neptune ouvre aussi les portes à la perception de l'infini. Le monde inconscient du mystère prend le pas sur la logique cartésienne : c'est le monde de la clairvoyance et de la télépathie..

Pluton en Poissons

Le natif des Poissons, marqué par Pluton, planète d'angoisse qui peut empoisonner notre bonheur, qui dramatise notre vie, qui nous confronte à notre propre enfer, qui n'est ni malfaisant ni cruel, *mais juste...* Il va vivre cet aspect au niveau le plus morbide ou au contraire accéder, grâce à lui, aux plus belles sublimations. C'est elle qui marqua le thème de Victor Hugo, (conjonction Soleil-Vénus-Pluton en Poissons), de son empreinte. La puissance de son inspiration, la profondeur de sa sensibilité, la diversité des sujets qu'il traita ; c'est, sans doute, à cette double valorisation neptunienne et plutonienne qu'il les doit. Son besoin de se vouer à une cause, idée bien Poissons, et sa vie passionnée, ce qui est bien Scorpion, lui firent côtoyer la souffrance, la grandeur et la misère de l'âme humaine.

Les Planètes dans le Bélier

Soleil en Bélier

Avoir le Soleil en Bélier, c'est « être du signe » du Bélier. C'est donc, rappelons-le, avoir une planète (la principale) sur dix dans le signe du Bélier. Quel que soit le nombre de planètes dans un ou plusieurs autres signes, le signe où se trouve le Soleil est toujours primordial. Le Soleil est en *exaltation* dans le Bélier — ce qui peut donner un excès : décision, enthousiasme, impulsion, entêtement, passion, esprit d'entreprise, violence, générosité.

Lune en Bélier

L'énergie constructive et entreprenante dans toute sa splendeur. Activité insatiable, infatigable, toujours renouvelée. Immense courage.

La Lune dans le signe de Mars est bien malmenée... Comme elle représente l'inconscient et la sensibilité, ceux-ci deviennent houleux et marqués par l'impulsivité. L'ardeur et la vivacité, une sensibilité brûlante, tiennent lieu de tendresse. C'est souvent, aussi, une composante de révolte, de non-conformisme. Voilà une position qui n'est ni banale, ni ennuyeuse, mais un peu fatigante (pour les autres). Cependant, la Lune, élément de réceptivité et de féminité, placée dans ce signe viril, n'est pas en bonne position dans le thème d'une femme. Tendance au scandale, exhibitionnisme, indépendance, témérité, tempérament enflammé : l'exemple typique est George Sand, qui prit pour pseudonyme le nom d'une de ses victimes (masculines) et dont le « complexe de l'amazone » est bien connu.

La Lune représentant l'idéal féminin dans le thème d'un homme, ce sera alors la recherche de l'amazone, la composante féminine étant virile.

La Lune en Bélier, c'est l'Eau dans le Feu.

La position des planètes lentes dans un signe est beaucoup moins parlante, car c'est un élément que possède toute une génération. Néanmoins, cette position peut devenir importante si elle se trouve dans une Maison dite cardinale (I, IV, VII et X) ou encore près d'un angle du thème, ou si la planète forme des aspects importants avec d'autres planètes.

Mercure en Bélier

« L'exercice de la justice ne saurait être séparé de celui de la terreur » (Lénine). La planète Mercure représentant le mental, celui-ci se trouve ici sous la domination de Mars et Pluton : fougue, intuition foudroyante, certitude d'avoir raison. Les choses sont vécues dans l'instant, avec l'ivresse de la découverte. Cette position laisse peu de place au doute, à l'hésitation. L'intellect est très actif, avec une tendance à la polémique (Mars) et au sarcasme (Pluton).

La franchise est brutale, tranchante comme un scalpel. La diplomatie et la douceur ne sont pas l'apanage de Mercure en Bélier ! C'est la position des polémistes, des « fonceurs ». Le passage de la pensée à l'acte est immédiat, c'est un peu la conjonction Mercure-Mars, avec

Le Grand Livre du Cancer

son don de persuasion, sa rapidité redoutable. Au négatif, cette position qui donne un ascendant sur autrui peut aussi entraîner les autres sur une fausse piste. Le Bélier conduit le troupeau, mais il ne sait pas toujours où ; un de ses côtés les plus dangereux étant l'aveuglement, le résultat peut être catastrophique. Mais peu lui importe, l'essentiel, pour lui, est de conduire.

Vénus en Bélier

Les sentiments sont passionnés, l'esprit de conquête violent, l'impulsion sexuelle intarissable. L'amour est vécu comme un sentiment exclusif, intense, brûlant, mais souvent pas très durable. Grande générosité.
« Vénus tout entière à sa proie attachée. » Les sentiments sont passionnés, l'esprit de conquête violent, l'impulsion sexuelle intarissable. L'amour est vécu comme un sentiment exclusif, intense, brûlant, mais souvent pas très durable. Grande générosité.

Mars en Bélier

Condense l'énergie du Bélier. Lui donne du mordant, de l'agressivité, une infatigable activité.

Jupiter en Bélier

Le dieu de la foudre dans le signe du feu primordial. Ce n'est pas un gage de modération, mais Jupiter canalise et rend efficace l'agressivité en dents de scie du Bélier. C'est donc un facteur de chance, de rayonnement, d'optimisme et de générosité. Le goût des plaisirs s'en trouve augmenté, ainsi que le contentement de soi. Cette combinaison comparable à Mars-Jupiter peu donner un tempérament relativement exhibitionniste, un excès de confiance en soi, une faconde envahissante et vaniteuse.

Mais le caractère est puissant et l'optimisme communicatif. La maturité coïncide avec l'affirmation de la personnalité, bien que la réussite soit souvent précoce. Exemples : Claudia Cardinale, Dali, Chopin, Goering.

Saturne en Bélier

La planète et le signe sont en contradiction totale : c'est le froid intense au sein du brasier. La force de caractère est grande et risque, avec l'âge, de dégénérer en dureté et en aigreur. La solitude est inévitable, avec une tendance à l'auto-analyse, aux aventures (Bélier) solitaires (Saturne). L'impression d'être incompris par les autres est particulièrement forte, et peut mener aux limites de la paranoïa. C'est une position difficile, douloureuse, qui aboutit en général à une solitude hautaine, à un durcissement.

Avec une telle position, les maux de tête, les névralgies, les accidents à la tête sont garantis. Les risques de congestion cérébrale sont accrus.

Exemples : Baudelaire, Goya, Staline, tous trois atteints gravement à la tête. Goya sourd et à demi-fou, Baudelaire et Staline morts de congestion cérébrale.

Uranus en Bélier

La foudre dans le signe de la foudre. L'impulsivité et la faculté de saisir la « bonne occasion » sont décuplées. Le dynamisme est trépidant, irrésistible, l'efficacité et la coordination des réflexes sont foudroyants à condition que les aspects soient bons. Ce sont la hardiesse, la témérité et la révolte prométhéenne qui dominent. Ils aboutiront, ou bien finiront dans la catastrophe, suivant le reste du thème. Uranus était en Bélier au moment de la montée du fascisme et du national-socialisme : l'ascension fut foudroyante mais la chute aussi...

Exemples : Tchaïkovski (le côté « électrisé » de sa musique), Nietzsche.

Comment interpréter les Planètes dans les signes

Neptune en Bélier

Dans le signe de Mars, Neptune amplifie l'agressivité ou le rêve. Là encore, tout dépend des aspects, en particulier des positions respectives de ces deux planètes. Ou bien c'est Mars qui domine (l'action) ou bien c'est Neptune (l'idéal, le rêve). Les deux sont le plus souvent en conflit, mais il peut arriver qu'ils coïncident : on a alors une action révolutionnaire qui réalise le rêve (Lénine, conjonction Mars-Neptune). Le tsar qu'il renversa avait aussi Neptune en Bélier, non loin du Soleil ! C'est alors l'illusion, la chimère. Avec cette position, on peut aussi avoir une tendance au scandale ou au mysticisme (Cervantès).

Pluton en Bélier

Le Bélier est le domicile diurne de Pluton. Voilà une position extraordinaire, que les astrologues oublient généralement (Pluton ayant le don de se rendre invisible, comme le diable). Pluton en domicile chez son complice, Mars devient d'une agressivité démoniaque, trépidante, une sorte de piétinement sourd et implacable. Il apporte la subtilité et le sens de l'invincible à la force parfois brutale du Bélier et la transforme en puissance irrésistible. C'est alors l'aspect vengeur, implacable, inhumain du Bélier, premier signe, qui apparaît.

Exemples : Baudelaire, Zola, Tchaïkovski, Anton Bruckner. (Chez ce dernier, la tornade ascensionnelle d'une musique marquée par Pluton en Bélier en Maison VIII est particulièrement impressionnante.)

Les Planètes dans le Taureau

Soleil en Taureau

La relation harmonieuse entre le signe et l'astre souligne la force d'inhibition (résultante d'excitation concentrée) dans ses effets louables de conquête, d'investissement et de colonisation de l'obstacle. Les « Soleil-Taureau adaptés réussissent aussi, c'est bien connu, par leurs grandes aptitudes de travail, exploitant à fond des facultés parfois seulement moyennes, lentes à s'éveiller[1] ».

Ils doivent beaucoup à leur minutie maniaque, à leur rigueur, et aux répétitions, aux rabâchages grâce auxquels ils parviennent, souvent après de durs labeurs, au cœur d'un problème, quitte parfois à en constater l'inexistence. Ils ont besoin de posséder leur sujet de A jusqu'à Z, et même de doubler l'alphabet, pour en parler sûrement. L'inhibition leur interdit la facilité. Elle les éloigne des voies précaires, les prévient contre les dangers des ascensions trop rapides et leur donne le goût d'une notoriété installée sur un pouvoir, une compétence réelle, un métier bien rodé. Elle se manifeste encore dans leur besoin de trouver ou d'apporter des bases intangibles à la discipline qu'ils épousent, ou bien de laisser de leur passage une empreinte inimitable. Une fois en haut du pavé, elle leur permet enfin de défendre et conserver jalousement l'autorité acquise. Les plus doués paraissent increvables.

Lune en Taureau

Féminité, dans la mesure où la féminité est la mère de tous les sexes. Ces dispositions apportent à l'homme de précieuses satisfactions dans ses liens avec mère, sœur, fille, amies, épouses, sauf si les interlocutrices en question sont agressives, névrotiques, ratiocinant avec tous les défauts des mâles dans leurs revendications socio-sexuelles.

---

1. E. Brulard *Nouvelle méthode d'Astrologie pratique.* Éditions des Cahiers Astrologiques. 1946.

Le Grand Livre du Cancer

Homme ou femme, la Lune en Taureau non dissonante aime la tranquillité et tient en haute estime tout ce qui participe à l'harmonie de sa santé physique et psychique : un décor paisible, un environnement doux, serein, lumineux, des gens heureux, des saisons régulières, des digestions sans problème.

On peut insister sur le besoin de sécurité. Il porte à une valorisation naïve des mythes, religions, croyances, accordant à la vie mille vertus positives dont celle de pouvoir résister aux atteintes et destructions du temps. Ce Taureau a horreur des agressions externes et internes. Il est inadapté à la maladie, aux restrictions et frustrations légères touchant ses appétits organiques, alimentaires, végétatifs, sexuels.

Mercure en Taureau

L'effet du Taureau sur Mercure limite la disponibilité intellectuelle et sociale. Il n'y a pas d'affinité évidente entre l'astre de l'ouverture, des réponses réflexes aux sollicitations ambiantes, et le signe du contrôle, de la première réaction de défense contre les incitations extérieures. L'astro-psychologie insiste donc sur la spécialisation des facultés mentales plutôt que sur la diversité d'aptitudes.

Les dons d'observation, l'application travailleuse, la continuité des idées pallient les lenteurs de l'intelligence et ses réticences (non insurmontables) devant les abstractions. Cependant, l'esprit progresse fort loin si sa matière se prête à une compréhension logique, méthodique, et à une démarche analytique raisonnée du concret à l'abstrait.

La curiosité serait plus vive et l'intelligence plus habile dans la détection des sources de plaisirs, de profit et de possessions.

Vénus en Taureau

L'astro-psychologie applique à la vie amoureuse la constance du signe. Harmonique, cette position favorise donc les longs attachements, les liens dont on ne se défait que dans de tragiques douleurs. Elle donne, sans doute, la patience, la bonne proportion de soumission et de domination nécessaire à l'entretien d'une heureuse relation affective.

Comme Mercure, mais à un bien moindre degré, Vénus stimule la force de combinaison ou d'intégration du signe. Ce qui, dans le contexte sensuel-sensoriel, s'exprime volontiers par le plaisir sans cesse renouvelé de la possession amoureuse, ou par quelque propension analogue à embrasser, à tenir, à faire sienne, en son corps, la personne que l'on aime.

Vénus, dont la formule converge vers le niveau existence, souligne le concrétisme du Taureau. Elle le rend pratique, combatif, absolu dans la défense de ses intérêts, la protection et l'extension de son territoire et ce d'autant plus que ses appétits sont exigeants et tenaces. C'est une Vénus qui ne s'accommode qu'en surface et très provisoirement des limitations de ses désirs de conquête et d'acquisition. Elle peut temporiser, user de reculades feintes, mais elle incline le Taureau à mettre en mauvaise posture ses adversaires si elle se trouve sous le coup d'un affect, d'une émotion violente dont elle est coutumière.

Mars en Taureau

Mars régit les duos — duels de l'existence et le niveau d'excitabilité nécessaire aux compétitions vitales —. L'astro-psychologie voit dans sa rencontre avec le Taureau un bon indice de vitalité, de robustesse physique, de courage moral. Configuration musclée, en somme.

Elle inspire des initiatives hardies et radicales, des entreprises aux audaces longuement mûries, engageant, lorsqu'elles s'affirment, toutes les forces dans un seul combat, en se privant volontairement de toute échappatoire ou possibilité de retraite.

Un aspect dissonant suffit à créer l'inavouable besoin d'être sans cesse acculé, par d'apparentes circonstances, à des travaux de romain ; lourdes tâches brisant de leurs chaînes les vélléités de diversion et de vie personnelle. Un mécanisme analogue conduit aux luttes sans merci, à une étrange vocation d'éveilleur de querelles, la puissance

264

Comment interpréter les Planètes dans les signes

réfractaire du Taureau déterminant une attitude oppositionnelle systématique, un barrage mental générateur d'animosités, de vindictes, et de longues rancunes aux rebondissements sans issue. On peut ainsi passer toute une vie à se battre le dos au mur contre le monde entier.

Ses moyens peuvent dépasser ses fins.

Jupiter en Taureau

L'apport de Jupiter au Taureau ne peut être que chaud. L'astre et le signe se revigorent. Sur ce point, l'astro-psychologie souligne avec à-propos l'afflux des besoins sexuels et sensuels, l'entrain et la santé de la tendance dionysiaque festoyante. Les réactions auto-compensatrices défensives préviennent ce tempérament contre ses propres excès, mais rien ne peut être plus mutilant et contristant qu'un régime sans sel, sans rires, sans vignes, sans muses et sans flonflons.

Jupiter favorise l'extraversion du signe ; les turbulences de l'excitation se concentrent en passions dévorantes, avidités diverses, en amour, argent ou domination, selon le plan d'intérêt.

Toujours est-il que cette position astrale passe pour chanceuse matériellement et annonciatrice de succès sociaux, appréciables et appréciés quoique tardifs. La symbolique prévoit la réussite par les femmes, dans les affaires immobilières, l'alimentation, l'écologie, les arts plastiques ou musicaux.

Saturne en Taureau

Économie veut dire ici épargne avisée. L'être s'assure des voies qu'il peut pratiquer sans risque d'y rencontrer ce qu'il redoute : l'imprévu exigeant un débours de confiance. L'économie joue aussi bien dans sa conduite obstinée, sa suppression ou son organisation des besoins.

Tout cela, pour l'astro-psychologie, concorde vers la stabilité, l'inhibition, la raison. Une sagesse uniforme, conseilleuse, moraliste, sermonneuse couronne cette attitude que l'on estime lorsque, fils prodigue, on a, pour ses retours, les prévoyances d'un père parcimonieux.

Uranus en Taureau

D'une formule inverse à celle de Mercure, Uranus va du complexe au simple, du faible au fortement excitable. Avec l'apport du Taureau, cohérent, compact, massif, le schéma uranien prend tournure d'un tout ou d'un rien. Les paliers, approches ou reculs par touches et retouches successives ne sont pas de saison. Cet uranien est complètement *in* ou *out,* dedans ou dehors.

Sa nature réductrice s'y prête, le Taureau lui fait litière.

Psychologiquement, n'attendez pas de lui beaucoup de diplomatie. Il n'est pas du genre perplexe, entre deux eaux, flottant. S'il est réfractaire, sa surdité et son opposition iront jusqu'aux extrêmes conséquences.

L'astro-psychologie insiste sur le caractère inflexiblement buté de cette position en rapport avec des passions, des devoirs, des ambitions qui tendent au maximum l'arc de la volonté, mobilisent à fond les ressources intellectuelles, affectives, au détriment de la disponibilité.

Le rétrécissement du champ d'intérêt au profit d'un choix intensif et exclusif rend expert dans son domaine de polarisation, mais avec un penchant à se laisser mener par sa marotte pour n'avoir de discours, de compréhension, de souci, que par elle et pour elle.

Uranus en Taureau peut également marquer une sensualité qui, généralement bloquée ou sacrifiée aux occupations, à l'intelligence ou au devoir, connaît des délivrances explosives.

265

Le Grand Livre du Cancer

Neptune en Taureau

La formule de Neptune prend sa source dans la transcendance et s'incarne dans l'existence, niveau moyen d'excitabilité. Ce n'est pas un apport uranien. Au contraire. Les inductions sont tièdes : on s'engage, on se passionne mollement, selon la nature neptunienne, en conservant des à-côtés, ou bien pour des idées modérément sectaires, celles d'une église acceptant des chapelles. Ce Taureau, moins tranchant, adopte, au nom d'une fidélité toute de souplesse, des œillères et certitudes qui n'interdisent pas de lorgner sur les certitudes des autres. Ses convictions n'ont pas le grand pouvoir mobilisateur d'Uranus. Si la profondeur est la même, elle n'appelle pas l'adhésion à des systèmes obtus. L'efficacité opère dans le plan irrationnel de la vie affective et spirituelle, plutôt que dans celui de la raison sociale.

Neptune en Taureau a des chances de vibrer aux chansons des bois, des forêts et autres présences universelles, sensibles et indicibles. La cohésion du signe sera dans le désir d'union sensuelle, ce qui peut rendre la mystique difficile, sauf si elle est panthéiste, païenne, en prise sur le folklore. Autre chose, enfin, que l'ascèse et le dogme.

Pluton en Taureau

L'apport de Pluton au Taureau risque d'être discret, de concerner uniquement le pôle d'inversion et d'inadaptation du signe.

La sous-excitabilité de Neptune et Pluton explique pourquoi les interprétations sont souvent négatives, destructrices, comme si l'absolu ne pouvait être que néfaste au relatif humain, comme si l'éveil des fonctions primordiales de la psyché ne pouvait se voir qu'aux dégâts et revers apparents.

Ainsi, Pluton en Taureau, dans l'optique analogiste, anéantira les engouements du signe. Son esprit possessif risque d'être douloureusement choqué par la perte d'êtres chers, la destruction de tout ce à quoi il tenait. Un destin sans égards s'acharne à frapper, pour enseigner la vanité des ambitions temporelles et les dures lois de l'auto-punition.

Cela dit, Pluton peut apporter aux êtres réceptifs une intuition fondamentale dont ils feront le levier de leur existence laborieuse. Ils laisseront toute leur personnalité dans leur œuvre ou découverte.

Quant au caractère, Pluton en Taureau le rend ferme, énergique, avec colères féroces, et vindictes souterraines impitoyables. C'est l'inertie d'inhibition qui parle, elle ne pardonne pas.

Les Planètes dans les Gémeaux

Soleil en Gémeaux

Le Soleil est l'archétype du Père, du Chef, du Héros, psychologiquement l'Idéal du Moi. Il a surtout pour effet de valoriser les diverses significations du signe dans lequel il est placé ; on se reportera donc aux chapitres précédents. Sa force peut être modifiée, positivement ou négativement, en fonction des rapports angulaires ou aspects qu'il peut former avec d'autres planètes.

Lune en Gémeaux

Par contre, on pourrait être intarissable lorsqu'il s'agit de la Lune.

Si les significations fondamentales du Soleil sont relativement simples, celles attribuées à la Lune sont presqu'illimitées.

Comment interpréter les Planètes dans les signes

La part de la Lune en astrologie, c'est ce que le Soleil lui a laissé. L'astre du jour symbolise notre action personnelle et profonde pour réaliser un certain idéal social et professionnel, notre volonté de puissance, il a trait au côté conscient et objectif de notre vie. La Lune, par contre, a pour domaine l'inconscient, ses automatismes qui règlent notre vie végétative même pendant le sommeil. Elle concerne aussi l'imagination, le rêve, la mémoire, la faculté d'adaptation inconsciente à la vie.

Si le Soleil est rayonnant, émetteur, positif, la Lune est réceptive, absorbante, négative. C'est pourquoi le Soleil est considéré comme l'élément mâle, viril et la Lune comme l'élément femelle ; il est la masculinité, elle est la féminité, il est réfléchi et entier, elle est impulsive et adaptable. Le Soleil est l'autorité, elle est la dépendance.

C'est surtout la parfaite adaptation entre la planète et le signe, puisqu'il s'agit d'un astre symbolisant le changement constant, le plus rapide de tous, et d'un signe tout aussi réputé pour sa mobilité, exemple même de la primarité psychologique. C'est l'instant présent qui est privilégié, instant dont la fugacité est celle de l'hirondelle.

Le monde de l'inconscient est ici constamment agité par des fluctuations de l'environnement, le changement incessant des circonstances et des contacts, mais il ne s'agit là que d'une agitation de surface, celle de la brise qui fait naître des vaguelettes. Les racines de l'être ne semblent pas en être ébranlées. Extérieurement, l'humeur est vagabonde, elle varie selon les émotions du moment et ne peut être saisie. Elle s'est déjà transformée lorsque l'interlocuteur l'a saisie au vol. Pour mieux dire, c'est la Lune natale de Brigitte Bardot, astre cinématographique qui a suffisamment occupé la chronique pour que l'on sache de quoi il retourne. Un prompt emballement, vite tombé dans l'oubli, aussi vite remplacé par une passion non moins vive, et il ne s'agit pas seulement de l'affectivité, mais aussi de l'humeur, qui ne peut être autre que capricieuse et frissonnante. Sur le fond mercurien, en perpétuelle vibration, la Lune multiplie les variations de ses phases, même si sa face cachée reste obstinément ignorée.

Mercure en Gémeaux

La souplesse d'esprit, le besoin de connaître, celui de transmettre le message dont on est porteur s'allient à une exceptionnelle facilité d'assimilation de toutes les données que l'esprit doit intégrer. A cela s'ajoute l'association des idées, tout aussi rapide, qui permet d'élaborer très vite des ensembles d'où sortira la résolution des problèmes posés. Par contre, si la compréhension ne s'effectue pas dans l'instant même, il est fréquent que l'on doive s'y atteler à nouveau au prix d'efforts inhabituels et fastidieux.

C'est un type d'intelligence raffinée et souvent brillante. Le sujet risque d'être un dilettante, qui perd pied lorsqu'on le pousse dans ses retranchements, mais s'en tire par une pirouette. Il déteste la spécialisation trop poussée et a besoin de reprendre des forces nerveuses par le changement, ce qui ne veut pas dire qu'il soit versatile. Il aime apprendre, mais aussi enseigner. Le don d'imitation est non seulement verbal, mais aussi gestuel, par un remarquable sens d'expression, par la mimique.

Vénus en Gémeaux

Le désir de plaire, et surtout, a-t-on pu dire, de ne pas déplaire, est grand, ce qui lui vaut beaucoup d'amis et d'admirateurs. Elle risque de gagner ici un certain goût de l'intrigue, qui lui permet de jouer les coquettes, les Célimènes voulant jouer au bel esprit, ou tout au moins, être dans le vent.

Le goût du flirt, de la comédie amoureuse, est fréquent, celui du changement ne l'est pas moins. Ces deux tendances aboutissent à de nombreuses relations affectives, le flirt plus ou moins poussé surpassant la passion authentique. Au pire, ce serait l'image du papillon. Le choix est difficile, aussi ne le fait-on pas.

Mars en Gémeaux

C'est, en tout cas, un important facteur d'activité, pas seulement mentale, qui peut entraîner un certain esprit sportif, la sincérité dans l'action. Mais l'amour-propre réagit par la susceptibilité : les caprices, les colères sont difficilement dominés. Tout cela est un peu remuant, turbulent, avec des vagues d'agressivité inattendues, au moindre prétexte. Il faut dire que les réflexes musculaires sont rapides, le passage à l'acte ne traîne pas, tout au moins le passage à la parole qui vaut un acte.

De bonne foi, il promet plus qu'il ne peut tenir. Il s'efforce de convaincre avec passion. Dans les cas extrêmes il aboutit au sadisme mental, à une certaine agitation. Avec Mars dans son signe, le Géminien est plus sûr de lui et moins hésitant.

Jupiter en Gémeaux

Opposé à son signe de prédilection, le Sagittaire, Jupiter se trouve en « exil » dans les Gémeaux qu'il trouve trop légers pour sa pompe et trop libres pour son autorité paternaliste.

Dans les Gémeaux, la bonhomie, l'équilibre, accompagnés de l'auto-satisfaction de Jupiter, se heurtent à la nervosité un peu fébrile de ce signe. Un peu dérouté, Jupiter n'utilise pas ses atouts habituels avec autant d'efficacité. Les avis des astrologues sur cette position sont, il faut le dire, quelque peu divergents. Certains y voient la prépondérance des relations humaines sur l'argent, d'autres des aptitudes aux mathématiques et au commerce. Droiture et loyauté, avec la mise en valeur des qualités intellectuelles.

Saturne en Gémeaux

Mais il peut aussi, par réserve ou inhibition, éteindre le côté brillant des Gémeaux, le sens de la repartie devient l'esprit d'escalier, ou se fait trop lourd. C'est un Saturne qui veut se rajeunir, un Gémeaux qui veut être trop sage au risque d'étouffer sa spontanéité. De fait, bien des Gémeaux nés dans une période où Saturne traversait leur signe ne correspondent plus au portrait habituel de leur signe et sont fortement saturnisés. On objectera que Johnny Halliday est un Gémeaux trépidant et survolté, en dépit de Saturne. La réponse est — car l'astrologie dans son interprétation est un dosage subtil — qu'Uranus était également dans son signe et venait fortement modifier à son tour la tendance saturnienne.

Saturne, symbole du temps et de la durée, mais aussi de l'effort patient, se montre possessif et conservateur. C'est l'astre qui nous impose des limites en toutes choses. Sa prudence peut se muer en peur, sa crainte de l'avenir en avarice. Il pousse à la réflexion, à l'introversion, à l'abstraction, il ne s'extériorise guère par peur du ridicule et devient facilement mélancolique et dépressif. C'est lui qui accentue nos inhibitions, nos tabous, qui provoque nos échecs et nos épreuves affectives. Mais celui qui sait dominer ce côté négatif parvient à la sagesse philosophique, au détachement, à la ténacité qui aboutit à la sécurité morale et matérielle.

Uranus en Gémeaux

Avec lui, comme avec Neptune et Pluton, il est difficile d'indiquer des tendances de caractère se rapportant à la vie quotidienne.

Uranus met sept ans pour parcourir un signe. Ce n'est donc que tous les quatre-vingt-quatre ans qu'il se retrouve dans le même secteur zodiacal. Il s'est trouvé dans les Gémeaux de 1942 à 1948, et l'on a pu constater l'accord entre le côté nerveux et remuant du signe et l'effet électrisant de la planète, ainsi que le facteur commun que constitue le côté intellectuel et cérébral de leur nature. Uranus, très à son aise en Gémeaux, y agit comme s'il induisait un courant électrique susceptible de galvaniser les Gémeaux, de leur donner un sens plus aigu de leur moi et d'atténuer leur tendance dispersive.

Leurs diverses capacités gagnent en intensité, mais, en contrepartie, le côté nerveux risque de s'accentuer fortement. Pour les gens calmes, un tel Gémeaux est une pile électrique qu'il est pénible de supporter longtemps, en raison de son manque de patience et parfois de son agitation.

Neptune en Gémeaux

Neptune, prince de l'élément liquide, perd-il sa sensibilité dans un signe qui le dessèche ? Ou lui transmet-il un peu de sa grande sensibilité ? Son dernier passage dans ce signe s'est produit de 1889 à 1901, mais il est difficile de préciser l'influence qu'il y a exercée, car en même temps, une autre planète lente s'y trouvait également : Pluton, dont on ignorait alors l'existence.

Il semble donc y avoir plus de théorie que de constatations effectives dans ce que l'on peut en dire. Selon André Barbault, l'émotivité géminienne serait intensifiée et la sensibilité de l'astre en serait augmentée, dans un échange courtois de bons procédés. D'autres astrologues affirment que l'intuition devient plus lucide, que l'action neptunienne devient plus créatrice, se cantonnant surtout dans l'immédiat, le quotidien. On y voit aussi des dons de clairvoyance, surtout dans les affaires, et les femmes seraient peu fidèles. Certains décèlent des tendances hystériques, des états d'âme chaotiques.

Pluton en Gémeaux

Si l'on envisage son côté négatif, le passage plutonien en Gémeaux, signe de la respiration et des poumons, a correspondu au maximum d'intensité des ravages de la tuberculose pulmonaire et à la construction d'immenses sanatoriums, aujourd'hui abandonnés.

Il est assez difficile de définir Pluton, qui ne peut être considéré ni comme un épouvantail ni comme un porte-chance. Selon la mythologie, il était le dieu des Enfers, mais l'enfer des Grecs est très différent de l'enfer judéo-chrétien. Il n'est pas seulement un lieu de tourment, mais aussi le séjour des morts qui se répartissent en bienheureux ou en punis. Pluton, souverain de ces lieux souterrains, distribuait à la fois les punitions et les récompenses.

Il fut également considéré comme le dieu des richesses, d'où le terme « ploutocratie » pour désigner les super-capitalistes en tant que classe dirigeante. L'influence de Pluton échappe à toute caractérologie bien tranchée. S'il occupe une place importante dans un thème, il signifie ambition tenace, capacité de s'imposer par la force. En aspect dissonant, surtout avec Saturne, il crée l'angoisse, le pessimisme, le goût du néant, entraîne dans l'existence des traversées du désert.

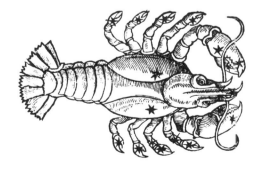

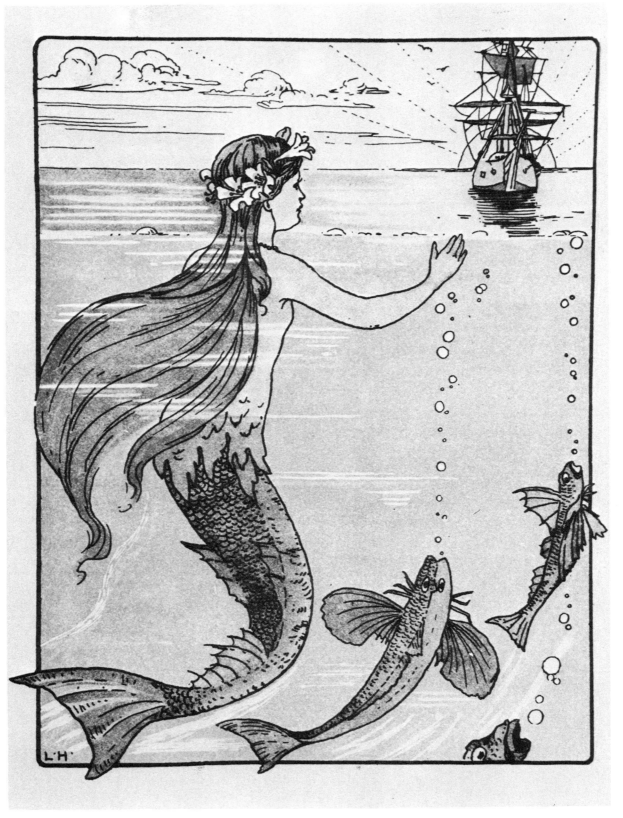

La Maison IX est la maison des séparations. Comme pour la petite sirène d'Andersen, toutes sortes d'empêchements y rendent l'amour difficile ou impossible (Illustration anglaise, début XXe s., coll. part.).

Comment interpréter les Planètes dans les Maisons

Comment explorer certains aspects de votre destinée

Votre signe solaire, votre Ascendant, les planètes dans les signes ainsi que leurs aspects concernent essentiellement les dispositions de votre caractère.

Les Planètes dans les Maisons exercent une action de fond sur les différents aspects de votre existence, c'est-à-dire sur votre destinée.

N'y voyez aucune fatalité extérieure.

En effet, ce sont les mêmes énergies planétaires qui, à travers les signes zodiacaux, agissent sur la qualité de votre personnalité et qui, à travers les Maisons, créent un potentiel favorable ou restrictif dans les divers domaines de votre vie.

Ainsi l'événement est produit autant par votre propre comportement que par l'existence des choses et des êtres extérieurs à vous-même. Autrement dit, si nous vous avons jusqu'à présent donné les moyens d'étudier les bases de votre caractère, nous allons maintenant entrer dans une phase plus précise de votre personnalité, c'est-à-dire de votre comportement : la manière dont vous utilisez vos tendances de base.

Admettons par exemple que vous ayez le Soleil en Bélier : votre tendance fondamentale est d'agir, de vous extérioriser. Mais si votre Soleil se trouve en Maison 12, alors, vous serez tenté d'agir en secret, dans une certaine solitude et avec beaucoup de noblesse, quitte à ce que vos intérêts personnels soient sacrifiés à votre aspiration morale.

A partir de votre Ascendant, douze Maisons se succèdent, chacune occupant une certaine portion du Zodiaque. La détermination de l'emplacement zodiacal précis de chaque Maison est liée à l'établissement de votre horoscope détaillé. Le treizième livre de cette collection, intitulé *Comment établir et interpréter votre Horoscope ?*, par Robert Malzac, vous fournit toutes les informations nécessaires, sous une présentation facilement accessible aux non-initiés. En particulier, cette méthode vous permet de savoir dans quelle maison horoscopique se trouvait chaque planète lors de votre naissance.

Vous pouvez alors rechercher, dans les pages qui suivent, les textes qui concernent votre destinée personnelle.

ACTION DU SOLEIL DANS LES DIFFÉRENTES MAISONS

MAISON 1	Puissance, vitalité, sens de sa propre valeur, loyauté, désir de briller, autorité, capacité de réussite.
MAISON 2	Grandes ambitions financières, vie large, faste, aptitudes à la gestion bancaire, situation lucrative.
MAISON 3	Bonne éducation, instruction solide, succès dans les études, réussite par les écrits et dans les voyages, bonne entente avec l'entourage.
MAISON 4	Bonne hérédité paternelle, parents aisés, vie familiale heureuse, gains immobiliers, réussite tardive.
MAISON 5	Succès sentimentaux, de qualité, dons pour l'enseignement, talent pour le théâtre, les divertissements publics.
MAISON 6	Poste de responsabilité dans le travail, protection contre la maladie, amour des animaux.
MAISON 7	Mariage fortuné, conjoint élevé, autoritaire, réussite par les contrats et associations, rivaux puissants mais loyaux.
MAISON 8	Conjoint fortuné, gains par contrats, héritage important, intérêt pour l'occulte, dons pour l'assurance, forces à ménager.
MAISON 9	Dons pour la philosophie, le droit, les études supérieures, attrait pour l'étranger, les grands voyages, l'import-export.
MAISON 10	Situation de premier plan, réussite sociale remarquable, toutes vos énergies sont centrées sur l'éclat de votre statut social.
MAISON 11	Nombreuses relations d'amitié, protections influentes, amis fidèles, sélectionnés, projets vastes, ambitieux.
MAISON 12	Esprit de dévouement, d'abnégation, goût de la vie retirée, dons pour soigner les malades, protection contre les épreuves.

ACTION DE LA LUNE DANS LES DIFFÉRENTES MAISONS

MAISON 1	Nature sensible, émotive, romanesque, attachement à la mère, à la famille, popularité mais fluctuations, indécision.
MAISON 2	Gains de sources diverses, travail en famille, gains par l'alimentation, dépenses pour le foyer, soutien pour les femmes.
MAISON 3	Changements fréquents de milieu et d'entourage, nombreux déplacements en groupe, journalisme.
MAISON 4	Fort attachement au foyer, forte influence de la mère, vie d'intérieur, changements de résidence, goût pour le passé.
MAISON 5	Plaisirs variés, goût des réunions joyeuses, désir de plaire, relations amoureuses éphémères, nombreux enfants.
MAISON 6	Santé délicate, mauvaise hérédité maternelle, troubles gastriques, chance dans service public, popularité au travail.
MAISON 7	Nombreux contacts sociaux, nombreuses occasions d'association, d'union, mais une certaine instabilité de part et d'autre.
MAISON 8	Rêves fréquents, impressionnabilité, occultisme déconseillé, dons et cadeaux, goût du mystère.
MAISON 9	Idéal de sociabilité, de solidarité, idées changeantes, voyages importants, popularité à l'étranger.
MAISON 10	Succès dans le contact avec la foule, surtout auprès des femmes, souplesse sociale, variété d'occupations.
MAISON 11	Nombreuses relations d'amitié, réunions, sorties un peu superficielles, projet trop changeants.
MAISON 12	Nostalgie, goût de la solitude, du calme, dons psychiques, les femmes sont peu favorables, surveillez l'estomac.

ACTION DE MERCURE DANS LES DIFFÉRENTES MAISONS

MAISON 1	Intelligence, vivacité, adresse, don pour la parole et l'écriture, goût de l'étude, mobilité, échanges.
MAISON 2	L'intelligence et l'habileté sont au service du désir de gains, talent d'intermédiaire, revenus variés.
MAISON 3	Réussite dans les études, assimilation rapide, talent de polémiste, don pour la publicité, déplacements fréquents.
MAISON 4	Hérédité intellectuelle, changements de domicie, achat et vente d'immeubles, lucidité mentale tardive.
MAISON 5	Attirance pour les personnes jeunes et intelligentes, amours cérébralisés, jeux éducatifs, cyclisme, enseignement.
MAISON 6	Activités de secrétariat, d'écritures, de classement, d'analyse, d'assistance ; bronches à surveiller.
MAISON 7	Intelligence appréciée par les autres, contrats pour des travaux littéraires, scientifiques, mariage avec partenaire plus jeune.
MAISON 8	Intérêt pour les problèmes psychiques, aptitude au contrôle, aux écrits relatifs aux assurances, successions, partages.
MAISON 9	Capacité de haute érudition, clarté d'esprit, don de conférencier, professorat, droit, relations avec l'étranger.
MAISON 10	Réussite sociale par occupations commerciales, littéraires ou scientifiques, travail en association, travaux multiples.
MAISON 11	Amitiés intellectuelles, correspondance amicale, projets ingénieux mais persévérance insuffisante.
MAISON 12	Dons pour les recherches de laboratoire, pour l'étude des choses cachées, discrétion, méfiance.

ACTION DE VÉNUS DANS LES DIFFÉRENTES MAISONS

MAISON 1	Charme, gentillesse, gaieté, sociabilité, désir de plaire, vie heureuse, protection contre la violence.
MAISON 2	Gains aisés par un travail agréable, commerce de luxe, mode, femmes favorables, dépenses pour le confort.
MAISON 3	Dons pour la poésie, la musique, l'art, excellentes relations avec l'entourage, lectures romantiques, voyages plaisants.
MAISON 4	Vie familiale heureuse, amour de la famille, intérieur confortable, amour au foyer, chance dans les placement immobiliers.
MAISON 5	Succès sentimentaux, goût des spectacles, succès dans l'enseignement d'un art, enfants affectueux, chance au jeu.
MAISON 6	Santé équilibrée, sensibilité de la gorge et des reins, éviter le surmenage, collaborateurs dévoués, travail facile.
MAISON 7	Mariage heureux, vie en société élégante et gaie, contrats fructueux sans conflits, pas d'ennemis.
MAISON 8	Dons, cadeaux artistiques, héritage profitable, conjoint fortuné, sommeil reposant.
MAISON 9	Culte de la paix, philosophie souriante, esthétisme, chance à l'étranger, voyages réussis, union à l'étranger.
MAISON 10	Succès social par sympathie, par les femmes, carrière artistique, ou commerce de luxe.
MAISON 11	Amitiés féminines, amis artistes, projets amoureux.
MAISON 12	Dévouement envers les malades, mélancolie, désir de recueillement et de sacrifice.

ACTION DE MARS DANS LES DIFFÉRENTES MAISONS

MAISON 1	Nature énergique, impulsive, forte capacité d'action, courage, robustesse, virilité, goût de la lutte.
MAISON 2	L'action, l'esprit d'entreprise sont au service du désir de gain, fortes rentrées, fortes dépenses, l'audace paie.
MAISON 3	Don pour mettre les idées en pratique, pensée rapide, talent oratoire, goût pour la vitesse, voyages hâtifs.
MAISON 4	Hérédité active, père homme d'action, vigueur maintenue longtemps, accroissement du patrimoine immobilier.
MAISON 5	Ardeur, passion en amour, désir sexuel précoce, goût des sports violents, besoin de conquête.
MAISON 6	Travail dans la mécanique, dans l'armée, la police, zèle au travail, tendance aux maladies aiguës mais récupération rapide.
MAISON 7	Mariage précoce, partenaire énergique, succès par l'activité des associés, conflits, rivalités, procès.
MAISON 8	Grande puissance sexuelle, puissance psychique, dispute en cas d'héritage, actions héroïques.
MAISON 9	Opinions catégoriques, passionnées, propagandisme, valorisation de la force, études d'ingénieur, safaris, succès à l'étranger.
MAISON 10	Carrière active, d'industriel, de militaire, de chirurgien, maniement d'outils de fer, goût de vaincre les obstacles, victoires.
MAISON 11	Plans audacieux mais impatience, amis sportifs.
MAISON 12	Activité secrète ou s'exerçant dans des lieux calmes, éventuellement dangereuse, ennemis secrets, danger par virus.

ACTION DE JUPITER DANS LES DIFFÉRENTES MAISONS

MAISON 1	Caractère jovial, bienveillant, bon sens, dynamisme, constitution imposante, confiance en soi, embonpoint.
MAISON 2	Avantages financiers importants, crédit large, goût du faste, sens financier, commerce de gros.
MAISON 3	Réussite d'études, largeur de vues, aptitudes de juriste, sens commercial, talent littéraire, bon voisinage.
MAISON 4	Origines aisées, parents notables, chance dans le développement du patrimoine foncier, fin de vie heureuse.
MAISON 5	Chance pure aux jeux de hasard, bons placements financiers, pédagogie, sport, distractions saines.
MAISON 6	Protection contre la maladie, travail lucratif, efficacité professionnelle, amour des chevaux.
MAISON 7	Mariage heureux, conjoint de niveau social supérieur, relations mondaines, contrats importants, accords amiables.
MAISON 8	Protection contre une mort violente, fortune par conjoint, gratifications, intéressements, sérénité.
MAISON 9	Principes religieux, tolérance, études supérieures, magistrature, chance à l'étranger, voyages fructueux.
MAISON 10	Brillante réussite sociale, profession libérale, banque, finance, bonne réputation, position solide.
MAISON 11	Excellentes relations amicales, appuis financiers et moraux aux projets de grande envergure.
MAISON 12	Générosité, philanthropie, mysticisme, goût pour la vie religieuse, protection contre les ennemis.

ACTION DE SATURNE DANS LES DIFFÉRENTES MAISONS

MAISON 1	Nature sérieuse, pondérée, ordre, méthode, lenteur, froideur, économie, sens des responsabilités.
MAISON 2	Gains réguliers mais limités, dépenses contrôlées, sens des questions immobilières et foncières.
MAISON 3	Sens de la précision, logique, besoin d'isolement pour étudier, voyages préparés, contacts sérieux.
MAISON 4	Père austère, éducation stricte, attachement aux traditions, dons pour l'agriculture, les mines.
MAISON 5	Goûts des délassements calmes, des jeux d'échecs, attirance vers des personnes plus âgées.
MAISON 6	Tendance aux refroidissements, aux rhumatismes, emplois subalternes, travaux précis et fatigants.
MAISON 7	Mariage tardif avec partenaire plus âgé, sérieux, stable, mais peu expansif, vie sociale réduite, sélective.
MAISON 8	Héritage immobilier, accroissement du capital par l'économie du conjoint.
MAISON 9	Opinions conservatrices, morales, austères, idéal rigoureux, intolérance, goût pour les mathématiques.
MAISON 10	Réussite lente par ambition persévérante, talent d'administrateur, sens politique, prestige sans popularité.
MAISON 11	Projets tenaces, systématiques, à long terme, amis âgés, sérieux, fidèles.
MAISON 12	Limitations volontaires ou non de votre liberté, travaux secrets, tâches fastidieuses, obscures.

ACTION D'URANUS DANS LES DIFFÉRENTES MAISONS

MAISON 1	Indépendance, originalité, goût du progrès, solidarité, comportement imprévisible, intuition, coopération.
MAISON 2	Gains par profession indépendante, par inventions, chances et tuiles brusques, irrégularité financière.
MAISON 3	Études sélectives, expériences personnelles, modernisme, risque d'accidents en déplacements.
MAISON 4	Milieu familial original, bohème, mobilier ultra-moderne, foyer très libre, risque de séparation.
MAISON 5	Liaisons soudaines, coups de foudre, excentricité, joueur, goût des performances mécaniques, du risque.
MAISON 6	Nervosité, difficulté à se détendre, travail autonome, de spécialiste, attitude peu disciplinée.
MAISON 7	Mariage brusque, union libre, partenaire indépendant, relations intellectuelles, instabilité des contrats.
MAISON 8	Aptitudes de psychologue, forte intuition pour pénétrer les secrets, gains par les associés.
MAISON 9	Idéal de progrès, de fraternité, idées révolutionnaires, talent pour les techniques avancées.
MAISON 10	Dons pour le lancement de nouveautés techniques, succès par réforme, carrière indépendante, changeante.
MAISON 11	Projets ingénieux, réalisables dans des conditions subites, amis francs, intelligents.
MAISON 12	Possibilité d'adhérer à une secte, dévouement à une communauté.

ACTION DE NEPTUNE DANS LES DIFFÉRENTES MAISONS

MAISON 1	Grande sensibilité, tendances spirituelles, idéalistes, moments d'inspiration, de génie, isolement.
MAISON 2	Gains importants par publicité, spéculations commerciales, combinaisons exceptionnelles.
MAISON 3	Assimilation extraordinaire, imagination vive, don pour la publicité, voyages imaginaires.
MAISON 4	Piété familiale, foyer recueilli, intime, sérénité, béatitude.
MAISON 5	Relations idéalistes, platoniques, exaltation sentimentale, désir d'évasion, talent spéculatif.
MAISON 6	Maladies psychiques, intoxication nerveuse, occupation désintéressée au service des souffrants.
MAISON 7	Partenaire exerçant une forte emprise psychique, relations compliquées, contrats illusoires.
MAISON 8	Héritages compliqués.
MAISON 9	Tendances mystiques, dévotion, dons pour l'étude des problèmes métaphysiques, génie mais utopie.
MAISON 10	Talent pour les vastes combinaisons liées aux trusts, succès par la mer, la psychologie, succès par les masses.
MAISON 11	Projets idéalistes mais utopiques, amis évolués, spiritualistes.
MAISON 12	Attrait pour le mystérieux, l'occulte, médiumnité, dévouement secret.

ACTION DE PLUTON DANS LES DIFFÉRENTES MAISONS

MAISON 1	Grande puissance passionnelle, force sexualité, attitude de justicier, capacité de pénétrer les secrets.
MAISON 2	Gains secrets, héritages favorisés.
MAISON 3	Intelligence des choses cachées, destructrice, déplacements entourés de secret.
MAISON 4	Danger de destruction du foyer. Capacité de reconstruire celui-ci.
MAISON 5	Relations sentimentales passionnées, liaison cachée, forte créativité, conflit avec les enfants.
MAISON 6	Maladie possible des organes génitaux. Talent de réorganisation dans le travail.
MAISON 7	Conjoint passionné, risque de rupture des associations, ennemis cachés.
MAISON 8	Magnétisme, forte sexualité.
MAISON 9	Bouleversements des opinions et des idéaux, espionnage à l'étranger.
MAISON 10	Sens des affaires, capacité de profiter des bouleversements pour réussir, aptitude à transformer.
MAISON 11	Projets en constante évolution, amis occultes.
MAISON 12	Ennemis cachés, épreuve concernant la sexualité.

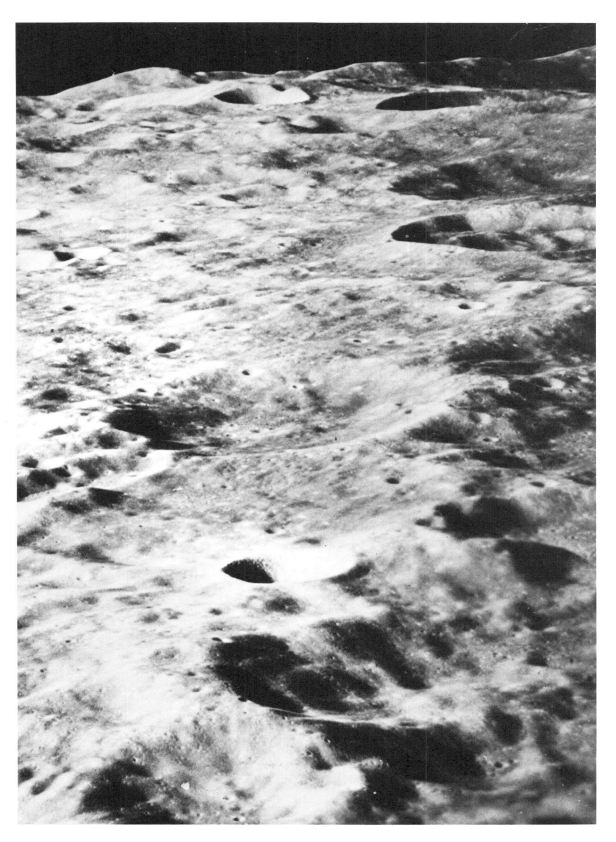

La Lune et ses cratères inquiétants. Photo prise par les astronautes d'Apollo X.

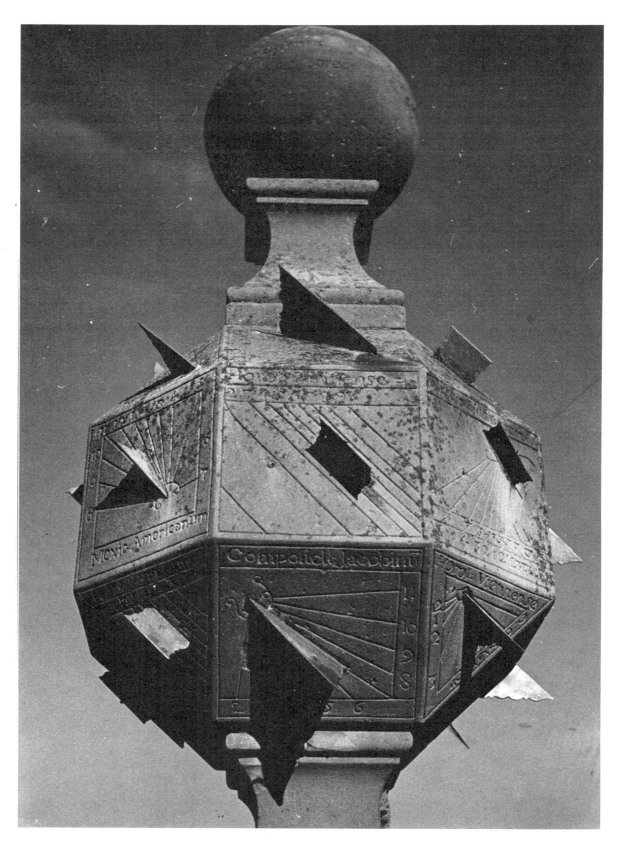

Chacun des vingt-quatre cadrans solaires du couvent de Sainte-Odile marque chacune des vingt-quatre heures du jour.

Comment interpréter les signes dans les Maisons

Le Cancer dans les Maisons

Cancer en Maison I

« Cette maison est un point de départ [...] mais aussi d'arrivée. Elle peut représenter un retour éternel de phénomènes fondamentaux à répétition » (Lisa Morpurgo) [1]. Elle indique traditionnellement le lieu où s'expriment les composantes de la personnalité — et non du caractère — avec leur possibilité d'évolution.

En I, le Cancer donne une tendance à l'introspection, à la fragilité psychologique, avec inquiétudes, peur d'autrui, curiosité pour l'irrationnel, l'inconnu, l'occulte.

Cancer en Maison II

En II, le Cancer donne un comportement de refus total ou partiel à l'égard des biens matériels. La carapace du crabe le protège, ici, de la dépendance « économique », de la recherche du confort, du « standing », etc. En revanche, il peut donner de l'imagination dans ce domaine, si bien qu'on verra des intérieurs ou des objets marqués par la fantaisie lunaire.

Cancer en Maison III

En III, le Cancer n'établit pas facilement de relations avec son entourage proche : frères et sœurs, camarades d'école, de lycée ou de faculté, et plus tard, voisins de palier ! Donne un blocage sur tout rapport facile et superficiel, sur les relations légères ou mondaines. Les informations par radio ou télévision sont honnies : on leur préfère la presse écrite. ·

Cancer en Maison IV

Le Cancer est ici dans ce qu'il est convenu d'appeler *sa* Maison. Celle de la famille, des enfants, du loyer, des bases à la fois parentales et filiales du sujet. C'est le lieu de sa personnalité intime, privée, et du lien très fort qui l'attache à ses origines. C'est une bonne maison pour le signe, il s'y sent à l'aise, en sécurité, protégé du monde extérieur. Le sujet éprouve un goût profond pour la vie et les réunions de famille, sans étrangers.

Cancer en Maison V

La Maison V étant la maison des plaisirs, des distractions, du trop-plein de vie, elle se limite en Cancer — qui n'est pas, rappelons-le, un signe de santé, ni de grande résistance physique — à des joies simples : mots croisés après le travail, ou jeux de société paisibles, ou petits travaux d'artisanat. La distraction sociale, les sorties du soir sont considérées la plupart du temps en Cancer comme superflues, voire ennuyeuses. En revanche, le sujet privilégiera la distraction personnelle, qui fait intervenir l'imagination.

1. *Op. cité.*

Le Grand Livre du Cancer

Cancer en Maison VI

C'est la maison du quotidien, des petits travaux journaliers, des choses et des êtres qui dépendent du natif : la maison (pour la ranger, par exemple), le bureau, le lieu de travail (pour les affaires courantes, le classement, le fonctionnel et le routinier). On mesure, dans cette maison, la capacité du natif à recommencer tous les jours les mêmes petites corvées, à s'occuper régulièrement des mêmes petites tâches. En Cancer, signe de fantaisie, de petits changements permanents (à l'inverse du Verseau qui bouleverse tout), cette maison VI est mal servie. Aucune discipline dans la hiérarchie des problèmes à régler, aucune méthode.

Cancer en Maison VII

La Maison VII représentant tout ce qui concerne les alliances et les associations, elle acquiert, en Cancer, des caractéristiques lunaires : sous-estimation de sa valeur propre, surestimation de la valeur des autres. Besoin d'être protégé, choyé, conforté, un peu comme un enfant, dans le mariage. Apporte, dans une association, un élément de création très fort, d'imagination et de renouvellement, mais participe de loin, sans vraiment se sentir impliqué (même s'il prend toujours ses responsabilités). Fondamentalement solitaire, intériorisé.

Cancer en Maison VIII

La Maison VIII étant celle de la mort (physique ou psychologique) et de la résurrection, elle a des affinités avec le Cancer : d'abord parce que le Cancer représente la fécondité, l'enfantement, donc la vie après la mort, ensuite parce que c'est un signe fort du point de vue de l'imagination créatrice.

D'où possibilité, pour la Maison VIII en Cancer, de recréer ou de reconstituer ce qui est mort. Au premier degré, le sujet fait revivre en imagination un parent mort. Au deuxième degré, il utilise, il recompose sa souffrance en créant.

Cancer en Maison IX

C'est la maison de la quête spirituelle, philosophique ou géographique. Les limites cancériennes éclatent, le signe se laisse attirer par les grands espaces que suggère la maison, les interrogations métaphysiques, métapsychiques, archéologiques ou ethnologiques.

Mais le Cancer, inhibé, fragile, qui doit toujours transporter sa coquille avec lui, peut freiner, surtout à partir de quarante-cinq ans, les grands voyages que propose le secteur IX : le nouveau, l'inconnu. Alors, les explorations se font en imagination, et l'invention cancérienne remplace son défaut d'énergie.

Cancer en Maison X

Cette maison, à laquelle est attribuée la vocation d'un individu, son expression professionnelle dans ce qu'elle peut avoir de rayonnant, de remarquable, de volontaire, cette maison, disais-je, n'est pas particulièrement à son aise en Cancer. Il existe une contradiction fondamentale entre la réserve timide et maladroite du signe et l'assurance, la confiance dynamique, l'autorité qu'appelle le secteur X.

En réalité, la contradiction est neutralisée si le sujet se réalise dans une profession nettement cancérienne où la création, l'invention, l'inattendu, l'étrange, le nouveau ont la meilleure part. Il faut éviter les carrières administratives, et d'une manière générale, toutes celles qui excluent l'interprétation subjective, les initiatives personnelles, les décisions individuelles et autonomes.

Cancer en Maison XI

Lisa Morpurgo attribue à cette maison une force toute particulière : « Elle est, en un certain sens, la section d'or du thème zodiacal. Elle indique la possibilité de parvenir à un examen objectif de soi-même et des circonstances, de s'adapter à ces dernières et au caractère d'autrui, en jugeant avec objectivité mais aussi indulgence, les besoins, les faiblesses, et les qualités des autres. [...] La Maison XI est celle de la tolérance, des idées larges, d'une volonté accommodante et compréhensive. »

En Cancer, les idées larges s'évadent dans l'imaginaire — souvent aux dépens du réel —, l'amitié acquiert malgré tout quelque chose de passionnel, d'exclusif, d'enveloppant, mais le sujet s'adapte particulièrement bien au milieu social dans lequel il a choisi d'évoluer après une dure sélection intérieure.

Cancer en Maison XII

On l'appelle la maison du destin, de la fatalité. Je préfère dire que c'est la maison des événements sur lesquels la volonté humaine ne peut agir, « les grandes épreuves de la vie », comme le dit encore Lisa Morpurgo. C'est le lieu où le natif s'isole, prend de la distance pour se préparer à la mort. Le Cancer, en ce secteur, donne la faculté de s'abstraire totalement du réel, l'imaginaire empiète alors complètement sur la vie et si une planète lourde comme Saturne ne vient pas peser sur ce secteur, il donne une créativité inépuisable, un besoin de nier la fin des choses par une prolifération magique d'œuvres d'art, une production ininterrompue dans la solitude et l'isolement.

Le Lion dans les Maisons

Lion en Maison I

Cette Maison a trait au sujet dans ce qu'il a de plus représentatif et de plus évident. Elle concerne votre extériorité physique et la conscience que vous acquérez peu à peu de vous-même. Une Maison I fortement chargée signale un natif préoccupé avant tout de sa personne et faisant de celle-ci son principal centre d'intérêt : on voit tout de suite ce que ça peut donner dans le cas du Lion. Je crois bon, par ailleurs, de vous rappeler que la pointe de la Maison I s'appelle l'Ascendant. Toute planète située à proximité de l'Ascendant a de fortes chances d'être l'une des dominantes de votre thème.

Lion en Maison II

Cette Maison est censée renseigner sur votre attitude face à l'argent, sur vos aléas financiers, sur la nature de vos gains. Pour juger sainement de la question, l'astrologue peut bien se contenter de considérer vos planètes dominantes, ainsi que les aspects lunaires, jupitériens et vénusiens. Si, conformément à la tradition, l'argent occupe une place prépondérante dans votre existence, cherchez plutôt de ce côté-là et regardez aussi où se trouve votre Ascendant : il est peut-être dans le signe thésauriseur et engrangeur du Cancer. Pour l'astrologue qui s'obstine à déceler dans le thème des événements et des faits précis, une Maison II en Lion est un indice de fortune et de réussite financière, quoique certains auteurs vous jugent suprêmement désintéressé et attiré par des métiers plus honorifiques que lucratifs. Pour ce qui est de la source des gains, on mentionne habituellement l'enseignement, le spectacle et les commerces de luxe.

Le Grand Livre du Cancer

Lion en Maison III

Les attributions classiques de cette Maison sont multiples : rapports avec frères et sœurs, cousins et voisins, petits déplacements, correspondance, publications littéraires, intelligence pratique, enseignement primaire. Les compilateurs classiques parlent de prix littéraires, de frères haut placés, de déplacements profitables, se cantonnant surtout aux réunions mondaines et aux spectacles. Si vous avez vraiment la bougeotte et si vous êtes pris d'une frénésie de communication et d'énergie, voyez plutôt la force de votre Mercure, de votre Mars et de votre Lune. Quant à votre Ascendant, il pourrait se situer dans les derniers degrés des Gémeaux, ça expliquerait aussi bien des choses.

Lion en Maison IV

En analogie avec sa position au Fond-du-Ciel, la Tradition associe à cette Maison tout ce qui constitue la souche, les bases, les racines profondes. Elle concerne donc l'atavisme, l'hérédité, le terroir, le domicile, la famille. Pour faire bonne mesure, on y rajoute aussi la fin des choses, les trésors cachés, la sépulture et l'héritage de propriétés. Du Lion en Maison IV, nos élucubrateurs à chapeau étoilé s'accordent à déduire une prestigieuse galerie d'ancêtres ou tout au moins des parents haut placés. Ce qui ne laisse pas de rendre perplexe si l'on songe que les frères et sœurs d'une même famille ont très rarement la Maison IV dans le même signe.

Lion en Maison V

Cette Maison concerne vos amours, votre progéniture, vos œuvres, vos amusements et vos spéculations. Dans la logique de l'astrologie traditionnelle, avec l'appoint du Lion, vos amours ne sauraient être qu'ardents et dignes, votre progéniture remarquable, vos œuvres brillantes, vos amusements fastueux et vos spéculations fructueuses. Si ça n'est pas tout à fait le cas, plutôt que de vous adresser à un bureau des réclamations, qui d'ailleurs n'existe pas, cherchez l'explication du côté de vos planètes et signes dominants, tenez compte de la position et des aspects de la Lune, de Vénus, de Neptune et de Jupiter. A mon humble avis, vous auriez mieux fait de commencer par là, les déductions sont nettement plus sûres.

Lion en Maison VI

Cette Maison met l'accent sur vos problèmes de santé, sur votre travail dans son côté terre à terre et astreignant, sur vos relations avec les subordonnés, les petites gens, les oncles et les tantes, les animaux domestiques. Quant aux oncles, tantes et menues bestioles, le Lion se sent à leur égard un peu amoindri.

Lion en Maison VII

Logiquement, le Lion en Maison VII devrait donc vous conduire, plus que jamais, à percevoir le conjoint, le partenaire, l'adversaire ou l'associé d'après votre propre image. Selon votre dominante planétaire, vous êtes incité à modeler de force vos vis-à-vis à ladite image, ou bien vous vous contentez de vivre vos aspirations léoniennes par délégation, par le biais d'un complémentaire en qui vous avez décelé de prometteuses potentialités.

Lion en Maison VIII

Si l'on en croit la tradition, avec une Maison VIII fortement occupée, votre existence, d'une manière ou d'une autre, sera marquée par la mort et par ses conséquences. Les deuils, les testaments, les héritages sont censés prendre une importance toute particulière. Ou alors, vous vous contentez de brasser des idées morbides et suicidaires et de mettre la

Comment interpréter les signes dans les Maisons

mort au centre de toutes vos théories. Moins macabrement, cette Maison est également en rapport avec l'argent du conjoint et des associés. L'astro-psychologie, d'une façon plus générale, en fait la Maison des crises, des transformations, des régénérations et de la sexualité. On devine ce que peut donner, dans l'optique du traditionaliste, le Lion en Maison VIII : la mort par accident cardiaque, le grandiose héritage, les honneurs posthumes et autres joyeusetés.

Lion en Maison IX

Pour la Tradition, c'est la Maison des grands élans vers le lointain et vers le spirituel : elle concerne aussi bien les longs voyages et les rapports avec l'étranger que l'intelligence spéculative, la religion, la philosophie, l'enseignement supérieur. L'interférence avec le Lion est censée apporter générosité et noblesse de pensée, hautes fonctions universitaires, diplomatiques ou ecclésiastiques, attrait pour les longs périples honorifiques et représentatifs. Cela peut se vérifier surtout, à mon humble avis, en cas de dominance plutôt harmonique de Mars, Jupiter, Saturne et Neptune. Mars met l'accent sur le goût de l'action, de l'entreprise et de l'aventure. Jupiter insiste sur le côté officiel et pontifiant. Saturne favorise la réflexion, la méditation et le détachement, tandis que Neptune sensibilise à l'inconnu, au collectif, à l'universel et à toute autre transcendance qu'il vous plaît d'imaginer. Notons pour finir qu'une planète située dans les quinze derniers degrés de cette Maison peut être considérée comme conjointe au Milieu-du-Ciel et qu'elle a par conséquent de sérieuses chances de figurer parmi les dominantes de votre thème.

Lion en Maison X

Cette Maison importante, qui valorise les planètes qui s'y trouvent, concerne la façon dont vous vivez votre carrière, votre engagement socio-professionnel dans ce qu'il a de plus officiel et de plus formel. Pour les astrologues qui interprètent un thème en y cherchant des événements, elle renseigne sur les chances de succès, la célébrité éventuelle, les honneurs, le pouvoir que vous pouvez acquérir, et naturellement sur les éventualités contraires : les risques d'échec, de déshonneur, de chute. Comme on s'en doute, pour les manuels classiques, la présence du Lion dans ce secteur est éminemment prometteuse : autorité, vedettariat, brillante ascension, réussite magistrale dans les domaines de l'art, de l'éducation, de la politique, de la mode, de la joaillerie, du théâtre et j'en oublie certainement.

Lion en Maison XI

Cette sympathique Maison a trait aux amitiés, aux espérances et aux projets. Selon l'interprétation la plus traditionnelle, le Lion dans ce secteur devrait vous valoir des amis brillants, fidèles, enthousiastes et quelque peu dominateurs, des relations puissantes et des protections en haut lieu. Vos projets, enfin, ne sauraient qu'être empreints de grandeur, de noblesse ou d'outrecuidance. En fait, pour que votre vie amicale soit euphorique, détendue et sans problèmes, il suffit bien d'une dominance harmonique des planètes Jupiter, Vénus, Mercure et Lune.

Lion en Maison XII

Comme le chanterait Brassens, dans les thèmes sans prétention, elle n'a pas bonne réputation, cette fichue Maison XII ... On lui attribue en effet les épreuves majeures et les grands chagrins. Maladies chroniques, hospitalisations, exils, emprisonnements sont de son triste ressort. Elle passe pour prédisposer à une existence marquée par

Le Grand Livre du Cancer

le secret, les choses cachées, la vie occulte. Les ennemis sournois et les complots y élisent également domicile, en bonne compagnie avec les vices et les tendances au suicide. Le pauvre Lion prisonnier à perpétuité des barreaux de ses inhibitions. A ce propos, remarquons tout de même que le Lion en Maison XII correspond presque immanquablement à un Ascendant Vierge, ce qui peut expliquer bien des choses. Examinez les grandes dissonances de votre thème, en particulier celles de Neptune, Saturne et Pluton.

La Vierge dans les Maisons

Vierge en Maison I

La pointe de la Maison I étant délimitée par l'Ascendant, le sujet a donc l'Ascendant en Vierge, ce qui lui confère les principaux traits de caractère décrits au cours du chapitre consacré à la caractérologie. Il convient, bien sûr, de faire la synthèse entre les caractéristiques du signe ascendant et celles du signe de naissance.

D'autre part, si l'Ascendant se trouve dans les derniers degrés d'un signe, la Maison I repose presque totalement sur le signe suivant. Dans ce cas, l'influence de ce signe prend une importance accrue, dont il faut tenir compte dans l'interprétation.

Vierge en Maison II

Cette position indique une attitude parcimonieuse vis-à-vis des biens matériels. Une certaine avarice est probable, mais elle est limitée aux petites choses. Toutefois, le sujet n'ayant pas de besoins très importants, il doit réussir à s'accommoder d'une existence un peu chiche. La prudence naturelle du signe interdit les spéculations hasardeuses ou les risques excessifs. Le sujet gère son budget avec sagesse.

Vierge en Maison III

La timidité inhérente au signe freine quelque peu les contacts avec le milieu social. Le sujet demeure sur la défensive, et met un certain temps avant de se sentir détendu, en confiance avec de nouvelles connaissances. S'il ne fait pas un usage immodéré du téléphone, il se livre plus facilement par lettres. Sa correspondance épistolaire sera soigneuse, méthodique et, dans l'ensemble, assez fournie.

Le sujet est plutôt sédentaire, il renonce souvent aux possibilités de petits voyages.

En revanche, l'intelligence pratique est très développée. Les réalisations à court terme sont favorisées, les occasions sont exploitées habilement.

Goût pour les études et grande curiosité intellectuelle.

Vierge en Maison IV

Le sujet se plaît dans un cercle familial étroit. Peu attiré par les mondanités, il ne se sent bien qu'en petit comité. Sédentaire, il aime ses habitudes et peut se montrer tatillon, au risque d'incommoder les membres de sa famille.

Le foyer domestique est surtout considéré sous l'angle le plus utilitaire. Le sujet aimera vivre dans un décor simple, avec un mobilier solide et fonctionnel. Il fera passer au second plan les critères d'ordre esthétique.

Les rapports avec les parents ne sont pas très chaleureux, ils sont plutôt fondés sur le respect et la déférence. Cependant, du fait d'un grand attachement aux traditions, les vertus « travail - famille - patrie » sont exaltées.

284

Comment interpréter les signes dans les Maisons

Vierge en Maison V

Le besoin de sécurité affective est important, toutefois le sujet ne fait sans doute pas passer sa vie sentimentale au premier plan (à moins, bien sûr, que des planètes d'affectivité ou de sensualité n'occupent ce secteur).

La pudeur freine la sensualité. Le sujet n'apprécie pas les aventures sans lendemain. Il préfère une liaison stable, durable, mais pas trop envahissante. Il ne sait pas vraiment se détendre ou se distraire, encore moins perdre du temps. Quoi qu'il en soit, le sujet préfère les plaisirs calmes (lectures, jeux de cartes) aux loisirs de groupe ou aux sports exigeant une grande dépense physique.

L'amour pour les enfants ne se traduit pas par des démonstrations débordantes, mais plutôt par un soin très attentif porté à leur hygiène, à la propreté de leurs vêtements.

Vierge en Maison VI

Il existe de grandes affinités entre le secteur et le signe. Le sujet est très consciencieux, très méticuleux dans son travail. Il accomplit à la perfection les tâches de routine. Ses principales qualités : l'ordre, la méthode, le sens de l'organisation.

Par contre, il risque de manquer d'envergure et de se contenter de postes subalternes sans réel rapport avec ses capacités. Il a facilement une mentalité de « rond-de-cuir ». Les rapports avec les collaborateurs sont généralement satisfaisants. Le sujet sait se montrer serviable et dévoué.

Les tendances hypocondriaques du signe sont renforcées dans ce secteur qui concerne également la santé.

Les servitudes de la vie quotidienne sont bien acceptées, et les corvées domestiques accomplies avec diligence et efficacité.

Vierge en Maison VII

D'une façon générale, les rapports avec les autres sont fondés sur la sélectivité. Le sujet ne se lance pas à l'aveuglette dans le mariage ou dans toute autre forme d'association. Il n'apprécie pas à proprement parler la solitude mais la choisira plutôt que de consentir à une union mal assortie.

Une autre tendance du signe (qui devra être renforcée par d'autres configurations du thème) inclinera au contraire le sujet à faire un mariage de raison ou d'intérêt, surtout si, à force de tergiverser, il a raté « les bonnes occasions ».

Le sujet peut choisir l'union libre (à condition qu'il n'y ait pas d'enfants). Mais s'il décide d'être uni à son partenaire par les liens du mariage, il s'opposera alors farouchement à un éventuel divorce.

Les associations peuvent être assez fructueuses, encore que le sujet risque d'avoir des « comptes à rendre ». Il s'efforcera de choisir ses associés sur la base d'affinités sélectives.

Vierge en Maison VIII

L'idée de la mort n'est pas une source d'angoisse insoutenable dans la mesure où le sujet accepte, au départ, son caractère inéluctable et implacable. Mais sa prévoyance et son réalisme l'incitent à prendre des dispositions d'ordre purement pratique et à s'assurer que sa famille ne manquera de rien après sa disparition.

Le sujet peut faire preuve d'exigences tatillonnes en ce qui concerne les problèmes d'héritages. S'il se sent (à tort ou à raison) floué, il peut révéler certaines tendances mesquines.

L'attitude vis-à-vis de la sexualité est assez ambiguë. Le sujet, dans son exigence de pureté, s'accommode mal d'avoir des besoins sexuels importants. D'où des risques de complexes, d'inhibitions débouchant sur des frustations.

285

Le Grand Livre du Cancer

Vierge en Maison IX

La prudence restrictive du signe freine l'invitation au voyage, cependant la curiosité intellectuelle du sujet peut avoir raison de ses hésitations. Mais il a besoin d'organiser méthodiquement ses longs déplacements. Il ne laisse jamais rien au hasard. Ce n'est pas lui qui partira « le nez au vent », à l'aventure.

La prédominance de la fonction pensée chez la Vierge met toutefois l'accent sur le développement des connaissances. Le sujet est très soucieux d'élargir constamment son horizon intellectuel. Il a de grandes aptitudes pour les études, d'autant qu'il a un goût marqué pour les diplômes. L'acquisition des connaissances se fait « dans les règles ». Le sujet, très attentif et appliqué, aime s'entourer de professeurs susceptibles de le conseiller utilement. Quel que soit le domaine concerné, il aime prendre des leçons et se révèle un élève assidu.

Le sujet peut également, dans certains cas, se dévouer totalement à une cause qu'il estime juste, voire se sacrifier au nom d'un idéal.

Vierge en Maison X

La Maison X exprime les tendances à la lutte pour la réussite sociale, et le degré d'ambition. Or, le signe de la Vierge pécherait plutôt par excès de modestie. Loin de rechercher les honneurs, il s'en méfie. A tout prendre, il préfère servir que commander, et choisit la coulisse, abandonnant volontiers le devant de la scène aux ambitieux.

Le sujet peut avoir tendance à se sous-estimer, et l'essor de sa carrière risque de s'en ressentir. Néanmoins, dans les limites qu'il s'impose, il tient à réussir, et sa conscience professionnelle, son sens de l'organisation sont ses plus précieux atouts.

La conquête d'une position sociale élevée peut, en revanche, devenir un objectif majeur en cas d'angularité (au Milieu du Ciel, notamment, d'une planète de représentativité : Soleil, Jupiter ou Uranus). Dans ce cas, le professionnalisme et la compétence, caractéristiques du signe, deviendront des facteurs déterminants de réussite, en particulier dans les carrières administratives et publiques.

Vierge en Maison XI

Le sujet choisit ses amis en fonction d'affinités électives. Il en a très peu, mais ceux-là sont triés sur le volet. Il cherche surtout à s'entourer d'êtres intelligents ou très cultivés. Comme il fait rarement les premiers pas, ce sont les autres qui doivent venir à lui, mais une fois qu'il a accordé son amitié, c'est généralement pour la vie. Cependant, il peut arriver qu'une amitié de plusieurs années soit rompue brusquement du fait de la sévérité morale excessive du sujet. Celui-ci ne supporte pas d'être déçu.

Cette personne fuit les mondanités, préférant les ambiances intimes, tranquilles. Par extension, elle se refuse à cultiver « les relations utiles » et choisit, délibérément, de ne pas exploiter certaines occasions.

Vierge en Maison XII

Les grandes épreuves de la vie sont généralement acceptées avec fatalisme. Elles peuvent également être l'occasion, pour un sujet, de révéler sa grandeur d'âme ou son abnégation.

Cependant, les risques de renoncement a priori ne sont pas exclus, d'autant plus que la lucidité se double de pessimisme. C'est la déchéance physique ou intellectuelle que le sujet aura le plus de mal à assumer.

Il arrive que le détachement des objets matériels soit plus difficile à réaliser que le détachement moral de soi-même.

286

Comment interpréter les signes dans les Maisons

La Balance dans les Maisons

Balance en Maison I

Se reporter au *Soleil dans la Balance* : même signification que pour la Balance en Maison I, légèrement intériorisée.

Balance en Maison II

Une association heureuse ou un contrat avantageux peuvent procurer des gains substantiels. Comme la Balance est liée aux arts, on pense par exemple au contrat que signe le peintre avec une galerie de tableaux ou le musicien avec une maison de disques. Il est bien connu que l'art nourrit mal son homme, surtout quand il n'atteint pas les sommets. Et même alors, rien n'est jamais sûr. Toutefois, la Balance est un signe qui semble porter chance, particulièrement dans les périodes critiques. Enfin, la vie publique est une autre possibilité de gagner sa vie. On pense à la politique qui, indirectement, peut donner l'occasion de signer des contrats « intéressants ».

Les dépenses ont un caractère vénusien. Ce sont celles qui sont liées, entre autres, aux réceptions que l'on donne, ou aux sorties faites avec des amis. D'autre part, la création d'un cadre de vie agréable et raffiné peut entraîner d'importantes dépenses susceptibles de déséquilibrer un budget.

L'équilibre est justement un mot-clé de la Balance, mais c'est un équilibre bien souvent instable, et la situation financière risque d'être fluctuante. Cependant, malgré les hauts et les bas, on peut penser qu'en raison de la protection de Vénus, la situation ne sera jamais vraiment désespérée.

Balance en Maison III

Ce signe en Maison III peut indiquer que l'on est amené à rencontrer des artistes ou bien des gens qui exercent une des nombreuses professions qui sont en rapport avec le droit, ou alors, que le sujet trouve son conjoint parmi les personnes du voisinage, à moins que ce ne soit l'entourage qui « arrange » le mariage.

La Maison III concerne généralement l'intelligence concrète du sujet, ses dispositions et ses moyens d'expression, le langage et les écrits. Autrement dit, tout ce qui lui permet d'entrer en contact avec l'entourage.

Comme la Balance est un signe d'air, l'intelligence sera mobile, souple, prompte, fantaisiste, sensible à la beauté, mais trop soumise aux influences changeantes venues de l'extérieur. Le sujet cherche à plaire et à faire partager ses opinions à son entourage. Le badinage est un mode d'expression qui le séduit et dont il use facilement.

Balance en Maison IV

Si rien ne vient modifier profondément les dispositions naturelles de la Balance, le sujet grandira dans un foyer harmonieux. Il est possible qu'on y cultive un art de vivre raffiné, de sorte que l'enfant baignera dans un climat favorable à l'éclosion de dispositions artistiques.

Il est fort probable que le sujet crée son propre foyer à l'image de celui de ses parents. La Balance, qui est un signe de fête, peut lui donner le goût des réceptions, et sa maison sera largement ouverte aux amis.

La fin de la vie sera paisible. La douceur automnale du signe peut aider le sujet à prendre doucement congé de tout ce qui a fait son existence. Il le fera sans regret puisqu'avec la Balance on entre dans le monde des valeurs spirituelles.

Balance en Maison V

La nature de la Balance semble particulièrement bien accordée à celle de la Maison V, de sorte que le signe renforce les manifestations propres à ce secteur. Ce qui revient à dire que le sujet est naturellement porté vers les distractions et l'art. Une femme sera peut-être encore plus sensible qu'un homme aux effets de cette configuration. Elle se montrera enjouée et coquette, raffinée et élégante et sa distinction naturelle la gardera de toute vulgarité.

Les effets d'une Balance et d'une Maison V affligées mettent en jeu l'instabilité du signe qui ne permet pas au sujet de trouver le bonheur dans des amours trop changeantes. Les disputes amoureuses ne peuvent qu'accélérer cette ronde épuisante.

Balance en Maison VI

Le travail ne devrait pas être trop pénible ; il peut s'exercer dans un cadre agréable et élégant, par exemple, une parfumerie, un magasin de fleurs, une galerie de peinture. Parfois, des préoccupations artistiques ou juridiques sont liées au travail. Le sujet entretient de bons rapports avec ceux qui travaillent sous ses ordres. Il comprend leurs difficultés et s'efforce de faciliter leur tâche. En retour, il jouit de leur confiance et de leur attachement. C'est ainsi que se nouent parfois des idylles entre patrons et employées, qui, dans certains cas, aboutissent au mariage.

Les effets d'une Maison VI et d'une Balance affligées se font sentir dans tous les domaines qui viennent d'être évoqués : l'instabilité inhérente à la Balance s'oppose à la réalisation d'un travail suivi, des conflits opposent le sujet à ses subordonnés, les querelles de ménage ont de fâcheuses répercussions sur la santé.

Balance en Maison VII

Dans cette superposition, la Balance occupe sa place naturelle puisqu'elle est le septième signe dont on sait qu'il est analogue à la Maison VII. On peut donc penser que si les significations découlant de cette superposition sont moins riches de possibilités que les autres, en revanche elles s'expriment avec plus de liberté car elles ne subissent pas les distorsions qui résultent forcément d'une antithèse signe-Maison. Elles devraient même se manifester avec plus de force, de la même façon qu'une planète dans son domicile exprime le meilleur d'elle-même.

Malgré la fougue que lui vaut un Ascendant Bélier, le sujet s'efforce d'avoir des relations harmonieuses avec autrui et il est ouvert à toutes les formes d'associations. La première, c'est évidemment le mariage. Il ne conçoit pas d'autre forme d'union, et, dans sa vie, les relations conjugales tiennent une place importante. Il est même prêt à faire des concessions pour parvenir à l'équilibre intérieur qu'il attend du mariage.

Son besoin d'harmonie dans ses relations extérieures lui fait rechercher les associations et les collaborations. Il en retire le sentiment d'une insertion réussie dans la société dont il se veut un membre à part entière.

Balance en Maison VIII

La présence de la Balance en Maison VIII permet d'espérer que le caractère vénusien du signe favorisera une mort naturelle et douce.

La Balance faisant intervenir l'idée de mariage, on peut penser à un veuvage précoce et éventuellement à un héritage provenant du conjoint, du fait d'une donation entre époux. Mais des héritages venant des associés sont possibles.

Enfin, dans sa vie sexuelle, le sujet devrait faire preuve de mesure et de délicatesse, tout en s'efforçant de communier avec son partenaire car, pour lui, il n'est de vrai plaisir que partagé.

Comment interpréter les signes dans les Maisons

Balance en Maison IX

La présence de la Balance dans la Maison IX implique la possibilité d'un mariage dans un pays étranger où le sujet peut être amené à faire sa vie. Ou bien c'est le conjoint qui vient de l'étranger et qui a été connu à l'occasion d'un voyage lointain.

Ces voyages à l'étranger peuvent être de simples voyages d'agrément qui procurent de grandes satisfactions au sujet tout en enrichissant ses connaissances. A moins que ces voyages n'aient été entrepris pour signer des contrats à l'étranger.

D'une façon générale, on peut dire que les rapports avec l'étranger sont animés de part et d'autre d'une grande bonne volonté qui rend les relations fort agréables.

Dans le domaine spirituel, plusieurs possibilités s'offrent au sujet. L'art, particulièrement la musique, peut être la voie qui le mènera à certaines réalisations spirituelles.

Balance en Maison X

Les qualités vénusiennes que la Balance apporte dans la Maison X, sont de nature à favoriser la carrière du sujet en aplanissant son chemin. La sensibilité qu'il manifeste dans l'exercice de sa profession, son charme qui agit sur les gens avec lesquels son travail le met en contact, les relations que sa nature sociable le pousse à nouer avec ses collègues et ses chefs sont autant d'atouts qui facilitent son élévation sociale. D'autant plus qu'ils se combinent de façon très heureuse avec la chance dispensée par Vénus.

Le mariage ou une association peuvent influer sur la carrière ; ils sont parfois l'occasion pour le sujet d'élargir le champ de ses activités ou même de changer de profession.

Toutes les branches artistiques peuvent servir de toile de fond à la profession (peinture, musique, théâtre, cinéma, haute couture, etc.), en favorisant les contacts avec le public qui sont si importants pour un artiste. Le signe de la Balance peut être un élément de succès pour le sujet.

Balance en Maison XI

La Balance est aussi favorable en Maison XI qu'elle l'était en Maison V. En effet, comment ce signe, qui est éminemment sociable, ne créerait-il pas les meilleures conditions pour permettre au sujet de se faire des amis ? D'autre part, quand on se lie d'amitié avec quelqu'un, ne passe-t-on pas une sorte de contrat tacite avec lui ? Et l'on sait que les contrats sont du ressort de la Balance. Enfin, la gentillesse, la délicatesse et le charme de ce signe contribuent efficacement à resserrer les liens d'amitié existants.

La Balance donne également une indication sur l'origine des amis. Ils pourraient venir d'un milieu où l'on cultive les arts. A moins qu'ils ne soient eux-mêmes artistes. Mais encore une fois, ce n'est là qu'une indication qui demande à être confirmée par d'autres éléments de l'horoscope. Le mariage ou un autre genre d'association conclu par le sujet peut lui apporter de nouvelles amitiés, agrandir le cercle de ses relations, l'aider à réaliser un projet ou combler ses espérances. Quant à sa vie mondaine, elle peut le mettre en contact avec des artistes ou des représentants d'une profession juridique.

Balance en Maison XII

La Maison XII n'est pas une Maison de joie (comme la Maison V). Les seules joies qu'elle dispense, sont les joies spirituelles. Mais nous venons de voir qu'on ne peut les atteindre qu'après avoir parcouru son « chemin de croix ». Il ne faut donc pas attendre de cette Maison beaucoup de bienfaits dans la vie ordinaire. Cependant, la présence de la Balance dans ce secteur peut atténuer les chocs du destin. Même ici, Vénus, la déesse compatissante, ne renonce pas à étendre sur les humains son manteau protecteur. Aussi les ennemis cachés seront-ils moins virulents. Il peut même arriver que certains reviennent sur leur jugement et se réconcilient avec le sujet. Quant aux épreuves de la vie, elles devraient être plus supportables.

Le Grand Livre du Cancer

Le Scorpion dans les Maisons

Scorpion en Maison I

Le Scorpion en Maison I est à l'Ascendant. Même s'il est vide de planètes, il marque profondément le natif.

Je rencontre des gens tout fiers qui me disent : « Oh ! moi, Dieu merci, je ne suis pas Scorpion, quelle horreur ! Je suis seulement Ascendant Scorpion. » Ils ignorent l'importance capitale de l'Ascendant qui modifie toujours beaucoup les autres signes solaires. Ce Scorpion en première Maison donne une bien plus grande énergie au natif ; il étoffe sa personnalité de cette âpreté, de cette persévérance, de cette volonté de puissance qu'ont les gens du signe. Le sujet lutte contre le groupe pour s'imposer. Actif, entreprenant, il tend à diriger les siens au point de devenir parfois tyrannique. Il profite des révolutions, des situations conflictuelles — qu'il sait d'ailleurs provoquer — pour en sortir vainqueur. Passionné mais très lucide, l'Ascendant Scorpion donne du réalisme, du courage... et le pardon difficile.

Scorpion en Maison II

Dans ce secteur concernant les biens du natif et son aptitude à acquérir (ou à perdre), le Scorpion n'est pas trop mal placé. Son réalisme et son activité persévérante lui assurent souvent un bon job, assez stable, parfois même assez brillant. Réussite dans les professions de Mars et d'Uranus (militaires, ingénieurs, hommes politiques, inventeurs, aviateurs, techniciens dans les secteurs de pointe).

La fortune peut être amassée secrètement... pas trop déclarée et déposée en Suisse ! Si le thème indique des possibilités d'héritages, cette position les renforce.

Mais quelle âpreté au gain ! Et ces jalousies !... Sous de mauvais aspects seulement. Le Scorpion n'est pas avare : il dépense, mais de façon impulsive, sans arrière-pensée. Il est souvent généreux.

Cette maison renseigne l'astrologue sur l'intelligence du natif, sur ses capacités à établir des relations de cause à effet, sur son agilité d'esprit. Egalement, dans cette maison, les relations avec tout ce qui est proche : entourage, frères et sœurs, voisins, petits voyages...

Scorpion en Maison III

Le Scorpion, dévoré de curiosité et malin comme un singe, n'est pas mal situé dans cette Maison. Curiosité scientifique, vocation de chercheur (chimie, biologie, parapsychologie...), aptitudes à la littérature, au journalisme, à l'enseignement, on peut trouver tout cela dans un Scorpion en Maison III.

Scorpion en Maison IV

Le Scorpion, dans cette Maison, donne une ambiance assez dure, où le natif est contraint de refouler ses instincts. Ce n'est pas une position très favorable pour le foyer. A moins de très bons aspects on peut craindre des divergences familiales très vives, toutes espèces de ruptures violentes, un divorce... Le foyer est malheureux ou négligé. Le natif peut être orphelin de père ou de mère, ou éprouver un deuil à son foyer. Les valeurs du Scorpion sont trop différentes de celles symbolisées par la Maison IV : notre animal n'est pas, en principe, très doué pour l'intimité bourgeoise. Le Scorpion en Maison IV n'est pas favorable aux biens immobiliers et au patrimoine familial qui souffre de l'ambiance tendue du foyer. La fin de vie est plus heureuse. Cependant, ne dramatisez rien, avec de bons aspects ce pessimisme de principe peut s'atténuer. Le Scorpion en Maison IV accorde d'intéressantes possibilités de création en fin de vie, et une vie sexuelle maintenue jusqu'à la mort, facteur de jeunesse pour l'individu.

290

Comment interpréter les signes dans les Maisons

Scorpion en Maison V

Le Scorpion, lui, ne marche pas très bien dans cette Maison, trop légère pour lui. Du point de vue des enfants, pourtant, cela peut être favorable parce que notre Scorpion assume vaillamment son rôle de parent. Cependant, ses enfants, s'ils sont brillants, sont parfois difficiles de caractère ou de santé fragile. En thème féminin, les mauvais aspects préparent aux grossesses et accouchements pénibles. La sexualité du Scorpion en Maison V est puissante : passions intenses et jamais platoniques. Les impulsions sexuelles, violentes et incontrôlables, amènent des ruptures brusques après lesquelles l'amour peut se changer en haine. Les auteurs « anti-Scorpion » insistent lourdement sur les « curiosités perverses », les « abris sexuels », « les aventures honteuses » et les « débauches »… Avant de coller ces étiquettes sur le dos d'un malheureux, regardez bien l'ensemble du thème, dans quelle position céleste se trouvent les maîtres du Scorpion, quels sont leurs aspects, etc. Il arrive plus souvent que le Scorpion hébergé en Maison V donne surtout une grande séduction, une sensualité très forte et une vie sentimentale mystérieuse…

Scorpion en Maison VI

La Maison VI n'est pas un palais, c'est plutôt une usine ou un hôpital. Le Scorpion, là-dedans, travaille bravement, le pauvre, à des travaux assez durs ; mais il finit par s'en sortir, surtout dans ses domaines préférés : médecine, chirurgie, pharmacie, psychiatrie et anti-psychiatrie, police, recherche scientifique… Cette situation astrale donne des subordonnés difficiles à commander et pour le sujet, une peine infinie à s'élever jusqu'aux tout premiers postes. La santé n'est pas très brillante : maladies du Scorpion (voies génito-urinaires) et de Mars (cœur, appareil circulatoire). Le Scorpion — qui n'est jamais un tire-au-flanc, rendez-lui cette justice — a tendance à se surmener. Avec des dissonances graves de Mars, il se surmène tant, que la fatigue le rend vulnérable aux accidents du travail, aux risques d'opérations, aux dépressions.

Scorpion en Maison VII

Le Scorpion en VII décrit un conjoint difficile, pas forcément du signe solaire du Scorpion, mais marqué par Mars, Pluton et Uranus. Ni souple, ni accommodant, jaloux et agressif. Beaucoup de discussions et de bagarres, en perspective. Cependant, le mariage tient grâce à un attrait physique réciproque. Les conjoints ont des relations physiques fréquentes. Le partenaire indiqué par le Scopion en VII est très attaché à ses enfants. Finalement, le mariage est plus solide qu'on ne le croit, et le conjoint fidèle et dévoué. Sous de bons aspects, le divorce n'est pas plus à craindre que dans d'autres signes (voir les mauvais aspects d'Uranus). Le mariage se dissout plutôt par la mort de l'un des partenaires que par un divorce.

Les mauvais aspects dans cette Maison sont, bien entendu, catastrophiques : destruction du mariage par mort prématurée du conjoint, conjoint trop exigeant sexuellement, ce qui torpille sûrement l'entente du couple, jalousie ravageuse…

Le natif, tenté par des associés actifs et entreprenants, a bien des déboires avec eux. Prudence, donc, en ce domaine, si vous avez le Scorpion en Maison VII : faites plutôt cavalier seul. Vos ennemis sont venimeux et violents. Heureusement, vous les voyez venir.

Scorpion en Maison VIII

Dans cette maison est localisé tout ce qui touche à la mort du natif et, aussi, tout ce qui se rattache à la mort des autres, lorsqu'elle le concerne : héritages, par exemple. Par analogie avec le Scorpion, cette Maison renseigne aussi sur la sexualité du natif (selon certains auteurs). Le Scorpion en Maison VIII donne, selon la tradition, une mort très dure ou précédée d'une agonie douloureuse. Le Bélier à l'Ascendant est pour quelque chose dans la mort rapide et violente qui survient parfois.

291

Le Grand Livre du Cancer

Scorpion en Maison IX

Le Scorpion n'est pas si mal hébergé dans cette Maison qui oriente son esprit vers les sciences de la vie et de la mort : biologie, physique, thanatologie, occultisme et, même, astrologie ! Le Scorpion en Maison IX aime la recherche scientifique et s'y applique souvent avec passion. Mais ce qu'il adore par-dessus tout, ce sont les théories farfelues sur « la vie après la mort ». Cela peut le rendre mystique, réfléchi, rêveur, philosophe...Les voyages, dans cette Maison et pour lui, sont pleins de risques, mais il aime cela, justement ! (Par exemple, Henri de Monfreid.) Aventures, expéditions scientifiques ou « coloniales » lui réussissent finalement souvent bien. Le Scorpion en Maison IX apporte une vive passion et un courage déterminé dans toutes ses recherches.

Scorpion en Maison X

Le Milieu-du-Ciel est un « angle » important du thème et toute planète, tout signe qui s'y trouve, prend un relief particulier. On regarde le Milieu-du-Ciel en levant les yeux : c'est le zénith, le point le plus haut où monte le Soleil dans sa course quotidienne, il indique les possibilités de *réussite sociale et professionnelle* du natif. En opposition à la Maison IV — celle du père — le Milieu-du-Ciel est aussi, accessoirement, la Maison de la mère du natif. Le Scorpion en Maison X indique la réussite dans les professions du signe (militaires, policiers, psychologues...). Et toute profession qui implique courage, agressivité, ténacité, intuition... La réussite est entrecoupée de crises, de chutes et de ruptures violentes.

Scorpion en Maison XI

Espace, liberté, égalité, fraternité... C'est le sens de la Maison XI, qui correspond analogiquement au signe du Verseau. Celui-ci est donc le signe de l'amitié, des mass-médias, des idées généreuses, plus ou moins révolutionnaires. *Amitiés, désirs, et projets, publicité,* tout ce qui circule sur les ondes rentre dans cette maison.

Le Scorpion apporte une coloration particulière à la Maison XI. Certains auteurs lui octroient peu de popularité, mais cela dépend des planètes qui s'y trouvent hébergées, des aspects reçus, etc.

Scorpion en Maison XII

Il existe des affinités entre la Maison XII et le signe du Scorpion, mais ce sont des « affinités négatives ». Tout l'aspect ténèbres, mort et mystère du Scorpion correspond à la signification de la Maison XII : *ce qui est caché, secret...* Et, pas très heureux ! Hôpitaux, prisons, asiles, exils, longues maladies, claustration, volontaire ou non, ennemis secrets, suicide, occultisme, épreuves douloureuses relèvent de cette Maison. Aussi ne faut-il pas s'étonner du pessimisme des interprétations traditionnelles. Avec le Scorpion en Maison XII, le natif doit compter quelques solides inimitiés. Il suscite des jalousies tenaces, d'autant plus dangereuses qu'elles sont hypocrites. Il est l'objet de calomnies et il est souvent trahi par ses collègues de travail. Heureusement, le natif a ce qu'il faut pour se défendre ! Il peut être aussi victime d'une campagne de dénigrement systématique, parfois d'envoûtement.

Du point de vue de la santé, le sujet est très vulnérable aux maladies du signe (voies génito-urinaires, maladies vénériennes, lesquelles entraînent, ici, plus qu'en aucune autre maison, des hospitalisations et des opérations (avec Mars mal aspecté). Risque de mort à l'hôpital, ou dans un endroit isolé et confiné. Les maladies chroniques sont, ici, particulièrement pesantes.

Pourtant, avec un bon thème et pas de mauvais aspects, cette position est très favorable à une brillante réussite professionnelle, dans le domaine médical (chirurgie, biologie) ou para-médical (psychiatrie, psychologie).

Comment interpréter les signes dans les Maisons

Le Sagittaire dans les Maisons

Sagittaire en Maison I

C'est la force d'expansion, de démonstration solaire, de magnanimité qui s'épanouit dans toute sa splendeur. L'individu est chaleureux, extériorisé, combatif et entreprenant. Il aime, sauf si des aspects contraires dans le thème viennent contrarier sa nature, entreprendre, se battre et gagner. Beaucoup de luminosité, de réussite et d'atouts « chance » dans cette combinaison.

Sagittaire en Maison II

C'est au domaine des biens et de l'argent que touche le Sagittaire : il facilite les gains, les spéculations financières, il donne des aptitudes extrêmement appréciables dans le domaine de la gestion de patrimoines ou d'entreprises. L'argent est aisé, facilement gagné ou bien il existait de toute éternité. Possibilités, également, d'héritages.

Sagittaire en Maison III

Il donne à la Maison de l'échange, de la communication, des petits voyages, des frères et sœurs, une richesse très particulière : le sujet est enclin à donner généreusement — tant du point de vue moral que du point de vue financier — à son entourage proche. Il cherche même, souvent, à devenir le pygmalion des personnes qu'il aime, au risque de s'oublier lui-même. Configuration très bonne.

Sagittaire en Maison IV

Nous voici dans la Maison de la famille, du foyer, de l'ascendance et de la descendance du sujet. Peu d'affinités entre le signe et ce secteur. Tiraillements entre le désir sagittarien de voyager de par le monde, d'occuper de son ambition de grands espaces et la nécessité cancérienne (la Maison IV symbolise le Cancer) de s'enfermer, de se protéger.

Sagittaire en Maison V

Donne trop d'attirance pour les distractions, les fêtes, les changements, les jeux, la chasse. C'est un organisateur-né de festivités, de grands jeux, de réceptions. Toutes les manifestations qui rassemblent les êtres humains pour les divertir, tout dessein ludique ont la faveur de ce sujet. Chance et réussite dans ce qui concerne les activités de ce secteur.

Sagittaire en Maison VI

La Maison VI est celle des subordonnés, des petites tâches quotidiennes, des êtres et des choses qui dépendent du sujet dans ses activités journalières. Le Sagittaire ne s'y sent pas spécialement à son aise car c'est un signe d'espace, de grandeur, de mouvement, d'initiatives nouvelles, et le quotidien l'ennuie. Voilà une position qui lui donne de l'impatience dans la vie de tous les jours, bien qu'elle rende ses relations très faciles et chaleureuses avec ses employés ou ses subordonnés, ainsi qu'avec ses animaux domestiques.

Sagittaire en Maison VII

Le Sagittaire, signe légaliste et respectueux des lois établies, dans une Maison liée aux contrats, aux associations, aux alliances et au mariage, donne au sujet le goût d'officialiser toute association, de la rendre légale et de la faire reconnaître. L'expansion, la chaleur, la générosité du signe se trouvent en harmonie très heureuse avec les signifiants de la Maison : époux (ou épouse), associés, collaborateurs etc.

Le Grand Livre du Cancer

Sagittaire en Maison VIII

Ce qui touche à la mort, aux héritages est mal ressenti par un signe qui met au premier plan la vitalité, l'activité et l'efficacité en tous domaines. Pour le Sagittaire, la mort n'existe pas et si le sujet s'y trouve confronté (mort des parents ou du conjoint), il peut en être profondément perturbé.

Sagittaire en Maison IX

Ce secteur est en accord parfait avec le signe. Les voyages, spirituels aussi bien que réels, marquent très fort cette combinaison. Largeur de vues, courage, sagesse, aspirations morales, religieuses ou philosophiques très élevées. Déploiement d'énergie et de volonté dans l'amélioration de la personnalité.

Sagittaire en Maison X

Brillante position. Recherche des honneurs, de la popularité, de distinctions dans tous les domaines. Le désir de réussite sociale est très fort et peut dominer l'ensemble du caractère. Cette configuration fait souvent des personnalités remarquables et remarquées.

Sagittaire en Maison XI

Ce Sagittaire dans la Maison de l'amitié, de la sagesse, du recueillement, du sens politique à long terme donne beaucoup de sérénité chaleureuse, de bienveillance calme au sujet. Les amitiés sont fortes et durables, protégées et protectrices. Le temps joue un rôle important dans cet aspect, tant du point de vue social et professionnel que du point de vue privé.

Sagittaire en Maison XII

Rétraction du signe ouvert et expansif du Sagittaire dans une Maison d'isolement et de solitude. Peut faire faire beaucoup de voyages solitaires et provoquer de longues éclipses dans les amitiés. Comme c'est aussi la Maison de la transcendance, le signe permet de surmonter, par son énergie, la solitude et la transforme en atout.

Le Capricorne dans les Maisons

Capricorne en Maison I

Durcit la personnalité dans ses rapports avec les autres. Donne une ambition forte, des possibilités de travail et de concentration exceptionnelles, de l'entêtement et une force de caractère qui confine à l'ascétisme.

Capricorne en Maison II

L'attitude du sujet envers les biens matériels, l'argent, et son « territoire » est à la fois accapareuse et méfiante. Il ferme ses clôtures. Ce qui est à lui ne peut, en aucun cas, être prêté. C'est un épargnant né. Souvent, des difficultés se présentent à lui, dès qu'il cherche à faire fructifier ses acquis.

Capricorne en Maison III

Les contacts faciles et superficiels sont totalement rejetés. Grande exigence sur la qualité des relations. Rigueur morale, sévérité de jugement, réserve et laconisme dans tout ce qui concerne les rapports avec l'entourage proche, les frères, les sœurs, les cousins.

Comment interpréter les signes dans les Maisons

Capricorne en Maison IV

Les rapports du sujet avec sa famille sont froids, distants, réservés. Le détachement d'avec le foyer se fait très jeune, parfois dans l'enfance. Le caractère économe, austère et répressif du Capricorne donne à sa Maison les mêmes caractéristiques : un peu monacales.

Capricorne en Maison V

Les plaisirs sont dirigés vers une recherche méticuleuse de la perfection dans un domaine choisi. La concentration de l'énergie vers un but austère pousse le sujet à l'érudition, aux durs travaux intellectuels réalisés dans les temps de loisir ; peu de complaisance à l'égard des « distractions » : il fait du labeur son vrai plaisir.

Capricorne en Maison VI

Rapports durs, utilitaristes avec les subordonnés, les collaborateurs, les employés. Pas la moindre tendresse pour les animaux, les plantes, tout ce qui dépend du sujet. Comportement très égal, discipliné, dans le travail quotidien. La répression saturnienne apparaît dès que s'immisce à l'intérieur de tâches régulières, la moindre fantaisie.

Capricorne en Maison VII

Les associations, les contrats, le mariage sont suspects : traités avec froideur, rationalisme, distance, calcul. De ce fait, grande est la difficulté du natif à s'engager. S'il s'y décide, c'est tard dans la vie. A ce moment-là, il reste fidèle à la parole donnée (et dûment signée) quoi qu'il lui en coûte.

Capricorne en Maison VIII

La mort et la sexualité qui s'y rattachent sont traitées sur un mode cynique et glacé, dans une observation méticuleuse, précise, des phénomènes physiques, chimiques et biologiques. Froideur, dureté, hygiène dans tout ce qui se rapporte à ces sujets.

Capricorne en Maison IX

Les voyages ont toujours un but pratique, utilitaire et servent généralement l'ambition sociale ou professionnelle du sujet. Lorsqu'ils revêtent un caractère gratuit, par exemple en vacances, ils sont malgré tout accomplis sous le signe du *devoir* : il *faut* voir tel musée ou tel vestige, il *faut* entrer dans tel restaurant, etc.

Capricorne en Maison X

Très bonne combinaison : ambition tenace et réussite obtenue par persévérance, concentration, travail personnel de longue haleine. Le Capricorne donne une très belle carrière dans ce secteur, quoique tardive. Mais elle n'en a que plus de poids, de valeur et de pérennité.

Capricorne en Maison XI

La Maison de l'amitié est certes très gelée par le Capricorne qui n'a rien d'expansif ni de démonstratif dans ses attachements. Sait-on même s'ils existent ? En réalité, l'amitié est rare dans ce signe (rarement donnée, rarement reçue), mais, lorsqu'elle a pris racine dans l'individu, elle a les qualités capricorniennes de stabilité profonde, de présence durable même si elle semble froide et plus que discrète. C'est quelqu'un sur qui l'on peut *toujours* compter.

Le Grand Livre du Cancer

Capricorne en Maison XII

Dans la Maison des épreuves et des grands obstacles, le Capricorne se trouve en pays connu : il les a, de toute éternité, prévus et « assumés ». Son détachement naturel, le frein systématique qu'il a mis à ses impulsions lui donnent, face à l'adversité de l'existence, beaucoup de philosophie, de sang-froid et de maîtrise.

Le Verseau dans les Maisons

Verseau en Maison I

Dynamisme créateur, magnétisme, volonté d'innover, d'inventer, de précéder en toute chose. Intelligence exceptionnelle dans toutes les relations personnelles du sujet. Créations et destructions aussi rapides les unes que les autres. Immense faculté de recommencement.

Verseau en Maison II

Rapports très difficiles avec l'argent : ou bien on le dilapide ou bien on s'en passe complètement. Les biens matériels sont méprisés, parfois totalement rejetés. Ce n'est pas une très bonne position pour garder l'argent, le faire fructifier ou réussir des placements. Les spéculations financières sont soumises à de rudes « revers de fortune », à des hasards, chanceux ou pas, suivant la capacité du sujet à dominer les événements.

Verseau en Maison III

Changements touchant la famille proche, les sœurs et les frères ; rapports houleux, pleins de rebondissements heureux ou moins heureux ; petits voyages imprévus ; changements intervenant aussi par l'écriture, la communication (orale ou écrite) et la littérature, d'une manière générale.

Verseau en Maison IV

Le caractère profond du sujet a pu être marqué profondément par l'intelligence et les remises en questions permanentes, par le père. Sa vie familiale est soumise au climat Verseau, renouvelée, changeante, novatrice et parfois aussi destructrice. Bouleversements liés à la famille et à ses significateurs par analogie : la mère patrie, les confréries, les groupes politiques ou sociaux.

Verseau en Maison V

Très bon rapport du signe avec le secteur. La Maison de la création, des enfants, des distractions, des jeux, des inventions est en affinité idéale avec le Verseau qui élargit les visées des domaines que concerne la Maison V, les rend dynamiques et agissants. Les plaisirs sont liés à la complicité et à l'amitié.

Verseau en Maison VI

Le Verseau est ici astreint à de petites tâches sans envergure et sans invention, ce qui le met très mal à son aise. Il se crée quantités d'obligations inutiles pour ne pas avoir à faire face à celles qui existent. Il bâcle tout ce qui est quotidien et banal, l'expédie en un rien de temps, aux dépens, parfois, de la bonne administration de ses affaires.

Verseau en Maison VII

La fantaisie, l'originalité, l'invention règnent dans le domaine de l'association, des contrats et des mariages. Donne, dans ce secteur, un grand sens de la « rénovation »,

Comment interpréter les signes dans les Maisons

pas seulement par un changement de partenaires ou d'associés, mais aussi dans une même relation : le sujet sait apporter du nouveau, se créer une nouvelle communication, un nouveau langage, de nouveaux désirs et amener de nouvelles réalisations.

Verseau en Maison VIII

Ce qui a trait à la mort, à l'arrêt de toute chose est parfaitement dépassé par ce signe. Le Verseau voit des siècles à l'avance et ne se préoccupe guère de la fin humaine et corporelle. Celle-ci ne le touche pas profondément. Il peut donc avoir, à son endroit, une attitude détachée, voire indifférente, mais c'est qu'il se préoccupe davantage de la mort de l'âme, de l'esprit, et de l'humanité en général que de celle d'un individu, même très aimé.

Verseau en Maison IX

Le besoin de renouvellement, de progression et d'invention se manifeste dans les voyages (spirituels ou géographiques). Le sujet s'enrichit par l'exploration, la découverte de nouveaux espaces, la quête de nouveaux objectifs. Il aime les destinations lointaines et difficiles qui lui permettent d'exercer son insatiable curiosité. Grande affinité entre le signe et le secteur.

Verseau en Maison X

La recherche de l'invention et du nouveau prend une motivation sociale et professionnelle. C'est de créer pour *faire carrière* que le sujet a besoin. Le goût du Verseau pour l'humanité le prédispose à agir dans ses activités professionnelles comme un mage, un messager, une sorte de prophète à vaste ambition, mais sans que l'intérêt financier ou matériel y soit mêlé. Souvent, cette position donne de la renommée sans aucun bien matériel.

Verseau en Maison XI

L'accord est parfait entre le signe et la Maison qu'il occupe. Sagesse, sérénité, créativité paisible, stabilité dans l'innovation et le renouvellement psychique. Ces qualités s'adaptent particulièrement aux amitiés : le sujet a d'ailleurs tendance à transformer tout sentiment en amitié, par horreur des excès passionnels. Grandes satisfactions dans les affections durables et fidèles.

Verseau en Maison XII

Le Verseau adaptable prend les épreuves, les revers et les secousses graves de la Maison XII dans le bon sens : sans affolement, sans passion, sans paroxysme. Sagesse, distance, souplesse psychique amènent le sujet à se conformer aux événements plutôt qu'à tenter de les orienter. Cette attitude le rend finalement peu vulnérable aux grandes difficultés qui se présentent.

Les Poissons dans les Maisons

Poissons en Maison I

Mêmes significations que pour Soleil en Poissons (voir p. 259) mais l'aspect physique du sujet est encore plus flou, vaporeux.

Poissons en Maison II

Le grenier sera plutôt spirituel. Il y aura une certaine indifférence aux problèmes matériels si le thème va dans ce sens. S'il y a besoin de possession, le désir d'avoir et d'acquérir sera vague. On voudra beaucoup, mais on ne saura pas comment s'or-

Le Grand Livre du Cancer

ganiser pour y parvenir. La vie matérielle sera généralement instable. Le hasard jouera un rôle important. *Avec Neptune en Maison II*, dans un thème Poissons, il y a un certain manque de bon sens. On peut faire « fortune » et tout perdre sur un simple « coup de dés ». Là aussi on ne sait pas comment s'y prendre. On change souvent de route, et d'idées. Si *Jupiter* marque le thème ou s'il est en Poissons *en secteur II,* la réussite sera spectaculaire (Claude François). Elle n'en restera pas moins extrêmement fragile.

Poissons en Maison III

Les rapports avec les proches sont intuitifs. Mais les échanges souvent confus. Les études ne sont pas « rationnelles ». On change d'ailleurs plusieurs fois de centre d'intérêt.

Poissons en Maison IV

Dans ce secteur de nos racines et de nos origines, des liens familiaux, les Poissons donnent un sens patriotique profond. Il y a là une sorte d'amour « romantique » pour la patrie. La cellule familiale est un refuge. On s'y sent protégé, à l'abri des difficultés du monde extérieur.

Poissons en Maison V

La sensualité est souvent trouble. Le signe fécond des Poissons donne des appétits intenses mais imprécis.

Dans ce secteur, il est aussi très important de voir les planètes et la Lune Noire.

Poissons en Maison VI

Il y a là dans la vie un manque total de sens pratique. On manque de méthode dans son travail. D'où de nombreuses complications. Les problèmes domestiques limitent l'existence. On a tendance à se « noyer » pour un rien. En analogie avec le signe de la Vierge, cette Maison peut donner des problèmes intestinaux, des problèmes d'assimilation, des problèmes nerveux ou respiratoires.

Poissons en Maison VII

Elle nous met en relation avec les autres (affrontement ou complémentarité). La sociabilité sera très grande mais les échanges agréables n'aboutiront pas toujours à des résultats concrets. Les associations, les unions, se feront sur un mode « intuitif ». Les affinités seront très fortes ; irraisonnées, illogiques.

On se bercera parfois d'illusions sur les autres... D'où les confusions, les erreurs de jugement, les déboires, les déceptions venant des autres ; ou, de l'autre : ce secteur étant, en effet, le secteur du conjoint. Dans un thème Poissons, *Neptune dans ce secteur* jouera dans un sens très proche. Il entraînera une vie au niveau des associations comme des unions assez « mouvante ». Il y aura souvent plusieurs unions. L'un des conjoint devrait être marqué par Neptune, les Poissons, ou le secteur XII.

Avec Jupiter en Maison VII, les formules « associatives » sont assurées de succès. Mais elles dépendront de l'autre. L'optimisme pourra noyer l'objectivité. Le conjoint apportera une expansion peut-être illusoire.

Poissons en Maison VIII

Le changement résultera d'une situation douloureuse. A la suite d'une crise, « on s'évadera » ailleurs. Ce pourra être une fuite hors du milieu d'origine ou hors du pays natal.

Comment interpréter les signes dans les Maisons

Avec cet aspect, on s'intéressera aux problèmes occultes, au spiritisme, à l'au-delà.

Avec *Neptune,* les expériences psychiques seront intenses. On côtoiera les mondes occultes. On s'intéressera aux vies antérieures. La voyance n'est pas exclue. (Edgar Cayce, le célèbre voyant).

Avec *Jupiter,* les héritages pourront changer la vie, ou permettre un redémarrage.

Poissons en Maison IX

Dans ce secteur, le signe des Poissons donnera l'amour des grands voyages. On ira « souvent au-delà des mers ». La vie spirituelle sera intense. Parfois, il y aura des dons de perception « extra-sensorielle ». Notamment avec Neptune. Les brumes neptuniennes pourront donner le goût des spéculations philosophiques un peu « nébuleuses ». L'idéalisme, néanmoins, ne sera jamais absent ...

A noter : aussi bien pour l'une ou l'autre de ces Maisons, l'étude des religions, voire une vie religieuse intense, relèvent de cet axe III - IX Poissons. En Maison IX, l'attirance sera très grande pour des religions « exotiques » : orientalisme par exemple. Mais aussi hindouisme, bouddhisme, zen, etc.

Le secteur X est *notre réussite personnelle.* C'est notre affrontement avec la vie sociale. Dans ce secteur, nous découvrons la vie professionnelle, les tribulations du destin, la vocation.

Poissons en Maison X

C'est le secteur de l'affirmation sociale. C'est l'envol dans la vie active.

Il est vécu, aux Poissons, sur un mode étrange. Les aspirations sont élevées mais embrouillées. Les occupations souvent mystérieuses. La vie manque généralement d'organisation...

Neptune en X peut vouer la vie à des changements mystérieux. La réussite peut être spectaculaire. Elle restera toujours hasardeuse. Elle sera rarement durable. On s'orientera vers une recherche spirituelle à un moment donné dans son existence. Les vocations médicales, para-médicales sont fréquentes. Sens du mystère et sens du mysticisme très amplifié et qui se concrétise au niveau de l'existence.

Poissons en Maison XI

Les projets sont abondants. Mais les espérances confuses ... Les aspirations élevées peuvent rester « vagues ». On est souvent insatisfait.

Les amis disparaissent et reparaissent sans crier gare. Les objectifs ne sont pas poursuivis avec acharnement.

Poissons en Maison XII

Les grandes épreuves de la vie sont surmontées avec courage. La vie peut être axée sur des investigations plus ou moins secrètes. Les rapports avec le monde occulte sont fréquents. Les dons de voyance également. On s'intéresse à la psychologie. Mais aussi à la parapsychologie ...En général, on mènera une vie assez retirée.

Neptune en secteur XII donne le même sens au thème. Généralement, il y a un isolement fécond où la sensibilité s'exalte.

Si le thème est dissonant, Neptune sera la prison de l'âme : obsessions, déceptions, trahisons.

La vie pourra être mêlée à des affaires mystérieuses. Avec les Poissons en Maison XII, ou Neptune en Maison XII, on a souvent des contacts avec les polices parallèles. Nous avons rencontré cet aspect dans le thème de personnes qui ont été en rapport avec l'O.A.S. ou qui ont été elles-mêmes dans l'O.A.S. De même dans le thème de personnes ayant appartenu aux services secrets (S.D.E.C.E. notamment). Cette configuration semble signer une activité « secrète ». Des agents secrets ont cet aspect dans leur thème.

299

Le Grand Livre du Cancer

Le Bélier dans les Maisons

Même si aucune planète ne s'inscrit dans le signe du Bélier, la Maison où il se trouve joue un rôle non négligeable, car c'est dans le domaine qu'elle symbolise que s'exercera l'agressivité. Bien sûr, il faudrait, pour être complet, combiner ce facteur avec la Maison qu'occupe Mars.

Bélier en Maison I

La personnalité est dynamique, elle a besoin de s'imposer en dehors de toute considération logique. Il peut y avoir un goût du tapage, un certain « rentre-dedans », un manque de diplomatie. Mais au positif, les succès sont fulgurants, la vitalité excellente. Tempérament de meneur d'hommes, de chef, de sportif, intelligence pionnière.

Bélier en Maison II

C'est dans le domaine de l'argent que s'exerce la vitalité et la combativité. Suivant la position de Mars et ses aspects, cela peut donner un financier brillant, un tempérament âpre au gain, mais aussi quelqu'un qui « flambe » l'argent aussi rapidement qu'il l'a gagné. (C'est de toute manière une caractéristique du Bélier en général).

Bélier en Maison III

L'impulsivité et le goût de la contradiction dominent dans les contacts avec les autres, ainsi que la chaleur et l'amour du renouvellement. Les lettres sont souvent écrites sur un coup de tête. Il peut y avoir un talent de polémiste. L'éloquence est enflammée, c'est une position qui peut donner un certain fanatisme et des rapports peu amènes avec l'entourage. Le don de persuasion est grand, l'optimisme un peu naïf et en « dent de scie ». Tendance à avoir des enthousiasmes aussi illusoires qu'éphémères. Ce n'est pas une position très harmonieuse pour la vie intellectuelle.

Bélier en Maison IV

L'ambiance familiale est mouvementée, les rapports avec la famille ne sont pas de tout repos. Ce n'est pas une très bonne position, la Maison IV étant en analogie avec le Cancer, signe « en carré » avec le Bélier. Le foyer sera troublé, il y aura de la casse et la dictature peut y régner. C'est aussi un signe de fin de vie marquée par la contestation et la lutte, voire par la violence (la maison IV signifiant aussi la fin de l'existence terrestre).

Bélier en Maison V

L'énergie est surabondante, mais le sujet qui possède cette disposition ne la ménage pas. La recherche des plaisirs risque d'être effrénée, à moins qu'elle ne soit sublimée en création artistique. Dans ce cas, celle-ci sera violente, désordonnée, brûlante comme de la lave. Les crises d'exaltation et d'abattement se succèdent ; la sensualité est débridée, l'amour des enfants est considérable mais peut mener à des épreuves et à des déceptions. Composante d'un tempérament de « viveur », avec des lendemains qui ne chantent pas.

Bélier en Maison VI

Ici, ce sont les rapports avec le quotidien qui sont placés sous le signe de la violence et de l'impulsivité. Ce peut être de la maladresse dans les rapports avec les objets, ou une relation agressive avec les servitudes de l'existence. Manque de patience dans les petites choses de la vie. Mauvaise position pour s'occuper de plantes, d'animaux, ou même de gens. La vie professionnelle est mouvementée, conflits avec les subordonnés. Les aspects ingrats de l'existence sont maléficiés par l'influence de Mars.

Comment interpréter les signes dans les Maisons

Bélier en Maison VII

Le mariage et les associations diverses sont vécus avec fougue ; risque de déception dans cette Maison plus jupitérienne que martienne. A la limite, cette configuration s'adapterait plus, naturellement, à une alliance militaire, ou à une conspiration criminelle.

Sinon, elle est prometteuse de mariages sur un coup de tête, d'associations hâtives et peu réfléchies, et donc de procès, polémiques, campagnes de hargne, etc.

Les ennemis seront marqués par Mars, c'est-à-dire violents et déterminés. Le mariage sera conclu rapidement, ce qui est toujours dangereux. On trouve cette position chez le «Landru américain », Smith, qui épousa successivement une cinquantaine de femmes sous des identités différentes et finit sur l'échafaud.

Bélier en Maison VIII

C'est une position dangereuse, mais très intéressante, analogue à Mars en VIII. Tout ce qui touche à la mort, à l'invisible, au mal, est placé sous le signe de la violence. Ce peut être un risque de mort violente, mais aussi un tempérament batailleur, duelliste, une forme quelconque de « flirt » avec la mort. Faculté de régénération après des épreuves très dures. Risque de perte d'argent ou d'héritage sur un coup de tête ; tendance à la dilapidation. Au pire, c'est un aspect criminel. Tout ce qui touche à l'argent et au sexe en général, rend le sujet peu sympathique.

Bélier en Maison IX

C'est un peu le « complexe de Don Quichotte ». Les contacts avec le lointain sont placés sous le signe de l'impulsivité. La spiritualité est peu réfléchie ; ce n'est pas un bon aspect pour la méditation. Par contre, les grands voyages peuvent satisfaire le goût de l'aventure et être liés à des découvertes fabuleuses. Tempérament de pionnier, mais manque de patience et les explorations risquent aussi d'être source d'accidents. Très bonne position pour les arts martiaux (par analogie à Mars en IX).

Bélier en Maison X

Comme la Maison IV, cardinale elle aussi, la Maison X est en carré avec le Bélier. Liée à la réalisation sociale, elle est en analogie avec le Capricorne et Saturne, valeurs antagonistes de Mars : l'ascension sociale n'est-elle pas liée à la patience, à la maîtrise de soi, au discernement, qualités qui ne sont aucunement celles du Bélier.

Dans cette maison, le Bélier donnera de brusques montées par à-coup, avec des chutes aussi rapides ; il faudra que Mars soit soutenu par de bons aspects pour que l'agressivité, la faculté de s'imposer, ne se transforment pas en « boomerang ». C'est l'aspect du « coup de force », du « putsch », plutôt que de l'accession à un poste stable.

Bélier en Maison XI

Les amitiés et les projets se déferont aussi vite que conclus. Amitiés houleuses et agressives, mais se renouvelant sans cesse. Amis dynamiques, réunions amusantes et imprévues. On pourra compter sur leur appui, tant qu'ils ne se transformeront pas en... ennemis. Les soirées amicales peuvent dégénérer en bagarres.

Les projets sont nombreux et enthousiasmants, mais peu d'entre eux aboutissent.

Bélier en Maison XII

C'est un des plus mauvais signes pour cette Maison, puisqu'il y a contradiction entre le dynamisme, la confiance en soi du Bélier, et les valeurs de renoncement et d'ascétisme de la XII.

Le Grand Livre du Cancer

Ici, l'agressivité du sujet risque de se retourner contre lui-même : il est son propre ennemi. Il peut affronter avec une certaine inconscience, ou des sursauts de vaine violence, les grandes épreuves de l'existence. La sublimation sera difficile dans ce signe primaire, instinctif : c'est l'individu qui, face à la douleur, perd tous ses moyens, casse tout ou se fait hara-kiri — dans un contexte non-occidental.

Le Taureau dans les Maisons

Taureau en Maison I

Indice de constitution forte et de vitalité. Tempérament sensuel, d'humeur assez variable sous un flegme apparent. Poli, avenant au premier abord, s'irrite lorsqu'on touche à son confort. A le goût de la stabilité et apprécie les êtres qui participent à la construction méthodique de sa destinée en lui épargnant les vaines histoires. Ses atouts sont l'endurance, la résistance physique et morale, un certain courage face à une adversité qui s'acharne souvent après lui. Le caractère se forge d'ailleurs dans les luttes de fond, appelant une grande concentration des forces plutôt que des actions spectaculaires. Les démarrages sont lents, l'ascension laborieuse, et les chances réelles ne s'affirment vraiment qu'au terme d'années de travail. En dépit des soutiens et des sympathies, le Taureau en Maison I ne doit compter que sur lui. Ce qu'il fait, après avoir constaté que sa chance et son charme opèrent beaucoup moins que son opiniâtreté.

Taureau en Maison II

Position moyennement confortable pour les gains. Là, encore, le travail rapporte mieux que les coups heureux du hasard. Il faut se donner un programme, le plus souvent d'épargne, pour disposer d'un fonds solide de sécurité. Selon la symbolique, des réserves substantielles sont nécessaires à l'équilibre psychique.

Le Taureau en Maison II doit donc aviser très tôt pour avoir des revenus réguliers. Le fonctionnariat est indiqué mais il y a aussi, pour les à-côtés, les placements dans la pierre, le terrain, les biens fonciers.

Taureau en Maison III

Puisque la Maison III gouverne les frères, sœurs, cousins, cousines, il faut qu'il y ait au moins un ou une Taureau dans ce petit monde, et ce ne doit pas être bien difficile. L'analogisme précise que le Taureau en Maison III pourra ainsi nourrir des relations privilégiées avec un membre de son entourage. Le rapport sera encore plus intense s'il s'agit, en outre, d'un membre du sexe opposé.

En dehors de ces conditions, le Taureau en Maison III n'est pas très fraternisant. Aîné, puîné, cadet... quel que soit l'ordre d'arrivée, les autres le dérangent. Il risque ainsi d'avoir des réactions d'un égoïsme surprenant à l'égard de ses proches. Il ne comprend pas la nécessité d'accepter des inconnus qui lui tombent du ciel par la loterie de l'hérédité et les alliances de la fratrie.

Taureau en Maison IV

On mérite d'avoir des parents fermiers, ce qui, en fouillant dans la généalogie, n'est tout de même pas introuvable. Nous avons tous des racines en terre, des grands-parents dans les herbages ou les prés. Le Taureau en Maison IV s'en flatte et, si par bonheur, il est né à la campagne ou s'il y a passé son enfance, sa santé physique et morale en restera à jamais imprégnée. Dans les moments difficiles de sa vie, il saura respirer l'air pur d'un souvenir revigorant, se remettre en mémoire tel vieux dicton de son pays ou telle parole ferme et

302

sage de son père. Il faudrait naître avec le Taureau en Maison IV pour ne pas perdre les pédales dans les périodes les plus sombres.

Taureau en Maison V

En Maisons des amours, des plaisirs, enfants de la chair ou de l'esprit, le Taureau est en bonne place. Dans son action bénéfique, s'il accorde une vive sensualité, il donne également l'antidote : une fidélité de cœur qui répugne au libertinage, assure la constance des liens en dépit des tentations.

Le Taureau en Maison V est promis à des amours sereines. Sans doute, comme ce douzième d'humanité qu'il représente ici, aspirera-t-il à un bonheur idyllique mais d'un romantisme n'excluant pas les avantages pratiques. Le partenaire éventuel, postulant au mariage ou à l'union libre, doit présenter des garanties, avec des perspectives réjouissantes : une situation stable, une santé florissante, des biens à l'ombre ou au soleil, et surtout pas d'interminables crédits, de pensions à payer pour les enfants de précédents ménages.

Taureau en Maison VI

Dans cette Maison en rapport avec la santé, le travail et les petits animaux, l'effet Taureau ne peut être que bénéfique. Il dispense une santé de fer, un physique robuste tout à fait adapté, bien entendu, aux emplois que favorise le signe, dans la manutention, le débardage, et autres travaux exigeant du muscle, du coffre, de la stature. Certes, il existe aussi, dans la série des vocations tauriennes, des compétences administratives qui ne demandent qu'assez d'énergie pour tenir un porte-plume, mais alors la résistance et la vitalité s'amalgament en une combativité longue et souterraine décourageant la multitude des concurrents, traçant sinueusement sa route à travers les intrigues, les stages et les concours, pour aboutir à l'encadrement, l'encadrement supérieur, la sous-direction, la direction puis le secrétariat d'Etat. Tout est permis au Taureau en Maison VI qui sait attendre, mais il doit avoir l'œil sur l'âge de la retraite, afin de ne pas être pris de court et de vitesse.

Taureau en Maison VII

A cette Maison consacrée au mariage, aux unions, aux contrats et aux associations, le Taureau apporte ses perspectives de stabilité. Il faut en déduire que le mariage d'amour est proscrit, la passion n'étant pas, ici-bas, ce qu'il y a de plus durable et encore moins de confortable. Cependant, s'il est vrai que le cœur a ses raisons, le Taureau en Maison VII écoutera à la fois son cœur et ses raisons. C'est dire qu'il ne choisira pas n'importe qui, n'importe quand, n'importe comment. Une fois jeté son dévolu, une stratégie pour conduire au mariage, dont le ou la partenaire ne seront pas forcément conscients, se déclenchera automatiquement. L'étau se resserrera insensiblement autour de la victime, en quelques mois ou quelques années. Lorsqu'on est l'objet de ce siège, on peut toujours se dire, si l'on a l'espoir d'en échapper, que le Taureau adore patienter. Il suffit de lui donner en pâture des arguments spécieux mais d'ordre concret : pas d'argent, pas de bedeau.

Taureau en Maison VIII

Le Taureau bien disposé, ne recevant pas d'afflictions planétaires, se doit d'apporter, ici, des terres et des biens fonciers par dons, legs ou héritages. Mais, si réjouissantes que soient ces perspectives, mieux vaut travailler, les lenteurs taurienns ne réservant qu'au vieil âge les félicités matérielles.

Les divorces, les associations, peuvent être sources de pensions ou de rapports substantiels. Et, compte tenu de l'affinité de la Maison avec les gains tombés du ciel, on a intérêt à risquer sa chance dans les tombolas de kermesses, de fêtes foraines, où il y a des lopins de terre, des bestiaux, des voitures, des machines et de gros appareils ménagers à gagner. Le Taureau en Maison VIII peut, tout simplement, être doué pour réaliser de bonnes affaires dans les ventes aux enchères des administrations.

303

Le Grand Livre du Cancer

Taureau en Maison IX

La symbolique, ici, lève les bras au ciel ! Cette Maison du rêve, des voyages, de la haute spiritualité ne saurait s'harmoniser avec un signe réaliste, casanier, libertin. Cependant, l'application travailleuse peut s'exprimer au niveau supérieur des recherches et des œuvres savantes exigeant une documentation massive, des aptitudes de compilateur et un cerveau champion en logique et en mathématiques. Evidemment, l'ensemble du ciel doit se prêter à cette interprétation favorable. Sinon, en fait de savant, on aura plutôt un réfractaire, endurci dans le matérialisme et la réduction de belles envolées de l'âme à des motivations élémentaires. Au mieux, un esthète glanant dans la philosophie des fruits que l'on rumine en attendant la mort. Dans ce genre-là, il y a aussi ceux qui aiment les livres pour le cuir, le papier, le caractère, beaucoup plus que pour le contenu.

Taureau en Maison X

Ce n'est pas une position facilitant une ascension sociale rapide et facile. Le choix du métier risque déjà de se faire dans les hésitations et les embarras, ou bien la carrière choisie est l'une de celles qui demandent de faire longtemps antichambre avant d'avoir droit au chapitre. D'autres parasitages sur l'ambition peuvent provenir de confrères, rivaux ou supérieurs, obstruant l'horizon du succès par des actions spectaculaires qui éclipsent les aptitudes plus solides mais moins évidentes du Taureau. Pour sortir de l'ombre, il faut tôt ou tard frapper fort. Le Taureau bénéfique saura choisir son heure et l'on découvrira soudainement ses indispensables mérites après les avoir longuement exploités dans des rôles subalternes. Le Taureau maléfique tente sa sortie à contre courant, au moment où sa maladresse va réconcilier à ses dépens tous ceux qu'il pensait renverser.

Le juste milieu se traduira par une progression sans surprise, avec un rythme qui permettra de consolider les étapes, de constituer un solide réseau d'influences et de relations utilisables au moment d'abattre ses atouts. Les étoiles violentes, toujours elles, montreront quand même leurs effets en apportant au Taureau en Maison X des charges pesantes, des responsabilités comme celles d'Atlas portant le monde sur ces épaules. Peu conciliant, encore moins diplomate, ce Taureau aggrave généralement son cas en prétendant venir à bout de tout et de tous avec sa tête de cochon bravant dieux et diables.

Taureau en Maison XI

Le Taureau bénéfique en secteur XI dispense à ses amis ses qualités d'indulgence, de serviabilité raisonnée, de bonhomie compréhensible. Puisque l'on est de son clan, par un choix délibéré, il préfère se montrer sous un jour patient et réserver ses colères à ses ennemis. Une fois sa confiance accordée, il préfère endurer quelques bavures que revenir sur son sentiment. C'est par ce trait, d'ailleurs, que le Taureau dissonant en Maison XI encourt divers abus de confiance, s'expose à de lourds mécomptes par l'aveuglement de ses choix. Dissonant, le Taureau en Maison XI, exerce sur ces relations amicales une emprise dominatrice qui appelle la trahison par légitime défense. Et, ce Taureau-là n'étant pas capable d'analyser objectivement ses responsabilités, les déceptions le renforcent dans une humeur de grogne et de tyran incompris.

Taureau en Maison XII

Les étoiles et le signe s'accordent pour accroître la rage des ennemis cachés. Si le Taureau agit favorablement, il ajoutera, en guise de consolation, la vitalité et le moral nécessaires à l'affrontement d'adversaires sournois, traîtres, ne reculant devant aucune basse manœuvre pour le succès de forfaitures qu'ils mettront au compte de leur élévation d'esprit.

Il faut préciser, avec les traditionalistes, que le Taureau en Maison XII a de sérieuses dispositions pour exciter de puissantes inimitiés. Son manque de diplomatie, sa volonté réfrac-

304

taire aux bluffs, aux rodomontades, aux esbrouffes et aux verbiages, finissent souvent par l'opposer aux sots pontifiants qui ne supportent guère d'être démasqués. Et puis il irrite par son réalisme rebelle aux effets des phraseurs. Sa distance instinctive à l'égard des « mots pour les mots » menace de lui valoir très tôt l'antipathie des maîtres à parler. Dieu merci, s'il a le don de s'attirer des rivaux sans scrupule, usant de toute leur influence pour le détruire, il dispose également d'une défense étalée dans le temps, paisiblement efficace.

Les Gémeaux dans les Maisons

Gémeaux en Maison I

Nature cérébrale et intellectuelle très réussie. Curiosité, désir de plaire par la parole. Tendances artistes avec un goût et un jugement esthétiques très sûrs, mais difficultés à réaliser des projets, des œuvres d'art par manque de concentration et de persévérance.

Gémeaux en Maison II

La Maison des gains est occupée ici par l'insouciance désinvolte des Gémeaux : gains faciles, provenant de différentes activités, mais jamais très élevés. Souvent, le sujet a deux métiers, deux sources de revenus. La deuxième partie de la vie peut être plus fructueuse.

Gémeaux en Maison III

Les Gémeaux dans la Maison des écrits, de l'apprentissage, donnent de l'aisance et du brio dans les études, beaucoup de talent pour les langues étrangères, les traductions, tout ce qui concerne la communication par écrit. Ici, la réalisation des projets se fait plus intense.

Gémeaux en Maison IV

La famille, le foyer du sujet sont centrés autour d'intérêts mercuriens : jeux qui font intervenir la cérébralité, intellectualité très développée, lectures, mots croisés, etc. Il est aussi tenté d'enseigner aux enfants et fait souvent un pédagogue brillant, surtout auprès de l'extrême jeunesse.

Gémeaux en Maison V

Les divertissements sont incessants, divers, et touchent à tous les domaines. Le sujet ayant les Gémeaux (signe double) en Maison V (le secteur des distractions) est parfaitement ludique, réceptif à tous les jeux, disponible pour toutes les « parties » possibles...Difficile de l'amener à travailler autrement que dans ce qui touche au jeu.

Gémeaux en Maison VI

La désinvolture du signe facilite les obligations quotidiennes, qui sont prises avec légèreté, agilité, opportunisme. Les rapports avec les subalternes sont teintés de duplicité amusée, de complicité un peu défiante, d'intelligence sympathisante mais distante.

Gémeaux en Maison VII

La vie affective, les associations et les mariages, tout ce qui a trait à l'autre est « doublé » : possibilité d'avoir plusieurs partenaires, soit en amour soit dans la carrière professionnelle ; les rapports entretenus avec les « alliés » sont imprégnés de la légèreté mercurienne, vive et dispersée.

Le Grand Livre du Cancer

Gémeaux en Maison VIII

L'intellectualité géminienne se branche sur la mort et ses dérivés : intérêt pour l'occultisme, le mystère de l'au-delà, ou bien le passé, l'archéologie. La curiosité sur ce qui se rapporte à la mort est très cérébrale et non mystique. Il peut y avoir plusieurs héritages dans la vie du sujet.

Gémeaux en Maison IX

Inspiration de caractère mystique, quête d'une certaine spiritualité, recherche d'objectifs supérieurs, avec préoccupations morales ou philosophiques. Grande envergure cérébrale. Les voyages jouent un rôle décisif dans la vie du sujet, mais ils peuvent être imaginaires.

Gémeaux en Maison X

La carrière est marquée, dans la première partie de la vie du sujet, par une certaine instabilité. Elle est soumise à des variations de directions dues à la versatilité du signe. Réussite pourtant certaine dans les occupations intellectuelles, l'enseignement, le journalisme, l'édition, ainsi que dans les professions qui exigent de petits voyages fréquents. Il y a souvent deux périodes très différentes dans la vie professionnelle du sujet (35/40 ans semblant être l'âge charnière).

Gémeaux en Maison XI

Beaucoup d'amis de type Gémeaux, c'est-à-dire intellectuels avec un goût prononcé pour les jeux de l'esprit et du hasard. Recherche de relations amicales du type fraternel (jumeau) avec lesquelles le sujet entre en complicité peut-être un peu trop familière...

Gémeaux en Maison XII

Ennemis rusés, intelligents, pleins de duplicité et d'habileté. Mais le Gémeaux n'étant pas persévérant, les médisances resteront superficielles, les épreuves passagères et les difficultés toujours moins graves que ce que le sujet craignait.

Chapitre VI

D'autres influences à découvrir

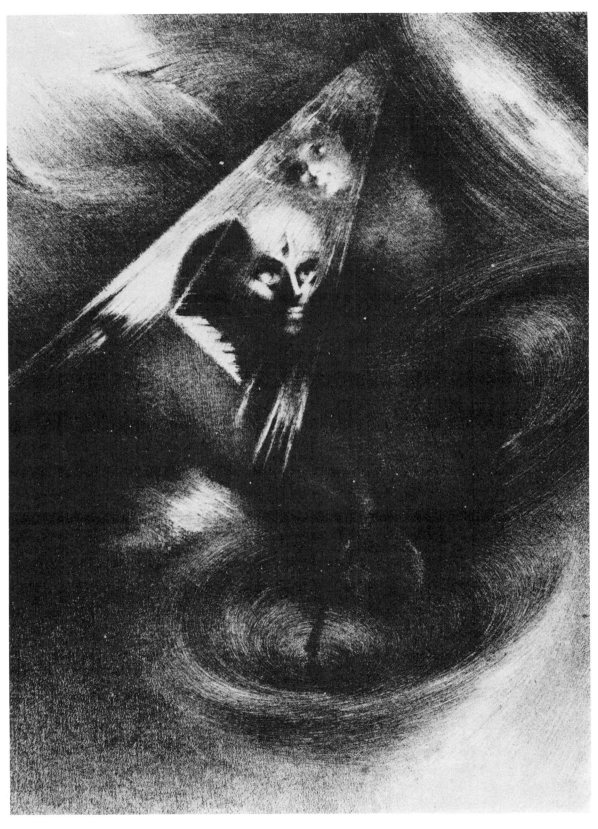

Un sphynx aux yeux fixes, pris dans un angoissant tourbillon de fumée noire : le rêve cancérien se rapproche toujours un peu du cauchemar (Le rêve, *in* l'Estampe originale, 1894, par J.F. Wagner).

Les degrés et les décans du Cancer

Les degrés du Cancer

Notre Zodiaque est un cercle divisé en 360°, où chaque signe occupe 30°. De très anciennes traditions astrologiques accordaient une signification précise à chacun de ces degrés. Il est intéressant de les connaître, cela peut être une aide précieuse dans l'interprétation d'un thème. On regarde, bien entendu, les degrés du signe occupés par une planète ou par un angle du ciel (ou par une étoile fixe importante) et on voit quelle image correspond à ce degré.

Il existe plusieurs traditions différentes concernant les degrés, et les images ne sont pas les mêmes suivant les sources.

L'astrologue romain Firmicus Maternus, au milieu du IVe siècle après Jésus-Christ, donne une liste d'images pour les degrés de l'Ascendant Cancer, dans son livre *Matheseos Libri*.

D'autre part, l'astrologue écossais Sepharial a traduit et vulgarisé dans les pays anglo-saxons une liste de degrés d'origine hindoue.

En France, on préfère utiliser les *Degrés de l'Homme rouge des Tuileries*. Ce très étrange personnage aurait vécu à Paris à la fin du XVIIIe siècle. Son fantôme hantait les Tuileries, où il serait apparu à Napoléon Ier et à ses successeurs pour leur prédire les grands tournants de leur règne. Les Tuileries ayant brûlé, on n'a plus guère entendu parler du fantôme depuis cette date... mais il nous reste les degrés qui portent son nom, dont voici la liste pour le Cancer, d'après Joëlle de Gravelaine [1].

0° Cancer :	Deux hommes qui conduisent chacun un char.
1° Cancer :	Un homme et une femme se tenant par la main.
2° Cancer :	Deux femmes debout, immobiles, se faisant face.
3° Cancer :	Deux hommes debout devant deux femmes assises.
4° Cancer :	Une femme debout, immobile, attendant un homme.
5° Cancer :	Une jeune fille debout, attendant un homme.
6° Cancer :	Un homme plongeant une chèvre dans une chaudière (on espère qu'elle n'est pas vivante !).
7° Cancer :	Un homme traînant une chèvre avec sa ceinture.
8° Cancer :	Une femme debout, à demi cachée derrière une maison.
9° Cancer :	Une femme tenant de la main droite un fuseau.
10° Cancer :	Un homme tenant de la main doite une corbeille, et de l'autre, semant du grain.
11° Cancer :	Un navire immobile sur les eaux.
12° Cancer :	Un homme portant sur ses épaules une brebis égorgée.
13° Cancer :	Un enfant assis, tenant un livre ouvert et une plume.
14° Cancer :	Un agneau portant sur sa tête une couronne d'or.
15° Cancer :	Un rat couronné, accroupi sur un toit.
16° Cancer :	Un oiseau tenant un serpent sous ses pieds.
17° Cancer :	Une femme debout, immobile.

1. Joëlle de Gravelaine, *L'Astrologie*, Ed. J.-C. Lattès, p. 128.

Le Grand Livre du Cancer

18° Cancer :   Deux femmes jouant aux dés.
19° Cancer :   Un homme tenant de la main droite une lance et de l'autre une flûte.
20° Cancer :   Un chien assis sur un chariot.
21° Cancer :   Un char vide.
22° Cancer :   Un homme debout, immobile.
23° Cancer :   Une chute d'eau.
24° Cancer :   Un cheval sautant sur un autre.
25° Cancer :   Un cheval sans frein courant à travers champs.
26° Cancer :   Une cascade tombant d'un rocher.
27° Cancer :   Un cheval bridé, immobile.
28° Cancer :   Deux hommes assis sous un arbre et regardant un corbeau perché.
29° Cancer :   Un homme pendu à un gibet.

On peut remarquer que, conformément au symbolisme du signe, féminin et négatif (c'est-à-dire passif), un grand nombre de ces degrés parlent d'une *femme* — ou d'un *animal au féminin* (chèvre, brebis) — et que l'image se présente comme une scène où les acteurs sont figés dans une mystérieuse attente : « Deux femmes debout, *immobiles,* se faisant face », ou « deux hommes debout devant deux femmes *assises* », ou encore « Une femme debout, *immobile,* attendant » etc.

C'est seulement vers la fin du signe (à partir du 23e degré), lorsqu'on arrive au troisième décan, que les images sortent de leur immobilisme pour s'animer un peu : « Une chute d'eau », « Un cheval sautant sur un autre », « Un cheval sans frein courant à travers champs », etc. Ce qui annonce l'activité du Lion, signe suivant.

D'autre part, les références à l'*eau* (« Un navire immobile sur les eaux », « Une chute d'eau », « Une cascade ») n'étonneront personne, puisque le Cancer est un signe d'eau. Nombreuses également sont les images symbolisant *le goût du pouvoir* du signe : « Un rat couronné », « Un agneau portant sur sa tête une couronne d'or », « Un homme tenant une lance », « Un oiseau tenant un serpent sous ses pieds », etc.

Il existe aussi des listes de degrés pour chaque Maison du Zodiaque. Les degrés ci-dessus s'interprètent avec une orbe (c'est-à-dire une marge) très restreinte, pas plus de 30'. Lorsqu'on regarde un degré, il est conseillé de regarder également le degré qui lui est opposé sur le cercle du Zodiaque, et qui a souvent un sens identique ou complémentaire (selon les travaux de Wemyss, cités par Henri Gouchon).

Les décans du Cancer

On en fait grand cas dans les horoscopes de la presse féminine, mais les astrologues actuels ne les utilisent guère, parce qu'aucun travail statistique d'envergure n'a été entrepris pour vérifier leur importance.

Ils ne semblent pas avoir une influence essentielle. Cependant, ils peuvent aider parfois à préciser quelle est la dominante d'un thème ; c'est seulement une indication s'ajoutant à l'ensemble de la carte du Ciel.

Qu'est-ce qu'un décan ?

C'est une zone de 10°, représentant le tiers d'un signe, et la 36e partie du Zodiaque. Chaque signe est donc divisé en trois décans, dont la signification varie suivant les écoles et les traditions. Chaque décan est placé sous l'influence d'une planète. Voici, d'après Henri Gouchon, comment on peut interpréter les trois décans du Cancer :

1er décan du Cancer :

Émotion, intrigues. En raison de la sensibilité conférée par ce décan : aptitudes poétiques et dramatiques. C'est le décan des *caprices.*

310

2e décan du Cancer :

De l'énergie, de la ressource, de l'émotion, ce qui peut conduire à des réalisations remarquables. Aptitudes médiumniques. Décan de la *révélation*.

3e décan du Cancer :

Inquiétude, mécontentement, amour du foyer, curiosité, amour de la nature et de ses secrets. Décan de la *recherche* [1].

Comment interpréter ces décans ? Il semble que les signes ne soient pas tranchés tout net d'un jour à l'autre, mais qu'il existe une transition entre eux. Ainsi, un natif qui naît le 19 février ne quitte pas brusquement le Verseau pour devenir un Poissons à part entière : il participe des deux à la fois.

Celui qui naît le 22 juin, s'il est officiellement Cancer, est encore très marqué par le signe précédent, les Gémeaux. C'est un Cancer très aérien et plus vif que le Cancer du milieu du signe. De même, le Cancer du dernier décan tend à se rapprocher du Lion : son caractère est plus extraverti, plus gai et plus entreprenant que celui du Cancérien type.

Si, dans la nature, des transitions sont ménagées entre deux espèces voisines, il y a tout lieu de croire qu'il en va de même pour le zoo du Zodiaque !

Donc, dans l'interprétation d'un thème de natif du Cancer :

— *s'il appartient au premier décan,* tenez compte du décan précédent, le 3e décan des Gémeaux : « Grande intelligence, mais tendance à l'égocentrisme si le sujet ne cultive pas l'idéalisme. *Décan de la raison* ».

— *s'il appartient au dernier décan du Cancer,* tenez compte du 1er décan du Lion : « Décan de la fougue aimante, qui, convenablement canalisée, peut faciliter le succès. Tendance à passer d'un extrême à l'autre. *Décan du commandement* [2]. »

Lorsque vous avez affaire à un natif qui se trouve à cheval entre deux signes, seule l'étude approfondie du thème vous dira quel signe est dominant, et dans quel secteur. On ne peut accorder de valeur absolue aux décans ; il faut les voir dans un contexte global et accepter le fait que nous sommes tous des types zodiacaux mélangés : plusieurs signes, plusieurs bêtes se marient (ou s'opposent) en nous, et très rares sont les êtres qui relèvent de l'influence d'un seul signe.

1. D'après Henri Gouchon, *Dictionnaire astrologique,* Dervy-Livres Ed., p. 200.
2. Henri Gouchon, *op. cit.,* p. 200.

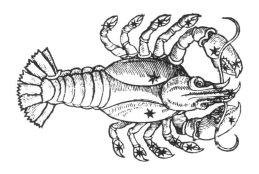

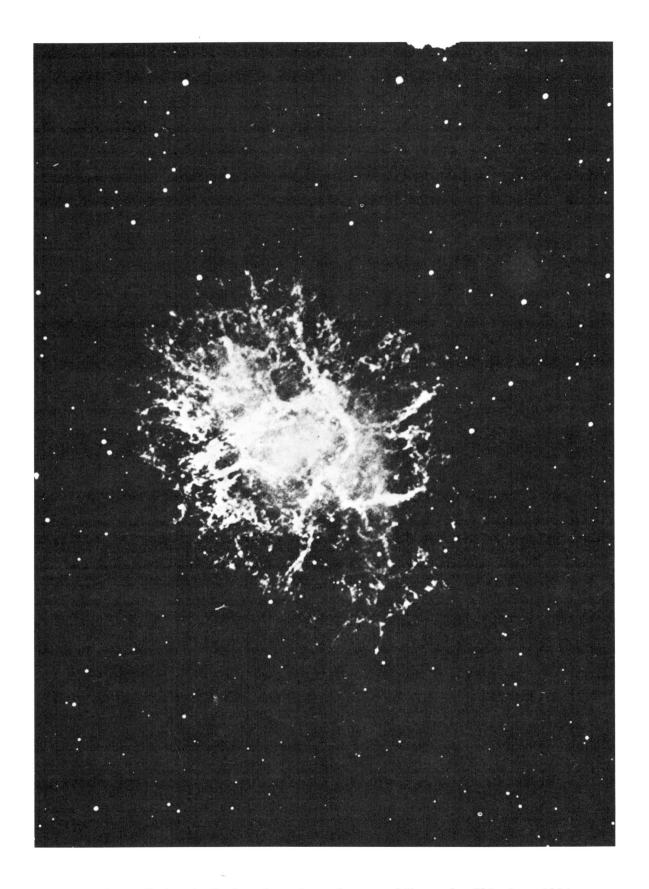

La Constellation du Crabe, observée et photographiée par les Chinois en 1954.

Étoiles fixes et Lune Noire

Les Étoiles fixes

En Astrologie, on distingue les *étoiles errantes* (ou planètes) et les *étoiles fixes*. Ces dernières se regroupent en quatre-vingt-neuf constellations.

Les étoiles fixes sont classées par ordre de grandeur : les plus brillantes portent des noms arabes ou grecs, quelquefois très anciens. A l'intérieur de chaque constellation, l'étoile est désignée par une lettre de l'alphabet grec. Par exemple, Sirius est l'alpha du Grand Chien (α *Canis Majoris*). Cela veut dire qu'elle est l'étoile la plus brillante de la constellation. Les autres sont β , δ , γ , etc.

A la suite du phénomène appelé « précession des équinoxes », qu'il n'est pas question d'expliquer ici, les constellations ne sont plus exactement à la même place que dans l'Antiquité gréco-romaine. Ce qui ne dérange nullement l'astrologie. Simplement, beaucoup d'étoiles ne sont plus dans le signe zodiacal du même nom que la constellation dont elles font partie. Le décalage est environ d'un signe. Par exemple, Acubens, l'α de la constellation du Cancer, se trouve aujourd'hui dans le signe zodiacal du Lion.

Les Anciens accordaient la plus grande attention aux étoiles fixes. Mais les données de la tradition nous sont parvenues défigurées, sous un fouillis de commentaires plus ou moins autorisés, et avec de grosses lacunes. Il faudrait entreprendre un gigantesque travail de vérification de ces données anciennes. Certains chercheurs actuels s'y sont attelés.

En attendant que l'astrologie stellaire soit au point, on s'en tient aux principales étoiles fixes ; on prend en considération leurs aspects majeurs : conjonction ou opposition avec les planètes et les angles du thème.

Il est certain que les autres aspects (trigone, carré, etc.) jouent aussi, pour les étoiles importantes du moins.

Quels sont les effets des étoiles fixes ?

Il semblent qu'elles jouent un rôle d'amplificateur du thème. Elles en accentuent à la fois les aspects positifs et les risques négatifs. Certains personnages présentent un thème si banal que l'on ne comprend pas pourquoi ils sont devenus célèbres. Mais lorsqu'on regarde les étoiles fixes, leur gloire (ou leur honte) s'explique mieux. Henri Gouchon (1) donne l'exemple du thème de Hindenburg ; il ne présente rien de remarquable à première vue, mais les étoiles fixes sont particulièrement nombreuses, brillantes et bien placées : trois étoiles fixes conjointes à Jupiter, deux à la Lune, une au Soleil, une avec Vénus, une avec Saturne, une avec le Milieu-du-Ciel, sans oublier quelques autres... Un joli morceau de ciel !

Pour ne pas risquer de s'engager dans de fausses interprétations, les astrologues actuels ne retiennent qu'un orbe assez restreint, pas plus de 2° pour les étoiles de première grandeur, et 1° ou moins ensuite.

L'étoile ne contrarie pas les données générales du thème : elle ne fait que mettre l'accent sur telle ou telle disposition déjà indiquée par les aspects, les maisons, etc. Il ne faut jamais l'interpréter toute seule car chaque étoile a une affinité avec une ou plusieurs planètes (ce qui n'a rien d'étonnant, puisque beaucoup d'étoiles sont doubles ou triples dans la réalité astronomique).

1 . Henri Gouchon, *op. cit.* p. 254.

Le Grand Livre du Cancer

Voici la liste des principales *étoiles fixes du Cancer zodiacal,* les positions données datant de 1930 :

Tejat (nu) des Gémeaux *Longitude 2°28' Déclinaison 22°31' Nord*
De la nature de Mercure et de Vénus.
Provoque violence, accès d'orgueil, impudence et sous-estimation des risques.

Dirah (mu) des Gémeaux *Longitude 4°19' Déclinaison 22°33' Nord*
De la nature de Mercure et de Vénus.
Accorde l'énergie, la force, la puissance ou bien la protection des puissants.

Alhena (gamma) des Gémeaux *Longitude 7°07' Déclinaison 16°28' Nord*
De la nature de Mercure et de Vénus.
Réussite et succès dans les beaux-arts, amour du confort et égoïsme, sensualité excessive. Honneurs militaires et risque de les perdre.

Sirius (alpha) du Grand Chien *Longitude 13°09' Déclinaison 16°34' Sud*
C'est l'étoile la plus brillante du ciel !
Elle est de la nature de Jupiter, Mars (accessoirement, Mercure et Vénus).
Elle marque les natifs d'un caractère violent et impulsif.
Voués à la gloire, puis au déshonneur public, ils sont colériques, « cerveaux-brûlés », et parfois portés sur la boisson.
Orgueilleux, ils n'écoutent personne. La violence est vraiment le fond de leur caractère.
Cependant, ils sont sincères, passionnés, ardents, et seront riches et célèbres.
Sirius conjoint à l'Ascendant apporte un risque de mort (ou de blessure) au cours d'une fête publique.
Au Milieu-du-Ciel, cette étoile donne de hautes responsabilités surtout dans le gouvernement ou les affaires.
En conjonction avec une autre planète, la mort brusque ou violente est à craindre.

Canopus (alpha) du Navire Argo *Longitude 14°00 Déclinaison 52°39' Sud*
De la nature de Saturne et Jupiter.
Sentiments conservateurs, mysticisme, érudition. Des voyages, dons pour l'enseignement.
Conjoint à l'Ascendant : célébrité, procès retentissants, voyages.
Conjoint du Milieu-du-Ciel : grands honneurs.
En Maison IV : naufrages ou malheurs dus à l'eau.

Wasat (delta) des Gémeaux *Longitude 17°32' Déclinaison 22°07' Nord*
De la nature de Saturne.
Méchanceté, tendances destructives, violence. A un rapport néfaste avec les poisons.

Propus (iota) des Gémeaux *Longitude 17°59' Déclinaison 27°57' Nord*
De la nature de Mercure et de Saturne.
Apporte le courage, le succès et la réussite.

Castor (alpha) des Gémeaux *Longitude 19°16' Déclinaison 32°02' Nord*
De la nature de Mercure, de Jupiter, de Mars et de Saturne. Raffinement, astuce et finesse, esprit juridique, succès dans le journalisme ou l'édition. Aptitude à l'équitation. Célébrité soudaine, suivie de ruine et de malheurs, de maladie, de chagrins sévères. Méchanceté.

Adara (epsilon) du Grand Chien *Longitude 19°35' Déclinaison 28°52' Sud*
De la nature de Vénus (donc bénéfique).

Wesen (delta) du Grand Chien *Longitude 20°52' Déclinaison 26°16' Sud*
De la nature de Vénus (bénéfique).

Pollux (bêta) des Gémeaux *Longitude 22°16' Déclinaison 28°11' Nord*
De la nature de Mars.
Malin, courageux, méchant, âpre au gain. Malveillance certaine, doublée d'hypocrisie.

A l'Ascendant : aime la guerre et sans tendresse. *Conjoint à Saturne à l'Ascendant :* risque de mourir par le feu. *Conjoint à Mars :* risque d'être assassiné par des voleurs.

Conjoint aux luminaires, ou au *maître de l'Ascendant,* ou à *celui de la Maison VIII,* ou à *l'Ascendant :* mort violente.

Avec les autres planètes : honneurs et célébrité, habileté, aucune bonté.

Procyon (alpha) du Petit Chien *Longitude 24°5' Déclinaison 5°24' Nord*

De la nature de Mars, Mercure, Vénus, (et un peu Jupiter). Écologiste. Fidèle en amitié, mais gaffeur et trop curieux. Activité, ambition, danger de violence. Succès se terminant en catastrophe, danger d'être mordu par un chien. Natif complexé, angoissé, étourdi et insolent.

Conjoint à l'Ascendant : colérique. *Et avec le Soleil :* postes importants. De façon générale, danger de mort par violence.

La Lune Noire

La Lune Noire n'est pas une planète, c'est un point vide dans l'espace, le deuxième foyer de l'orbite lunaire.

En effet, la Lune ne décrit pas « un cercle rond » autour de la Terre, mais une ellipse allongée. Cette ellipse a donc deux foyers, ou centres, dont l'un est la Terre, et l'autre un point vide dans l'espace. C'est celui-ci que l'on appelle la Lune Noire.

Quelle importance peut-on lui accorder en astrologie ? L'unanimité ne s'est pas encore faite chez les astrologues. Certains pensent que la Lune Noire est inutile, que l'on peut très bien interpréter un thème correctement sans aller chercher ce point mystérieux, qui n'est même pas une planète. D'autres prétendent que la Lune Noire donne des indications tellement précieuses qu'il est impossible de s'en passer.

J'ai remarqué personnellement que l'étude de la Lune Noire suggère immédiatement, dans un thème, le problème de fond du natif. Bien entendu, ce problème est indiqué par ailleurs dans tout le reste du ciel natal, mais la Lune Noire met l'accent dessus avec une intensité frappante parfois. C'est une grande aide dans le travail d'analyse.

La Lune Noire est donc un vide, et un vide douloureux (puisque « la Nature a horreur du vide »). Elle symbolise une épreuve, une traversée du désert, à l'issue de laquelle le natif trouvera enfin sa voie.

L'adjectif « noire » fait mieux comprendre qu'il s'agit de forces souterraines, invisibles, à la racine même de l'être.

Les positions de la Lune Noire ne sont pas faciles à calculer, et les « tables » que l'on vend ne sont pas toujours fiables. On peut se référer au *Dictionnaire astrologique* d'Henri Gouchon (p. 375) qui donne une table de correction de la Lune Noire, d'après les élèves de Don Nèroman et Louis Milliat. Les erreurs ne sont jamais supérieures à cinq degrés. Pour les encadrements de la Lune Noire (voir plus loin) les erreurs ont moins d'importance : l'encadrement « fonctionne » quelle que soit la distance entre les planètes.

Lune Noire en Cancer

Elle indique un problème concernant les parents, une épreuve sur le foyer natal. Perte des parents (mort physique ou disparition, rupture traumatisante). Le natif ne pourra progresser dans la vie que lorsqu'il aura surmonté la perturbation d'origine concernant le ou les parents perdus.

Bien regarder dans le thème l'état du Soleil et de Saturne (significateurs du père) et de la Lune (significatrice de la mère). La *Lune Noire conjointe à l'un de ces luminaires* indique souvent la perte de l'un des parents, ayant déterminé chez le natif un sentiment de frustration profond. Si le parent est mort, le natif peut récupérer sa sérénité en entrant en contact avec lui (par la prière et l'affection).

Le Grand Livre du Cancer

Lune Noire en Maison IV

Dans cette Maison, analogique du Cancer, la Lune Noire peut être interprétée comme ci-dessus, selon les aspects (problème grave au niveau des parents). Ou encore : le natif est doué d'un magnétisme certain, qui joue sur le groupe dans lequel il vit ou travaille — et dont il doit se méfier. Rejet du natif par ses parents (ou l'inverse). Refus de fonder un foyer à soi...

Lune Noire en aspect à la Lune

Les bons aspects indiquent que le natif trouvera une collectivité qui lui permettra de mûrir (la Lune étant symbole de la foule). Les mauvais aspects indiquent que cette collectivité peut être dangereuse pour lui.

Cependant, l'interprétation ne doit pas perdre de vue que la Lune est d'abord symbole de la mère (et aussi de la femme s'il s'agit d'un natif masculin). Tout aspect de la Lune avec la Lune Noire donne donc une indication sur les relations du sujet avec sa mère (ou sa femme) mère castratrice, rejet de celle-ci, refus d'une identification à sa mère (pour une fille), etc. Selon Joëlle de Gravelaine, [1] « Un carré à la Lune peut représenter une imagination morbide. On trouve fréquemment de mauvais aspects (avec les luminaires) chez les assassins... ».

La Lune Noire mal aspectée peut être un indice d'homosexualité masculine ou de frigidité féminine.

Les encadrements de la Lune Noire, en relation avec la Lune [2]

La Lune Noire entre Soleil et Lune : obstacle à l'unité du couple, adultère ou problème secret entre un homme et une femme.

Lune Noire entre Lune et Mercure : d'après Hadès, « facteur de trouble dans la vie imaginative », « souvent la vérité est difficile à démêler de la fiction... Sévères conditions familiales dans l'enfance ou l'adolescence. Possibilité de véhiculer dans son entourage ou dans le public une vision particulière et dramatique de l'existence, ainsi que dans les écrits [3] ».

Lune Noire entre Lune et Vénus : Névrose, obsession, complexe sexuel. « Fréquent dans les thèmes d'artistes chez qui l'œuvre revêt des tonalités noires [4] ».

La Lune Noire entre Lune et Mars : « Divorce entre l'inconscient (Lune), et la réalité quotidienne, l'être étant déchiré entre ses instincts et ses possibilités actives [5] ».

La Lune Noire entre Lune et Jupiter : « Inconscient fécond ; position de conflits familiaux ou communautaires, liquidés de façon facile. Peut marquer un don, une prédisposition héréditaire particulière. Tendance à trouver une vérité enfouie dans l'inconscient [6] ».

La Lune Noire entre Lune et Saturne : Conflit avec les parents, le natif se rebelle contre eux et choisit une autre voie. Frigidité. Cet encadrement amènerait des échecs sociaux, inconsciemment provoqués par le natif.

La Lune Noire entre Lune et Uranus : Divorce, éclatement du foyer familial. Quel que soit le groupe dans lequel vit le natif, il ne peut s'empêcher de provoquer des drames. Il vit souvent à contre-courant des idées reçues et des mœurs ambiantes.

La Lune Noire entre Lune et Neptune : Mysticisme et idéal militant. Fuite de la mère ou de la femme hors du foyer, ou disparition de celle-ci dans des conditions plus ou moins mystérieuses. Risque de maladie chronique difficile à diagnostiquer avec précision. Le natif a tendance à s'évader (en bateau, ou par le boisson, la drogue, etc.).

La Lune Noire entre Lune et Pluton : Mort de la famille, problèmes sexuels avec la femme (pour un natif), dérivant d'un problème avec la mère. Grand magnétisme.

---

1. Voir le chapitre sur la Lune Noire dans l'*Astrologie* de Joëlle de Gravelaine, p. 148.
2. Ceux que la théorie des encadrements intéressent peuvent consulter le livre d'A. Volguine *Les Significations des encadrements dans l'horoscope,* Dervy-Livres.
3, 4, 5 et 6. Hadès, *Soleil et Lune Noire,* Bussière Ed.

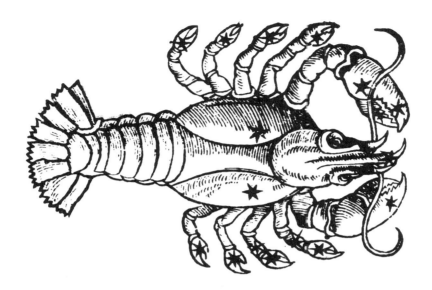

Couverture : Alain Meylan
Maquette : Christine Gintz
Iconographie : Christine Aubertin

Origine des illustrations :

Philippe Baisnard-Guitter / Rapho : 164 (haut gauche) — Henri Cartier-Bresson / Magnum : 71 — Yves Dejardin / Rapho : 21 — Jean Gaumy / Magnum : 164 (bas) — Michel Ginfrey / Gamma : 178 (centre gauche) — J. Gourbeix / Rapho : 56 — Harlingue / Viollet : 78, 172 — Serge Holtz / Atlas-Photo : 92 — I.P.S. : 154, 230, 277, 312 — Jean Kerby / Gamma : 74 — Keystone : 23, 178 (haut gauche) — Jacques Lang / Rapho : 19 — Emilio Lari / Forum : 75 — Erich Lessing / Magnum : 240 — Lipnitzki / Viollet : 98, 164 (haut droite) — Laurent Maous / Gamma : 178 (haut droite) — Morzet / Gamma : 164 (centre gauche) — Jean-Paul Paireault / Magnum : 174 — Janine Pradeau / Ed. du Seuil : 157 — Marc Riboud / Magnum : 94 — Luisa Ricciarini / Agenzia Fotografica, Milan : 14 — George Rodger / Magnum : 120 — Dominique Roger / Gamma : 178 (bas) — Roger-Viollet : 171 - Daniel Simon / Gamma : 178 (centre droit) — David Steen-Hatton / Gamma : 164 (centre droite) — Nicolas Tikhomiroff / Magnum : 10 — Christian Vioujard / Gamma : 108 - Catherine Whelan / Rapho : 37 — Yan / Rapho : 278 —

Archives Photographiques — Bulloz : 40, 53, 80 — Jean-Loup Charmet : 32, 45, 68, 82, 88, 96, 100, 104, 113, 114, 166, 168, 169, 180, 227, 236, 270 — Giraudon : 24, 27, 61 (© Spadem), 64, (© Spadem) 222 — Giraudon-Alinari : 30 — Giraudon-Anderson : 72 — Roger-Viollet : 85 — Snark International : 308 —

Cet ouvrage
a été achevé d'imprimer
le 24 février 1986
sur les presses de l'imprimerie
Hérissey à Évreux
pour le compte des
Éditions Sand

N° d'éditeur : 698
N° d'imprimeur : 39252
Dépôt légal : 1er trimestre 1986
ISBN 2-7107-0191-X
Imprimé en France